中医药与辅助生殖技术

张 宁 等◎主编

中国出版集团

世界图书出版公司

广州·上海·西安·北京

图书在版编目（CIP）数据

中医药与辅助生殖技术 / 张宁等主编. —广州：
世界图书出版广东有限公司, 2025.1重印

ISBN　978-7-5100-7160-7

Ⅰ.①中… 　Ⅱ.①张… 　Ⅲ.①不孕症—中医治疗法
②男性不育—中医治疗法 　Ⅳ.①R271.14 ②R256.56

中国版本图书馆CIP数据核字（2013）第271442号

中医药与辅助生殖技术

策划编辑	刘婕妤	
责任编辑	曾跃香	
出版发行	世界图书出版广东有限公司	
地　　址	广州市新港西路大江冲25号	

http://www.gdst.com.cn

印　　刷	悦读天下（山东）印务有限公司	
规　　格	787mm × 1092mm　1/16	
印　　张	22.5	
字　　数	580千	
版　　次	2013年11月第1版　　2025年1月第3次印刷	

ISBN　978-7-5100-7160-7/R · 0242

定　　价　98.00元

《中医药与辅助生殖技术》
编 委 会

前　言

Preface

　　近年来，随着社会竞争日趋激烈，生活节奏日益加快，精神紧张和工业环境污染等影响，不孕不育成为一种常见病和多发病，不孕不育夫妇的人数急剧上升。不孕不育虽然不足致命性，但却是涉及夫妇双方的生殖健康，影响夫妇的和睦，甚至成为家庭以至社会问题。与此同时，中医药与辅助生殖技术越来越引起人们的重视，取得了令人鼓舞的进展。随着医学科学的飞速发展，中医、西医和中西医结合在不孕不育的诊治方面取得了重大进展。利用中西医结合的手段诊治不孕不育显著地提高了诊疗效果。为了进一步提高临床中西医结合妇产与生殖医学医师的诊治技能和水平，我们组织长期从事临床一线工作的医务工作者，参考大量国内外资料，结合多年临床和科研经验，编写了这本《中医药与辅助生殖技术》。

　　全书共 21 章，分为两篇。上篇中医药篇，主要阐述了祖国医学对不孕不育的临床诊治方法；下篇辅助生殖篇，重点描述了现代医学对生殖科常见疾病的临床诊治，并对最新的辅助生殖技术进行了详细论述。本书在编写过程中参考了大量国内外权威专著及近年来的相关文献资料，在此对本书使用的相关资料的编著者表示感谢。

　　在本书的编写过程中，全体编写人员本着高度负责的态度和精神，精心编撰、通力合作，力求本书的科学性、先进性和实用性。尽管如此，由于编者专业水平有限，对中西医结合的一些问题的认识有一定的局限，加之各编者写作风格差异，书中不妥与错误之处在所难免，在内容取舍和章节安排上也会存在某些不当之处，恳请广大同行及读者提出宝贵的意见，以便我们可以共同进步。

《中医药与辅助生殖技术》编委会

2013 年

目　录

上篇　中医药篇

下篇　分　论

上 篇

中医药篇

第一章

绪　论

一、中医对不孕与不育的认识

　　我国是个文明古国，自古至今都很重视繁衍后代。生育是一个自然生理现象，到了一定的年龄，男女婚配就能生儿育女，超过生育年龄则不能孕育了。2000年前《素问·上古天真论》云："女子二七而天癸至，任脉通，太冲脉盛，月事以时下故有子……七七任脉虚，太冲脉衰少，天癸竭，地道不通，故形坏而无子也。"说明女子月经正常是生育的重要条件。《灵枢·决气篇》曰："两神相搏，合而成形，常先身生，是谓精。"概述了男女交媾，精子与卵子相结合而成胎孕的受孕机制。在论及自然生育机制的同时也重视不孕与不育，《山海经·中山经》云："青要之山……其中有鸟焉，名曰鹎，其状如凫，青身而朱目赤尾，食之宜子。"不孕在《千金要方》中称为"全不产"或"断绪"。《脉经》称不孕为"无子"。很多古书将不孕专门列为一篇来阐述，如晋隋时代褚澄著的《褚氏遗书》一书中就专门有"求嗣"一门，明代《证治准绳》专列"求子"一门，有的书列为"种子"一门。古人在诊治不孕症中也发现有器质性病变，如《广嗣纪要·择配篇》中所称的"五不女"，即螺、纹、鼓、角、脉。"五不女"就是指生殖器官先天性缺陷，非药物治疗所能奏效。男性不育亦有"五不男"之说，即天、漏、犍、怯、变。

　　不孕与不育的病因很多，很多疾病都可以引起不孕。《千金要方·求子论》云："凡人无子，当为夫妻俱有五劳七伤，虚羸百病所致。"《女科切要》云："妇人无子，皆由经水不调。"强调了月经不调在女性不孕中的重要性。《济阴纲目》曰："妇人之不孕……当求源而治之，至于大要则当审男女之尺脉。"又云："有因邪伤冲任，宿疾淹留，传遗脏腑，或子宫虚冷或气旺血衰，或血中有伏热，又有脾胃虚弱，不能营养冲任。"清代沈金鳌在《妇科玉尺》中将不孕的原因归纳为十种："女子不能生子有十病……十病为何？一胞胎冷也，二脾胃寒也，三带脉急也，四肝气郁也，五痰气盛也，六相火旺也，七肾水亏也，八任督病也，九膀胱气化不行也，十气血虚不能摄精也。"沈金鳌在《妇科玉尺》中对男性不育归纳了六种原因："凡男不能生子有六病……六病为何？一精寒也，二气衰也，三痰多也，四相火盛也，五精少也，六气郁也。"《景岳全书》曰："凡男子阳痿不起，多由命门火衰，精气虚冷，或以七情劳倦损伤生阳之气，多致此证。亦有湿热炽盛以致宗筋弛纵而为痿弱者。"综前所述，中医对男女不孕育早在2000年前就有了很深刻的认识，提出了不孕与不育是男、女双方因素，不可偏责怪女方，同时也认识到先天生理缺陷性的因素，指出了两性畸形，如《格致余论·受胎论》曰："男不可为父，女不可为母，与男女兼行者……其类不一，以女函男有二：一则遇男为妻，遇女为夫，一则可妻而不可夫，其有女具男之全者"，指出了真、假两性畸形。总之，中医对不孕与不育有充分的认识并提出了很多治疗方法，沿用至今仍奏效。

二、女性不孕的辨证施治

（一）辨证分型

1.肾虚不孕

肾为生殖生育的物质基础；肾能藏精气，只有肾气盛时才能精血充足，使冲任脉旺盛，滋养胞宫，摄精受孕；若肾气虚损，则精血不足，冲任功能虚损，月经失调，不能摄精受孕。《圣济总录》云："妇人所以无子者，冲任不足，肾气虚寒也……肾气虚寒，不能系胞，故令无子。"

主症：婚后数年不孕，月经失调，量少色淡，质地稀薄，腰膝酸软，头昏耳鸣，神疲乏力，下腹冷痛，小便清长，四肢不温，性欲淡漠，舌淡苔薄，脉沉细。

2.脾虚血少

脾为气血生化之源泉。脾胃功能正常，则能将食物中之精微营养物质吸收化生为气血，再行输布于全身。气血可滋养五脏六腑，气血充沛则月经、孕育、泌乳均正常。脾不仅有生血的功能，还有统摄血液，使血液循行于脉中不致外溢的功能，即中医所称的"脾统血"的功能。若思虑忧郁、饮食过度而致脾虚，则消化、吸收、输送、统血的功能失常，气血化生不足而月经不调，不能摄精受孕。《傅青主女科》云："夫脾胃之虚寒，原因心肾之虚耳。盖胃土非心火不能生，脾土非肾火不能化，心肾之火衰，则脾胃失生化之权，即不能消水谷以化精微矣……自无津液以灌溉于胞胎之中。"

主症：婚后不孕，胃纳不佳，食后作胀，神疲乏力，带下量多，少腹下坠感，头昏目花，心悸怔仲，面色㿠白或萎黄，四肢不温，大便溏薄，面目水肿，下肢水肿，月经不调，量或多或少，经色淡质薄，舌淡苔薄，舌边有齿印，脉虚。

3.胞宫寒冷

子宫是孕育胎儿的地方，胎脉系于肾，如果素体阳虚，肾阳不足，胞宫失于温煦可致宫寒。再者正值行经之际，当风受寒，风寒乘虚袭于胞宫，致宫寒不能摄精成孕。《诸病源候论》云："子脏冷无子者，由将摄失宜，饮食不节，乘风取冷，或劳伤过度，致风冷之气，乘其经血，结于子脏，子脏则冷，故无子。"

主症：婚后不孕，经期推迟，经量较少，色黯有块，形寒肢冷；少腹冷痛，得温则舒，阴中冷感，带下清冷，小便清长，腰脊酸楚，苔薄白，脉沉紧。

4.肝肾亏虚

肝为藏血之脏，肾为藏精之脏，肝肾同为下焦，肝血可以转化为肾精，肾精又可以滋养肝血，肝与肾可以相互滋养，同盛同衰，故有"肝肾同源"或"乙癸同源"之论。如果肾精不足，则肝血匮乏，冲任失常，冲脉为血海，任脉主胞胎，由于冲任不足，则血少不能摄精而致不孕。

主症：婚后不孕，月经不调，经行量少，色淡，月经愆期，甚则闭经，腰膝酸软，头昏目眩，心悸心烦，夜寐少眠，耳鸣如蝉，轰热汗出，口干咽燥，大便秘结，有时乳胀，舌淡苔薄，脉细小弦。

5.肝气郁滞

肝主疏泄，具有疏通、舒畅条达的生理功能，若肝的这些生理功能正常就应气机调畅，人体的气血、经络脏腑的活动功能即正常。若人的情志发生变化如精神抑郁、烦躁易怒等则会影响肝的疏泄，使气机失调而致气滞，产生胸胁胀痛、乳房胀痛等症。此外肝还具有贮藏血液和调节血量的功能。古人有"人动则血运于诸经，人静则血归于肝脏"之说，如肝的藏血功能发生障碍则使血不注于冲任二脉，而出现月经量少、经闭，引起不孕；另外也会因肝的藏血功能减退而出现月经过多、崩漏及其他出血性疾病，致血虚不摄精，亦可不孕。《傅青主女科》云："妇人有怀抱素恶，不能生子者，人以为天心厌人也，谁知是肝气郁结乎？"

主症:婚后不孕,月经不调,可表现为月经过多,崩漏,也可表现为月经过少,闭经,经色紫黯,质地黏稠,少腹胀痛,两乳作胀,胸胁胀痛,时欲叹息,性情急躁,心烦易怒,口干目赤,大便秘结,苔薄或质红,脉弦。

6.血瘀阻滞

血是饮食水谷之精微,通过脾胃的运化吸收而变来的,血行于脉中,血能荣养皮毛、筋骨经络脏腑等组织器官。血的这些功能中医称为"血主濡之"。血的运行依靠气的推动,从而周行全身,畅通无阻。如果气血虚弱,或受寒、受热,或气滞,或月经过多,或产后疾病,或跌打损伤等都能造成血瘀,瘀血阻滞脉络,影响精子与卵子的结合,引起不孕。

主症:久不孕育,下腹胀痛,痛有定处,甚则形成肿块,月经不调,经色紫黯,或夹血块,痛经,面色黧黑,皮肤干燥无光泽,舌色紫黯或有瘀点,脉细涩。

7.痰湿阻滞

胖人多生痰湿,或过食肥甘之物,或嗜酒成癖,使脾胃失于健运,水谷精气不能正常化生,反而聚湿生痰。痰湿阻滞,气机不畅,经水失调不能摄精而致不孕。《丹溪心法·子嗣》曰:"若是肥盛妇人,禀受甚厚,恣于酒食,经水不调,不能成胎,谓之躯脂满溢,闭塞子宫。"

主症:婚久不孕,形体肥胖,经水愆期,甚至闭经,经行量少,经色黯,质稠厚,带下量多质厚,性欲淡漠,头晕目眩,面色㿠白,胸闷泛恶,胃纳不佳,苔白腻,脉滑。

8.阴虚内热

素体内热或过食辛辣助阳之物,热甚伤阴,阴亏冲任不足,胞脉失养而致不孕。

主症:不孕,月经不调,形体消瘦,两颧潮红,自感内热,手足心热,口干不欲饮,大便秘结,小溲黄赤,夜寐汗出,舌红少苔、脉细数。

(二)中药治疗

1.肾虚不孕

(1)治则:补肾温阳,调经助孕。

(2)方药:毓麟珠(《景岳全书》)。常用药是党参、白术、茯苓、当归、白芍、川芎、甘草、菟丝子、杜仲、鹿角片、川椒子。

(3)加减:腰酸加桑寄生、巴戟天、狗脊;下腹冷痛加紫石英、小茴香、艾叶;小便多加覆盆子、桑螵蛸、益智仁;带多质稀加鸡冠花、煅牡蛎、煅龙骨;头昏剧加女贞子、旱莲草;口干,上方去鹿角片、川椒,加麦冬、石斛。

(4)成药:①艾附暖宫丸,每次6g,每日2次。②嫦娥加丽丸,每次4粒,每日3次。③全鹿丸,每次3g,每日3次。④右归丸,每次6g,每日2次。⑤龟鹿二仙胶,每日1次,9g烊化冲眼。⑥附桂八味丸,每次6g,每日2次。

2.脾虚血少

(1)治则:益气补血,健脾助孕。方药:归脾汤(《济生方》)。常用药是党参、白术、黄芪、茯神、龙眼肉、酸枣仁、当归、木香、远志、甘草、生姜、大枣。

(2)加减:失眠心悸加柏子仁、五味子、北秫米;大便溏薄去枣仁,加炒扁豆、怀山药;血虚加枸杞子、桑椹子、阿胶(烊冲)。

(3)成药:①归脾丸,每次6g,每日2次。②八珍丸,每次6g,每日2次。③参苓白术丸,每次6g,每日2次。

3.胞宫寒冷

(1)治则:暖宫散寒,调经助孕。方药:艾附暖宫丸(《沈氏尊生书》)。常用药是艾叶、香附、当归、川断、吴茱萸、川芎、白芍、黄芪、熟地、肉桂。

(2)加减:小腹冷痛加小茴香、紫石英;月经后期加鸡血藤、莪术;经行量少加红花、益母草。

（3）成药：①艾附暖宫丸，每次6g，每日2次。②人参鹿茸丸，每次1粒，每日2次。③鹿茸片，每次4片，每日2次。

4.肝肾亏虚

（1）治则：滋肾养肝，调理冲任。方药：调肝汤（《傅青主女科》）合归肾丸（《景岳全书》）。常用药是：当归、白芍、山萸肉、巴戟天、山药、甘草、阿胶（烊冲）、菟丝子、杜仲、枸杞子、熟地、茯苓。

（2）加减：小便多加益智仁、覆盆子；腰酸剧加狗脊、川断；口干咽燥加麦冬、石斛。

（3）成药：①二至丸，每次6g，每日2次。②八宝坤顺丸，每次3g，每日3次。③青娥丸，每次6g，每日2次。

5.肝郁气滞

（1）治则：疏肝解郁，理气调经。

（2）方药：开郁种五汤（《傅青主女科》）。常用药是制半夏、茯苓、陈皮、青皮、香附、川芎、莪术、木香、槟榔、甘草、苍术、生姜。

（3）加减：心烦不舒加柴胡、郁金；乳房胀痛加苏罗子、王不留行子；胸闷叹息加全瓜蒌、枳壳；月经不调加当归、丹参；月经过少加桃仁、红花；月经过多加炒地榆、陈棕炭；大便秘结加生大黄（后下）、番泻叶。

（4）成药：①四制香附丸，每次6g，每日2次。②逍遥丸，每次6g，每日2次。③丹栀逍遥丸，每次6g，每日2次。

6.血瘀阻滞

（1）治则：活血化瘀，逐瘀止痛。方药：血府逐瘀汤（《医林改错》）。常用药是桃仁、红花、当归、川芎、赤芍、生地、枳壳、柴胡、桔梗、甘草、牛膝。

加减：腹痛剧加延胡、没药；经行不畅加益母草、丹参；腹部肿块加三棱、地鳖虫；输卵管不通加穿山甲、路路通。

（2）成药：①大黄蟅虫丸，每次3g，每日3次。②鳖甲煎丸，每次3g，每日3次。③人参鳖甲煎丸，每次3g，每日3次。④桂枝茯苓丸，每次5片，每日3次。⑤化症回生丹，每次1粒，每日2次。

7.痰湿阻滞

（1）治则：化痰燥湿，健脾调经。方药：苍附导痰丸（《叶天士女科诊治秘方》）。常用药是苍术、香附、南星、枳壳、茯苓、半夏、陈皮、甘草、神曲、生姜。

（2）加减：湿阻重加川扑、白术；胸闷泛恶加姜竹茹、砂仁（后下）；嗜睡加石菖蒲、葛花；月经不调加当归、丹参。

（3）成药：①苍附导痰丸，每次6g，每日2次。②礞石滚痰丸，每次6g，每日2次。

8.阴虚内热

（1）治则：养阴清热，调经助孕。

（2）方药：知柏地黄丸（《医宗金鉴》）。常用药是知母、黄柏、生地、丹皮、山萸肉、地骨皮、山药、当归等。

（3）加减：阴亏甚加龟甲、麦冬；内热甚加黄芩、黄连。

（三）其他治疗

1.针灸治疗

（1）肾虚不孕：取穴关元、气海、三阴交、足三里等，隔日一次。

（2）血瘀阻滞：取穴关元、归来、水道、三阴交、外陵等，隔日一次。

（3）脾虚血少：取穴任脉、中极、关元、冲脉、大赫、三阴交、血海，在行经第一天即埋针，具有促排卵作用。

2.草药单方

（1）紫石英红糖水：紫石英30g煎水，加红糖适量，代茶饮用。治寒湿凝滞，宫寒不孕。

（2）丹参艾桂汤：丹参15g、艾叶10g，加水煎汤去渣留汁，加入肉桂末1g，趁热服。治月经不调，宫寒不孕。

3.食疗验方

（1）淡菜粥：淡菜50g，温水浸泡半日，烧开后去心，加糯米100g煮成粥，放盐少许，每日早晚趁热服两次，治肝肾不足所致的不孕。

（2）苁蓉羊肉粥：肉苁蓉15g，羊肉量不拘，加水100ml煮沸，待肉烂后加水300ml，粳米50g，煮至米开汤稠，再加入少许葱姜，再煮片刻，每日早晚温热服食。治肾亏宫寒、肝肾不足所致的不孕。

三、男性不育的辨证施治

（一）辨证分型

1.肾虚精亏

肾藏精，来自父母的生殖之精（先天之精）是胚胎发育的原始物质。人出生后，来自父母的生殖之精经过饮食中精华的不断补充，到青春期肾的精气得以充盈，产生精子，性功能逐渐成熟。正如《素问·上古天真论》所说："男子二八，肾气盛，天癸至，精气溢泻，阴阳和，故能有子。"若先天肾气不足或性生活过度，使肾气亏、精少而不育。

主症：婚后数年不育，头昏耳鸣，腰膝酸软，小腹阴冷，小便清长，四肢不温，性欲淡漠，阳痿滑泄，精液量少，质地稀薄，精子数目低，成活率低下，舌淡苔薄，脉细。

2.脾虚血亏

脾有化生气血之功能，气血旺盛，能生精有子。思虑忧郁，损伤心脾，脾虚则气血不足，会导致精少阳痿等而致不育。《景岳全书·阳痿》曰："凡思虑焦劳，忧郁太过者，多致阳痿。盖阳明总宗筋之会……若以忧思太过，抑损心脾，则病及阳明冲脉……气血亏而阳道斯不振矣。"

主症：婚久不育，阳痿不举，精液量少，精子数目低下，精神倦怠，夜寐不安，头昏目花，面色萎黄，面浮肢肿，饮食不佳，大便溏薄，苔薄质淡，脉细无力。

3.湿热蕴结

饮酒过多，过食肥甘，伤及脾胃，脾虚生湿，湿久酿成湿热，湿热下注扰动精室，发生遗精，甚者而致阳痿。《类证治裁·阳痿》曰："有湿热下注，宗筋弛纵而致阳痿者。"

主症：婚久不育，阳痿遗精，精液黏稠，心烦少寐，口苦口干，渴不欲饮，小便热赤疼痛，阴部不适，下肢酸困，倦怠无力，胸闷腹胀，纳少泛恶，口干不欲饮，舌苔黄腻，脉濡数。

4.阴虚火旺

疲劳过度，耗伤阴液，阴液亏损则阴虚火旺，火旺则扰动精室而遗精，不育。

主症：婚久不育，阴茎易举，梦中遗精，夜寐不安，头晕目眩，心悸怔忡，神疲乏力，小便热赤，骨蒸潮热，舌质红，脉细数。

5.气滞血瘀

血供给营养，才能充分发挥作用，故又有"血为气之母"之说。如果气滞，则使血液运行不畅，血液凝滞而致血瘀，瘀血阻于脉络，生精障碍，精少质差而致不育。

主症：婚久不育，精子数少，射精疼痛，阴囊坠胀，睾丸刺痛，情志不畅，烦躁易怒，胸胁满闷，小腹作胀，苔薄舌质黯，脉涩。

6.肝肾不足

肝主疏泄,并贮藏血液和调节血量;肾主封藏,并藏精气,是人体生殖发育的物质基础。肝与肾为母子关系,相互资生,如果肝血不足,则会影响肾精,反之亦然。如果肝肾亏,则精亏血少,生精不足而不育。

主症:婚后不育,性欲淡漠,精子数少,神疲乏力,头昏目花,时有耳鸣,腰膝酸软。遗精滑泄,咽干口燥,失眠健忘,心悸心烦,大便秘结,舌淡苔薄,脉细弦。

(二)中药治疗

1.肾虚精亏

(1)治则:补肾益气,填精助育。

(2)方药:五子衍宗丸(《丹溪心法》)。常用药是菟丝子、车前子、覆盆子、枸杞子、五味子。

(3)加减:腰酸剧加杜仲、桑寄生、巴戟天;头昏神疲加龟甲、鹿角片、党参、黄芪;小便频数加益智仁、蚕茧、黄芪;下腹寒冷加附片、小茴香、紫石英;阳痿加锁阳、熟地、蛇床子、补骨脂;遗精加龙骨、牡蛎、乌贼骨、芡实;性欲淡漠加仙灵脾、苁蓉。

(4)成药:①龟龄集,每次0.6g,每日1次。②雄狮丸,每次3粒,每日3次。③狗肾粉,每次2g,每日2次。④金锁固精丸,每次6g,每日2次。

2.脾虚血亏

(1)治则:健脾益气,补血生精。

(2)方药:八珍汤(《正体类要》)。常用药是党参、黄芪、白术、茯苓、当归、熟地、白芍、川芎。

(3)加减:胃纳差加鸡金、谷芽、麦芽;头昏目花加枸杞子、女贞子、首乌;阳痿加鹿角片、阳起石、胡芦巴;面目肢肿加怀山药、猪苓、泽泻。

(4)成药:①归脾丸:每次6g,每日2次。②启脾丸:每次4片,每日2次。③参苓白术丸:每次6g,每日2次。

3.湿热蕴结

(1)治则:清热利湿,生精助育。

(2)方药:龙胆泻肝汤(《医宗金鉴》)。常用药是龙胆草、山栀、黄芩、柴胡、当归、生地、泽泻、车前子、木通、生甘草。

(3)加减:湿热甚加萆薢、知母;小便热赤加淡竹叶、滑石;阳痿加菟丝子、阳起石;遗精加芡实、牡蛎。

(4)成药:①龙胆泻肝丸:每次6g,每日2次。②二妙丸:每次6g,每日2次。

4.阴虚火旺

(1)治则:滋阴降火。

(2)方药:知柏地黄汤(《医宗金鉴》)。常用药是知母、黄柏、丹皮、泽泻、茯苓、生地、怀山药、山萸肉。

(3)加减:阴虚重加麦冬、首乌、女贞子;心悸神疲加太子参、柏子仁、茯神;骨蒸潮热加地骨皮、白薇、青蒿。

(4)成药:①知柏地黄丸,每次6g,每日2次。②大补阴丸,每次6g,每日2次。

5.气滞血瘀

(1)治则:理气活血,化瘀通络。

(2)方药:红花桃仁煎(《素庵医要》)。常用药是红花、桃仁、丹参、当归、川芎、生地、赤芍、香附、延胡索、青皮。

(3)加减:气滞重加柴胡、木香;瘀阻重加三棱、莪术;精索静脉曲张加地龙、小茴香;小射精加穿山甲、路路通。

（4）成药：①逍遥丸，每次 6g，每日 2 次。②大黄䗪虫丸，每次 3g，每日 3 次。③桂枝茯苓丸，每次 5 片，每日 3 次。

6.肝肾不足

（1）治则：滋养肝肾，养血增精。

（2）方药：调肝汤（《傅青主女科》）合固阴煎（《景岳全书》）。常用药是怀山药、当归、白芍、山萸肉、巴戟天、阿胶、甘草、党参、熟地、菟丝子、远志、五味子。

（3）加减：腰酸加川断、狗脊；性欲淡漠加杞子、锁阳；大便干结加苁蓉、火麻仁；头昏耳鸣加女贞子、磁石；遗精滑泄加金樱子、芡实、牡蛎。

（4）成药：①二至丸，每次 6g，每日 2 次。②左归丸，每次 6g，每日 2 次。③杞菊地黄丸，每次 8 粒，每日 3 次。④金水宝，每次 3 粒，每日 3 次。

（三）其他治疗

1.针灸治疗

（1）肾虚不育：取穴关元、肾俞、命门、三阴交、足三里等，隔日一次。

（2）脾虚血亏：取穴足三里、三阴交、血海、脾俞等，隔日一次。

（3）湿热蕴结：取穴三阴交、阴陵泉、中极、膀胱俞、肾俞，用泻法，隔日一次针灸治疗。

2.食疗验方

（1）牛鞭桂圆膏：牛鞭子 250g 洗净，煎煮后加桂圆肉 250g，胡桃肉（打碎）250g，冰糖 500g 熬膏，每次 1 匙，每日 2 次。治精少肾亏不育。

（2）羊睾酒：羊睾丸 1 付，洗净焙干磨粉，加入黄酒 500g 中 7d 后可饮，每次 20ml，每日 1 次。治精子少，性欲淡漠之不育。

（3）黄狗肾粉：取黄狗肾 1 付，焙干磨粉，装胶囊，每次 5 粒，每日 2～3 次，饭后服。治肾亏精少之不育。

（张宁）

第二章

女性不孕的病因病机

第一节 中医病因病机概述

中医对女性不孕的原因亦有深刻的论述，《素问·骨空论》云："督脉生病其女子不孕。"隋朝巢元方在《诸病源候论·无子候》说："然妇人挟疾无子皆由劳伤血气，冷热不调，而受风寒，客于子宫，致使胞内生病，或月经涩闷，或血崩带下，致阴阳之气不和，经血之行乖候，故无子也。"为后世"调经种子"提供了理论依据。

明朝薛立斋在《校注妇人良方》中认为："妇人不孕，亦有六淫七情之邪。有伤冲任。或宿疾淹留，传遗脏腑，或子宫虚冷，或气旺血虚，或血中伏热。又有脾胃虚损，不能营养冲任。有肾虚精弱不能融育成胎。有禀赋微羸，气虚血损者。有嗜欲无度，阴精衰惫者。"薛立斋全面论述了不孕的病因，认识到不孕的原因是多方面的、复杂的。

明朝张介宾在《景岳全书·妇人规》中云："真阴既病，则阴血不足者不能育胎，阴气不足者不能摄胎，凡此摄育之权总在命门"。张介宾又提出"调经种子"和"填补命门"治疗不孕症的两大法则。这与现代治疗不孕症从补肾调冲着手是一致的。

清朝陈士铎在《石室秘录》中论述更为全面，其曰："女子不能生子，有十病。十病为何：一胞胎冷也，一脾胃寒也，一带脉急也，一肝气郁也，一痰气盛也，一相火旺也，一肾水衰也，一任督病也，一膀胱气化不行也，一气虚面不能摄也。"

近代中医认为肾主生殖，不孕与肾的关系密切，并于天癸、冲任、子宫的功能失调，或脏腑气血不和，影响胞脉胞络的功能有关。罗元恺把不孕的病因病机常见的分为4类。

1. 肾　　虚

先天肾气不充，阳虚不能温煦子宫，子宫虚冷，以致不能摄精成孕；或精血不足，冲任脉虚，胞脉失养，不能成孕，或阴虚失旺，血海蕴热，而不能成孕。

2. 肝　　郁

情志不畅，肝气郁结，疏泄失常，气血不和，冲任不能相资，以致不孕。

3. 痰　　湿

体质肥胖，或恣食膏粱厚味，脾虚不运，痰湿内生，气机不畅，胞脉受阻，不能摄精成孕。

4. 血　　瘀

经期、产后余血未净，若感受寒邪，寒凝血瘀，胞脉阻滞，两精不能结合，以致不孕。

此外，古人谓之"五不女"的螺（又作"骡"）、纹、鼓、角、脉5种，大多属于女子先天性的生理缺陷，非药物所能取效。

（张宁）

第二节　现代医学病因病理概述

Section 2

受孕是一个极其复杂的生理过程，必须具备下列条件：①有正常的生殖细胞；②卵子和精子能够适时相遇结合；③受精卵有良好的着床环境。上述 3 个环节中任何一环不正常，便能阻碍受孕。阻碍的因素可能在女方，也可能属男方或男女双方。本节即论述女性不孕的原因。

一、排卵障碍

多种因素均可引起，常见的如下。

1.中枢性的影响

主要是下丘脑—垂体—卵巢轴功能紊乱，引起月经失调和闭经、无排卵性月经等；垂体肿瘤，不论是嫌色细胞瘤、嗜碱性细胞瘤或嗜酸性细胞瘤均可引起闭经而不孕。另外垂体前叶功能低下，如席汉综合征，使促性腺激素、生乳激素、促肾上腺皮质激素、促甲状腺素分泌不足，亦可引起卵巢功能失调导致闭经，引起不孕。这类以继发性不孕为多。

2.全身性因素

重度营养不良，过度肥胖或饮食中缺乏某些维生素特别是维生素 E、维生素 A 和维生素 B 等，可影响卵巢功能；内分泌代谢方面的疾病如甲状腺功能亢进或低下，肾上腺皮质功能亢进或低下，重症糖尿病等均能影响卵巢，导致不孕。

3.卵巢局部因素

先天性卵巢发育不全，对垂体促性腺激素缺乏反应，不能产生卵巢激素，使下丘脑—垂体—卵巢轴功能失调，造成闭经引起不孕。这种先天性发育异常引起不孕很难治愈。如脱纳（Turner）综合征，这是性染色体异常所致，目前尚无有效的治疗办法。

多囊卵巢综合征系垂体分泌的 LH、FSH 比例失调，引起卵巢多囊性改变而引起月经稀发、闭经、不孕。近来采用中西医结合治疗，疗效甚为满意。

卵巢功能早衰（即过早绝经），生育期过短，卵巢中卵泡先天性过少或由于某种原因促使卵泡闭锁所致，这种不孕很难治愈。

卵巢男性化肿瘤包括睾丸细胞瘤、肾上腺细胞残迹瘤，这种患者体内雄激素水平过高，抑制卵巢功能而引起闭经，导致不孕。

急慢性传染病如腮腺炎、猩红热、先天性梅毒与结核，均可并发卵巢损害，而引起暂时性或永久性不孕。卵巢急慢性炎症可妨碍卵泡成熟，影响卵巢激素分泌，卵巢炎性粘连或子宫内膜异位症等均会影响排卵而引起不孕。这些疾病通过治疗均有希望受孕。

卵巢脱垂不仅影响卵巢生理功能，而且改变卵巢与输卵管的正常解剖关系，使输卵管拾取卵子的功能出现障碍而导致不孕。这种不孕通过手术矫正可望治愈。

二、输卵管因素

输卵管为精子、卵子及受精卵的运输管道，输卵管病变可阻碍精子和卵子的结合，引起不孕，常见的输卵管疾病有下述 3 种。

1.输卵管炎症

是女性不孕的重要因素，据临床统计，占女性不孕症的 29.7%～ 40%，产褥期、流产和月经期不注意卫生均可引起输卵管炎症。如化脓性输卵管炎、结核性输卵管炎、淋菌性输卵管炎以及继发于腹腔、盆腔感染引起的炎症。炎症除引起输卵管阻塞外,还可使输卵管内膜破坏,管壁变僵硬、输卵管周围粘连或输卵管内膜的纤毛运动及管壁的蠕动功能丧失,影响精子与卵子的相遇及运送而致不孕。

2. 子宫内膜异位症

引起输卵管粘连扭曲或瘢痕挛缩,使其蠕动受限,并影响伞端捡拾卵子功能而致不孕。

3. 输卵管先天性缺陷

这种疾病比较少见,如输卵管发育不全、过度细长、扭曲、过短或无管腔,目前来说这类患者仍属绝对性不孕。

三、子宫因素

子宫是孕卵着床的部位,子宫病变显然是不孕的重要因素。据统计子宫性不孕约占女性不孕的 7.2%。

1. 先天性子宫畸形

其中先天性无子宫为绝对性不孕。另外,双角子宫亦可引起不孕,但亦有自然怀孕分娩的例子。

2. 未发育的始基子宫

属绝对性不孕。子宫发育不良不能为受精卵准备良好的着床条件亦可引起不孕。

3. 结核性子宫内膜炎

因该病造成不孕者为数不少,多数患者童年时患结核而侵入子宫,一般无局部症状,难以引起注意,待青春期无初潮或来经量少且痛经,婚后不孕方发现患内膜结核。

4. 细菌性子宫内膜炎

多见于流产后或因胎盘残留剖宫术后,或多次宫腔操作后细菌感染所致,由于内膜炎症不能为孕卵着床供应足够的营养,同时炎性渗出物亦有杀伤精子的作用,因此引起不孕。

5. 人工流产

因手术不当刮宫过重,将基底层内膜部分或全部刮出,影响子宫内膜的再生和修复或造成宫腔粘连导致闭经而不孕。

6. 子宫位置异常

如子宫极度前屈常见于不孕妇女,但多数与其他生殖器发育不良并存。目前认为,由于这种子宫的内口正好在锐角处,可能引起狭窄,影响精子通过,而致不孕。

7. 子宫肌瘤

子宫肌瘤是妇女的多发病,肌瘤并不都影响受孕,要看肌瘤的大小、多少和所占的部位。肌瘤过大挤压,可使输卵管牵拉或扭曲,黏膜下肌瘤阻塞输卵管口,或使宫腔狭窄、内膜变薄,这些均可阻碍精卵结合和孕卵着床,导致不孕。

8. 子宫内膜异位

子宫内膜异位症近年来发病率有增高趋势,而且发病年龄愈趋向年轻化,子宫内膜异位患者不孕率高达 40% 左右,因此受到广大医务人员的高度重视。

9. 子宫内膜癌

子宫内膜癌引起不孕是显而易见的。但子宫内膜不典型增生(癌前期)的患者绝大多数亦不孕,某些早期患者经保守性治疗后仍有可能怀孕。

四、宫颈因素

宫颈管是精子上行到达宫腔的必经之路。宫颈管黏液不仅为精子的生存、活动创造良好环境,而且对上行的精子具有一定筛选作用。尽管射入阴道的精液中精子有30%左右畸形,但没有一条异常精子能进入颈管黏液中,宫颈的异常影响精子的活动、上游和储存。

各种宫颈的器质性病变或功能异常,均可不同程度地干扰精子在女性生殖道内的正常输送和运行,从而降低生育能力。近年来统计,宫颈及其分泌异常引起的不孕约占女性不孕的5%。

1.子宫颈

异常狭窄或闭锁、双宫颈和宫颈纵隔、宫颈肿瘤等,这些因素较少见。

2.慢性宫颈炎

重度宫颈糜烂或某些中度糜烂或宫颈裂伤,当分泌物多而呈脓样物时可影响精子的存活。宫颈息肉可能影响精子活力或上游。继发于宫颈的炎症、手术、外伤后的瘢痕粘连、挛缩可造成宫颈口瘢痕狭窄,分泌黏液减少,影响精子上游和活动。宫颈结核病始终与输卵管、子宫结核伴存而导致不孕。

3.宫颈黏液异常

近20年来研究较多。宫颈黏液分泌受卵巢激素的调节,雌激素刺激宫颈产生大量的水样黏液,清亮、透明,有利于精子穿透。黄体酮抑制宫颈上皮细胞的分泌活动,使宫颈黏液量减少变稠,不利于精子的通过。促排卵药物服克罗米芬会使宫颈黏液变稠,因此应用克罗米芬后排卵率高,但受孕率增高不多。

五、阴道因素

阴道是性交器官,是接受精液的门户。阴道因素引起的不孕并不多见,主要指影响正常性生活或妨碍精液射入阴道内。初婚时若处女膜较厚或因疼痛,女方过于紧张,造成肛提肌强烈收缩,可致阴道口痉挛。当女方对性生活逐渐适应,一般上述问题自然解除。阴道影响不孕的主要因素是先天畸形或瘢痕狭窄,如阴道闭锁、双阴道完全纵隔、处女膜闭锁、阴道上端狭窄等属先天性因素。后天性因素,如外阴阴道肿瘤妨碍性交、阴道创伤后或用腐蚀性药物堕胎后形成瘢痕狭窄、阴道炎症引起的粘连等均可影响正常性生活。严重的性传播疾病影响精子进入宫颈造成不孕。治疗上大多需要手术整形或切除肿瘤。发现有炎症后必须积极治疗以防导致不孕。

(朱淑惠)

第三节 外阴、阴道因素

Section 3

阴道疾病引起不孕的原因有:①影响正常性交,或虽能性交,但不能有效接纳精液;②减少了进入阴道的精子数及其活动力,以致妨碍了精子的继续上行。

一、两性畸形所致不孕

两性畸形包括真性两性畸形、假性两性畸形和脱纳综合征、超雌型症候群等。

1. 病　　因

引起女性假两性畸形的原因，以肾上腺皮质增生或肿瘤所致的肾上腺性腺综合征为多见。其次是卵巢发育不全、卵巢男性化肿瘤等。

2. 诊　　断

检查必须依靠性染色体，并辅助腹腔镜等进行。

二、阴道缺损所致不孕

阴道缺损系因胎儿期副中肾管发育不良所致。常伴有先天性无阴道、无子宫或严重的子宫发育不良。患者第二性征发育正常，大多数因青春期无月经来潮而就医，检查注意有无子宫。治疗一般无希望获得生育能力。

三、阴道闭锁与处女膜闭锁所致不孕

1. 病　　因

这类患者系先天性发育异常。阴道闭锁是由于两侧的 Muller 管发育不均衡所致，发育不全的一侧，可伴有先天性肾缺如。经静脉肾盂造影能予以确诊。

2. 诊　　断

患者一般因青春期出现进行性周期性下腹疼和无月经而就诊。根据普通的妇科检查就可发现和确诊。必要时作肾盂静脉造影确定有无单侧肾缺如。

四、阴道炎症所致不孕

1. 病因病理

阴道炎症多数是大肠杆菌、真菌和滴虫感染引起。临床表现为外阴瘙痒和白带分泌异常。实验证明滴虫等感染后阴道分泌物的 pH 值比正常者高，真菌感染后阴道分泌物的 pH 值比正常者低，但对精子活动力的影响并不明显，体内寄生的大肠杆菌有凝集精子的作用，但究竟达到何种程度才使精子失活，还有待于研究。因此，单纯阴道炎并非引起不孕的主要原因。然而阴道炎合并宫颈炎为数不少，其宫颈黏液的性状改变可能影响精子的活力。过多的阴道分泌物稀释射入的精液，亦不利于精子穿透宫颈黏液上行。最近 Master 曾在不孕妇女的阴道分泌物和宫颈黏液中发现一种物质，在体内或试管内都有使精子失活的作用，但这种物质与精子制动抗体的关系不明。

2. 诊　　断

诊断依靠阴道清洁度、阴道分泌物细菌涂片和滴虫、真菌检查，必要时做阴道分泌物细菌培养。

五、阴道疾病所致不孕的中医理论

先天性两性畸形、阴道缺损、阴道闭锁、处女膜闭锁系"五不女"中的"螺、纹、鼓、角"，而阴道炎症属湿热郁滞。当机体正虚、湿毒秽浊之邪内侵，损伤冲任可使带脉失约，任脉不固而为带下,以致胞络受损,妨碍摄精成孕。治疗原则为清热解毒、利湿止带,以止带汤加减治疗,药可用猪苓、茯苓、车前子、茵陈、泽泻、赤芍、丹皮、黄柏、栀子、牛膝。

（王杰琼）

第四节　宫颈因素
Section 4

宫颈管是精子上行到达输卵管的必经之路。宫颈黏液不仅为精子的生存、活动创造良好环境,而且对上行的精子具有一定筛选作用。各种宫颈的器质性病变和功能异常,均可不同程度地干扰精子在女性生殖道内的正常输送和运行,从而降低了生育能力。

一、宫颈管异常所致不孕

宫颈管异常包括先天性宫颈管狭窄和闭锁、双宫颈、宫颈管发育不良、宫颈管息肉、宫颈管粘连等。

　　1.病　　理
宫颈是精子的通道,颈管异常阻碍精子的通行而不孕。

　　2.检查与诊断
（1）视诊。须观察宫颈阴道部的发育、形状、表面及宫颈外口的形态、大小与宫颈管分泌物的性质。阴道检查时还要注意有无宫颈提腰痛和子宫旁压痛,用探针检查。探测宫颈管的行经方向、长度、有无狭窄,粘连及宫颈内口的松紧度。对疑有异常者,应考虑进一步做造影检查。

（2）宫颈管黏液性状检查。观察宫颈管黏液的分泌量、透明度、黏稠性、延展性、结晶形态与月经周期的关系。对颈管黏液分泌过少者,应给予阴道细胞学检查,以识别病因是雌激素水平过低,还是颈管器质性病变。

（3）宫颈管造影。宜选用锥形头较大但锥体前露出的金属管较短的造影器具。造影剂以选用油剂造影效果为佳,注入 1 ~ 2ml 造影剂后即摄片。通过造影检查对先天性畸形、狭窄、粘连和宫颈息肉样赘生物一般能明确诊断。宫颈管粘连,其边缘呈不规则的锯齿形;宫颈息肉显示边缘光滑的充盈缺损。通过造影还能测定颈管与宫体的长度与比例。尤其对探针检查失败的生殖器发育不良的颈管狭窄的患者,造影检查往往能取得成功。通过上述检查,一般对宫颈管异常能做出明确的诊断。

二、慢性宫颈炎所致不孕

　　1.病因病理
在不孕妇女中,患有化脓性细菌引起的慢性宫颈炎者为数很多,而结核性颈管内膜炎较少见。另外,还有淋球菌感染和 T-支原体感染,引起宫颈黏液性状的改变。黏液中的白细胞和细菌,可使精子的活力减弱,使妇女生育能力降低。

　　2.诊断与检查
慢性宫颈炎患者往往有下腹痛、腰痛、痛经、性交痛和性感异常。在检查时除做一般妇科检查外,还需做阴道清洁度检查,因为宫颈炎往往合并阴道炎症。最可靠的方法是做宫颈黏液细菌培养,如一次培养阴性,还需做反复多次培养方可确诊。

三、宫颈黏液异常所致不孕

1.病因病理

宫颈黏液为精子的生存和活动创造了良好的环境。当宫颈黏液分泌异常,影响精子的存活和顺利穿行子宫颈管时,则导致不孕。

宫颈黏液主要由宫颈内膜的分泌细胞产生,其主要成分是一种水凝胶,富含碳水化合物,并由粘蛋白类的糖蛋白组成。这种粘蛋白决定了宫颈黏液的主要物理特性。近年来研究提示,精子的活动与宫颈黏液中的葡萄糖浓度降低有关。最近又有人发现蛋白分解酶如胰蛋白酶,可以水解宫颈黏液,引起其物理、化学性质的改变,加速精子的移动。

近年对宫颈黏液的生物化学和生物物理学研究证明,宫颈黏液是一种以肽为轴,以低聚糖为侧链的纤维系统,在电镜下可观察到宫颈黏液的结构。在不孕妇女中,由于凝胶水化不足,纤维厚度增加,纤维间空隙明显减少,而且发现有横联的糖蛋白,形成紧密的网状结构组织,阻碍精子的穿过和继续移动。

引起宫颈黏液分泌异常的原因很多,慢性宫颈炎时,宫颈上皮分泌增多,宫颈黏液变稠,不利于精子穿过;大量的白细胞有吞噬精子的作用;另外,先天性宫颈发育不良,宫颈手术后,宫颈分泌功能减退;雌激素水平过低,或者宫颈管内膜对雌激素的敏感性过低,致宫颈黏液分泌过少;还有宫颈肥大、雌激素水平过低、多囊卵巢综合征、甲状腺功能失调、肝功能障碍、盆腔瘀血等,可引起宫颈黏液分泌过多。当排卵期宫颈黏液量超过 0.7ml 时,称为宫颈黏液分泌过多。近年来发现宫颈黏液中精子抗体的发生率增高,这种抗体具有凝集和制动精子的作用,从而引起不孕。

2.诊　　断

(1)宫颈黏液检查。收集宫颈黏液的方法是采用结核菌注射器,按上无菌塑料管,伸入宫颈管内 1cm,吸净黏液,如能抽出 0.4～0.6ml,提示卵泡发育正常。排卵前或排卵期的宫颈黏液量多、稀薄、清亮,拉丝度等于或超过 10cm,羊齿状结晶体,无细胞,pH 值为 7～8.27,呈碱性,可中和阴道的酸性,最适于精子穿过。

(2)性交后试验。试验应选择在预测的排卵期进行(通过基础体温,观察宫颈黏液)。试验前禁欲 5d,在性交后 2～8h 内,用窥阴器暴露宫颈,先取阴道后穹窿液,检查有无活动精子,如有精子,说明性交成功。然后用上法吸取宫颈管下段的精液,置于玻片上,高倍镜检查,每视野超过 20 个活动精子时为正常,说明精子可穿过宫颈黏液。如每高倍镜视野宫颈黏液中精子＜5 个,活动力弱,或死精子,提示精子过少或宫颈黏液异常,或有免疫问题。试验前如宫颈或阴道有炎症,宫颈黏液稠,且有白细胞,应治疗后再进行试验。

(3)体外精子穿透试验。取不孕妇女排卵期的宫颈黏液和丈夫的新鲜精液各一滴,放在同一玻片上,相距 2～3cm,用盖玻片轻轻覆在两液滴上,使两液滴接触,在显微镜下观察。如果精子穿过宫颈黏液,为阳性,说明精子活动力和宫颈黏液正常,黏液中无抗精抗体。

(4)精液、宫颈黏液交叉试验。经上述试验精子不能穿过宫颈黏液的不孕夫妇,应进行精液、宫颈黏液交叉试验。方法是采不育症男子的精液和正常妇女宫颈黏液及不孕症妇女的宫颈黏液与正常男子的精液分别进行体外精子穿透试验,借以了解阻碍精子穿过宫颈黏液的原因是在于精液还是宫颈黏液。

(于源源)

第五节 子宫因素

Section 5

子宫腔不仅是精子上行抵达输卵管与卵子相遇的必经之路,且又是受精卵着床的场所,所以子宫的任何器质性或功能性病变均可影响受孕。引起不孕的子宫疾病有先天性子宫畸形、子宫发育不良、子宫萎缩、子宫肌瘤、子宫内膜息肉、子宫内膜异位症、子宫内膜炎、子宫腔粘连、子宫过度后屈或前屈等。

一、先天性子宫畸形

(1)病因病理。先天性子宫缺如系 Muller 管发育不全所致,表现为原发性闭经。诊断可以通过 B 超和盆腔充气造影确诊,但无法治疗。子宫畸形与不孕症治疗有关的是非闭锁性畸形,如双子宫、弓形子宫、单角子宫等。这类患者大多数无明显自觉症状,但易发生习惯性流产、早产,有时亦可引起不孕。

(2)检查。可以通过子宫造影得到确诊。

二、子宫发育不良所致不孕

(1)病因。子宫发育不良是子宫偏小。单纯小子宫不一定是不孕的直接原因。青春型子宫是临床上最常见的发育不良类型,主要由内分泌影响不足所致,有人统计 1 405 例原发性不孕患者中,子宫轻度发育不良者约占 40.8%;重度子宫发育不良者占 20.1%。

(2)诊断。这类患者通过妇科双合诊检查可初步得到诊断,依靠 B 超和盆腔充气造影可以确诊。严重子宫发育不良患者往往合并内分泌功能失调及全身疾病。因此,有必要测定 FSH、LH、T、P、E_2 及进行其他脏器功能的检查。

三、子宫肌瘤与子宫内膜息肉所致不孕

(1)病因病理。子宫肌瘤患者的不孕率占 30%~40%,比一般不孕率高。子宫肌瘤影响受孕的程度与肌瘤的部位、大小和数目有关,而妨碍着床的主要因子是子宫黏膜下肌瘤。这类患者不但其肌瘤表面的内膜发生病变,而且易并发附件炎,因而影响受孕。位于子宫底部的肌瘤和息肉还可能阻碍输卵管的通畅。子宫内膜息肉易发生在高龄妇女。其发生率占不孕妇女的 0.2%~0.7%。子宫内膜息肉引起不孕的机制与子宫肌瘤基本相同,故一并论述。

(2)诊断。患者常有月经过多,或不规则子宫出血、腹痛、白带增多等症状,妇科检查常发现子宫增大。但亦有不少患者无任何症状(有人统计约占 37.2%)往往因不孕而就诊。诊断依靠 B 超、子宫输卵管造影或宫腔镜检查。近年来采用宫腔镜检查能迅速确诊。有学者比较了宫腔镜检查与子宫输卵管造影术的诊断准确率,发现 HSG 报告中有 50%不正确。Ragni 等指出,HSG 报告正常的病例与宫腔镜检查不一致高达 55.5%。据 Barbot 等报道,应用宫腔镜检查原因不明的不孕症患者,发现有宫内病变者为 36%~59%。宫腔镜的失败率为 4.29%。Cuming 等报道,宫腔镜检查不孕症患者 162 例中,发现有子宫内病变的 68 例,占 42%,其中子宫内膜息肉 26 例,宫腔粘连 35 例,子宫肌瘤 5 例,子宫内膜息肉加宫腔粘连 1 例,子宫纵隔 1 例。

四、子宫内膜异位症所致不孕

子宫内膜异位症是子宫内膜生长在子宫腔以外任何部位所引起的一种疾病。该病与女性不孕症关系十分密切。Muse 报道，子宫内膜异位症患者的不孕发生率达 30%～40%。

1.引起不孕的因素

(1)机械因素。异位的子宫内膜在卵巢激素的作用下，亦呈周期改变，发生周期性出血，与行经一样。这部分经血刺激腹腔与盆控腹膜引起粘连，并日益加重，使子宫直肠陷凹封闭，子宫被向后牵拉成后位固定。亦有形成瘢痕结节或巧克力囊肿者，使输卵管受压迫而梗阻，或影响正常蠕动，或发生粘连，虽很轻微，且有粘连素影响输卵管摄卵作用。偶见输卵管直接被异位子宫内膜阻塞。

(2)前列腺因素。子宫内膜产生前列腺素，而异位子宫内膜比正常位置子宫内膜产生的前列腺素更多。过高的前列腺素可阻止卵泡的生长，造成黄体退化，并影响子宫和输卵管的正常收缩和蠕动，从而影响受孕。

(3)卵巢功能改变因素。据报道本症有 17%～27% 的患者不排卵或排卵稀发。不排卵的原因可能是异位内膜病灶直接被坏了卵巢实质，影响排卵。最近许多学者提出内膜异位症患者不排卵，可以用卵泡细胞 LH 受体含量少来解释，LH 受体含量减少可能是由 FSH 降低和血清催乳素（PRL）升高引起。子宫内膜异位症尚有合并 LUFS 的情况，即未破裂卵泡黄素化综合征，LUFS 是指月经周期规则，有假排卵现象。如 BBT 上升，经前子宫内膜呈分泌期改变，血中黄体酮升高，但实际上月经时期卵泡未破裂而呈无排卵的一组症候群。Lesorgen 报道子宫内膜异位患者，LUFS 的发生率可高达 75%。黄体功能不全，亦是致病因素之一。据 Grant 报道，内膜异位症患者 45% 有黄体缺陷。所以本病患者的自然流产率高。据王曼对 32 例内膜异位患者做血清激素放射免疫测定，结果发现，黄体期黄体酮含量平均低于正常范围，雌二醇明显高于正常范围的 56.3%，FSH 水平低于正常范围，PRL 亦明显高于正常范围。

(4)催乳素增高因素。临床已发现子宫内膜异位症患者 PRL 增高，并见有泌乳现象，引起 PRL 增高的原因目前尚不清楚，可能是腹腔内异位子宫内膜刺激胸神经，引起 PRL 分泌增加。PRL 增高可导致内分泌调节异常，抑制 FSH 分泌，使卵泡不发育或发育迟缓，排卵异常，黄体功能不足，从而导致不孕。

(5)腹腔液改变因素。根据腹腔镜检所见，子宫内膜异位症患者的腹水量较正常人增多，色呈淡红色，正常人平均＜ 10ml，本病患者平均为 10～20ml，且腹水中前列腺素增加，黄体酮减少，巨噬细胞增多，酸性磷酸酶增高。其结果是腹水量增加，影响输卵管正常蠕动和加强子宫的收缩，从而影响受精卵着床。巨噬细胞增多对精子和卵子有直接的细胞毒作用和吞噬作用，干扰妊娠，前列腺素增加影响卵泡成熟和促使黄体早期退化，影响排卵和黄体功能。黄体酮水平低落有利于异位内膜的种植和生长，从而形成更多内膜异位病灶。

(6)自身免疫因素。子宫内膜异位症在组织学上观察到的一系列纤维增生和细胞浸润，可能属于一种自身免疫反应。据测定，患者血清抗子宫内膜和抗卵巢抗体的滴度明显增高。宫颈分泌物抗卵巢抗体的滴度相对增高，血清及腹水中补体 C3、C4 比正常人高。这种自身免疫反应可能通过巨噬细胞影响患者的生育功能。其机制是异位内膜病灶的周期性脱落和出血无排出体外的通路，被机体调动的巨噬细胞所吞噬吸收，从而诱发自身免疫反应，对早期着床的胚胎产生排异现象。另外，巨噬细胞同时吞噬了精子、卵子和受精卵，从而导致不孕。

近年来，关于对子宫内膜异位症引起不孕因素的研究，开始从传统的机械论点向病理生理方向发展。目前已知的因素很多，同一患者生育力下降亦可能是多种因素共同作用的结果。

2.诊　　断

腹腔镜的问世使内膜异位症的诊断发生了一个飞跃。通过腹腔镜观察,结合活体组织病检,确诊率几乎达100%。在腹腔镜直视下,不仅能辨认较大的病变,一些早期微小改变亦能一览无遗,从而可对疾病在盆腹腔内累及的范围做出充分的估计。腹腔镜检创伤虽小,但究属一种手术,不可能常规应用,尤其目前我国尚不能普遍推广应用,大量内膜异位症患者的鉴别诊断,仍需依赖于医生的临床经验。由于本症临床表现变异很大,容易误诊,Ingersoll报道,腹腔镜检术前诊断率,有经验的妇科医生大约为75%,而经验不足的只有20%。为提高诊断水平,重要的是考虑到内膜异位症属多发病,生育年龄妇女,如有不孕、痛经、子宫固定后倾,盆腔脏器粘连,附件部位有不活动的包块、性交痛等,只需其中1～2项阳性,首先应考虑到本症的可能。在做妇科检查时,应对子宫后壁、子宫骶骨韧带和子宫直肠窝仔细检查,如摸到1～2个豆粒大小的触痛结节即可做出诊断。不伴有子宫直肠窝病变的卵巢巧克力囊肿,内诊时和附件炎性包块十分相似。为鉴别,可行子宫输卵管造影。显示双侧输卵管通畅,基本上可排除附件炎性包块。但由于个别异位症可累及输卵管或并发输卵管炎症,因此,当看到积水、不通等改变,甚至完全不显影时,并不完全排除本病。

3.临床分期

内膜异位症虽属良性疾病,但其临床行为多变,且病变程度和范围亦不相同,治疗措施的选择亦因而不同。为此,有必要对内膜异位症进行临床分期,且有一个统一的标准。Aceta首次提出盆腔异位的分期标准。根据病变侵犯程度和部位,分为轻、中、重三度。轻度病变主要为腹膜上的表浅病灶,而卵巢、输卵管正常或基本正常;中度病变时卵巢已有明显病变,伴有卵巢或输卵管的轻度粘连或腹膜病变已有较深的浸润;重度病变包括卵巢内膜异位囊肿直径在2cm以上者,伴有附件严重粘连或子宫直肠窝的闭锁及生殖道以外的器官受累。

五、子宫内粘连所致不孕

子宫内粘连是由于子宫壁粘连使宫腔部分或全部闭锁,或宫颈内口粘连,而导致月经异常,常表现为闭经或月经过少、不孕,习惯性流产或产科并发症。又因多数系创伤所致,亦有称为创伤性闭经的。

H.Fvitsch首先报道此症,叙述了一例产后24d因流血刮宫后继发闭经,以后陆续有人报告。J.G.Asherman指出这一疾病包括宫颈内口和宫腔两部分的粘连,或宫腔内的纤维化,并描写了症状、X射线图像,并对病因进行了探讨。

宫腔粘连(intrauterine adhesion, IUA)的发病率很难确定。因为涉及IUA的诊断标准、患者的感受和要求、医生的警惕性和诊断水平、刮宫时医生手术操作的情况以及在某一妇女人群如何进行调查等。

1.病　　因

目前对IUA的病因仍然有争论,主要有以下几种观点。

(1)创伤。任何损伤子宫内膜的因素均可导致IUA。妊娠时由于激素作用使子宫变软;宫腔内手术操作更易患病;分娩后1～4周内因产后出血行刮宫更容易造成IUA,可能因此时子宫内膜正处于再生时期,现在,世界范围内以人工流产终止妊娠仍然是广泛采用的措施,这就大大增加了妊娠子宫创伤后发生IUA的可能性。人工流产使子宫内膜基底层裸露,刮宫不全残留的绒毛退变纤维化,或过期流产胎盘滞留使成纤维细胞活动增加,除去胎盘后而易粘连,葡萄胎时反复多次地刮宫等,均使妊娠子宫可能发生IUA。在非孕子宫时做宫颈管手术或肌瘤摘除术等,亦可造成子宫内粘连。刮宫次数多少,负压吸引力大小及手术者技术娴熟与否等和 IUA 发病之间的关系尚不能肯定。

（2）子宫内膜再生障碍。W.Z.Polishuk 提出刮宫后内膜修复过程可能有一时性纤维组织增生过长,如不能被内膜上皮细胞分泌的胶原素所溶解,胶原纤维细胞的增长超过内膜的再生。宫腔纤维化和粘连,在动物实验中已得到证实;又通过子宫造影术观察,IUA 患者子宫肌层血管比对照组明显减少,可能与过期流产者凝血机制有变化,使血管内凝血,血栓形成致血管闭塞有关。

（3）神经反射。Asherman 提出,刮宫时刺激,使子宫颈内口受创伤,该处黏膜中有丰富的神经元,通过交感神经和脊髓神经反射,峡部的环形肌痉挛收缩、粘连、闭经而宫腔积血很少或无。R.Toaff 支持这一观点,并进一步证实宫颈内口是一个特殊区域,该处黏膜中有大量高度分化的感觉神经小体,通过内脏神经反射,先使内膜表面血流减少,继而营养障碍使内膜对性激素反应不良,但这一状态是可逆的,如用探针经宫颈内口入宫腔,宫颈内口粘连即消失,月经可恢复正常。

（4）感染。Rabau 等提出 IUA 患者有子宫内膜炎和输卵管炎,故感染是其原因。但不少学者有异议。Polishuk 观察了剖宫产后子宫内膜,未找到 IUA 合并炎症的证据。

（5）其他。结核是非孕子宫造成 IUA 的原因之一。可致原发性或继发性闭经。有的患者合并有垂体功能减退或卵巢功能障碍。亦有与个体素质有关的。有人仅刮宫一次即患 IUA,而多数人有 2 次以上刮宫史却安然无恙。

2. 病　理

子宫内粘连患者的子宫内膜刮出阳性率可在 25%～92%,病理学检查除子宫内膜外,尚有纤维组织、平滑肌及退变的绒毛。Moyet 见到粘连的内膜中有钙化体。Asherman 描述了在同一内膜组织中可见增生、分泌及萎缩的组织图像。内膜组织中亦有浆细胞和淋巴细胞浸润,Yaffe 观察到纤维组织大量侵入肌层,当整个宫腔充斥了结缔组织时亦可能有宫腔存在,无粘连。

3. 临床表现

月经紊乱和不孕是主要症状。宫内粘连面积大者,月经过少更为明显,宫颈内口粘连者有闭经。宫腔无积血或少许积血,部分人有周期性腹痛。生育力下降,甚至不孕,反复流产、死胎、早产及胎盘植入或胎盘前置,卵巢功能低下,无排卵或卵泡期长,亦有伴溢乳症。有子宫内膜异位时,盆腔检查可有附件压痛或子宫压痛。子宫输卵管造影见宫腔内有充盈缺损,宫腔变形扭曲,输卵管大多正常。子宫内膜纤维硬化者,子宫造影时无充盈缺损,显示宫腔不规则,边缘僵直。子宫腔镜检查可见薄层子宫内膜上有丝状纤维粘连,结缔组织与相邻内膜形成明显的对比。

4. 诊　断

详细询问病史,如有流产、手术、刮宫史,出现月经紊乱、月经量过少,以至闭经者应高度怀疑 IUA 的可能,亦可做试验性治疗,给予雌、孕激素周期性治疗,如无撤药性出血或仅点滴出血者,高度怀疑 IUA 的可能,进一步做子宫输卵管造影或宫腔镜检查,可明确诊断。

六、子宫内膜炎所致不孕

结核性子宫内膜炎主要继发于输卵管结核。非结核性子宫内膜炎亦是引起不孕症的原因之一。据统计,对不孕妇女进行子宫内膜活检,其内膜炎发生率达 9.4% 左右。

1. 病因病理

引起子宫内膜炎的感染途径有分娩或流产后性交、各种不孕症检查及人工受精等操作所引起的医源性交叉感染。感染菌种最常见的是葡萄球菌,其次是大肠杆菌。近年研究,认为支原体感染与不孕关系极为密切。另外,淋病的感染近几年呈上升趋势,已引起医学界的高度重视。引起子宫内膜炎的另一个原因是宫颈管狭窄或闭锁,导致宫腔引流不畅,亦易发生慢性子宫内膜炎。一般炎性子宫内膜,浆细胞反应持续存在数周,亦有随月经内膜剥落而痊愈者。近年随镜检和组织化学研究的发展,已明确子宫内膜中含有大量与孕卵种植有关的酶。局限性子宫内膜炎是否妨碍正常的孕卵着床,目前尚未明确,但从对不孕妇女子宫内膜活检中发现,9.4%有炎症反应,应予重视,并给予恰当治疗。

2. 诊　　断

子宫内膜炎患者常见症状为白带增多、下腹疼痛、腰酸,确定诊断必须依靠子宫内膜活组织检查,最好做宫颈黏液的细菌培养和药敏试验,以明确感染的菌种和敏感抗生素。据报道,子宫内的菌属与宫颈内的菌种是一致的。

七、子宫内膜功能不全所致不孕

子宫内膜功能不全妨碍了孕卵的着床而致不孕。子宫内膜功能不全可分为子宫内膜萎缩、子宫内膜增生过长及黄体期内膜功能不全。

1. 病因病理

(1)子宫内膜萎缩。原因是卵巢无足够的雌激素生成,或子宫内膜缺乏对激素的反应。病理见内膜腺体与间质未发育和增生。子宫内膜腺上皮细胞不分裂,腺体由单层细胞组成,腺体直而腔狭小,内膜间质为粗糙的网状结构,间质细胞少,细胞间隙大。子宫内膜萎缩可见于垂体前叶功能减退症。如西蒙病、席汉综合征、产后溢乳—闭经综合征,非产后溢乳—闭经综合征和卵巢发育不良症。

(2)子宫内膜增生过长。由于过高雌激素连续几个月的刺激,使内膜产生囊状增生。这类增生可见于任何年龄的妇女,但以青春期和绝经期较多见。此症多见于多囊卵巢综合征、肾上腺皮质增生、卵巢颗粒细胞瘤、单纯卵巢囊肿和长期应用雌激素的妇女。病理见内膜呈瑞士干酪样组织,腺体无分泌现象。

(3)黄体期子宫内膜功能不全。这类患者有排卵,亦能正常受精,但由于受精卵着床部位的子宫内膜发育和功能不全,以致不能受孕。在正常的月经周期中,子宫内膜伴有相应的周期性变化,如果子宫内膜的逐日变化与月经周期的时间顺序不协调,则引起不孕。黄体期内膜功能不全的原因可能为下丘脑所释放的黄体生成激素释放激素分泌异常,致使垂体分泌促黄体生成激素异常;亦可能因为卵巢对 LH 不敏感而合成、分泌黄体酮不足。此外,亦有因黄体功能正常,而子宫内膜对黄体酮反应不敏感引起。据报道,在黄体功能不全的不孕妇女中,基础体温高温期在正常范围内者占28.8%,故不宜将黄体期子宫内膜功能不全与黄体功能不全混为一谈。

有人研究发现子宫内膜功能不全的不孕妇女的子宫内膜中糖原含量较低,碱性磷酸酶活性和糖原含量比例失调。因此,对影响孕卵着床和正常着床的子宫内膜生化代谢的基础研究,有待进一步深入。

2. 诊　　断

这类患者常表观为月经紊乱、闭经,如没有撤药性出血,应考虑属子宫性闭经,对此类患者必须做子宫内膜活检,分别在增生期和分泌中晚期进行。在检查中,应注意腺体与间质的发育是否同步。另外,还可以在做子宫内膜活检的同时,与测定基础体温相对照,假如子宫内膜组织像的逐日变化与测定基础体温推算的月经周期时序相差 2d 以上,则提示可能为子宫内膜功能不全,为明确病因还需做血清放射免疫检查,测定 LH、FSH、T、P、E_2F(皮质醇)。

(刘卉)

第六节　女性性功能障碍
Section 6

一、性冷淡

性冷淡是指缺乏性欲,或每次都不能进入持久的高潮期,或虽能激起性欲高潮而得不到性满足,因而对性生活不发生兴趣,甚至逐渐厌恶。

引起性冷淡多数是精神因素。对性生活缺乏正确认识,认为性行为是肮脏下流的事情,故存有厌恶心理;或是由于婚前有过性行为而存有恐惧情绪或因害怕性交疼痛、害怕妊娠等种种恐惧,在心理上便形成了性障碍;夫妻感情不和睦,或性生活不和谐,使女性对性生活表示冷淡,多数是由于男方不适宜女方性高潮的出现,如不适当的体外排精使女方长期得不到性满足,终于造成性感异常。女方的性器官的器质性病变,如处女膜坚韧或无孔,先天性无阴道或阴道狭窄,性器官炎症等,于性交时有剧烈疼痛,都可造成性欲抑制。此外,卵巢功能不良,垂体病变,肾上腺病变,全身疾病(贫血、结核、肝病、肾病、心脏病等),体质虚弱等,也可造成性欲缺乏。

治疗性冷淡,主要是在精神方面。首先要进行性教育,树立正确的性生活观念,消除紧张、厌恶情绪。夫妇间要密切配合、互相体贴,使性生活过得和谐。药物治疗的效果不肯定,雌激素治疗对有月经的妇女常无效。但对个别绝经后或手术切除双侧卵巢的妇女,因长期停经,体内雌激素缺乏,阴道上皮萎缩变薄,性交时感到干燥疼痛,经检查如同老年性阴道炎者,可口服小量雌激素,如己烯雌酚 $0.1 \sim 0.25$ mg,每晚 1 次连续 10d,有一定帮助。但不宜长期使用,否则会引起不规则子宫出血。

二、性交疼痛

初婚时女方会有疼痛和出血现象,这是处女膜破裂的缘故,不算病态。经过初婚后,如果还经常于性交时出现疼痛和不适者,称为性交疼痛,是一种性功能病变。大部分是结婚开始便出现,也有于婚后一段时间才出现,或是到了更年期才发生。疼痛部位有的仅在外阴部,也可以在阴道深部,甚至引起下腹疼痛或腰酸。一般是在性交时感到痛苦和不适,但也有在性交后数小时还感疼痛和不适者。

造成性交疼痛,有男方的原因,如动作急躁冒失、姿势不当等。也有女方的原因,如生殖器存在某种疾病,最常见的有外阴炎、阴道炎、盆腔炎、尿道炎、尿道息肉等。严重的痔疮、肛裂,有时也可造成性交疼痛。更年期的外阴干枯容易发炎和擦伤,子宫脱垂,直肠或膀胱膨出,阴道外口的前庭大腺发炎等,均可引起性生活不适和疼痛。

性交疼痛的治疗。如因精神因素引起者,应学习一些基本的性知识,或向医生请教,以解除不必要的思想顾虑;如因女方阴道分泌物不足(多见于绝经妇女),可用些润滑油以起滑润作用,必要时请妇科医生诊治。

性交引起阴道深部疼痛,多因患有盆腔炎、子宫内膜异位或子宫颈炎等,应针对不同病因进行治疗。因性器官发育异常引起性交疼痛者,应行手术纠正。

三、阴道痉挛

性交时或性交前,阴道肌肉发生剧烈或持续的收缩,叫阴道痉挛。可能仅限于阴道口周围的肌肉收缩,也可能整个阴道的肌肉痉挛,还可能伴有外阴部、大腿内侧,甚至下腹部感觉呈过敏现象,因而害怕对方触碰。依其痉挛程度,所产生的症状不尽相同。轻者,性交时有不适,或勉强可以过性生活;严重者,则不能过正常性生活。

结婚多年的夫妇很少有此症发生。多系初婚夫妇,由于对性生活缺乏正确认识,害怕性交或怀孕所引起。更多是因为男方动作粗鲁,或女方处女膜比较坚韧等所引起,少数妇女是因为性器官的炎症或阴道瘢痕等原因,偶尔可见于阴道肌肉挛缩者。

阴道痉挛的治疗,主要是进行科学性教育,克服粗鲁行为,彼此要相互配合。过性生活应该有充分的诱导阶段,让阴道口湿润,必要时可涂抹一些石蜡油类的润滑剂。采用避孕套者,外套涂上润滑剂可减少对女方的刺激。倘若阴道痉挛经常发作,性交前女方外阴部也可涂一些局部麻醉剂,如1%的狄卡因溶液等,可减轻对刺激的敏感性。必要时,请医生检查有否炎症存在或其他病变,如有炎症或其他病变者应及早进行治疗。

四、外阴干枯症

这类疾病多见于绝经期后的妇女。由于雌激素分泌减少,造成外阴组织的萎缩,表现为大阴唇、小阴唇的皮下脂肪消失,变得十分扁平,阴蒂变小、变软,阴道狭窄,患者自觉外阴部刺痒、疼痛,性交受到影响。治疗时,应在排除患有妇科肿瘤的情况下,可口服己烯雌酚,每次 0.5 ～ 1 mg,每日 1 次,连续 10 日,但不宜长期使用,最好在医生指导下进行。外阴部也可涂些雌激素软膏,还可以口服维生素 E、维生素 B 类以帮助改善症状。

(吴佩莼)

第三章

男性不育的病因病机

夫妇婚后同居 2 年以上，未用任何避孕措施而女方不受孕者，或曾有过孕育史，之后 2 年以上未再受孕者，诊为不育症，由男方因素引起的不能生育称为男性不育。据统计约有 10%。15% 夫妇患不育症。属于女方因素约占 50%，单属于男方约为 40%，属于男女双方共同因素约为 10%。

男性不育是一个较为复杂的临床综合征，病因很多，有时互相交叉，根据患者的性功能正常与否，有学者将男子不育症病因分为两大类，性功能正常性男性不育症与性功能障碍性男性不育症。前者又可根据精液分析结果，进一步分为无精子症和重度少精子症、精子数正常性不育症、多精子症以及精子无力症；后者又可分为先天性发育异常、心理性、神经性、血管性、内分泌性、药物性等。

中医学文献中早就有"绝孕、无子'、'五不男"等记载，即指男性不育症。

第一节　生殖器官发育异常

Section 1

男子的正常生殖作用依靠两个因素，即正常的生殖器官结构和良好的生殖器官功能，性分化的功能性特征是在激素刺激和成熟的影响下，出现第二性征以及在青春期出现精子。如果男子性分化生殖道分化发生变异，使生殖器官先天性发育异常，大多是属于遗传性疾病。此类患者有时尚伴有泌尿生殖系统或其他系统畸形，大多不能生长发育而早年夭折。即使能成长发育至成年，由于生殖器的缺陷，可造成机械性的性交困难，精液不能正常射入阴道内而致不育。

中医学认为此为先天性缺陷，唐代就有"五不男"的记载即天、犍、漏、怯、变，指生殖器官畸形、发育或功能异常。

一、阴茎发育异常

1.阴茎缺如

阴茎完全缺如又称无阴茎症，极罕见，其发生原因是胚胎期生殖结节发育不全所致。

2.包　茎

是一种常见的先天性异常，发生率占 4%～ 7%。包皮皮肤过长而紧缩，不能翻转。严重时仅留一小孔，影响排尿。在阴茎勃起时阴茎头不能暴露，至成年后可以影响性交，引起性交时疼痛，但必须与包皮过长相鉴别。包皮过长时，过长的包皮皮肤不紧箍，可以翻转，至青春发育后过长的包皮皮肤宽松不影响勃起时阴茎头外露，不致妨碍性交。

3.隐匿型阴茎

其特点是包茎、阴茎周围皮下脂肪很厚，阴茎皮肤发育不良，阴茎海绵体及尿道海绵体发育欠佳，阴茎体不能进入阴茎皮肤及包皮腔内，被埋没于包皮及耻骨区皮下脂肪组织内，成年后常不能性交。

4.阴茎阴囊后异位

这种畸形也极罕见，由于胚胎期生殖结节发育错位所致。阴茎位于两侧阴囊之后，两侧阴囊内容物位于其前，阴囊内容物容易引起损伤，发育不良也会妨碍性交。

5.双阴茎

双阴茎是由于胚胎期阴茎始基发育不全或不完全融合所引起。临床上常将双阴茎分为两类：一是分裂阴茎。其特征是阴茎作纵形分裂，可以在阴茎头部分裂或完全分裂成分叉的双阴茎，尿道开口一般在两阴茎的中间。另一类是真正双阴茎，每个阴茎各有自己的阴囊。尿道和膀胱，双阴茎的排列，可以是一前一后，亦可以是一左一右，甚至移位至其他部位。双阴茎除形态异常外，可无其他自觉症状，但有排尿和性交障碍。

6.小阴茎

进入青春期后，男性的小阴茎呈儿童型，又称阴茎发育不全或称宦官症。病因是妊娠第3个月时胚胎的雄激素缺乏，或促性腺激素低下，或外生殖器对雄性激素不敏感所致。小阴茎常为其他先天性畸形中的一种体征，如两性畸形、垂体功能减退、双侧隐睾及睾丸发育不良等。

临床表现为：①青春期或成年期阴茎 < 5cm，横径亦小。阴茎外观大致正常，尿道开口正常；②阴茎勃起无力或不能勃起，绝大部分不能性交；③睾丸、阴囊及前列腺发育不全；④第二性征不发育，如无胡须、腋毛及阴毛稀少，无喉结，部分患者有乳房增生；⑤严重的小阴茎可出现排尿困难。

7.大阴茎

与同龄的患者相比，阴茎过大者称为大阴茎。大阴茎多发生在青春期早熟、先天性痴呆、侏儒症、垂体功能亢进及肾上腺皮质功能亢进等患者身上。

8.蹼状阴茎

是指阴茎皮肤均依附于阴囊而使阴茎不能勃起，患者常合并两性畸形和会阴型尿道下裂。

二、睾丸发育异常

1.多睾

多睾畸形为极罕见的先天性异常。Blasns 在尸检中首次发现并经病理证实，目前文献报道不足 60 例。一般不超过 3 个睾丸，左侧多于右侧。国外文献曾有报道 5 个睾丸的患者。多睾畸形病因多认为是生殖嵴内上皮细胞群分裂的结果。

2.无睾

睾丸缺如十分罕见，其病因可能在胚胎期睾丸被毒素抑制，或继发于血管的闭塞，或外伤引起睾丸萎缩。单侧无睾多发生于右侧，并常伴有对侧隐睾。双侧无睾由于缺乏分泌男性激素的间质细胞，所以常导致性别异常及合并类无睾症。类无睾者可能有异位的间质细胞存在。诊断的确立主要应与隐睾相鉴别，尤其是双侧无睾者。双侧无睾一般性功能亦缺乏，而隐睾仍可保持男性性功能。

3.并睾

系两侧睾丸融合为一体，极罕见。可发生在阴囊内，亦可在腹腔内。并睾常伴有其他严重先天性畸形，发育至成人者甚少。

4.睾丸发育不全

睾丸在胚胎时期由于血液供应障碍或在睾丸下降时发生精索扭转,均可引起睾丸发育不全。隐睾也是睾丸发育不全的一种原因。

5.隐睾症

睾丸在胎儿6～7个月时,由腹膜下降入阴囊,若在下降过程中停留在任何不正常部位,如腰部、腹部、腹股沟管或外环附近,统称为隐睾症或睾丸未降。国内金百祥等对隐睾与正常睾丸进行活检后,在光镜与电镜对照下发现:隐睾患者在2～4岁时已有曲细精管周围纤维化,间质比例增加,形成曲细精管退化所致的沙样瘤;从2～3岁开始隐睾的曲细精管中精原细胞数量减少,退行性变突出,病变累及间质、精原细胞、Sertoll细胞及kydjg细胞;5岁时更明显,并随年龄而加重。因此,对隐睾病儿于2岁后就应该进行手术治疗,最适当年龄应是2～4岁。

隐睾常并发不育症,由于双侧隐睾患者睾丸的周围温度比在阴囊的温度升高$1.5℃～2℃$,而温度的升高可使睾丸上皮萎缩,阻碍精子发生。因此隐睾合并不育症是因睾丸的环境所造成,而且隐睾的位置越高,睾丸组织改变越严重。

Job报道单侧隐睾从生后第2年起,对侧正常位置的睾丸亦有损害作用,即所谓"交感性睾丸病",并认为可能是单侧隐睾患者在开始阶段就有双侧睾丸发育不全。或由于隐睾睾丸所产生的抗体和体液因子影响了正常的睾丸,交感性地造成损害,并可引起不育症。

三、尿道发育异常

1.尿道上裂

尿道上裂是一少见的先天性发育异常,多见于男性。Campbell称尿道上裂伴膀胱外翻患者的发生率为1/30 000,比单纯尿道上裂的发生率大10倍。在胚胎发育过程中,泄殖腔膜在生殖结节形成之前向上方移位,与成对的生殖结节原始基过分移向尾端,该处尿直肠隔将泄殖腔分为尿生殖部和直肠部,使阴茎海绵体发生于尿生殖部之后,尿道沟即发生于其背侧而不在其腹侧。这个成对的生殖结节原始基如不在中线汇合而使尿道上壁部分或全部缺如,则形成尿道上裂。

男性尿道上裂有下列各型:①阴茎头型最为少见,阴茎短小,阴茎头扁平,尿道口位于冠状沟的背侧,无尿失禁,耻骨联合正常。②阴茎体型的阴茎扁平,短小,向上弯曲,尿道口位于阴茎背侧,耻骨可分离,但排尿功能大多控制良好。③阴茎耻骨型,尿道上壁全部缺如,咳嗽或用力时部分膀胱黏膜可从松弛的尿道口突出,尿道口位于耻骨联合处,状如漏斗,耻骨分离,有尿失禁。上述三者都不能有正常的性交,精液不能进入阴道而致不育。

2.尿道下裂

尿道下裂是泌尿系统较为常见的畸形,因系先天性体表显露异常,易被发现。大多数发生于男孩。Araskong与Jones等认为,尿道下裂可能是胚胎期性腺功能不足,使阴茎尿道远侧段的发育受到阻碍所致。Swenson认为尿道下裂由隐性遗传因子传播,并称一对夫妇生有一个尿道下裂小孩,则其他小孩有10%的机会也有这种异常发生。

尿道下裂按尿道外口位置可分为下列类型。

(1)阴茎头型:尿道外口位于阴茎冠状沟腹侧的中央,即包皮系带部,系带常缺如。阴茎头扁平并稍向腹侧弯曲。有些患者并有尿道口狭窄,尿线变细,影响排尿和排精。

(2)阴茎体型:尿道外口位于阴茎腹侧冠状沟至阴茎与阴囊交界处之间,常伴有尿道外口狭窄,阴茎弯曲较明显,尿道口越远离阴茎头部则阴茎弯曲越严重。不能站立排尿,成年后对性交功能有影响。

(3)阴茎阴囊型:尿道外口处于阴茎和阴囊交界处,阴茎畸形异常严重,短小扁平,弯曲显著，这是由于尿道海绵体发育不全和纤维性变之故，使阴茎下弯严重。患儿需蹲位排尿如女孩，成年后无法进行性交。

（4）会阴型：尿道外口处于会阴部，外生殖器严重异常，阴茎短小，高度弯曲，发育不良，阴囊萎瘪，内常无睾丸。外生殖器处外形似女性，故常被误认为是女孩。无生育能力。

（李毓秋）

第二节　遗传性疾病
Section 2

一、性染色体异常

睾丸疾病与染色体核型异常有关，最常见的核型异常是克氏综合征和XXY综合征。

1.克氏综合征

典型克氏综合征（Klinefehr's syndrome）的核型为47，XXY，约占90%。还有嵌合体型即46，XY/47，XYY，约占10%。其他罕见的核型为48，XXYY/49，XXX-YY。

克氏综合征的特征表现为：性腺功能减退，睾丸小而硬，乳房发育以及尿中促性腺激素浓度升高。患者睾丸直径≤3.5cm，典型病例其直径<2cm，少数患者性成熟发育可正常。FSH水平升高是其特征之一。血清睾酮水平可正常或降低，但随着年龄增长，日趋下降。血清雌二醇（E_2）水平常升高，结果导致睾酮、雌二醇结合蛋白（TeBG）也升高。TeBG升高后使血中结合睾酮多于游离睾酮，后者才具有雄激素的生物效应。这就是睾酮水平正常而男性化不足的原因。

嵌合体型克氏综合征表现不如典型者严重，尚可具有生育能力，因为其睾丸中还有正常的曲细精管。

2.XYY综合征

此综合征由Sandberg等报道，核型为47，XYY，多一条Y染色体。新生男性发生率为0.1%～0.4%，几乎与克氏综合征相同。其表现多样化，精子密度可为0，亦可正常，可使配偶怀孕。患者体型高大，并有脓疱痤疮史。相当一部分具有心理怪癖。多数患者血清LH和睾酮水平正常而血清FSH水平取决于生精上皮功能状态。

二、常染色体畸变

通过分析少精子症男性的染色体，不发现有常染色体发生部分转位，基因的微细变化亦可导致原因不明的不育，习惯性早期流产时，配偶的睾丸组织外周血中的染色体，可因在有丝分裂和减数分裂过程中染色体发生畸变所致。

（李修阳）

第三节　内分泌功能障碍
Section 3

内分泌疾病与男性不育症密切相关，下丘脑功能异常、垂体异常，甲状腺功能减退、肾上腺功能亢进等均可影响睾丸功能而引起不育。

一、性腺功能低下疾病

1.Kallmann 综合征

此综合征又称选择性促性腺功能低下型性腺功能减退症。其特征是性成熟障碍,同时伴有嗅觉丧失,唇腭裂,神经性耳聋,色盲,智力迟钝,小脑共济失调,尿道下裂,隐睾或小阴茎等。可以家族形式出现,亦可散在发生,遗传方式可以是常染色体隐性遗传,亦可以是外显率不全性显性遗传。由于给予外源性的促性腺激素释放激素(GnRH)脉冲治疗,可使垂体释放黄体生成素和卵泡刺激素,因此认为此征是由于下丘脑 GnRH 脉冲式释放功能障碍所致,属于一种功能性促性腺功能减退型性腺功能低下症。除了促性腺激素缺陷外,垂体前叶功能不全,亦可为性腺功能减退症的原因,其发病仅次于克氏综合征。

患者最常见的表现是性成熟发育延迟,但需与青春期发育迟缓相鉴别。如有嗅觉丧失,体中线缺陷存在,或有阳性家族史,均提示性成熟不正常。Kallmann 综合征的其他体征为生长曲线正常,身高大于同龄组的正常高度,睾丸直径多 < 2cm。

2.选择性 LH 缺陷症又称"生育型"无睾综合征

患者的典型表现是具有部分无睾综合征体征,如男性化不足,乳房增生,但睾丸发育大小正常,精液中含有少量精子,故又称为"生育型无睾综合征"。患者血清 FSH 水平正常,但是 LH 和睾酮浓度低于正常。如给予人绒毛膜促性腺激素(HCG)后,血清睾酮水平升高,但给予氯米芬刺激后,血清 LH 水平不见升高,说明这是一种促性腺功能低下型性腺功能减退症。其原因可由于促性腺激素部分缺陷,即有足够的 LH 刺激产生精子发生所必需的睾丸内睾酮,但缺乏 LH 刺激产生促进男性化形成的外周睾酮。HCG 替代治疗可使患者生精功能恢复,并维持其男性化特征。

3.选择性 FSH 缺陷

这是一种罕见疾病。患者具有正常的男性性征,睾丸大小正常,基础血清 LH 和睾酮水平亦正常,但 LH 水平低,对 GnRH 刺激无反应,精子计数为 0 或不足 5×10^6 个/ml。给予人绝经期绒毛膜促性腺激素可改善患者生精功能,并提高生育力。

二、垂体功能低下疾病

垂体瘤虽可影响整个垂体功能,但影响Ⅲ的分泌最为明显。由于 LH 分泌减少,导致间质细胞功能减退,患者性功能减退,精液量减少。日益增大的瘤体压迫周围组织,可引起头痛、视野缺损、甲状腺或肾上腺功能减退等症状,这些症状在出现以前就因性功能症状而就医。第二性征的退化是本病的晚期表现,而睾丸萎缩则出现较早。睾丸活检示间质细胞消失,生精上皮向曲细精管内脱落,最终可致精原细胞完全消失。实验室检查血清睾酮水平低于正常而血清和尿中 LH 和 FSH 水平常可正常。垂体 CT 扫描可发现肿瘤。

三、甲状腺疾病

甲状腺功能减退可致垂体促性腺激素功能降低,生精功能减退,但因此而引起的不育症极为少见。甲状腺功能亢进常伴男性乳房发育,性欲减退,严重可致阳痿。

四、肾上腺皮质增生症

目前已被阐明的有 5 种类型的肾上腺皮质增生症。每一种都具有独特的临床表现，其中 21-羟化酶缺陷症的发生率约为 1 ：5 000。这种综合征具有家族性，男女均可发生。由于羟化酶缺陷，17-羟黄体酮不能转化成 11-脱氧皮质酮，结果使可的松合成减少，继而引起 ACTH 分泌增加，肾上腺皮质受到 AC-TH 过度的刺激而合成大量肾上腺皮质分泌的睾酮，后者反馈性地抑制垂体促性腺激素的分泌，从而导致不育。

21-羟化酶缺陷引起的先天性肾上腺皮质增生症，其特征为性早熟和身材矮小，而缺乏性早熟表现时，则诊断困难。

（张良）

第四节　免疫功能异常

Section 4

一、男子自身免疫反应

免疫性不育分两大类，即男子产生的抗精子自身免疫和（或）由女性产生的抗精子同种免疫引起的不育。动物实验将睾丸组织匀浆作为抗原接种动物（包括豚鼠、大鼠、恒河猴）和人，成功地诱发了过敏性睾丸炎，组织学上表现为进行性生精细胞溶解，仅遗留下未受损伤的支特细胞和间质细胞。这种损伤发生在接种后 1 ～ 8 周内，24 周后恢复正常。

人精子在胚胎发育过程中，由于血睾屏障的作用与免疫系统隔绝，为隐蔽抗原，无论对男性自身还是对女性都是外来抗原，具有强抗原性。人精液中至少含有 16 种抗原，精子有 7 种抗原，其中 4 种来自精浆，可能是精子在输精管道转运过程中所获得。

二、精子抗原与抗精子抗体

抗精子免疫包括细胞免疫和体液免疫。抗精子抗体主要有 3 种即 IgG、IgA、IgM，均存在于男女双方的血液和生殖管道的分泌物中，以 IgM 与生育力降低关系最为密切。男性体液中的 IgG 可与整个精子结合，女性体液中的 IgG 和 IgA 主要与精子头部结合，而男女体液中的 IgM 主要与精子尾部结合。不明原因性不育夫妇抗精子抗体的检出率约 10%。这些抗体通过以下机制影响生育：①宫颈黏液中的抗体对精子产生制动作用；②激发补体介导的溶解细胞作用或在巨噬细胞吞噬精子过程中起调理作用；③干扰精子的获能与顶体反应；④破坏精子和卵子结合。

（张宁）

第五节　生殖器官感染

Section 5

淋病或结核感染后所继发之附睾炎、病毒性腮腺炎合并的睾丸炎，均被认为是男性不育的常见原因。许多学者认为，一些原因不明的男性不育，很可能是由于男性生殖道的隐匿性感染或难以诊断的生殖道感染引起。男性生殖道感染的致病微生物较多，有致病菌、非致病菌、病毒、支原体、衣原体、寄生虫等而主要是性传播性疾病。据世界卫生组织预计，全世界每年新增加的性病病例最低数是：淋病 25 000 000、生殖道衣原体 50 000 000、梅毒 3 500 000、软下疳 2 000 000、生殖道疱疹 20 000 000、人生殖道乳头状病毒感染(如尖锐湿疣)30 000 000、滴虫 120 000 000。淋病等性传播性疾病感染后，在男性可引起附睾炎、精囊炎及前列腺炎，炎症的存在可影响腺体的分泌和造精功能低下，并使精子的形态、活动力、存活率出现异常，常见的前列腺炎患者其精子尾部可出现卷曲现象，这样的精子，已失去受精的能力，皆可导致不育。

一、急性附睾睾丸炎

急性附睾睾丸炎主要发生在成人，好发年龄为 20～29 岁。大部分急性附睾睾丸炎是由于精阜部位的感染或损伤所致，此外先天性射精管尿道畸形时，局部的致病微生物或感染的尿液进入输精管经逆行到达附睾，引起感染。因此急性附睾睾丸炎主要是继发于后尿道、前列腺或精囊的感染。逆行感染的主要致病菌以往认为是肠道细菌，特别是大肠杆菌，但近年来许多学者发现衣原体是急性感染的主要致病微生物，而通过血行引起感染的附睾睾丸炎较少见，通过血运感染的睾丸炎与男子不育有关的以腮腺炎并发睾丸炎为主。在青春期或青春期后发生者约 50%，可引起睾丸萎缩、曲细精管透明样变及硬化，生殖细胞缺损可引起不育。

二、生殖器官结核

据临床统计有活动性结核的患者中，结核性附睾炎的发生率为 7.3%。由于结核性附睾炎主要是由于泌尿系结核下行感染蔓延至前列腺、精囊，然后才到附睾，因此，结核性附睾炎多同时合并有生殖系其他部位的结核。结核性附睾炎约占男性生殖系结核的 30%。据统计结核性附睾炎发病早期约 70% 为单侧，若病程达 1 年以上，则 75% 为双侧，病变多由附睾尾部开始，逐渐向附睾头方向蔓延，可发生纤维化、干酪样坏死钙化或溃破。附睾结核常与精囊和前列腺同时发生，最后常致输精管堵塞造成无精症。

三、急性精囊炎与前列腺炎

急性精囊炎与前列腺炎患者都有不同程度的后尿道炎，绝大多数急性精囊炎、前列腺炎是通过后尿道的感染直接蔓延而来，因为后尿道炎时，多有前列腺管的扩张，致病微生物很容易侵入。急性精囊炎、前列腺炎的主要致病菌是大肠杆菌，约占 80%，其余 20% 是克雷白产气杆菌、变形杆菌及球菌杆菌混合等。由于精囊及前列腺邻近下尿路及直肠，感染也可是这些部位的病灶通过淋巴管侵犯引起，精囊和前列腺感染后可造成精液液化不全，精液 pH 异常以及产生免疫抗体，使精子凝集影响精子活力和精子数减少。

四、尿　道　炎

急性尿道炎分为两大类，即淋病性尿道炎及非淋病性尿道炎。不论是淋病还是非淋病尿道炎，发生的高峰年龄是 20～40 岁。非淋病性尿道炎最主要的病原微生物是沙眼衣原体及解脲支原体，占 70%～80%，20%～30% 为其他病原微生物。淋球菌尿道炎可影响精子活力，也可继发尿道周围腺体感染的尿道周围炎，最后导致尿道狭窄，然后可引起反复的泌尿生殖道感染,特别是前列腺炎和附睾炎,使输精道梗阻。

(张宁)

第六节　输精管梗阻病变
Section 6

输精管道闭塞是造成无精子的原因之一，发生率约为 7.4%。其发病原因主要有以下几点:①先天性输精管、精囊缺如。此种情况常伴附睾发育不全和单侧肾发育不全。其特征是精液量少、常不足 1ml,精液不凝固,精浆无果糖及肉毒碱水平降低,以及无精子症。目前尚无修复治疗的方法。②感染后狭窄。常见的感染为双侧附睾结核、淋球菌性附睾炎以及血丝虫病。输精管道梗阻的特征为无精子症和睾丸大小正常。多数学者认为梗阻后睾丸容量、间质细胞功能、血清 FSH 和 LH 值均保持不变,但动物试验发现紧靠睾丸结扎输出小管,可使曲细精管内生精细胞减少,因此认为长期存在的近端梗阻可使睾丸发生萎缩。

(朱淑惠)

第七节　性功能障碍
Section 7

一、遗　精

入睡后,当做着与性有关的梦,或在毫无梦幻的情况下精液逸出,叫梦遗,或无梦遗精。于清醒状态下,因为受到性刺激而引起性冲动,或者在一无感觉的情况下精液自溢,称为滑精。滑精实际上并不是精液,而仅是在性兴奋下出现的尿道分泌物,或是在无性兴奋下的一种前列腺的分泌液。

遗精是未婚男子常见的生理现象。青春期后,男性的睾丸、精囊、前列腺、尿道等,经常都在产生精子和精浆,并聚积在体内特定部位,在到达一定数量时,就通过遗精的方式排出体外。未婚男子,每月遗精 1～2 次是正常生理现象。婚后有了正常的性生活,遗精现象自然减少或不发生。如果婚后遗精次数不少,或者在青年时期遗精次数频繁,几天发生一次,或 1 个月 4～5 次以上,这就有问题了。遗精通常与缺乏正确的性知识,有过手淫习惯,或思想过多集中在性问题上有关。例如沉湎于阅读黄色小说,或迷恋于追求女性等,使大脑皮层始终存在性兴奋状态,可随时诱发遗精。此外,遗精也与性器官的疾病有关,如包茎、包皮过长,尿道炎、前列腺炎等的局部刺激。婚后性生活过频、玩弄生殖器、睡眠时盖得太暖或穿内裤过紧,可诱发阴茎充血勃起,造成遗精。劳累过度,先天不足,病邪入侵,造成身体虚弱或心、肝、肾功能失调,亦可诱发遗精。

二、阳　痿

阳痿是指男性虽有性刺激和性欲要求,但阴茎不能勃起或勃起不坚,或勃起时间短促很快软缩,妨碍进行正常的性生活或不能完成性交。阳痿可分为原发性与继发性二类。从来未能进行性交的阳痿,称原发性阳痿;而原先性生活正常,后来出现勃起障碍者,称继发性阳痿。偶尔由于疲劳、心情不安、酒醉或急性病后等阴茎暂时不能勃起属正常现象。但长期勃起障碍,则说明有性功能障碍,需进一步检查诊断治疗。

　　阳痿是男性最常见的性功能障碍疾病,发病率达10%,多数认为与精神因素有关,但精神治疗却不能完全奏效。根据患者接受检查的专科不同,阳痿的原因其说法也不一致。如精神科诊断为精神性阳痿为多数,但在泌尿科或内分泌科诊断为器质性功能不良者为常见。据二组普查发现,80%的阳痿患者为器质性或药物性原因所引起。故在诊断阳痿患者时,需追查其发病原因。

　　(1)精神因素。过度精神紧张或悲痛、忧愁、焦虑、抑郁;在发育期受家庭不良教育,性迷信,极端宗教信仰;婚后首次性交失败,害怕性交,害怕染上性病,害怕对方妊娠,忧虑阴茎异常,缺乏科学性知识,夫妻间存在抱怨,感情不融洽,性生活有分歧等,以及其他如疲劳、重病、性欲倒错等。

　　(2)泌尿生殖器官因素。严重尿道上裂或下裂,阴茎下曲畸形;膀胱外翻;阴茎硬结症或包茎引起勃起疼痛;尿道、前列腺、精囊炎症的疼痛可引起性能力减退;尿道、阴茎损伤;直肠及前列腺切除术后;假两性畸形,阴茎水肿或肿瘤;巨大的腹股沟疝或睾丸鞘膜积水、阴囊水肿或掠皮病等,都可干扰性功能发生阳痿。

　　(3)激素因素。先天性雄激素缺乏,如克氏综合征(雄激素减少引起阳痿,临床上较少见);睾丸萎缩、炎症、损伤、扭转、手术等影响雄激素分泌而引起阳痿,但不多见;后天性原因如睾丸、垂体和下视丘的病变都可发生阳痿。

　　(4)血管神经性因素。临床上作髂总动脉手术时如损伤自主神经是发生术后性功能障碍的原因;骶髓节段及其传出传入神经的连接部病变,如脊髓瘤、脊髓劳损、多发性硬化等,也可以引起阳痿。很大一部分糖尿病患者发生阳痿,是由于糖尿病多发性神经炎所致。

　　(5)药物因素。过多应用抗高血压药、镇静药、安眠药、麻醉药、止痛药、性激素药,酒醉、大量吸烟、各种化学物质或放射线影响,发生阳痿也为常事。

　　(6)严重心、肝、肾、肺等重要器官病变和肿瘤患者,都由于痛苦折磨影响了性的神经调节,有的则是先引起全身功能低下,身体衰弱,进而间接引起性功能低下,发生阳痿。

　　(7)年龄因素。50岁以上阳痿发生率较高,60岁以上出现阳痿属正常现象。

三、早　　泄

　　在性生活过程中,男方尚未与女方接触,或者刚刚接触便发生射精,以致不能继续正常的性交,叫早泄。正常人阴茎从勃起到射精的间隔时间,常因夫妇的年龄、体质、性生活经验、性交次数、间隔时间、性刺激方式等不同而有较大差异;结婚初交和久别重逢,由于过于兴奋而出现"早泄"仍属于正常现象。

　　早泄的原因多数是功能性的。反复接触性刺激,或过多迷恋于色情,使大脑皮质对性的兴奋性增强,特别是脊髓的射精中枢兴奋性增高,是引起早泄的重要原因。精神过分紧张,情绪过于激动,唯恐性交不成功或害怕射精太快,都可引起早泄。身体疲劳,房事过度,长期手淫,也可诱发早泄。生殖器官某些疾病,如包皮龟头炎、尿道炎、精阜炎、前列腺炎、精囊炎等,使精阜充血,只要轻微地刺激,便使传入神经很快冲动而发生早泄。

四、不　射　精

　　性交过程中不能射精,称射精功能障碍。不射精的确切因素尚不完全清楚,已知道下丘脑起主导作用。下丘脑前叶的多巴胺能系统促进射精;五羟色胺能系统抑制射精,射精功能障碍临床上常见以下几种原因。

(1)肌病性原因。做前列腺切除手术时,膀胱颈的弹力纤维和肌肉纤维遭到破坏及瘢痕形成,常引起不射精或逆行射精。

(2)神经性原因。胸腰段的输出神经受机械、化学刺激或代谢改变的影响,引起射精功能障碍。创伤或外科手术(如腹膜后淋巴腺清除、交感链切除、直肠手术等)损伤了交感神经,可引起不射精或逆行射精。

(3)代谢性原因。糖尿病引起自主神经病变可造成射精障碍,常发生于幼年型糖尿病患者。

(4)药物性原因。治疗高血压病、精神或神经病、抑郁患者的药物,如胍乙啶、酚妥拉明、利血平、氯丙咪嗪、奋乃静等,均可损害射精功能。

(5)脊髓损伤。完全性上运动神经元损伤的患者,虽有阴茎勃起,但很少能射精;下运动神经元损伤的患者,大多勃起和射精均受影响。

(6)先天性原因。少见。可发生一侧或二侧输精管或精囊缺陷。

(7)功能性射精障碍。其产生的原因类似阳痿,各类型阳痿患者都能引起不射精。另外,有两种情况易罹患射精功能障碍:①长期手淫,因经常用手强烈地摩擦阴茎使其射精,射精中枢习惯于在手淫强烈刺激下才会兴奋射精,一旦正常性交,达不到手淫时的刺激强度,也就达不到射精中枢需要的性刺激"阈值",所以不能射精;②房事过多,一般射精的出现快慢与前后两次性生活间隔时间长短成比例关系,即两次性生活之间相隔时间愈长,射精出现愈快,相反间隔愈短,射精出现愈慢甚至不射精。由于过频的性生活,使射精中枢过于紧张疲劳,最后发展到射精中枢衰竭,出现不射精。

五、逆行射精

逆行射精,是指在性交时有正常射精,但因尿道口内闭锁不全,使精液逆流入膀胱内。

逆行射精多因局部解剖异常,如经尿道前列腺切除术或膀胱颈手术后,尿道内口正常的解剖生理受损所致。此外,也有因神经支配异常所致,如胸腰部交感神经节切除术,骶前神经切除术,盆腔手术,糖尿病神经营养障碍,脊髓损伤,以及某些药物如胍乙定等引起所谓化学性交感神经阻断等。

当性交时有性欲高潮,但无射精或射出精液甚少时,应疑有本病,需进一步检查。可嘱患者手淫,达性欲高潮后,取膀胱尿液检查,如发现大量精子,即可确诊。逆行射精不能将精子排入女子的阴道,影响受孕生育。治疗逆行射精比较困难,基本上没有理想药物,主要是针对膀胱、尿道疾病进行治疗。严重病例可做手术,重造膀胱颈,即用肠线紧缩膀胱颈口,阻止精液逆流。为了解决生育问题,可请医生做指导,帮助做人工受精。

六、阴茎异常勃起

阴茎异常勃起比较罕见,是一种与性欲无关的病理性持久勃起。病因尚不完全清楚。病机主要是阴茎海绵体动脉持久性扩张,静脉持久性收缩,影响血管内氧的交换,进而使血液瘀积和黏度增加,甚至形成血栓,静脉回流受阻,造成阴茎暂时或持久性的异常勃起。但尿道海绵体不曾受累,阴茎和龟头血回流仍正常。阴茎异常勃起时,阴茎海绵体明显肿胀、疼痛、压痛,持续时间长者可达数月,如不及时治疗,病后可发生阳痿。

治疗的目的是使勃起的阴茎松软，恢复正常性生活功能。本病的治疗有非手术疗法和手术疗法两种。非手术疗法如局部冰敷，应用镇静止痛剂，抗凝剂（纤维溶解素、全身肝素化），求偶素，采用低位腰麻或硬膜外麻醉，双侧海绵体抽血及肝素液冲洗，以及采用中医方法治疗等，但非手术治疗多数不能使勃起的阴茎松软，目前有弃用的趋势。

手术治疗的目的在于清除阴茎海绵体中血凝块和恢复静脉回流，减少阴茎海绵体纤维化。目前有几种常用方法。

（1）阴茎海绵体与大隐静脉吻合术。此种手术方法能使血液回流，但因血液回流过畅，术后有发生阳痿可能。此外，阴茎海绵体中血凝块可直接流入大隐静脉，有引起血管栓塞的危险。

（2）阴茎与尿道海绵体吻合术。此种手术方法操作方便，效果好。最近手术方法又做了改良，效果更好。

七、性欲旺盛

性欲亢进，这类患者比较少见，主要表现为性冲动过快、过多，无论白天或黑夜都很强烈，这类病多是由于迷恋于色情所致。一旦发生不易抑制，最好是减少性刺激，夫妻分居一段时间，分散对性问题的注意力。

八、无性欲或性欲低下

精神因素是引起性欲低下的重要原因，这类患者一般性器官发育正常，但由于对性生活缺乏正常认识，总认为性行为是下贱、污秽的丑事，于是产生反感，或由于夫妻感情不和，夫妻配合不和谐及性器官存在某种疾病，如前列腺精囊炎等，使性交得不到快感；或因害怕怀孕，担心性交会伤"元气"等，均可以引起性欲减退。

正常男性在 50 岁以后，睾丸逐渐出现萎缩，性欲也有所减退。这是正常生理现象。

（王杰琼）

第八节　环境及理化因素
Section 8

研究发现，影响生育力的环境因素有物理、化学、生物、行为和营养等因素。

一、物理因素

物理因素对男性生育力影响较大的首推放射线的危害，接受 1 次小剂量辐射（200CGY ～ 300CGY）后即可造成生精障碍，而较大剂量（600CGY ～ 800CGY）则可使造精功能完全丧失（1 次常规胸透的射线量为 0.3CGY）；高温作业对造精及精子活力也可产生不良影响，其原因除可造成内环境失调外，体内散热受限制可使精子失去 34℃的最佳温度环境，它无疑会降低造精功能及精子生命力。

二、化学因素

根据发达国家的调查，发现生殖危险来自化学试剂和食品添加剂，最近的资料表明，接触一些普遍在工厂车间使用的化学物质和药品对男女生殖功能都造成损害。例如，男工接触化学烷基汞、麻醉剂气体和合成的雌激素，可致精子发育不正常，雌激素过多症、阳痿、不育或因精子的质量问题造成妻子流产。塑料制品使食物和空气被乙烯氯化物和邻苯二甲酸酯污染，影响生殖功能。化妆品中异分子聚合物、P-氰苯、环氯乙烷环四聚物、EOOT可引起睾丸的不可逆性损害，农业应用的除草剂、杀真菌剂环乙烯亚胺、杀螨剂四氯联苯和硫化物都可影响睾丸生精功能。

三、行为因素

行为因素中，重点是嗜好行为，紧张情绪及用药。有人观察了120例吸烟1年以上和50例对照组的精液，发现异常精子的比率与每天吸烟量有关，每天吸31支以上者，产生形态异常精子的危险性几乎成倍地增加；吸烟10年以上与吸烟时间较短者相比，精液已有显著差异，主要是数目减少和活力下降。研究的结果认为，精子形态上的异常可能是烟诱变的结果。来自遗传学的信息称：1 000个基因的突变可发生精子形态上的改变。前苏联科学家还发现，酗酒这种嗜好行为也可降低男性生育力，检查了男性在饮酒后的精液时，发现有70%的精子发育不健全或活动力不强。

近年发现，紧张情绪也是不育的一个致病因素。长期或重度的紧张对生殖的影响表现在精液量的减少以及精子数和活力的降低。生理学提供的资料表明：紧张是通过对神经内分泌系统的作用而影响生殖的。由于神经内分泌系统在生殖过程中起着重要的作用，对神经内分泌平衡的任何干扰均可能对生殖功能产生不利影响。

四、其他因素

药物是可以治疗疾病的，但某些药品可以破坏生殖功能，如长期服用降压药的男性可出现性功能减退、睾酮水平降低、精液质量改变、性欲丧失甚至不育。男性吸毒可出现阳痿、血中睾酮水平下降、造精抑制、射精无能等症。烷化如苯丁酸氮芥，环磷酰胺和氮芥对生精上皮的毒性特强，长春碱及顺铂亦有毒性作用，西米替丁为雄激素拮抗剂，可导致乳腺增生，精子密度下降。

营养不良也是影响男性生育力的一种因素，目前已测知精液中含有蛋白质、酸、醇、胆碱、酶、激素、维生素和微量元素共52种以上物质。精子的发育成长，有赖于齐全的营养素支持，只要缺少某些物质，哪怕所缺的量甚少，也可导致受精能力下降。

（于源源）

第九节　精索静脉曲张

Section 9

精索静脉曲张是指精索蔓状静脉丛扩张伸长迂曲而形成的阴囊血管性肿块及由此引起的一些临床症状。中医称为"筋疝"。精索静脉曲张又分为原发性和继发性两类。

以往认为精索静脉曲张几乎都发生于左侧，近来经精索内静脉造影发现，左侧发病率为69%～81%，右侧为19%～33%，双侧为10%。精索静脉曲张多发生于15～30岁。

目前多数学者认为精索静脉曲张是男性不育症的一个可复性病因，主要依据有以下三方面：①多数精索静脉曲张的男性，精液质量差，表现为畸形精子、尖头精子增多，少精子症，死精子症,精力无力症或其他精子活力异常;②精索静脉结扎术后,精液质量得到改善;③精索静脉结扎术后,不仅精液质量得到改善而且手术后 6～8 个月提高了受孕率。江鱼等报告精索静脉曲张高位结扎后的怀孕率是 30.8%。Rodrigxez-Rigau 等观察做精索静脉结扎的不育症患者,受孕率为 45%。

（刘卉）

第十节　男性不育的其他原因
Section 10

据加拿大蒙特利尔的科学家布鲁教授研究,倘若男性的精子缺少一种叫做 P34H 的蛋白质,就不会与卵子贴紧,而精子与卵子贴紧是导致妊娠的先决条件。根据这一发现,男性的精子即使活力十足,也有使女方不能怀孕的可能。

（张宁）

第十一节　男性不育的中医病因病机
Section 11

中医学认为,不育的原因有先天的缺陷及后天病理性两种。

一、先天性不育

唐代就有"五不男"的记载即天、犍、漏、怯、变,指生殖器官畸形、发育或功能异常引起不育。

二、后天病理性不育

1.肾　　虚
先天不足,肾气虚亏可见阳痿;房劳过度或阴虚火旺可见遗精、早泄、精液黏稠不化。
2.饮食所伤
平素过食肥甘厚味,辛辣炙煿,胃肠及脾运化失职可致遗精、早泄、不射精。
3.情志所伤
情志不畅,郁怒伤肝,肝气郁结,气血不和,疏泄失常可致宗筋痿而不举;或气郁化火,肝火亢盛,灼伤肾水,肝木失荣,宗筋拘急,精窍之道被阻而无精子。
4.气血两虚
用心过度,思虑积久,耗伤心脾,心气不足,心血亏耗,脾气不足,精血无源;或大病久病之后元气大伤,气血两虚,血虚不能化生精液,精液稀薄、精子稀少并可见形体衰弱,神疲体虚,宗筋痿软,阳事不兴。
5.外感时疫
感受时邪疫毒,先患痄腮,少阳之疫毒下注厥阴,热毒蕴结于肾可致精道阻遏,精子难出。

（张宁）

第四章

Chapter 4

女性不孕的诊断

第一节　四　诊

Section 1

　　四诊是望、闻、问、切4种诊察疾病方法的总称。四诊法的意义如《丹溪心法》所云:"望、闻、问、切着为四诊法,以决阴阳、表里、寒热、虚实、死生、吉凶。"四诊法为辨证提供临床依据,以能"从外测内,见证推病,以常衡变",从而认识病证的属性,病位的深浅,病机的进退,正邪的盛衰,标本的传变,预后的凶吉。四诊法在中医诊断学中占有重要地位。

一、妇科问诊

　　由于妇科问诊的专科性强,涉及面广,因此既要有目的、有重点地询问,又要态度和蔼,注意语言技巧,解除患者顾虑和羞涩心理,获得可靠病情,以便更有的放矢地进行望、闻、问、切诊。

　　(1)一般问诊:包括年龄、职业、民族、婚配、婚后生活和配偶健康状况。

　　(2)问主证与病期:主证即患者就诊时最为痛苦的症状。围绕主证询问起病时间、起病原因、发病经过、曾做过哪些检查、曾否诊断治疗过、疗效如何等。

　　(3)问兼证:即围绕主证询问有无其他症状,如有腹痛主证外,还有无发热、阴道流血、妇科其他病症等。

　　(4)问病史:妇科不孕症患者须问清曾否怀孕过,有无流产史、难产史、腹部手术史及其他病史。

　　(5)问月经:不孕妇女必须问月经情况。包括月经初潮年龄、月经周期、经期、经量、经色、经质,行经时有无腰腹疼痛或其他症状。

　　(6)问旧病:注意询问与现病有关的其他病症及其治疗经过或手术情况。

　　(7)问家族:了解父母、兄弟、姐妹有无同样的病史。

　　(8)问其他:除上述情况外,尚需了解患者的生活环境、个人嗜好、卫生习惯、工作性质,夫妇是否同居一地、夫妻感情如何等。

二、妇科望诊

　　医生用自己的视觉,有目的地观察患者异常的神色和体征,由此测知脏腑、气血、经络病变,判断疾病的部位、性质、轻重等。妇科望诊亦有其特殊内容。

1.一般望诊

（1）望神：神指患者的神情、神志、神色。《灵枢·大惑论》曰："五脏六腑之精气皆上注于目。"所以望眼神和面部神情，可测知患者身体的盛衰。如目光炯炯有神为身体盛，目光晦暗无光为身体衰；神情安静为轻，神情烦躁为重；神色呆滞、沉郁、疲惫均是疾病所致；神志恍惚或昏迷说明病情凶险。所以通过望神测知病属阴属阳，属凶属吉。

（2）望色：色泽荣润为气血旺盛，色泽枯槁为气血衰弱。因此，望诊时必须望患者皮肤色泽是鲜明或晦暗；面色是红润还是㿠白、萎黄或赤、或黑、或青白。望毛发、指甲，亦要看其是否有光泽，有无毛悴色夭。还要望舌苔、舌质。另外，望神望色当参合诊。《医门法律》望色之法净云："色夭神之旗也，神旺其色旺，神衰则色衰，神藏则色藏，神露则色露。"又如《石室秘录》云："色暗而神存，虽重病亦生。"

（3）望形态：包括望形体胖瘦，骨肉坚软，五官与躯体形态。

2.望带下

亦是妇科望诊范围，带下或白，或黄，或挟血，或如米泔，或如豆渣，或如脓，带下质清稀或稠厚。

3.望月经

妇科望诊必须望月经。经色鲜红、淡红或紫黯黑；经质稠黏或稀薄，有无血块。

4.望阴部

同西医的妇科检查。望外阴发育是否正常、有无畸形、阴毛茂密或稀疏、阴道宫颈有无溃烂，有无畸形等。

5.望乳房

望乳房发育是否正常，有无毛发，有无溢乳，有无肿块。

三、妇科闻诊

包括闻声音气息有无异常；闻月经带下有无特殊气味。

四、妇科切诊

包括切脉、扪腹，西医妇科检查亦属切诊范围。

1.切　脉

《素问·脉要精微论》曰："夫脉者血之腑也。"脉象可反映人体脏腑、气血的盛衰，邪正消长的趋势。脉诊可为疾病的中医属性是供辨证依据。妇女气血遇寒则往来迟缓，故寒甚则脉迟有力，属实。脉迟无力，则多为虚寒或气血不足，属虚。切脉是一项既重要又难掌握应用的诊法，需反复实践，细心领会，才能体察出微妙变化，切悉疾病的脉象。

（1）月经脉：①常：月经将至或将净，多见滑脉，但脉律匀和；②病脉：常见有滑脉、数脉、迟脉、沉脉、弦脉、涩脉、细脉、虚脉、实脉等。月经病属实热者多为滑数或弦数有力；属寒属实者，脉多见沉弦或沉迟有力；属虚者，脉细数或沉迟无力；属瘀者，脉涩或弦；失血过多者，脉虚大无力等。

（2）带下病脉：带下量多色白，常见濡缓脉；带下色黄或赤白，常见弦数脉；带下清冷，量多色白，可见沉迟脉。

2.扪　腹

扪腹即腹部触诊，了解有无触痛，有无包块。如扪诊有包块尚须了解包块的大小、质地、活动度。另外,配合西医妇科双合诊检查,了解子宫的大小、位置,附件有无包块,有无触痛。

(张宁)

第二节 妇科辨证
Section 2

辨证,即辨识病证的属性,为论治提供依据。辨证的方法有八纲辨证、六经辨证、三焦辨证、卫气营血辨证、脏腑辨证、气血辨证等。妇科辨证以八纲辨证、脏腑辨证、气血辨证为主要方法,有时根据不同病证亦采用三焦辨证、卫气营血辨证。这些方法虽各具特点,但又有其内在联系,临证时常相参应用。

一、八纲辨证

八纲辨证是以阴阳、表里、虚实、寒热 8 个纲,将四诊获得的证候分类,确定其属八纲中哪一纲,以此辨知病位、属性及正邪消长情况。八纲辨证是其他各种辨证的基础,是辨证的第一步,而阴阳是总纲。

二、脏腑辨证

脏腑辨证是根据中医脏象学基础理论,按证归脏腑,辨明病证属何脏何腑。

1. 肾病辨证

(1)肾气虚病证:表现为女子年逾 18 岁未来月经;闭经、不孕、月经失调,经色暗淡,经质稀薄;小产、滑胎;生殖器官萎缩并兼有腰膝酸软,失昏耳鸣;面色黯黑不华,毛发不荣,易脱落,小便频数,大便泄泻等全身证候。舌质淡红、苔薄白;脉沉弱或沉迟无力。

(2)肾阳虚病证:表现为闭经,月经过少。月经后期,经色黯而质薄,经期时泄泻,水肿;带下增多,质薄如水;不孕。并兼有腰脊酸冷或畏寒,小腹冷坠;夜尿增多或五更泄泻。舌质淡黯而嫩,苔薄白;脉沉迟,两尺脉弱。

(3)肾阴虚病证:表现为月经先期,月经量多或少,崩漏;经色紫红,质稠;带下增多,质清、色黄或挟血色;不孕。兼五心烦热,颧红咽干,或头昏耳鸣,或失眠盗汗,或足跟腰脊痛,或小便少色黄,大便干结;舌质红,或有裂纹,少津,苔少薄黄,或无苔;脉细数无力。

2. 肝病辨证

(1)肝郁气滞病证:表现为月经先后不定期,月经后期或量少;经色暗或有块;痛经;闭经;经前乳胀。兼精神抑郁,善叹息,胁痛,小腹胀痛;舌质黯红,苔薄;脉弦。

(2)肝血不足病证:见月经延后,月经量少,经闭;经行头痛;阴痒兼头昏眼花,情绪易波动;舌质淡,苔薄;脉细少力。

(3)肝经湿热病证:出现月经过多,经期延长,痛经;崩漏;经色紫黯,有臭味;带下量多,色异常有臭味;阴痒。常兼低热起伏,腹痛,胸胁满闷,心烦口苦,或小便黄少。大便溏或干结;舌质红,苔黄而腻;脉弦数或滑数有力。

(4)肝郁化热病证:见月经先期,经量过多,经期延长,经间期出血,崩漏;痛经;月经色紫红,有血块,质稠;胎漏;经行时吐衄,浮汁血溢等;兼头晕、头痛、目眩,或目睛肿痛;口苦咽干或心烦易怒;舌质红,苔薄黄;脉弦数。

3.脾病辨证

（1）脾虚血少病证：月经后期，经量过少，闭经，经色淡，质薄；兼面色萎黄；或头昏心悸，或神倦食少等证；舌质淡，苔薄白；脉缓而弱。

（2）脾虚湿困病证：见经行时泄泻、水肿；带下异常。兼胸脘痞闷，食少，口淡，多痰，大便稀溏；舌质淡或正常，苔白腻；脉濡缓。

（3）脾虚失统病证：见月经先期，经量多，经期延长，崩漏；乳汁自溢兼少气懒言；小腹下坠，面色㿠白等证，舌淡苔薄白；脉沉缓无力。

三、气血辨证

气血失调是妇科病的主要病变，临床上有病气者、病血者之分。但气血相依，气病可及血，血病可及气。故常为气血同病而又各有侧重，临证时当参合辨之。

1.气病辨证

（1）气虚病证：有月经过多，先期而行，经期延长，崩漏；经色淡而质薄；兼少气懒言，倦怠嗜卧，或自汗等证；舌淡，苔薄白；脉虚无力。

（2）气滞病证：有月经过少，月经后期痛经；经行乳胀，漏下；经色黯，有块；兼小腹胀痛，或两肋胀痛，或乳胀等证；舌质黯，苔白或正常；脉弦。

2.血病辨证

（1）血虚病证：见有月经失调，经血色淡质薄；经行头痛，痛经；滑胎；阴痒不孕等；兼面色苍白或萎黄，唇色淡白，头晕眼花，心悸失眠，手足发麻；舌质淡，苔薄；脉细无力。

（2）血热病证：见月经先期，月经量多，经期延长；经行吐衄，崩漏，痛经；经色紫红，质稠；兼有心烦，口干。虚热者兼见潮热；实热者烦渴喜凉饮。大便燥结，小便短黄，舌红绛。实热者苔黄，脉洪大滑数；虚热者苔少或无苔，脉细数。

（3）血寒病证：见月经后期，月经量少；痛经，经色黯黑有块，闭经；不孕病证。虚寒者兼见形寒肢冷，疼痛喜暖，小便清长；实寒者小腹冷痛拒按。舌质黯，无苔，脉沉细。

（4）气滞血瘀病证：见月经后期或月经先后无定期，月经过少，崩漏；经色暗有块；痛经多见于经前；闭经；不孕病证等。兼有肋痛，小腹痛，或乳房胀痛，情绪急躁易怒等证；舌质紫黯，或有瘀斑，苔可正常，脉弦或涩。

3.气血同病辨证

（1）气血俱虚病证：见有闭经、崩漏，面色苍白无华；舌淡嫩，苔白薄；脉沉迟。

（2）气血两亏病证：见有月经过多，出血量多；血色由鲜红渐至血质清稀而淡。兼见口苦，咽干，五心烦热，气短昏晕等证；舌红少苔或舌淡无苔；脉虚数无力。

四、冲任督带辨证

（1）冲任不足病证：月经后期，月经量少；闭经，滑胎，不孕；兼见肝肾不足或气血虚弱征象。

（2）冲任不固病证：见有崩漏、月经过多；月经先期，经期延长，经期间出血；带下病，滑胎；亦可兼肾虚或气血虚弱等不固摄之证。

（3）冲任失调病证：见有月经先后无定期，崩漏或其他月经不调病证，及不孕；兼肾气虚的证象。

辨证是一个极为细致的诊断过程，辨证应始终抓住主证，结合辨病，参合其他证象进行全面分析，并注意异病同证，同病异证的鉴别与辨证。

（朱淑惠）

第五章

男性不育的诊断

第一节 四 诊
Section 1

一、问 诊

问诊在中医四诊中占重要地位,是了解病情和病史的重要方法之一。除一般询问病史外,应着重了解影响男子生育力的因素和疾病,在询问病史时重点问性生活史,如是否勃起、射精、性欲及性交能力等。其他既往史、个人生活史、家族史、手术史等也要进行询问,以有利于对不育症的原因诊断。

二、望 诊

望诊是对患者神、色、形、态、舌象、分泌物及排泄物色质的异常变化进行有目的地观察。

(1)望全身情况:主要包括神、色、形态,尤其观察神、色的变化对诊断不育症很重要。神的变化,是通过形态动静、面目表情、语言气息等表现出来的。如是否有表情淡漠、闷闷不乐,或烦躁不宁、性情急躁,或情绪紧张有恐惧感等,这对于确诊病因有很大帮助。

(2)望色:是望面部颜色和光泽。面部色泽反映机体精气的盛衰,不同的色反映不同的病证。如白色主虚寒证、失血证,见气血亏虚,寒精不育,或阳痿、早泄;黄色主虚证、湿证,可见脾虚气亏,运化失职,使水湿停聚下注阴部,出现阴肿、遗精等;赤色主热,导致阳强、不射精;青色主寒、瘀证,可导致不育;黑色主肾虚或精关不固,或肾精久耗,均致不育。望形体、姿态,对了解形体强壮,及是否有先天性畸形有一定作用。

(3)望局部情况:如发稀易落,或发枯不荣,多为肾精血不足;齿干如枯骨,多为肾精枯竭等。均可导致男性不育。

(4)望舌:舌诊是中医诊断的重要部分。望舌包括望舌色、舌苔及舌态。脏腑精气通于舌,望舌可诊察内脏病理改变,对诊断不育症有一定意义。

(5)望排泄物:包括痰涎、二便、精液等,尤其对小便的颜色应仔细观察,对诊断血精、浊尿有一定意义。

三、闻　　诊

闻诊包括听声音和嗅气味两部分。听患者语言气息的高低、强弱、清浊、缓急等变化以分辨病情的寒热虚实。嗅气味以嗅小便、精液为主。有恶臭者,多属实热证,略带腥味者多为虚寒证。

四、切　　诊

切诊包括脉诊和按诊两部分。

(1)脉诊:脉诊是中医诊断不可缺少的手段,占主要地位。如肾虚多见沉脉;涩脉多示精亏血少,可见男性不育;虚弱脉为气血亏虚之象,可见阳痿、遗精、精少所致不育者;细小脉为虚劳之象,不育者常见;弦脉为肝郁气滞之证,可见于阳强、阳痿、不射精患者。

(2)按诊:不育症患者着重按腹。包括按下腹、阴部,了解是否有先天性畸形、隐睾、阴肿、筋瘤等。

(于源源)

第二节　中医辨证

Section 2

男性不育症的辨证的关键在肾。本病有虚实之分,虚证主要见于肾阴虚、肾阳虚,亦可见于心脾两虚导致的肾之精气不足;实证则多见于气滞、火郁、湿热、痰浊、血瘀等,且有虚实夹杂证,临证当细心审辨。

一、虚　　证

1.肾 阳 虚

(1)主证:以性欲减退,阳痿遗精,精液清冷,精子数量少,成活率低,活动力弱,神疲乏力,腰膝酸软,四肢欠温,舌淡脉弱为主;早泄,逆射精,精液不液化等亦可见此证型。

(2)证候分析:肾阳不足,精气虚惫,宗筋失养,则性欲低下,阳事痿而不举;肾气不足,肾失摄精之职,则滑精早泄;气化功力不足,则精液清冷;生精功能减弱,则精子数量少,成活率低;精气不足,元阳不能温养全身,故神疲乏力,腰膝酸软,四肢欠温;精气不能养于上,则舌淡;阳气不能振奋脉道则脉沉。肾阳不足,亦可导致排精之职失司,精液逆行无序而出现不射精;若气化功能失司,则可导致精液不液化。

2.肾 阴 虚

(1)主证:以性欲亢进、口干咽燥、五心烦热、腰膝酸软、头晕目眩、舌红、苔少、脉细数为主证;阳痿、遗精、早泄、阴茎异常勃起、不射精、逆行射精、精子异常、精液不液化、血清、血浊等均可见此证型。

(2)证候分析:阴虚阳亢,热邪内扰,故性欲亢进,五心烦热;阴虚津少,故口干咽燥;精血不足,脑府失养,髓海不充,故头晕目眩;肾精亏损,骨髓失于濡养,故腰膝酸软;热邪内蕴,灼伤津液,故舌红;阴虚火旺,脉道不充,故脉见细数。

3.心脾两虚

(1)主证:以性欲淡漠、食少纳呆、懒言气短、面色不华、心悸怔忡、眠差多梦、健忘、舌淡、脉细为主证;阳痿、遗精、早泄及不射精可见此证型。

（2）证候分析:脾虚气弱,健运失职,故食少纳呆;中气不足,故懒言气短;气血不畅,不能上荣于面,故面色不华;血不养心,心神不宁,故心悸怔忡,眠差多梦健忘,心脾两虚,气血不能下达于肾,致肾气不足,故性欲淡漠,阳事不举;气虚失摄精之职,则早泄;若因惊恐伤肾,神气不宁,精关开合失司,则可致不射精;气血两亏,不能上荣,故舌淡;无以脉道,故脉细。

二、实　　证

1.肝气郁结

（1）主证:性欲低下,性情忧郁,寡言少欢,胸胁胀满,嗳气不舒,舌红,苔黄,脉弦。阳痿、不射精可见此证。

（2）证候分析:肝气郁结、宗筋失养,故性欲低下,阳痿不起;肝失疏泄,精关开泄失灵,故不能射精;肝失条达,气机不畅,故性情忧郁,寡言少欢;肝郁经脉不畅,故胸胁胀满,嗳气不舒;肝郁阳气不能外达而化热,故舌红、苔黄;脉弦为肝郁之证。

2.肝火上炎

（1）主证:性欲亢进,阴茎勃起有力,口苦口干,烦躁易怒,两胁胀痛,胸闷不舒,舌红,苔黄,脉弦数。

（2）证候分析:肝经热盛,相火上扰,故性欲亢进;肝热移于阴器,故阴茎勃起有力;肝火上炎,故口苦口干;肝性刚强,肝火内扰,神魂不宁,故烦躁易怒;肝气不舒,故两胁胀痛,胸闷不舒;舌红、苔黄、脉数皆为肝经热盛之证。阴茎勃起异常、不射精、遗精、早泄可见此证。

3.湿热下注型

（1）主证:一般多见性欲亢进,伴口干口粘,小便黄赤短少,或阴肿阴痒,舌红,苔黄腻,脉弦数。阳痿、遗精、早泄、不射精、逆行射精、精子异常、血精、白浊、精液不液化等均可见到此证型。

（2）证候分析:热邪内扰,故性欲亢进;湿热内蕴,故口干而粘;湿热下注,故小便黄赤短少,或阴肿阴痒;湿热阻滞,阳气不能达于宗筋,故阳痿不用;热邪内扰,肾失摄精之职,故遗精、早泄;湿热阻滞,精关不通,故不射精或逆行射精;湿热内蕴,灼伤精子,故出现精子异常;湿热内阻,血液妄行,而致血精;湿热内蕴、气化不利,清浊不分,则出现白浊,或精液不液化;舌红、苔黄、脉弦数皆为湿热内蕴之证。

4.痰浊凝滞

（1）主证:精液少,无精子或精子量少,或不射精,或逆行射精,伴有少腹疼痛,睾丸肿硬、疼痛,苔腻,脉沉或沉缓或沉滑。

（2）证候分析:痰浊凝结,阻塞精宫,故精液少、无精子,或精子少;阻塞精道,则不射精或逆行射精;痰浊血瘀,经络不通,故少腹疼痛,睾丸肿硬疼痛;苔腻,脉沉或沉缓或沉滑皆为痰浊内停之证。

5.瘀血内停

（1）主证:可见于阳痿、不射精、逆行射精、精子异常、血精等各症中,一般病程较长,经用其他疗法效果不显,或伴见阴部疼痛,腰时有刺痛,小腹、少腹刺痛拒按,痛处固定不移,沉默易怒,或见舌质紫暗,有瘀斑,脉沉涩。

（2）证候分析:瘀血内阻,宗筋失养,故见阳痿;瘀血内阻,精路不通,精关不开,则出现不射精,或逆行射精,或精子异常;瘀血内积血不归经,故致血精经久不愈,久病入络,故本证一般病程较长;瘀血内阻,不通则痛,故可见阴部、腰部、小腹、少腹等处疼痛;血瘀则气滞、气机不畅,故沉默易怒;舌紫暗、有瘀斑,脉沉涩皆为瘀血之证。

（刘卉）

第六章

Chapter 6

女性不孕的治疗

第一节 月经不调性不孕

Section 1

　　月经不调是指妇女行经失去正常规律,期、量、色、质发生异常变化,与西医"月经失调"相类似。因妇女长期月经不调,夫妇同居两年以上不受孕者,称月经不调性不孕。

　　中医认为,月经不调的常见致病因素,主要有寒、热、湿邪与生活所伤、内伤七情、瘀血壅阻及体质因素五大类。虽然其病因复杂,临床表现多端,但其病机主要是脏腑功能失常、气血失调等机体阴阳失去动态平衡,脏腑气机升降失常,气血功能紊乱,经络血脉(冲任二脉)受损,而发生月经不调。其临床表现为:月事不以时下,或先或后,或涩闭,或崩血,或经行胸乳腰腹胀痛,或经期经后腹痛等,包括西医的痛经、闭经、阴道炎、子宫颈炎、附件炎、子宫发育不全等原发或继发性不孕病变。中医的治疗原则是调经种子,审因论治。因肝肾不足,胞脉失养者,治当以补肾调经,养血益精之法;因肝郁气滞,胞脉不畅者,治宜用疏肝理气,养血调经之法;因肾阳不足,胞寒经冷者,治宜温肾暖脾调经之法;因脾失健运、聚湿生痰、下注胞宫者,治当燥湿化痰调经之法。朱丹溪曰:"求子之道,当先调经。"《女科切要》亦称"妇女无子皆由经水不调"。可见,经水不调,经行错乱,则孕育无机。大凡调经之要旨贵在"补脾胃以资血之源,养肾气以安血之室"。因此,经期准时、冲任调和则孕育有机、成胎育子。

一、分型施治

　　1.气虚不摄

　　(1)主症:月经先期,经来量多,色淡质稀,神疲体倦,心悸气短,小腹空坠,食少便溏,舌淡白,脉虚弱无力。

　　(2)处方:党参15～30g,黄芪15g,炒枣仁15g,龙眼肉12g,白术15g,茯苓15g,远志10g,木香6g,当归10g,炙甘草6g,生姜3片,大枣6枚。

　　用法:每天1剂,水煎2次,分2次口服。

　　2.阳盛血热

　　(1)主症:经行先期量多,色深红或紫红,质稠,心情烦躁,面红唇干,口渴喜冷饮,尿短赤,大便干燥,舌质红或绛,苔黄而干,脉滑数。

　　(2)处方:地骨皮15g,白芍15g,茯苓15g,丹皮10g,生地黄15g,青蒿15g,玄参10g,茜草根15g,麦冬10g。

　　(3)用法:每天1剂,水煎2次,分2次口服。

　　3.肝经郁热

　　(1)主症:月经提前,量或多或少,色或紫或红,或有血块。胸胁、乳房、小腹胀痛,心烦易怒,口苦咽干,面红目赤,舌红,苔薄黄,脉弦数。

　　(2)处方:丹皮 10g,焦栀子 15g,柴胡 10g,白术 10g,茯苓 10g,白芍 15g,当归 12g,生姜 3 片,薄荷 3g。

　　(3)用法:每天 1 剂,水煎 2 次,分 2 次口服。

　　4.阴虚内热

　　(1)主症:经行先期,经量偏少或正常或偏多,色红质稠,两颧潮红,午后发热,骨蒸盗汗,五心烦热,舌红,少苔津少,脉细数。

　　(2)处方:玄参 20g,生地黄 20g,麦冬 15g,白芍 15g,地骨皮 15g,阿胶(烊化)10g,白薇 10g,生牡蛎 20g。

　　(3)用法:每天 1 剂,水煎 2 次,分 2 次口服。

　　5.肾虚不固

　　(1)主症:月经先期,量多少不定,色淡质稀,腰膝酸软,头晕目眩,耳鸣如蝉,精神不振,小便频数,带下淋漓,舌淡红,苔薄白,脉沉细无力。

　　(2)处方:菟丝子 20g,川续断 15g,巴戟天 10g,杜仲 15g,枸杞子 15g,鹿角霜 10g,党参 15g,熟地黄 15g,砂仁 6g,女贞子 15g,补骨脂 15g。

　　(3)用法:每天 1 剂,水煎 2 次,分 2 次口服。

　　6.寒凝冲任

　　(1)主症:经行后期,量少色黯,有血块,小腹冷痛,喜温拒按,畏寒肢冷,舌淡苔白,脉沉紧。

　　(2)处方:肉桂 10g,吴茱萸 6g,川芎 15g,党参 15g,当归 15g,白芍 10g,丹皮 10g,麦冬 12g,阿胶(烊化)10g,清半夏 10g,炙甘草 3g,生姜 3 片,炮附子 4g,艾叶 5g。

　　(3)用法:每天 1 剂,水煎 2 次,分 2 次口服。

　　7.冲任血虚

　　(1)主症:月经错后,量少色淡,小腹空坠隐痛,头晕目眩,心悸失眠,面色萎黄,皮肤不泽,舌淡红,脉沉细无力。

　　(2)处方:黄芪 20g,党参(或人参)10g,熟地黄 20g,当归 15g,白芍 15g,茯苓 15g,远志 10g,陈皮 10g,五味子 6g,肉桂 10g,生姜 3 片,大枣 6 枚,炒枣仁 15g,鸡血藤 15g。

　　(3)用法:每天 1 剂,水煎 2 次,分 2 次口服。

　　8.肾虚肝郁

　　(1)主症:经期先后不定,经量或多或少,色黯或淡,行而不畅,胸胁、乳房、小腹时有胀痛,腰部酸胀,腿软无力,头晕耳鸣,舌淡苔薄,脉沉弦细。

　　(2)处方:菟丝子 15g,当归 15g,白芍 12g,炒山药 15g,熟地黄 15g,茯苓 10g,柴胡 10g,炒荆芥穗 10g。

　　(3)用法:每天 1 剂,水煎 2 次,分 2 次口服。

　　9.心脾两虚

　　(1)主症:经期先后不准,经量多少不定,经色淡而质稀,面色萎黄,头晕心悸,神疲乏力,大便溏薄,舌质淡,苔白,脉细弱。

　　(2)处方:党参 15g,黄芪 15g,当归 15g,茯苓 15g,炒枣仁 12g,柏子仁 12g,远志 10g,半夏 10g,五味子 6g,川芎 10g,肉桂 6g。

　　(3)用法:每天 1 剂,水煎 2 次,分 2 次口服。

10.脾虚失摄

（1）主症：月经迁延日久不止，经量或多或少，色淡质稀，小腹空坠，神疲乏力，气短懒言，头晕眼花，思睡嗜卧，食少便溏，面色萎黄，舌淡，苔薄白，脉缓弱。

（2）处方：炒白术 20g，煅龙骨、牡蛎各 15g，山茱萸 10g，黄芪 15g，白芍 15g，海螵蛸 10g，五倍子 6g，茜草根 15g，棕榈炭 15g，升麻 10g。

（3）用法：每天 1 剂，水煎 2 次，分 2 次口服。

11.痰湿下注

（1）主症：经期延后量少，质稠色淡，形体肥胖，平时痰多，口淡乏味，头晕呕恶，胸痞腹胀，白带浓稠，舌苔白腻，脉弦滑或濡细。

（2）处方：川芎 15g，当归 12g，陈皮 15g，法半夏 10g，茯苓 15g，甘草 6g，薏苡仁 15g，苍术 15g，香附 10g，车前子 15g。

（3）用法：每天 1 剂，水煎 2 次，分 2 次口服。

12.气滞血瘀

（1）主症：月经来潮腹痛剧烈，瘀血排出后疼痛减轻，经血中有膜样物，经量或多或少，色紫暗、质稠，腹痛拒按，精神抑郁，胸闷不舒，乳房胀痛，舌紫暗或有瘀斑，脉弦或涩。

（2）处方：当归 15g，川芎 15g，乌药 15g，香附 10g，延胡索 10g，桃仁 10g，红花 10g，赤芍 15g，枳壳 15g，五灵脂（包）10g，丹皮 10g，甘草 6g，炮附子 6g，黄芪 20g。

（3）用法：每天 1 剂，水煎 2 次，分 2 次口服。

二、效验妙方

1.温经汤

（1）处方：当归 15g，麦冬 15g，党参 15g，白芍 15g，川芎 10g，丹皮 10g，阿胶（烊化）12g，桂枝 10g，吴茱萸 10g，炙甘草 6g，生姜、红糖适量为引。

（2）用法：月经干净后 2 周左右连服 3～4 剂，水煎 2 次，分 2 次服，日进 1 剂。适用于月经后期引起的不孕症。

2.清热调经汤

（1）处方：生地 10g，山药 15g，当归 15g，川断 15g，黄芩 15g，丹皮 10g，延胡索 10g，山楂 15g，赤芍 10g，甘草 3g。

（2）用法：每天 1 剂，水煎服。适用于月经先期引起的不孕症。

3.芩连四物汤

（1）处方：黄芩 10g，黄连 6g，生地黄 15g，当归 15g，白芍 10g，川芎 6g。

（2）用法：每天 1 剂，水煎服。适用于月经先期，量多引起的不孕症，证属血热实证者。

4.解郁调经汤

（1）处方：柴胡 10g，炒川芎 15g，瓜蒌皮 10g，川郁金 15g，制香附 10g，全当归 10g，炒赤芍 10g，失笑散（包）10g，制乳香 4g。

（2）用法：行经前 3d 开始，连服 10d，每天 1 剂，水煎服。继用七制香附丸，每天 2 次，每次 4.5g，二者交替使用，2～3 个月经周期为 1 个疗程。适用于月经先后无定期引起的不孕症，属肝气郁结者。

5.补肾养血汤

（1）处方：菟丝子 15g，覆盆子 15g，紫河车 10g，当归 15g，鸡血藤 15g，丹参 15g，炙黄芪 20g，川芎 10g，甘草 6g，熟地黄 10g，木香 6g。

（2）用法：上方可随症加减，每周 4～6 剂。适用于各种月经不调所致的不孕症。

　6.益气摄血汤

（1）处方：炙黄芪 30g，党参 15g，炙甘草 10g，炒白术 15g，陈皮 10g，神曲 15g，地榆 15g，黄芩 10g，补骨脂 10g，熟地黄 10g，升麻 6g，柴胡 10g，防风 10g，砂仁（后下）6g。

（2）用法：每天 1 剂，水煎服。适用于月经先期并漏下所致的不孕症。

　7.活血通经汤

（1）处方：当归 15g，生地黄 15g，红花 10g，川牛膝 15g，桃仁 10g，枳壳 15g，赤芍 10g，桔梗 10g，川芎 10g，柴胡 10g，香附 10g，炙甘草 6g。

（2）用法：每天 1 剂，水煎服。适用于闭经所致的不孕症，证属气滞血瘀者。

　8.活血止痛汤（九）

（1）处方：制香附 15g，当归 15g，延胡索 10g，肉桂 10g。

（2）用法：月经来时或来前，每天 1 剂，煎汤 2～3 次分服。亦可研末炼蜜为丸，每丸 10g，每次服 1 丸，1d 3 次，连服数天。经行不畅或量少有瘀血者加丹参 15g，适用于痛经性不孕症，证见经通后痛渐减，喜热恶寒者。

　9.调经种玉汤

（1）处方：当归 20g，川芎 15g，熟地黄 20g，炒香附 20g，白芍（酒炒）15g，茯苓 20g，陈皮 15g，山茱萸 15g，丹皮 10g，延胡索 10g。若过期经水色淡者，乃血虚有寒，可加肉桂 10g，炒干姜 10g，炒艾叶 6g；若先期色紫者，加黄芩 10g。

（2）用法：取上方 4 剂，每 1 剂加生姜 3 片，水 1 碗半，煎至 1 碗，空腹温服。渣再煎，临卧温服。待经至之日服起，1d 1 剂。适用于月经不调性不孕症，证属阴血不足，血海空虚者。

　10.仙紫八子丸

（1）处方：仙灵脾 150g，紫河车 1 具，枸杞子 100g，女贞子 100g，蛇床子 100g，菟丝子 100g，覆盆子 100g，五味子 100g，桑椹子 100g，金樱子 100g，为丸 100 粒。肝肾不足，冲任不固，经期失常，崩漏带下者加黄芪 100g，西洋参 20g，阿胶珠 50g；心惊、失眠、多梦、白带增多、心脾两虚者，加龙眼肉、远志、枣仁、山药、芡实、莲子各 50g；阳虚体胖，动则心悸，头昏目眩，腰以下冷，手足不温加肉桂、附子各 10g，茯苓、白术各 30g。

（2）用法：早晚盐汤送服 1 丸，适用于月经不调性不孕症。

　11.六 子 煎

（1）处方：熟附子 9g，枸杞子 9g，菟丝子 9g，覆盆子 15g，茺蔚子 10g，女贞子 15g，王不留行 10g，桂枝 6g，白术 15g，黄芪 15g。

（2）用法：每天 1 剂，水煎分早晚 2 次服完，连续治疗 3 个月以上。适用于肾虚性不孕症，本方有益肾调经、补气健脾、温补冲任之功。

　12.调经育孕汤

（1）处方：当归 15g，川芎 12g，吴茱萸 6g，醋香附 10g，熟地黄 10g，白芍 10g，茯苓 10g，延胡索 10g，紫河车粉 6g（冲服）。月经推迟或错后，色淡者加肉桂 10g；月经先期色紫者加黄芩 10g；气郁者加柴胡 10g；血虚者加紫河车粉 10g。

（2）用法：从月经来潮第 1 天起，每天 1 剂，连服 5 剂为 1 个疗程。适用于月经不调性不孕症。

三、中 成 药

　1.苍附导痰丸

（1）治则：此丸功可化痰燥湿、理气调经。主治痰阻经脉、血行不畅所致的痰阻经闭性不孕症。

（2）证见：月经量少，色淡红，质粘腻如痰，或月经数月不行，形体肥胖，胸闷呕恶，或带多黏稠，舌淡，苔白腻，脉滑。

（3）用法：每次口服 6～9g，淡姜汤送下，每天 2 次。

　2.艾附暖宫丸

（1）治则：此丸功可温经暖宫、调补冲任。主治阳虚寒盛、冲任失养所致的月经不调性不孕症。

（2）证见：宫寒经闭，不孕，白带多或经期后延，量少色淡质稀，小腹隐痛、喜温喜按，舌淡苔白，脉沉迟或细弱。

（3）用法：每丸 9g，每次服 1 丸，每天 2～3 次。

　3.月月舒冲剂

（1）治则：本剂功可舒肝调经助孕。主治月经不调及痛经性不孕症。

（2）证见：月经不调，或先或后，痛经，舌淡暗苔白，脉弦细。

（3）用法：每次 1 袋，每天 2 次。

　4.毓麟丸

（1）治则：此丸具有温肾养血调经之功效。主治肾阳不足，血海空虚所致的月经不调性不孕症。

（2）证见：经行量少，经色晦暗，精神疲惫，腰酸肢软，肾虚不孕等。

（3）用法：每丸 10g，每天服 1～2 丸，空腹嚼服，以黄酒或白开水送下。

　5.乌鸡白凤丸

（1）治则：此丸具有补气养血、调经助孕之功能。主治气血两亏引起的月经不调，婚久不孕等。

（2）证见：月经不调，行经腹痛，崩漏带下，小腹冷痛，体弱乏力，腰酸腿软，舌淡苔白，脉沉细无力。

（3）用法：温黄酒或温开水送服，每次 1 丸，每天 2 次。

四、外治良方

（一）敷 贴 法

　1.活血调经散

（1）处方：肉桂心 8g，白芍 8g，红花 8g，当归 10g，川芎 8g，干姜 8g，鹿茸 4g。

（2）用法：将上药共研细末，瓶装密封备用。每次使用时取药末 4g，填塞于患者脐内，外以沈阳红膏药贴在脐孔上，4d 换药 1 次，6 次为 1 个疗程。本方功可益肾扶阳、活血调经。适用于月经不调性不孕症。

　2.益 阳 散

（1）处方：取白芷、乌药、当归、赤芍、川牛膝、熟附片、锁阳、巴戟天、艾叶、肉桂心、血竭、益母草、乳香、没药、儿茶、植物油、黄丹等药物各适量，共为油膏，备用。

（2）用法：将肚脐洗净，加温化开贴敷。本方可益阳散寒、活血调经。适用于月经不调性不孕症。

（二）薄 贴 法

（1）处方：取当归、川芎、小茴香、良姜、川附片、木香各 500g，香麻油 7 500g，黄丹 5 000g。

（2）用法：将上药用香麻油炸枯，黄丹收膏。另配细料：肉桂 50g，沉香 40g，鹿茸 40g，混合研成细粉,每800g膏药对细料15g,搅匀摊贴于布上,用时以微火化开贴脐上。本方功可养血散寒止痛。适用于月经错乱性不孕血瘀宫寒型。

(三)熏 脐 法

(1)处方:取乳香10g,没药10g,沉香15g,丁香15g,五灵脂20g,青盐适量。将上药共研细末,装瓶备用。

(2)用法:将脐部常规消毒,用面条做一圈围在脐周,然后用上述药末填满,外盖薄生姜片(钻孔数个),用艾炷灸之,灸20～35壮,随时交换生姜片,以防烫伤皮肤。隔天1次,灸毕,药末用胶布固定。以艾炷点燃灸之,连灸5～6次,以腹内温热舒适为度。本法功可温经散寒、活血调经。适用于月经不调性不孕症。

(四)灌 肠 法

(1)处方:取当归20g,川芎15g,赤芍15g,生地12g,香附10g,延胡索10g,广木香6g,炒川楝子15g,乌药12g,肉桂8g,吴茱萸6g,生甘草8g。将上药用文火水煎25min,取汁再煎,两煎共取250ml。

(2)用法:每次用药液120ml,加温至38℃～40℃,保留灌肠。早晚各1次。于月经干净后开始,连用3个月经周期。本法功可养血调经、散寒止痛。适用于月经不调性不孕症。

五、针 灸

(一)体 针

1.子午流注纳子法

从月经来潮第5天开始,每天1次,连针10d。首先在肾气亏衰的戌时取肾之"母"穴复溜补之,然后根据辨证选用其他穴位刺之,本法可治月经不调性不孕症。

2.调经种子法

取足三里、气海、三阴交、关元等为主穴,每天针1次,每个月经周期连针10d,针2～3个月经周期为1个疗程,可调经种子。

3.针灸并用法

取足三里、三阴交、血海、脾俞、归来为主穴,血虚甚加胃俞、大巨、气海。操作时,毫针针刺用补法,针灸合用。行针时三阴交针感以放射至会阴部为宜。留针半小时,隔天针1次,10次为1个疗程。适用于月经不调性不孕症。

(二)耳 针

取子宫、神门、卵巢、交感、肝、肾、内分泌、皮质下等穴位,用王不留行子贴压以上穴位,或用毫针刺之,3～5d贴压换1次,每天按压穴位3～4次。适用于月经不调性不孕症。

根据月经不调的具体情况取穴。月经先期取穴三焦、降压沟、止血点、肝;月经后期取肾上腺、子宫、垂体、卵巢、三焦、肺、脾,于经前开始施治至月经来潮,3个月经周期为1个疗程;月经先后不定期肝郁型取肝、内分泌、肾、脾、三焦等穴;肾虚型取肾上腺、肾、脾等穴;气虚型取心、脾、肾、内分泌、交感等穴。以上穴位采用王不留行子贴压,整个月经周期为治疗时间,具体方法同前。

(三)电 针

取三阴交、肾俞、足三里、子宫、肝俞穴,针刺上述穴位,得气后连接G6805型电针仪,选用连续波或疏密波,以患者能耐受为宜,每次治疗20～30min。月经干净后至月经来潮期间为治疗期间,2～3个月经周期为1个疗程。适用于月经不调性不孕症。

取肝俞、脾俞、气海、关元、三阴交、太冲、行间、命门、中极等穴为主穴,随证加减穴位施治。

每次选 3～4 个穴,选用疏密波,电量以中等刺激为宜,每次治疗 20～30min,每天 1 次,适用于月经不调性不孕症。

六、药　膳

1.当归生姜羊肉汤
(1)处方:取当归 30g,生姜 30g,山羊肉 300g。
(2)用法:将当归、生姜洗净切片,与羊肉同炖至烂熟,加入适量调味品即成。食肉喝汤,每天 1 次,2 个月经周期为 1 个疗程。本方可温中补虚、养血调经。适用于血虚宫寒型之月经后期性不孕症。

2.三七蛋花汤
(1)处方:取丹参 15g,三七粉 3g,鸡蛋 1 枚。
(2)用法:将丹参煮沸 20min 后,加入打碎鸡蛋做汤,再加入三七粉煮 2min 即成。每天 1 次,本方可补血活血行滞。适用于气滞血瘀型月经不调性不孕症。

3.参枣米粥
(1)处方:取人参 10g,大枣 20 枚,粳米 300g,白糖适量。
(2)用法:将人参、大枣放在瓷锅内加水泡发后,人参切片,大枣去核,放入粳米同煮 25～30min,当米熟烂成粥即可,再加入适量白砂糖。本品宜空腹食用,每天 1 次,功可健脾益气。适用于月经不调性不孕症。

4.鲫鱼当归汤
(1)处方:活鲫鱼 1 条(300g 以上),全当归 15g,益母草 15g。
(2)用法:将鱼去内脏洗净,纳药于鱼腹中,煮沸 30min,加入适量调味品。本方可补血活血、祛瘀生新。适用于月经不调性不孕症。

5.月季花饮
取月季花 3～5 朵,黄酒 15ml,冰糖适量。将月季花洗净,加水 200ml,用文火煎至 150ml,去渣,加入黄酒、冰糖即成。温热时饮用,每天 1 次。功可行气活血调经。适用于气滞血瘀型月经小调性不孕症。

6.桂皮山楂煎
肉桂 10g,山楂肉 15g,红糖 30g。将肉桂、山楂肉洗净,加水适量,煮沸 20min 后,去渣,加入红糖,再煮 1min 即成。每天 1 剂,分 2 次服。本法可温经散寒、活血化瘀。适用于月经后期之不孕症。

7.芹菜藕片汤
取鲜芹菜 150g,鲜藕片 150g,生油 15g,精盐少许。将芹菜洗净切成寸段,和藕片一起,在热油锅上颠炒 3min,加入适量调味品即成。每天 1 次,可连吃 3～5d。功可清热凉血。适用于月经先期性不孕症。

8.八珍膏
取当归 150g,川芎 60g,白芍 100g,熟地黄 150g,人参 30g,白术 100g,大枣 100 枚。上药洗净,清水煎煮 3 次,去渣取汁 2 500ml,再用文火将药汁浓缩成膏,防腐贮存备用,每次服 10g,早晚空腹各服 1 次,红糖水送服。本膏滋阴、补益气血。适用于气血两虚型月经不调性不孕症。

七、日常养护

1.适寒温

月经来潮期间要避免淋雨、下水田、游泳、坐浴,要注意保暖,不要用冷水洗脚。

2.节饮食

行经期,要注意饮食,应忌食辛辣、煎炸食物,白酒也要少喝,以防发生月经过多;盛夏酷暑季节,冷饮也不能多喝,以防月经后期或痛经的发生。

3.调情志

月经来潮期间情绪容易激动,稍不顺心就烦躁易怒,经期要保持心情舒畅,避免烦恼,才能防止月经不调。

4.讲卫生

保持外阴清洁,月经纸垫要放在太阳下晒,选择纸质要柔软又容易吸水,应进行高温消毒,衬裤、内裤、月经带要勤洗换,也应晒干放于清洁处。月经来潮不要洗盆浴,更不要洗公共盆浴。

5.禁房事

性生活在经期及月经将要干净时都要绝对禁忌,否则会出现月经过多、月经周期紊乱、经行而难净、腰骶酸痛等症状。

(王杰琼)

第二节　宫颈炎性不孕

Section 2

宫颈受损伤及病原体侵袭而致宫颈炎。它是女性生殖器炎症中最常见的一种。临床上有急性、慢性宫颈炎之分,多由化脓性细菌引起。急性宫颈炎常与急性阴道炎、急性子宫内膜炎同时存在。由于宫颈内膜皱襞多,细菌不易被清除,日久则形成慢性宫颈炎。其发病率之高,占已婚妇女的半数以上。主要临床表现是白带增多,为黏液或脓性黏液,有时可带血丝或少量黏液。子宫旁结缔组织继发慢性炎症时,子宫骶骨韧带增厚、有压痛,并有腹下区或腰骶部痛,痛经和性冷淡症。炎症分泌物能伤害精子而引起不孕。此外,宫颈炎症引起局部环境失调,阻碍精子进入宫颈或影响精子的生存,均将精子拒之于宫颈口之外,发生不孕症。

中医认为,本病属"带下"及"不孕"等范畴。病机为湿热下注,湿热结聚成毒,侵淫胞宫。临床上常见的症状是白带增多,白带可呈淡黄色,或呈脓性、血性。当炎症扩散到盆腔时,可伴有腹痛、腰骶部疼痛、痛经、性交痛或性交出血等症状。妇科检查中,宫颈有不同程度的糜烂、肥大、腺体囊肿和息肉增生。宫颈黏液稠厚,从而影响精子通过,同时炎性分泌物还对精子产生免疫效果。

中医治疗宫颈炎有可靠疗效。其施治方法是以清热、利湿或燥湿健脾为基本大法。对本虚标实者则以健脾补肾、固本守正治其虚,以清热理血、祛湿化浊治其标实。另外,针灸、外治法等对本病也有较好疗效。

一、分型施治

1.肝经湿热

(1)主症:带下淋漓不断,色黄,或赤白相兼,质黏稠,有臭秽味,甚至阴部灼热,兼见胸胁乳房胀闷不舒,烦躁易怒,口苦咽干,舌红,苔黄腻,脉弦滑或弦数。

(2)处方:龙胆草9g,山栀子15g,黄芩10g,车前子(包)15g,木通6g,泽泻10g,生地黄15g,当归15g,甘草6g,柴胡10g,鸡冠花10g,土茯苓20g,川楝子10g。

(3)用法:每天1剂,水煎2次,分2次口服。

2.脾肾阳虚

(1)主症:带下量多,色白或淡黄,质稀清冷,腥臭味,腰酸痛,倦怠乏力,小腹冷痛坠胀,大便溏,小便清长,舌淡苔白,脉沉弱而缓。

(2)处方:菟丝子15g,杜仲15g,续断10g,补骨脂15g,巴戟天10g,苍术15g,炒白术15g,炒山药15g,党参15g,白芍10g,甘草6g,陈皮10g,黑芥穗15g,柴胡10g,白鲜皮15g,椿根白皮10g。

(3)用法:每天1剂,水煎2次,分2次口服。

3.湿毒蕴结

(1)主症:婚久不孕。带下量多,赤色或赤白相间,或夹有血丝,质粘腻,有秽臭,兼见面色无华,身倦乏力,胸闷心慌,腰酸疼痛,舌红,苔黄腻,脉滑数。

(2)处方:苍术15g,滑石20g,椿根白皮15g,地榆15g,白芍10g,枳壳15g,黄柏15g,炒贯众15g,败酱草15g,黄芪10g,白茅根15g,苦参6g。

(3)用法:每天1剂,水煎2次,分2次口服。

二、效验妙方

1.薏苡败酱汤

(1)处方:蒲公英15g,败酱草15g,生薏苡仁40g,生甘草10g,苍术15g,萆薢15g,黄柏15g,乌药15g,赤芍15g,白芍15g,腰骶酸痛者加川牛膝15g,狗脊15g;阴中灼热加白花蛇舌草20g,木通10g,椿根白皮15g。

(2)用法:先用温水浸上药1h,煮沸后用文火煎30min。每天1剂,分2次服,12d为1个疗程。本方可凉血生肌、清热解毒。主治宫颈炎性不孕症。

2.宫颈消炎汤

(1)处方:盐砂仁6g,苍术15g,知母10g,鸡冠花15g,黄柏10g,椿根皮15g,土茯苓20g,龙葵15g,莪术10g,白花蛇舌草15g,萆薢15g。

(2)用法:每天1剂,水煎分2次服,4d为1个疗程。主治子宫颈炎性不孕湿热型。

3.止带汤

(1)处方:炒山药15g,芡实15g,黄柏10g,车前子(包)15g,白果1g,荆芥穗15g,蛇床子15g。

(2)用法:每天1剂。水煎分2次服,10d为1个疗程。连服2个疗程,停药7d,再继续服。主治宫颈炎性不孕脾虚湿盛型。

4.升阳祛湿汤

(1)处方:酒洗当归15g,蔓荆子15g,防风10g,升麻10g,藁本6g,炙甘草6g,柴胡10g,独活15g,苍术15g,黄芪20g。

(2)用法:每天1剂,水煎分2次服,早、晚各服1次。主治宫颈炎性不孕脾虚湿盛型。

5.补肾健脾止带汤

(1)处方:鹿角霜10g,煅龙骨15g,煅牡蛎15g,煅赤石脂10g,益智仁10g,茯苓15g,山药15g,当归10g,远志10g,石菖蒲15g,黄芪15g,白术15g。

(2)用法:每天1剂,水煎分服。本方可补肾健脾、固涩止带。适用于脾肾阳虚型宫颈炎性不孕症。

6.赤白带下丸

（1）处方：赤石脂(煅)30g，芡实粉60g，煅牡蛎30g，禹余粮30g，白茯苓60g，牛角(炙黄)30g。共为末，好醋70ml，拌和前药晒干，再捣末打糊为丸。

（2）用法：每次服6g，每天服2次。本品可温肾收涩止带。主治宫颈炎性不孕肾阳不足型。

7.金银合剂

（1）处方：金银花15g，野菊花15g，蒲公英10g，紫花地丁10g，土茯苓15g，黄柏10g，栀子10g，赤芍15g，车前子(包)15g，泽泻10g，川牛膝15g，丹皮10g，鹤虱10g，白鲜皮15g，蛇床子10g。

（2）用法：每天1剂，水煎分2次服。主治宫颈炎性不孕感染湿毒(病虫)型。

三、中 成 药

1.龙胆泻肝丸

（1）治则：主治宫颈炎性不孕肝经湿热型。

（2）证见：带下量多，色黄或赤白相兼，质黏稠，其气臭秽，肝区胀痛不适，乳房胀痛，口苦口干，舌质红，苔黄而腻，脉滑数。

（3）用法：每次6g，每天3次。

2.止 带 丸

（1）治则：主治宫颈炎性不孕脾肾两虚型。

（2）证见：带下量多，色白，质稀，无臭，神疲乏力，腹胀便溏，舌淡苔白，脉沉细。

（3）用法：口服，每次3～6g，每天2～3次。

3.妇 宁 栓

（1）治则：主治子宫颈糜烂所致的不孕。功能清热燥湿、祛腐生肌。

（2）用法：外用，睡前洗净阴道后，将栓剂送入阴道深部。每次1枚，隔天1次，3次为1个疗程。

四、外治良方

1.宫 炎 散

（1）处方：青黛20%～30%，滑石粉10%～15%，黄柏粉、蛇床子粉、玄明粉、马鞭草粉各5%～10%，冰片、樟脑各1%～2%，磺胺粉、四环素粉各5%～10%。上药共为细末，消毒备用。

（2）用法：于月经干净后第3天开始上药。上药时先用生理盐水拭净阴道分泌物，然后取药粉1～2g用竹板放入阴道后穹隆部。每天1次，5次为1个疗程。主治宫颈炎性不孕。

2.宫 颈 安

（1）处方：血竭10g，蚤休10g，蛇胆、蟾酥、牛黄各0.1g。按比例制备各药，研细粉，以紫草膏为栓。

（2）用法：用药前先以0.1%新洁尔灭液将宫颈拭净并擦干，将本栓剂压碎，令药面粘子宫颈糜烂面上，并置一带尾线棉球压迫24h取出，每5次为1个疗程。主治宫颈炎性不孕症。以此药治疗期间禁止性交。

3.五 倍 散

（1）处方：五倍子150g，黄柏、金银花、鱼腥草、野菊花各154g，海螵蛸64g，枯矾196g，冰片18g。将上药烘干共研细末，过120目筛，再将后三味研细过筛后与上药混合拌匀，装瓶备用。

（2）用法：治疗时以窥阴器暴露宫颈，擦净宫颈分泌物，用 0.1%新洁尔灭棉球消毒宫颈及阴道，再用已消毒的尾部带线的大棉球蘸药粉置糜烂面，线头在外阴部，24h 后取出。于月经净后 5～7d 开始上药，隔天上药 1 次，6 次为 1 个疗程。注意事项：①患有滴虫性、真菌性阴道炎者应先治愈。②经期、孕期、产褥期及疑有宫颈癌者禁用。③治疗期间及治愈后 2 个月内禁止性交、盆浴。本方主治子宫颈炎、宫颈糜烂性不孕。

　　4.宫颈粉

　　（1）处方：黄柏、大黄、黄芩、苦参、煅龙骨、土茯苓各 200g，紫草 100g，冰片 60g，黄连 50g。上药共研极细粉末，赶 100 目筛，贮瓶备用。

　　（2）用法：先以外阴冲洗液冲洗患者外阴后，于无菌下以窥阴器撑开阴道暴露宫颈，用消毒棉球拭下后并用喷粉器将宫颈粉喷于宫颈糜烂面，每天 1 次，10 次为 1 个疗程。主治慢性宫颈炎性不孕症。

　　5.消炎散

　　（1）处方：Ⅰ号方：青黛、蛇床子、血竭各 15g，黄柏、孩儿茶各 20g，硼砂 1g，雄黄 2g，冰片 3g。

　　Ⅱ号方：青黛、蛇床子、血竭、丹参、苦参各 15g，黄柏、孩儿茶各 20g，硼砂、雄黄、冰片各 3g。

　　（2）用法：将上述两方中药分别研末，装瓶备用。治疗时先用 1%高锰酸钾溶液冲洗患处，再用棉球擦净阴道分泌物，取消炎Ⅰ号 1g 撒布于宫颈及其后穹窿，然后用带线棉球塞住阴道，嘱患者第 2 天取出棉球，隔天 1 次。对合并急性阴道炎而分泌物多者，每天 1 次，5 次为 1 个疗程。对宫颈表面呈颗粒状或乳头状的Ⅱ度糜烂患者，用Ⅱ号方，首次 1～1.2g，以后 1g，隔天 1 次，5～7 次为 1 个疗程。重度者每次 2g，方法同上。宫颈糜烂明显好转后改用Ⅰ号方。主治慢性宫颈炎性不孕症。

　　6.八味消炎粉

　　（1）处方：儿茶 3g，川黄连 30g，黄柏 30g，青黛 9g，冰片 1.5g，红粉 0.3g，炉甘石 15g，乳香、没药各 15g。将上药磨成粉末，装入瓶中备用。

　　（2）用法：用时先以 0.02%呋喃西林溶液冲洗外阴及阴道，再用窥阴器撑开阴道，暴露宫颈，拭净宫颈及阴道的分泌物，用棉签蘸上药粉涂于宫颈糜烂面。每天用药 1 次，10d 为 1 个疗程。

　　（3）注意事项：①月经期停止用药　②治疗期间禁止性交。主治宫颈炎性不孕。

　　7.黄药子酒

　　（1）处方：黄药子 500g，黄酒 2 000ml。将黄药子洗净、晾干，浸泡于黄酒中，纳入罐中密封，加微火蒸 2h 后取出，保持密封并置避光处 7d 待用。

　　（2）用法：先洗擦净宫颈分泌物，然后将带尾线消毒棉球浸湿本药后紧贴于宫颈表面，尾线留在阴道口外，24h 后患者自行取出，隔天 1 次。

　　（3）注意事项：①月经期停止用药②治疗期间禁止性生活。本方主治宫颈炎性不孕症。

　　8.宫颈炎粉

　　（1）处方：墓头回、连翘各 60g，枯矾 30g。将上药共研细粉，装瓶备用。

　　（2）用法：可根据糜烂面的大小，每次分别给药粉 1g 左右，3d 给药 1 次，3 次为 1 个疗程。主治宫颈炎性不孕。

五、针灸及按摩

　　1.体　针

　　取带脉、肾俞、次髎、关元、照海等穴。带下量多加气穴、大赫；腰痛加小肠俞、腰眼。毫针刺用补法，加用艾灸。留针 20～30min，隔天 1 次，8 次为 1 个疗程。

2.耳　　针

取肝、子宫、盆腔、脾、三焦等耳穴。操作时,每次选用 3 ～ 4 穴,毫针针刺,中等刺激,或采用埋针、耳穴贴压均可。

取子宫、脾、肝、肾、膀胱、内分泌、神门、三焦等穴。操作时,一般选其中 3 ～ 4 个穴位,针刺后留针,反复捻转几次后皮内埋针,2d 换 1 次,或耳穴贴压也可。

取耳尖放血,取内生殖器、神门、肝脾、内分泌等耳穴,操作时,每天选用 2 ～ 3 个穴,采用毫针中等刺激,留针 15 ～ 20min,每天 1 次或隔天 1 次,或耳穴埋针、埋丸,或穴位注射胎盘注射液。

3.艾　　灸

取带脉、中极、气海、肾俞、脾俞、三阴交等穴。操作采用艾灸温和灸,每穴 5min,每天 1 次。

4.按　　摩

让患者取俯卧位,先揉按肾俞、脾俞、足三里、三阴交各 2min,再揉按腰骶部 5min。患者取仰卧位,点揉带脉、气海、关元、子宫穴各 2min;按摩下腹 3 ～ 5min,按下腹内侧 30 ～ 50 次,以有热感为宜。

患者取俯卧位,从长强穴起,沿着脊柱正中捏至大椎穴,共捏 15 次,每天 2 次,10 次为 1 个疗程。

六、药　　膳

1.椿根白皮汤

(1)处方:取椿根皮 30g,红糖适量。

(2)用法:将椿根皮洗净加水煎汤,去渣,放红糖适量,趁热温服。每天 1 剂。具有清热解毒、燥湿止带的功能。主治慢性宫颈炎性不孕。

2.黄芪乌鸡汤

(1)处方:取乌骨鸡 1 只(去毛及内脏,洗净),取黄芪 80g(填塞入鸡腹内)。

(2)用法:加水适量,隔水蒸烂,加入调味品适量,吃肉喝汤。具有健脾补肾止带之功。主治慢性宫颈炎性不孕症脾肾两虚型。

3.韭菜炒羊肝

(1)处方:韭菜 150g,羊肝 250g。将韭菜铣净,切成长约 3cm,把羊肝洗净切成薄片。

(2)用法:将锅烧热,下清油烧沸放入羊肝翻炒,待熟时放入调料及韭菜后即可服食,每天 1 次,也可佐餐用。具有温阳止带之功。主治慢性宫颈炎性不孕症肾阳虚型。

4.鸡蛋清炖马齿苋

(1)处方:取鸡蛋清 4 枚,鲜马齿苋 100g。

(2)用法:加水适量炖熟,温食之。每天 2 次,具有清热解毒利湿之功效。主治慢性宫颈炎性不孕症湿热型。

七、日常调护

主要有以下几个方面:

(1)严格实行计划生育,尽量避免屡次人工堕胎而损伤子宫。

(2)注意个人卫生,保持外阴清洁,并应适当节制性生活。

（3）严禁在经期进行性生活，以避免外感邪毒侵入胞宫。

（4）治疗期间应禁止性生活，月经期应停止局部用药。

（张宁）

第三节 盆腔炎性不孕

Section 3

盆腔炎系子宫、输卵管、卵巢、子宫旁组织及盆腔腹膜等部位炎症的总称。炎症可局限于一个部位，也可几个部位同时发炎。盆腔炎可由外生殖器的炎症向上蔓延而来，也可由邻近器官的炎症或身体其他部位的感染传播引起。临床上盆腔炎可分为急性和慢性两种。急性盆腔炎起病急，一般有明显的发病原因，若治疗及时、彻底、有效，常可治愈，通常不会导致不孕。慢性盆腔炎多因治疗不及时、不彻底，或患者体质差迁延而成，多表现为双侧输卵管炎，久而久之使输卵管的开口，特别是接受卵子的那一端（称为伞端）部分或全部闭锁，也可使输卵管内层黏膜因炎症粘连，使管腔变窄或闭锁，这样，使卵子、精子或受精卵的通行发生障碍，导致不孕。本病临床以小腹痛、坠胀、腰骶痛、白带多、尿频等为主要表现，且常伴有月经不调。其症状往往在月经前后、性交及劳累后加重，本病可根据病史和妇科检查协助确诊。

祖国医学认为本病的发生与湿热蕴积、肝郁化火、气滞血瘀、寒邪凝滞有关，这些原因可影响冲任失调、胞宫瘀阻而引起不孕之症。中医治疗该病的基本大法，是以活血化瘀贯彻始终，是临床获效的关键。在急性期，以清热解毒、清热利湿为主，活血化瘀为辅；在慢性炎症期，多有瘀阻胞脉、痹阻络道，因此，治疗上应以行气活血、消症散结、温经散寒为要，随证辅以清热解毒利湿之品。慢性盆腔炎多有本虚标实，本虚者以正气不足，肝肾亏虚；标实者，即瘀、湿、热三者蕴积胞中，使气血运行不畅、胞络受阻。因此，活血、清热、解毒、祛湿热与调补肝肾须兼顾应用。

一、分型施治

1.湿热下注

（1）主症：小腹疼痛或灼痛，腰骶酸痛经行加重，带下量多，色黄黏稠，秽臭，月经不调，或性交痛，婚久不孕。舌质红或正常，舌苔薄黄或黄腻，脉弦滑或弦数。

（2）处方：金银花15g，连翘15g，红藤15g，败酱草15g，三棱10g，莪术10g，黄芩10g，丹皮10g，赤芍15g，生苡仁20g，金铃子15g，车前草15g，黄柏10g。

（3）用法：每天1剂，水煎2次，分2次口服。

2.气滞血瘀

（1）主症：小腹胀痛，腰骶坠痛或胀痛，带下色白。经前乳房、胸胁胀痛，心烦易怒，小腹胀痛加重，月经或先或后，色暗红，夹血块，婚久不孕。舌质紫暗，苔薄白，脉弦或涩。

（2）处方：柴胡10g，枳壳15g，三棱15g，莪术15g，桃仁10g，红花10g，鬼箭羽15g，白术15g，茯苓15g，当归15g，川芎15g。

（3）用法：每天1剂，水煎2次，分2次口服。

3.痰瘀互结

（1）主症：小腹及腰部疼痛，经行加重，带下量多，色白黏稠，月经错后，量少，或经闭不行，妇科检查为盆腔炎性包块，或输卵管积水，经期大便溏薄，形体肥胖，舌质淡，苔白滑，脉细滑。

（2）处方：苍术15g，白术15g，川贝10g，茯苓15g，昆布10g，香附10g，穿山甲10g，枳壳10g，丹皮 10g,陈皮 10g,半夏 10g,川牛膝 10g,水蛭 6g。

（3）用法：每天 1 剂,水煎 2 次,分 2 次口服。

4.寒湿凝结

（1）主症：小腹冷痛,遇寒加重,得热痛减,腰骶部酸痛,带下量多色白质稀,或月经错后,量少,色暗红,夹血块,性交痛,性欲淡漠,久不孕育。舌质暗,苔薄滑,脉沉弦。

（2）处方：桂枝 10g,三棱 10g,莪术 15g,细辛 3g,赤芍 15g,丹皮 15g,昆布 15g,水蛭 10g,川牛膝 15g,茯苓 15g,制没药 15g,苍术 15g,肉桂 10g,附子 6g。

（3）用法：每天 1 剂,水煎 2 次,分 2 次口服。

二、效验妙方

1.克炎止痛二藤汤

（1）处方：红藤 15g,忍冬藤 15g,败酱草 15g,延胡索 10g,皂角刺 15g,丹参 15g,赤芍 20g,桃仁 10g,红花 10g,荔枝核 10g,路路通 10g,杜仲 15g,公英 15g,莪术 15g,益母草 10g。

（2）用法：每天 1 剂,水煎分服,30d 为 1 个疗程。主治盆腔炎引起的不孕症。

2.化瘀消痕汤

（1）处方：丹参 20g,赤芍 20g,香附 10g,延胡索 15g,泽兰 10g,当归 15g,五灵脂 10g,丹皮 10g,酒军 5g,莪术 15g,薏苡仁 15g,黄柏 10g,肉桂 10g,川续断 15g。

（2）用法：每天 1 剂,水煎分服,30d 为 1 个疗程。主治慢性盆腔炎性不孕。

3.白头翁汤

（1）处方：白头翁 20g,黄连 10g,黄柏 10g,秦皮 10g,贯众 10g,益母草 10g,橘核 15g,香附 10g,薏苡仁 15g,陈皮 10g。

（2）用法：每天 1 剂,水煎分服,10d 为 1 个疗程。主治慢性盆腔炎性不孕。

4.少腹消痕汤

（1）柴胡 10g,枳实 15g,败酱草 15g,川楝子 15g,桃仁 10g,三棱 15g,莪术 15g,红藤 15g,延胡索 10g,薏苡仁 15g,红花 10g。体弱者,加黄芪 30g,党参 15g;便秘者,加大黄 6g。

（2）用法：每天 1 剂,水煎分 2 次服。主治因盆腔炎引起的不孕。

5.败酱汤

（1）处方：败酱草 15g,夏枯草 15g,薏苡仁 20g,丹参 20g,赤芍 15g,延胡索 10g,木香 6g。

（2）用法：每天 1 剂,水煎为 500ml,每次服 150ml,日服 2 次,15d 为 1 个疗程。本方主治盆腔炎性不孕。

6.止痛消痕胶囊

（1）处方：黄芪、党参、白术、山药、丹参、芡实、鸡血藤、三棱、莪术、当归、全蝎、土鳖虫、蜈蚣、鱼腥草、败酱草、延胡索、川楝子、肉桂、炮姜等药物,按适当比例,将上药制成胶囊,每粒重 0.3g。

（2）用法：每次口服 6 粒,每天 3 次,1 个月为 1 个疗程。主治盆腔炎性不孕。

7.双红合剂

（1）处方：红藤 20g,红木香 6g,贯众 15g,败酱草 15g,公英 15g,萆薢 12g。

（2）用法：每天 1 剂,水煎分 2 次服。主治盆腔炎性不孕,证属湿热下注者。

8.二仙归苓汤

（1）处方：浙贝 10g,制半夏 10g,炒白芍 15g,当归 10g,巴戟天 10g,胆南星 10g,橘红 10g,茯苓 15g,仙茅 10g,仙灵脾 10g,金樱子 15g,覆盆子 15g。

（2）用法：每天 1 剂,水煎分 2 次服。主治盆腔炎性不孕,证属寒湿凝滞者。

9.归芍活血汤

（1）处方：当归15g,赤芍15g,乌药15g,制没药6g,生蒲黄15g,路路通10g,荔枝核15g,橘核15g,生地黄15g,土茯苓15g,鸡血藤15g,广木香6g。

（2）用法：每天1剂,水煎分服,7～10d为1个疗程,连服6个疗程。月经期停服。主治盆腔炎性不孕,证属气滞血瘀者。

10.健脾益肾汤

（1）黄芪20g,党参15g,生苡仁20g,芡实15g,蛇床子15g,杜仲15g,草薢15g,败酱草15g,白头翁15g,仙灵脾10g,延胡索10g。

（2）用法：每天1剂,水煎分服。14d为1个疗程。主治盆腔炎性不孕,证属脾肾不足型。

三、中成药

1.桂枝茯苓丸

（1）治则：具有活血化瘀、消症散结的功效。主治女性小腹宿有包块,盆腔炎性不孕。

（2）证见：妇人宿有瘀块,婚久不孕,经行腹胀痛,腹挛急,按之痛,脉涩。

2.少腹逐瘀丸

（1）治则：功可行气活血、温经散寒、化瘀消症。主治寒凝血瘀型盆腔炎性不孕。

（2）证见：小腹部包块,小腹胀痛,月经不调,色暗红,夹血块,婚久不孕,舌质暗,有瘀点,脉弦涩。

四、外治良方

（一）盆腔炎外敷方

（1）处方：透骨草120g,三棱15g,白芷15g,花椒15g,路路通15g。

（2）用法：共研细末,装入布袋中,水浸后隔水蒸30min,敷于腹下区病侧,每次敷20min,15d为1个疗程,可连用3个疗程。主治慢性盆腔炎性不孕,证属寒凝阳虚者。

（二）透骨草合方

（1）处方：千年健10g,川椒10g,羌活15g,独活15g,红花10g,血竭6g,钻地风15g,白芷10g,艾叶10g,赤芍15g,川续断15g,桑寄生15g,五加皮10g,防风10g,归尾10g,制乳香10g,制没药10g,透骨草100g。

（2）用法：将上药共研细末,装纱布袋中,干蒸后热敷患部。每次30min,每天1～2次,10次为1个疗程,每剂可用5次。主治慢性盆腔炎性不孕,证属寒凝血瘀者。

（三）大黄牡丹皮散

（1）处方：大黄300g,牡丹皮200g,桃仁150g,瓜子100g,芒硝120g。

（2）用法：将前四味药共为末,分2份。取1份用米醋拌匀,以润而不渗为宜。然后拌入芒硝40g,装入布袋内,放锅内蒸至透热,乘热敷于小腹,药袋上加热水袋,温度以热而不烫为宜。每天早晚各敷40min,每袋用2～3d,每剂用4～5d。1个月为1个疗程。主治盆腔炎性不孕。

（四）中药保留灌肠法

1.慢盆汤

（1）处方：金银花15g,连翘15g,黄芪15g,三棱15g,莪术15g,丹参20g,夏枯草、败酱草各30g。

（2）用法：每天 1 剂，浓煎取汁 100ml，每晚睡前保留灌肠。温度以 40℃左右为宜，保留时间越长越好。14d 为 1 个疗程。主治盆腔炎性不孕。

2. 克 炎 灵

（1）处方：红藤 20g，败酱草 20g，蒲公英 15g，野菊花 15g，黄芩 15g，黄连 15g，黄柏 15g。腹胀加香附 10g，延胡索 10g；有包块加莪术 15g，桃仁 10g，水蛭 10g。

（2）用法：水煎浓缩至 100ml，药温控制在 40℃左右行保留灌肠。每晚 1 次，10 次为 1 个疗程，经期停用。主治盆腔炎性不孕症。

3. 盆炎康合剂

（1）处方：公英 30g，败酱草 30g，紫花地丁 15g，益母草 15g，延胡索 15g，柴胡 10g，当归 15g，丹参 15g，栀子 15g，木香 6g，香附 10g。小腹部包块加三棱 10g，莪术 15g；带下色黄臭秽加薏苡仁 15g，苍术 15g，黄柏 15g，丹皮 10g；腹痛甚加乳香 6g，没药 6g，五灵脂 15g，生蒲黄 15g。

（2）用法：每天 1 剂，浓煎至 100ml，保留灌肠 60min，每晚 1 次，灌 6 次休息 1d，1 个月为 1 个疗程。灭滴灵 0.4g，每晚 1 次放阴道内，连用 10d。主治慢性盆腔炎性不孕症。

4. 化瘀宁坤液

（1）处方：桂枝 10g，三棱 15g，莪术 15g，水蛭 10g，红藤 15g，昆布 15g，槟榔 2g，丹皮 15g，赤芍 15g，虎杖 12g，没药 10g，附子 10g。

（2）用法：浓煎 100ml，保留灌肠，药温控制在 40℃左右，保留时间越长越好。每晚 1 次，月经期停用。1 个月为 1 个疗程。主治慢性盆腔炎性不孕寒湿凝滞型和气滞血瘀型。

5. 复方红藤汤

（1）处方：红藤 30g，败酱草 20g，紫花地丁 20g，公英 15g，土茯苓 20g，三棱 15g，莪术 15g，地鳖虫 15g，枳壳 15g。

（2）用法：上药用冷水 500 ～ 600ml，浸泡 30min，煎取 150 ～ 200ml，冷却至 40℃左右灌肠，用 4 号导尿管插入肛门内 15cm，用注射器抽吸药液从导尿管缓缓注入。嘱患者保留 4h 以上。每天施术 1 次，以晚上临睡前灌肠为宜。10 次为 1 个疗程。宜避开经期，操作前需排空大、小便。主治盆腔炎性不孕症。

（五）花红外敷膏

（1）处方：白鸡冠花（醋炙）、红花（酒炒）、白术、荷叶（烧灰）、茯苓、车前子、昆布各等份，黄酒适量。上药混合粉碎为末，过 120 目筛，装瓶备用。

（2）用法：每次取药末 35g，用黄酒调成糊状分别涂在神阙、脾俞两穴位上，盖以纱布，胶布固定，2d 换药 1 次，可奏健脾利湿之功。主治盆腔炎性不孕症。

（六）熏 洗 法

（1）处方：取蛇床子 50g，野菊花 40g，生百部 20g，苦参 20g，枯矾末 12g。

（2）用法：上药用纱布包好，入水煎 30 ～ 40min，取液趁热熏阴部，每天 3 ～ 4 次，每次 15 ～ 30min，每剂可用 2d。具有清热解毒、利湿消炎之功效。主治盆腔炎性不孕。

（七）中药离子导入法

1. 湿热下注方

处方：银花 30g，连翘 30g，当归 20g，蒲公英 30g，白芍 10g，川芎 10g，地丁 10g，黄柏 10g，白芷 10g，黄芪 20g。

2. 寒凝气滞方

处方：黄芪 30g，丹参 20g，益母草 15g，延胡索 15g，党参 10g，赤芍 15g，红花 10g，香附 10g，桂枝 10g。

上述两方药物分别加水 1 000ml，各煎 500ml，放冰箱备用。采用 KF-1 型电离子导入治疗机,做离子导入术。每天1次,每次30min,12次为1个疗程,间隔4d再做第2个疗程。两方均主治盆腔炎性不孕,证属湿热下注型和寒凝气滞型。

五、针　　灸

(一)体　　针

取合谷、行间、曲池、冲门、次髎、太冲、丰隆、中极。操作法:合谷、曲池、行间、中极、次髎,反复提插捻转,行泻法。针其他穴位留针20~40min。主治盆腔炎性不孕。

取中极、关元、气海、太溪、复溜、三阴交、大赫、肾俞等穴。操作法:每次取其中3~4个穴位,用补法或平补平泻法,交替应用。主治阴虚型盆腔炎性不孕。

(二)耳针取穴

内分泌、肾上腺、盆腔、交感、卵巢、肝、肾。操作法:①针刺,每次15min,中等刺激。②埋皮针法。③用王不留行子贴压法。④耳穴电针疗法。主治盆腔炎性不孕。

(三)灸　　法

(1)取带脉、隐白、气海、冲阙、三阴交、脾俞为主穴,取中极、白环俞、次髎、肾俞、足三里、阳陵泉为配穴。操作法:用艾卷温和灸,每次选用2~4个穴位,每次每穴施灸15~30min,每天灸治1次,5次为1个疗程。功可温阳除湿。主治盆腔炎性不孕,证属阳虚湿盛型。

(2)取关元、归来、气海、中极为主穴,取神阙、子宫为配穴。操作法:①隔姜灸:生姜切片约2mm厚,放置在穴位上,用艾绒做成小艾炷,从顶端点燃灸之,每穴3~5壮。隔天1次。②隔附子饼灸:方法同上。③隔盐灸:细盐敷于穴位(用直径2cm、高0.2cm的纸套固定),方法同上。主治盆腔炎性不孕。

(四)水　　针

取中极、关元、血海、三阴交等穴,以穿心莲注射液或当归注射液,任选一种药物,行穴位注射,每次选2~4个穴位,主治盆腔炎性不孕。

六、药　　膳

1.五色茶

紫花地丁20g,黄芩叶10g,败酱草20g,公英20g,玄参12g,绿茶15g。加水煮沸即可饮用。每天3~4次。具有清热解毒的功效。主治盆腔炎性不孕,证属湿热者。

2.鸡冠花藕汁速溶饮

取新鲜白鸡冠花500g,鲜藕汁500ml,白砂糖500g。鸡冠花加水适量煎煮,每20min取汁1次,再加水煎,共取汁3次,合并后用文火浓缩,加入鲜藕汁,再浓煎至黏稠时,待温,拌入糖把煎汁吸净,拌匀晾干,压碎研细,装瓶备用。每次服20g,开水冲服,每天3次。本品清热解毒。主治盆腔炎性不孕。

3.桃仁赤芍粥

桃仁10g,赤芍15g,薏苡仁50g,红糖适量。共煮成粥,每天1次,有活血化瘀利湿之功效。主治盆腔炎性不孕。

4.莲子荷叶芡实粥

取莲子100g,芡实10g,鲜荷叶、粳米各适量。将芡实去壳,莲子去皮、芯,将荷叶、粳米洗净,一起放入沙锅内煮粥。温热服用,每天2次。本方健脾补肾、清热利湿。主治盆腔炎性不孕。

七、日常调护

主要有以下几个方面:

(1)注意个人卫生,经期、产褥期卫生用品要清洁,不要滥用不洁代用品。

(2)经期、产褥期禁房事,保持外阴清洁。经期禁止游泳、盆浴。

(3)腹腔手术、宫腔操作应严格无菌操作,尽量减轻或避免损伤子宫。

(4)患急性盆腔炎时,一定要及时治疗,注意休息,尽快治愈,防止转为慢性盆腔炎。

(张宁)

第四节　子宫内膜异位症性不孕

Section 4

子宫内膜异位症就是子宫内膜生长在子宫腔以外的组织或器官上,导致一系列异常症状。在不孕症的发病机制中,子宫内膜异位症越来越引起人们的重视,成为临床上日益关注的问题之一。

子宫内膜异位引起不孕,最简单的道理是它会引起子宫后位粘连,活动差;或引起输卵管粘连而使输卵管蠕动弱;如果子宫内膜异位在输卵管会造成阻塞,使精子和卵子的运行受限制,妨碍受精与孕卵的迁移。当子宫内膜异位在卵巢时,较大的巧克力囊肿等会影响卵巢的功能。子宫内膜异位症引起不孕的机制除了机械性原因之外,还有免疫学、内分泌学的原因。异位的子宫内膜可以作为一个自身抗原,引起妇女免疫功能亢进,抗子宫内膜抗体对正常的子宫内膜产生抗原抗体反应时,大量的巨噬细胞可以吞噬精子,亦不利于受孕。其内分泌学因素主要与前列腺素的分泌有关。前列腺素对子宫及输卵管的平滑肌有强烈的收缩作用,破坏了输卵管的正常蠕动和子宫的"安静"状态,干扰精子、卵子在生殖道的运行及孕卵的着床而导致不孕。

对任何主诉不孕的妇女,如其输卵管通畅,子宫内膜正常,排卵规律,性交后试验满意,均应考虑到子宫内膜异位症的可能性。若患者主诉有痛经和性交痛,则更应怀疑是否患了此病。其典型症状如下述:①继发性或渐进性痛经:表现为周期性的下腹痛、性交痛和肛门坠痛。②月经不调:腺肌症的患者月经量增多,子宫内膜异位在卵巢者影响卵巢功能,导致月经不规律。③不孕:约75%的子宫内膜异位患者有不孕史。子宫内膜异位症的主要体征是:子宫后位固定,子宫骶骨韧带、子宫后壁或后穹窿可触及大小不同的结节,触痛明显。有时阴道穹窿部可见到紫蓝色结节。妇科检查可扪及较大的卵巢。

中医对子宫内膜异位症的认识,是近十几年才发展起来的,古代医籍无记载。根据本病的不同表现,可将其归属于痛经、症瘕、不孕、月经不调等范畴。本病因瘀血引起,故病性属实或虚实夹杂。主要病机为瘀血滞留于小腹,瘀阻冲任、胞宫、胞脉、胞络,影响气血运行,出现不通则痛。瘀积日久,症瘕形成,阻碍精卵相合,导致不孕。因此本病关键在除瘀。

一、分型施治

1.气滞血瘀

(1)主症:婚后不孕,经行量少不畅或淋漓不断,色紫暗夹有小血块,胸闷胁胀,小腹胀痛拒按,痛甚者伴恶心、呕吐,四肢厥冷,面色苍白,舌质暗,舌边有瘀点,苔薄,脉弦或涩。

(2)处方:当归12g,生地黄15g,桃仁10g,红花10g,枳壳15g,赤芍15g,柴胡10g,川芎15g,

川牛膝 15g,三棱 10g,莪术 10g,水蛭 6g。

(3)用法:每天 1 剂,水煎 2 次,分 2 次口服。

2.气虚血瘀

(1)主症:小腹包块,行经前后小腹、肛门坠痛,拒按,排便疼痛加重,月经量或多或少;色淡质稀,婚久不孕,平素倦怠乏力,气短懒言,纳呆。舌质淡暗有瘀斑,舌苔白,脉细弱。

(2)处方:生黄芪 20g,党参 15g,当归 15g,丹参 15g,赤芍 10g,炙升麻 9g,炙甘草 6g,三棱 10g,莪术 10g,郁金 10g,三七粉(冲)2g。

(3)用法:每天 1 剂,水煎 7 次,分 2 次口服。

3.寒凝血瘀

(1)主症:婚久不孕,腹下区结块,经前经期小腹冷痛或绞痛,疼痛剧烈难忍,痛而拒按,得热则舒,月经量少或经行不畅,或经期延长,色暗有块,血块排出后痛减,伴四肢厥冷,面色青白,舌质紫暗,有瘀斑,脉沉紧。

(2)处方:炮姜 10g,炒小茴香 10g,乌药 15g,肉桂 10g,当归 15g,川芎 15g,赤芍 15g,生蒲黄(包)15g,五灵脂 15g,制乳香、没药各 6g,三棱 10g,莪术 10g,水蛭 10g,血竭粉(冲服)3g。

(3)用法:每天 1 剂,水煎 2 次,分 2 次口服。

4.阳虚血瘀

(1)主症:婚久不孕,腹下区结块,经期经后小腹、腰骶部冷痛,喜温拒按,经量少,色暗淡质稀,平素畏寒肢冷,腰膝酸软,小便清长,夜尿多,带下量多、色白、质稀清冷,舌质暗有瘀斑,舌苔薄白,脉沉细无力。

(2)处方:仙茅 10g,仙灵脾 10g,炒山药 15g,熟地黄 10g,肉桂 6g,丹参 15g,香附 10g,巴戟天 10g,艾叶 6g,刘寄奴 15g。

(3)用法:每天 1 剂,水煎 2 次,分 2 次口服。

5.肾虚血瘀

(1)主症:婚久不孕,腹下区结块,经期经后小腹坠胀作痛,拒按,月经量少、色暗有血块,伴头晕耳鸣,腰膝酸软,心烦易怒,舌暗有瘀点,脉细弦或涩。

(2)处方:菟丝子 15g,女贞子 15g,枸杞子 15g,熟地黄 10g,川牛膝 15g,当归 12g,柴胡 10g,苏木 10g,三棱 10g,莪术 10g,桑寄生 15g,狗脊 15g。

(3)用法:每天 1 剂,水煎 2 次,分 2 次口服。

6.湿热瘀结

(1)主症:婚久不孕,腹下区结块,平时小腹隐痛,经期加重,疼痛难忍,拒按,得热则甚;月经量多,色红或深红,质黏稠,平素带下量多、色黄、味秽,或经行发热;舌暗红,舌边有瘀斑瘀点,苔黄腻;脉滑数。

(2)处方:红藤 15g,败酱草 15g,连翘 15g,生苡仁 25g,车前草 15g,丹皮 10g,赤芍 15g,三棱 10g,莪术 10g,荔枝核 10g,金铃子 10g,椿根白皮 15g。

(3)用法:每天 1 剂,水煎 2 次,分 2 次口服。

二、效验妙方

(一)镇痛汤

(1)处方:党参 20g,赤芍 15g,川芎 15g,三七粉 3g(冲服)。

(2)用法:水煎服,每天 1 剂,分 2 次服。3 个月为 1 个疗程。月经期加琥珀粉 1g(分冲),平时加三棱 10g,莪术 10g。主治外在性子宫内膜异位不孕症。

（二）异位复原汤

（1）处方：当归 10g，桃仁 10g，红花 10g，赤勺 15g，柴胡 10g，丹参 15g，小茴香 6g，川楝子 15g，延胡索 10g，川芎 10g。

（2）用法：水煎服，每天 1 剂。主治子宫内膜异位性不孕症。

（三）调经系列方

1. 经 前 方

生蒲黄 12g，五灵脂 15g，丹参 15g，川牛膝 15 丸，制乳香、没药各 6g，三棱 10g，莪术 10g，炒川芎 6g，刘寄奴 15g。

2. 经 期 方

炒五灵脂 12g，蒲黄炭 15g，黄柏 10g，炒川芎 6g，大黄炭 6g，花蕊石 20g，制香附 10g，炒乌药 15g，炙黄芪 15g，肉桂 3g。

3. 经 后 方

（1）处方：桂枝 10g，赤芍 15g，丹皮 10g，桃仁 10g，昆布 10g，三棱 10g，莪术 15g，王不留行 10g，炙土元 15g，炙鳖甲 10g，茯苓 15g，仙灵脾 10g，锁阳 10g。

（2）用法：上方水煎，每天 1 剂，分 2 次服。

经前方，于月经前服 7 剂；经期方，于经来潮服 3～7 剂；经后方，于经后服 5～7 剂，临床可酌情加减。主治子宫内膜异位性不孕症。

（四）痛经效验汤

（1）处方：柴胡 10g，赤芍 10g，丹皮 10g，延胡索 10g，川楝子 10g，制香附 10g，广木香 6g，失笑散 9g（包），红藤 15g，败酱草 15g，夏枯草 10g，煅牡蛎（先煎）15g。

（2）用法：每天 1 剂，水煎分 2 次服。经前 1 周及月经期服。平时服桂枝茯苓丸、大黄蛰虫丸等。主治子宫内膜异位性不孕症。

（五）补肾化瘀汤

（1）处方：仙灵脾 12g，丹参 15g，赤芍 15g，熟地黄 20g，菟丝子 15g，肉苁蓉 15g，泽兰 10g，紫河车粉（兑服）10g，生蒲黄 15g，血余炭 6g，当归 12g，仙茅 12g，白茅根 15g，黄柏 10g。

（2）用法：每天 1 剂，水煎分 2 次服。于月经期服 5～7 剂。主治子宫内膜异位性不孕症。

（六）异位胶囊

（1）处方：浙贝 15g，山慈姑 15g，血竭 15g，丹参 15g，鳖甲 15g，薏苡仁 15g，夏枯草 15g。上药共研细末，装胶囊，每粒含生药 1.25g。

（2）用法：每次服 4 粒，每天 3 次。3 个月为 1 个疗程。经期不停药，酌情加用中药汤剂。主治子宫内膜异位性不孕症。

（七）消 异 汤

（1）处方：三棱 10g，莪术 15g，当归 12g，五灵脂 15g，桂枝 10g，红花 10g，川芎 12g，赤芍 15g，延胡索 15g，鳖甲 10g，生蒲黄 15g。

（2）用法：每天 1 剂，水煎分 2 次服。经期停用。主治子宫内膜异位性不孕症。

（八）良方温经汤

（1）处方：当归 15g，川芎 15g，赤芍 15g，肉桂心 10g，莪术 15g，干姜 6g，党参 15g，怀牛膝 15g，鸡血藤 15g，生牡蛎 15g，小茴香 6g，鳖甲 10g，菟丝子 10g，炙甘草 6g，仙灵脾 10g。

（2）用法：每天 1 剂，水煎分 2 次服，经期前服 5～7 剂。主治子宫内膜异位性不孕症。

（九）三棱莪术合剂

（1）处方：三棱 10g，莪术 10g，丹参 15g，赤芍 15g，鳖甲 12g（先煎），浙贝 15g，郁金 15g，枳壳 15g，内金 10g，当归 15g，水蛭 6g。

（2）用法：每天 1 剂，水煎分 2 次服，月经干净 2～3d 开始服至下次月经来潮。3 个月为 1 个疗程。主治子宫内膜异位性不孕症。

三、中　成　药

1.血府逐瘀丸

（1）治则：主治子宫内膜异位性不孕气滞血瘀型。

（2）证见：腹部结块，小腹疼痛剧烈，经期尤甚，拒按，月经量少，经行不畅。婚久不孕，舌质暗有瘀点，脉弦或弦涩。

（3）用法：口服，每次 1 丸，每天 3 次，于月经前连服 10d。

2.少腹逐瘀丸

（1）治则：主治子宫内膜异位性不孕寒凝血瘀型。

（2）证见：婚久不孕，腹下区结块，小腹冷痛或绞痛，拒按，得温则舒。月经量少，色暗有血块，行经不畅，舌暗，脉沉紧。

（3）用法：口服，每次 1 丸，每天 2 次，温黄酒送服。

3.妇科回生丹

（1）治则：主治子宫内膜异位性不孕气虚血瘀型。

（2）证见：婚久不孕，腹下区结块，经后小腹空痛，肛门重坠，乏力倦怠，舌边尖有瘀斑，脉细弱。

（3）用法：口服，每次 1 丸，每天 2～3 次。

四、外治良方

1.灌肠消异汤

（1）处方：红藤 15g，败酱草 15g，三棱 10g，莪术 15g，延胡索 15g，丹参 15g，丹皮 10g，白花蛇舌草 15g，紫草根 15g，黄柏 10g。

（2）用法：上药水煎取浓汁 200ml，每次用 100ml，保留灌肠。于月经干净后每天 1 次，1 个月为 1 个疗程。主治子宫内膜异位性不孕，肿块位于子宫直肠凹陷者。

2.灌　肠　方

（1）处方：三棱 10g，莪术 10g，红藤 15g，皂角刺 15g，蜂房 10g，赤芍 15g，桃仁 10g。

（2）用法：水煎至 100ml，保留灌肠，15min 灌完后卧床 30min，保留时间越长效果越好。每天 1 次，月经期停用。主治子宫内膜异位性不孕症。

3.外　敷　方

（1）处方：乌头 10g，鸡血藤 60g，五加皮 20g，白芷 15g，羌活 15g，独活 15g，伸筋草 15g，防风 15g，红花 10g，川椒 15g，追地风 15g，透骨草 15g。

（2）用法：上药用纱布包好，隔水蒸热，热敷腹下区，每天 1 次，每包药可敷 4 次。可用热水袋放在药包上面，以保温更长时间。主治子宫内膜异位性不孕症。

五、针　　灸

（一）体　　针

（1）取气海、地机、太冲、合谷为主穴。刺痛拒按，血瘀重者，配三阴交、血海。肝郁化火，口苦咽干,去太冲,加行间。手法:气海、三阴交平补平泻,其余施泻法。主治气滞血瘀型子宫内膜异位性不孕症。

(2)取关元、肾俞、三阴交、次髎、大赫为主穴。小腹冷痛,经少色黯者,配公孙、归来。手法:关元、大赫、肾俞施补发,其余平补平泻。主治寒凝血瘀型子宫内膜异位性不孕症。

(二)耳　　针

取神门、脑点、盆腔过敏点为主穴;气滞血瘀者,配肝、交感、耳迷根;血瘀寒凝者,配肾上腺、肾。手法:耳穴埋豆,隔天 1 次,两耳交替使用。主治子宫内膜异位性不孕症。

(张宁　任健)

第五节　黄体功能异常
Section 5

卵泡在卵子排出后,卵泡壁塌陷、皱缩,卵泡壁的破裂口被卵泡膜血管的出血所封闭,此时卵泡壁的颗粒细胞迅速增殖,颜色变黄,称为颗粒黄体细胞。另外,卵泡内膜的细胞也黄素化,称为卵泡膜黄体细胞。两者均旱黄的颜色,似黄色脂肪样,这称为黄体。黄体在排卵后的 7 ～ 8d 达到高峰,直径可达 2cm 左右,这称为成熟黄体。黄体具有分泌功能,除分泌雌激素外还分泌孕激素。在排卵之前机体内孕激素水平很低,这是因为卵泡颗料细胞虽产生黄体酮,但颗粒细胞中缺乏 17α-羟化酶,不能使黄体酮继续合成下去。此外,颗粒细胞层内缺乏血管,故而黄体酮不能进入血循环,故血中孕激素水平很低。在排卵之后,由于卵泡内膜的血管长入黄体内,使黄体酮通过卵泡内膜的血管而进入血循环,因而排卵后血中孕激素水平明显增高。孕激素能使增生期的子宫内膜转化为分泌期,为受精卵的着床做好准备。上述是正常黄体的一般概况,如果卵巢黄体期≤10d,黄体分泌孕激素不足,子宫内膜分泌反应不良,此称为黄体功能不健全(LPD)。黄体功能异常者,常见有黄体发育不健全与黄体萎缩不全两类。临床上以黄体发育不健全为多,且与不孕有关。主要临床表现是月经失调,可表现为月经先期、月经后期、月经先后不定期,期中出血,经前或经行时乳胀、烦躁、溢乳,婚后不孕,或孕后易流产等。由于黄体不健而导致不孕的发生率约占 15%,习惯性流产者可占 35%。

一、病因病机

1.肝郁肾亏

情志不畅,或素体肾亏,大病久病之后,致肝郁不舒。肾与肝为母子关系,肾亏精血不足,更不能濡养肝木,使肝更郁。肝为藏血之脏,肝主疏泄;肾为藏精之脏,肾主孕育。肝肾隶于冲任之脉,如果肝郁肾亏则致冲任脉失调,形成本病。

2.肾虚宫寒

先天肾气不足,或素体阳虚,或房劳多产,或人流过多,或大病久病之后,致肾亏宫寒,冲任虚寒,功能失调而致本病。

3.脾肾不足

素体脾虚,或先天肾虚,或房事不节伤肾,或过食生冷致脾肾不足。脾为生化之源、生血之脏,肾者藏精,精血可相互转化并濡养冲任脉。如果脾肾不足,精血减少,冲任脉失濡养而功能失调致本病。

二、临床表现

1.月经周期紊乱

以月经先期为多。这是由于黄体不健全,黄体分泌不足,致使子宫内膜萎缩过早而月经先期来潮。也有的人月经后期,主要是因内分泌不足,卵泡刺激素(FSH)不足使卵泡发育成熟较晚,致月经后期。

2.不　孕

子宫内膜受黄体激素的影响,而转化为分泌期。如果黄体发育不健,孕激素分泌不足,分泌期的子宫内膜发育不良,受精卵在这种不良的内膜环境中不易着床,故而不孕。

3.经前期诸症

常见有经前或经行时的心烦易怒,乳房胀痛,乳头作痒等。这与孕激素不足,水钠潴留有关。少数患者还有溢乳现象。

4.流　产

孕激素不足可影响受精卵的发育,还使子宫内膜的分泌期发育不良,影响受精卵的着床与发育而致流产。

三、不孕原因分析

1.卵子发育不成熟

由于卵泡发育不甚成熟,即使卵子排出了,也不易与精子结合受精。即使能受精,亦因受精卵不健康也会发生流产。

2.子宫内膜分泌不良

正常情况下,子宫内膜在足够孕激素的影响下变为晚分泌期图像,内膜中含有丰富的营养物质与微量元素等,这为受精卵的着床做好准备。如果黄体不健全,致使孕激素分泌不足,子宫内膜多数呈早分泌期图像,因而受精卵不易着床发育。

3.孕激素不足

干扰孕卵的运输与着床。雌、孕激素维持女性生殖器官的功能,同时对受精卵的运输、着床起着重要的作用。如果孕激素不足,影响了输卵管与子宫内膜的功能,从而干扰受精卵的运输与着床,导致不孕。

四、诊　　断

1.依据病史与临床表现

身体无明显器质性病变,月经先期来潮,婚后不孕,或孕后易流产。

2.妇科检查

一般无明显器质性病变发现,有时子宫略小。

3.基础体温测定

基础体温呈双相型,低温相至高温相的上升天数(移行期)迟缓,往往超过 3d;高温相持续期间上下波动超过 0.2℃;曲线有时呈现驼形或马鞍形;高温相维持时间 < 10d。

4.阴道脱落细胞检查

正常情况下,阴道上皮细胞受孕激素的影响,有多量含糖原的中层细胞,细胞出现皱褶与卷边,并有明显的细胞堆积现象。如果黄体不健全,则阴道上皮脱落细胞的堆积与皱褶不佳。

5.血内分泌测定

黄体不健全者血中孕激素水平下降。

6.诊断性刮宫

在经行时做诊断性刮宫,子宫内膜呈早分泌期图像,或分泌期子宫内膜反应与正常月经周期的反应日期相比差 2d 以上。

五、中医治疗

1.肾虚肝郁

(1)主症:婚后不孕,月经周期紊乱,往往先期,经行量少,色紫黯夹有血块。腰膝酸软,心烦易怒,经前或经行两乳作胀,少腹不舒,时欲叹息。苔薄白质微黯,脉细小弦。

(2)治则:疏肝理气、补肾调经。

(3)方药:开郁补元煎(自拟方)加减。常用药味:当归、熟地、山萸肉、枸杞子、杜仲、怀山药、陈皮、香附、川楝子、柴胡、白芍等。

(4)加减:乳房胀加婆罗子、橘核;经行不畅加失笑散、泽兰;经少加丹参、益母草。

2.肾虚宫寒

(1)主症:婚后不孕,月经紊乱,往往后期,经行量少,色紫黯,质地稀薄。畏寒肢冷,小腹冷痛,得温则舒,带下清冷,腰膝酸软,大便溏薄,性欲淡漠。苔薄质淡,脉沉细。

(2)治则:温阳补肾、暖宫助孕。

(3)方药:扶黄煎(自拟方)加减。常用药味:菟丝子、仙灵脾、鹿角片、怀山药、山萸肉、附子、肉桂、巴戟天等。

(4)加减:子宫小加紫石英、艾叶;小腹冷痛加吴茱萸、小茴香;腰膝酸软加杜仲、狗脊。

3.肾虚脾弱

(1)主症:婚后不孕,经期正常,或月经前后不定期,经量或多或少,经色淡,腰膝酸软。神疲乏力,面色萎黄,带下量多,有时面目肢肿。舌淡苔薄,边有齿印,脉细弱。

(2)治则:补肾健脾、益气养血。

(3)方药:大补元煎(《景岳全书》)加减。常用药味:党参、熟地、怀山药、杜仲、当归、山萸肉、枸杞子、黄芪、白术等。

(4)加减:面目肢肿加茯苓、陈葫芦;经行量多加仙鹤草、岗稔根;大便溏薄加炒扁豆、广木香。

六、其他疗法

(一)针灸治疗

1.体针治疗

取穴中极、气海、关元、三阴交、交信、血海等,调节月经,延长黄体期。

2.头针治疗

取生殖区(两侧),同时捻针约 3min,间歇 5min 再捻,共三遍,调经助孕。

(二)草药单方

1.暖宫汤

胡芦巴 9g,紫石英 12g,小茴香 9g,煎汤,治肾虚宫寒之黄体不健。

2.乌鸡枸杞子汤

乌骨鸡1只,去毛及内脏,洗净,与枸杞子30g,怀山药200g共炖烂,熟时加少许葱、姜、盐,吃肉喝汤,治脾肾不足之黄体不健。

（三）食疗验方

1.海 马 酒

海马2～3个,浸黄酒适量,每日饮酒适量（根据每个人酒量多少有所差异）,能温阳补肾。现代药理提示海马有性激素样功能。

2.艾 叶 蛋

鸡蛋煮熟去蛋壳,将艾叶12g煎水弃渣,再将去壳鸡蛋煮片刻,吃蛋,汤亦可服,每日1次。温经暖宫、补虚养血,可健全黄体,并预防流产。

七、调护与预防

（1）保持心情舒畅,勿烦恼与发怒,避免精神刺激。

（2）有流产史者应尽早查找原因,如为黄体不健而引起,下次妊娠应及早保胎。

（3）患有月经不调,婚后不孕者,应测量基础体温。如果基础体温呈现为黄体不健全者,应重视并治疗。

（4）身体虚弱者应增加营养,注意食疗,并适当锻炼身体,增强体质。

（5）婚后暂不生育者应注意避孕,如果怀孕不要轻易流产,以防流产后引起黄体功能不全。

（6）勿乱用激素。如果不合理地应用促性腺激素、克罗米芬等可影响黄体的功能而引起黄体功能不全。

（张宁　郭颖）

第六节　多囊卵巢综合征

Section 6

多囊卵巢综合征的主要症状是闭经或不规则阴道出血、多毛、肥胖、不孕症等。这是由于丘脑下部、垂体、卵巢之间激素分泌异常,破坏了性轴之间的相互协调关系,导致卵巢长期不排卵,卵巢增大。此综合征由 Stein 及 Leventhal 首先报道,故又称为 S-L 综合征。本病从症状表现来看属中医所指"月经不调"、"闭经"、"症瘕"、"不孕症"的范畴。多囊卵巢综合征多发生于20～40岁育龄期的女性。上述这些症状不一定同时出现,又往往为其他疾病所共有,故临床上应注意鉴别诊断,排除卵巢男性化肿瘤、肾上腺肿瘤、肾上腺皮质功能亢进等。此外,多囊卵巢综合征患者病久有伴发子宫内膜腺癌的可能,故必要时应诊刮,以防贻误病情。

一、病因病理

近年来对多囊卵巢综合征进行了较多的研究,虽对不排卵的原因尚未明了,但其病因病理有如下说法：

1.促性腺激素释放激素的分泌与释放的影响

下丘脑分泌的促性腺激素对垂体的功能调节是有影响的。精神过度紧张、情绪不稳定、忿怒、忧虑、神经性厌食、过食生冷等会影响促性腺激素释放激素的脉冲释放,继则影响了垂体促性腺激素的分泌与释放。由于缺乏LH高峰,故不排卵。

2.肾上腺皮质功能异常

女孩在青春发育期肾上腺皮质功能与下丘脑—垂体—卵巢轴都开始发育成熟,其中肾上腺功能的成熟又略早。肾上腺所分泌的雄激素促进中枢神经系统的活动,并促使性轴的成熟,出现有排卵型月经周期。如果肾上腺功能异常则影响性轴的分泌与调节,出现排卵障碍。

3.卵巢功能异常

垂体促性腺激素分泌越多,卵巢受其影响则分泌雌激素亦越多。正常情况下,过多的雌激素则抑制垂体促性腺激素的分泌。多囊卵巢综合征时垂体对过多的雌激素未产生抑制反应,垂体促性腺激素持续分泌,LH分泌过多,使LH/FSH比例失调,影响了排卵与黄体形成,并影响卵巢卵泡膜酶系统的功能,使雌激素或雄激素分泌过多。动物实验证明过多的雄激素刺激能引起类似多囊卵巢的改变。此外,卵巢分泌的LH又达不到排卵前所应有的高水平,不能引起足以使排卵的LH释放高峰,故而不排卵。

4.缺乏某些酶

卵巢在产生激素的代谢过程中需要某些酶的参与。卵巢产生的激素是甾体激素,均来自醋酸胆固醇,通过酶的参与可转化为黄体酮、睾酮、雌酮。譬如缺少芳香化酶,睾酮便不能转变为雌二酮,因而雌激素就减少,而雄激素增加。再如3β-羟类固醇脱氢酶与Δ4-5异构酶缺乏时脱氢表雄酮向雄烯二酮的转化受阻,从而脱氢表雄酮增加。因脱氢表雄酮具有雄激素样的作用,故易致男性化。

5.遗传因素

有人认为多囊卵巢综合征是遗传性疾病,常伴有性显性遗传方式。部分患者表现为X染色体长臂缺失和X染色体数目及结构异常的嵌合体等。

6.卵巢形态改变

卵巢增大,包膜增厚,卵巢皮质内含有大量大小不等的囊性卵泡,卵泡的卵泡膜细胞增殖,卵泡膜层增厚,有时细胞黄素化。显微镜下可见早期呈多囊性变化;中期囊性卵泡出现硬化,卵巢变硬;晚期囊性卵泡萎缩,变小,间质纤维化,卵巢硬。由于卵巢形态的改变,妨碍了卵泡甾体激素的正常产生。

中医认为多囊卵巢的形成是:

1.肾亏痰阻

先天不足或过食油腻肥甘之物,肾气亏损,冲任失调;又因痰湿阻滞,胞脉受阻,故月经紊乱或闭经。

2.阴虚内热

素体阴亏或久病耗阴,或过服燥热之食致内热滋生,热伤冲任血海,冲任失调致本病。

3.肾亏瘀阻

肾为先天之本,肾藏精。如果先天肾气不足,或房事不节,或流产过多伤肾,肾亏藏精不足,精亏血少易致瘀而为肾亏瘀阻,肾亏冲任不养而失调,瘀阻脉络,经不下行而闭经。

4.肝郁化火

情志抑郁或肝郁不舒致肝郁化火,热伤冲任,冲任失调而致本病。

二、临床表现

1.闭经或月经失调

月经初潮年龄多正常,月经不规则,表现为无排卵型功能失调性子宫出血,经量或多或少。

亦有的呈有排卵型月经,或黄体功能不全,月经稀发。后者虽有的能妊娠但易流产。患者先有月经不调,进而闭经。闭经多为继发性闭经,这是由于卵巢内分泌功能不正常,导致子宫内膜的细胞分裂活动降低,最后细胞萎缩。

2.不　　孕

月经周期紊乱且无排卵故而不孕。

3.多　　毛

眉毛浓而密,上唇、四肢、外阴、肛门周围多毛,有时乳晕周围,脐周围长毛。多毛原因多与体内雄激素产生过多有关。由于雄激素增多,有的病例还可出现痤疮、阴蒂肥大、声音低哑等,类似男性化现象。

4.肥　　胖

20%为中等度肥胖。我国患者多无明显肥胖,仅体重偏重而已。

5.卵巢增大

呈双侧卵巢增大,常大于子宫体的1/4。

三、不孕原因分析

1.排卵障碍

由于性激素分泌异常,卵巢功能异常而致不排卵,故不孕。

2.卵巢激素的影响

卵巢分泌雌、孕激素,对垂体有直接影响,它们可以改变垂体对 LH-RH 的敏感性,影响促性腺激素的分泌,影响排卵时出现的 LH 高峰释放。雌激素对 FSH 有负反馈(抑制),对 LH 有正反馈(促进)。这种正负反馈能刺激激素调节而发生排卵。多囊卵巢综合征 LH 值升高,FSH 值降低,这种激素的不协调会影响排卵。

3.过多雄激素的影响

多囊卵巢综合征患者体内雄激素过高。睾酮、雄烯二酮、脱氢表雄酮等均直接来源于卵巢,硫酸脱氢表雄酮来自于肾上腺皮质。体内过多的雄激素影响排卵而不孕。

4.子宫内膜的影响

主要为无排卵型的内膜,可呈现增生期子宫内膜,或子宫内膜增生过长,或腺瘤状改变。这些异常的子宫内膜使受精卵无法着床发育。

四、诊　　断

1.病史与临床表现

月经不调及继发性闭经,多毛与不孕。

2.妇科检查

阴毛多而密集,有的在腹中线与乳晕周围长毛,附件能触及增大的卵巢。

3.基础体温测定

多为单相曲线,有时出现高相也多呈黄体不健曲线,由低相转为高相的上升天数延长,高温相维持时间过短。

4.阴道脱落细胞检查

无周期性变化。宫颈黏液检查亦无周期性变化。

5.B超检查

卵巢增大,皮质下能见多个大小不等的卵泡,与髓质界线分明。

6.内分泌测定

(1)血中 LH 值升高,FSH 值低于正常值或为正常值的低限,LH/FSH≥3。用 LH-RH 做垂体兴奋试验,呈亢进型。

(2)血中睾酮与雄烯二酮水平均高于正常值。

(3)血中雌二醇水平无正常月经周期中的排卵前和排卵后的升高现象;雌酮/雌二醇比例大于正常月经周期中的比例(>1)。

(4)尿 17-酮类固醇值正常,表示雄激素来源于卵巢。若尿 17-酮类固醇值升高,表示肾上腺功能亢进。

(5)孕三醇是 17-羟黄体酮的代谢产物,在多囊卵巢患者中一般是正常的,若升高提示肾上腺功能失调。

7.盆腔充气造影

盆腔充气造影是使盆腔器官周围充气后进行摄片,可了解子宫外形及卵巢的情况。若卵巢大于子宫体的 1/4,提示多囊卵巢的可能。

8.腹腔镜

直接从视野中了解内生殖器官及周围组织和器官的各种情况,必要时行卵巢活体组织检查。

9.诊断性刮宫

年龄超过 35 岁者,如果有似无排卵型功血的月经情况时应行诊刮术。部分多囊卵巢综合征患者可伴子宫内膜腺癌。如果病理报告为不典型增生的子宫内膜,或是子宫内膜腺癌,应及早进一步处理之。

10.卵巢活体组织检查

卵巢包膜胶元化增厚,呈灰白色,包膜下有多个大小不等的卵泡,偶见黄体或白体,闭锁卵泡增加,卵泡卵细胞黄素化。

五、中医治疗

1.肾亏痰阻

(1)主症:月经不调,闭经,带下多少不一,不孕,形体肥胖,多毛,精神萎靡,神疲乏力,形寒肢冷,少腹隐痛,腰膝酸软,苔薄腻,脉细。测基础体温多见单相。

(2)妇检:子宫偏小,卵巢增大。

(3)治则:补肾祛痰调经。

(4)方药:归肾慈皂汤(自拟方)。常用药味:当归、熟地、山药、杜仲、山萸肉、菟丝子、紫石英、仙灵脾、巴戟天、山慈姑、皂角刺、夏枯草、象贝母等。

(5)加减:精神萎靡加黄芪、党参;腹冷加肉桂、小茴香。

2.阴虚内热

(1)主症:月经不调,月经稀发或淋漓不断或闭经,毛发增多,不孕,口干欲饮或不欲饮,大便干结,舌红苔薄,脉细数。测基础体温单相,或上升不良状。血激素测定:LH/FSH≥3,雄激素增多。

(2)治则:养阴清热调经。

(3)方药:瓜石散(《刘奉五医案》)加减。常用药味:全瓜蒌、石斛、黄连、花粉、瞿麦、麦冬、龟甲、生地、牛膝、车前子、益母草、知母等。

(4)加减：经水不行加红花、泽兰、泽泻；月经淋漓加失笑散(包煎)、参三七。

3.肾亏瘀阻

(1)主症：月经稀发，月经量多或闭经，少腹疼痛，腰酸，婚后不孕，有时腹胀、乳胀、皮肤粗糙，痤疮满布，舌质微紫苔薄，脉细弦。测基础体温多为单相。

(2)治则：补肾祛瘀。

(3)方药：补肾逐瘀汤(自拟方)。常用药味：当归、熟地、山萸肉、仙灵脾、肉苁蓉、锁阳、胡芦巴、泽兰、三棱、莪术、夏枯草、香附、延胡索、丹参等。

(4)加减：月经量多加岗稔根、炒地榆，经行有血块加参三七、红花。

4.肝郁化火

(1)主症：月经稀发或闭经，带下增多，色黄秽浊，婚后不孕，胸胁胀痛，心烦易怒，口苦咽干，大便秘结，苔薄黄，脉细弦。

(2)治则：清肝泻火。

(3)方药：龙胆泻肝汤(《医宗金鉴》)加减。常用药味：龙胆草、山栀、黄芩、柴胡、川楝子、白术、白芍、泽泻、木通、生地、生甘草等。

(4)加减：大便秘结加生大黄、芒硝；胸胁胀痛加郁金、全瓜蒌。

六、其他疗法

1.针灸治疗

取穴：关元、中极、子宫、三阴交，在月经周期第 14 天针灸，每日 30min，连续 3～5d，用平补平泻手法。亦可用针灸仪、电针刺激，对体内有一定雌激素水平者效果较好。

2.草药单方

散瘕丸：海藻、生牡蛎、皂角刺、穿山甲、红花等量制成丸药，每服 6g，每日 3 次。能消症散结促排卵。凌霄花 30g，煎水长期服用，活血通经。

七、调护与预防

(1)青春发育期月经不规则，经量减少等应及时治疗。

(2)心情愉快，勿烦躁易怒，并保持大便通畅。

(3)勿过食肥甘油腻、生冷及燥热之物。

(4)注意形体。一旦发胖、多毛，即应去医院检查，尤其有家族史者更应重视之。

(5)经行时可用红糖适量，红花 10g(或益母草 15g)煎水，以促使经行量增加。

(吴佩莼)

第七节　溢乳闭经综合征

Section 7

非产褥期或产后停止哺乳一年后出现不随意的持续性溢乳，并伴有闭经者称为溢乳闭经综合征，亦称为闭经溢乳综合征，简称为 A-G 综合征。溢乳与闭经的程度各不相同，可以从乳头挤出少许液体到经常不断泌出乳汁，闭经从月经稀发到长期闭止不行。凡一切妨碍泌乳素(PRE)分泌调节的因素都可以引起 PRL 升高，进而导致溢乳闭经综合征。本病属中医"闭经"、"乳泣"的范畴。中医认为，乳汁是血液所化生，精血向上变为乳汁，向下变为月经，故月经正常则无乳汁泌出,乳汁泌出则月经闭止不行。西医认为乳汁的产生是雌激素、孕激素、泌乳素共同协调作用的结果。雌激素使乳腺腺管增生,周围结缔组织增多且富有弹性,脂肪增多;孕激素使乳腺泡生长发育。乳房的生长发育还需要泌乳素、生长激素、甲状腺素等参与。泌乳素(PRL)的作用很重要,在正常月经周期中无明显周期性变化,经妊娠之后 PRL 随着妊娠月份的增加而不断上升,刺激乳腺进一步发育,分泌与合成乳汁。此时乳汁并不泌出,这是由于孕后体内有大量雌、孕激素存在,能阻止乳房中 PRL 与受体结合,抑制乳汁的分泌。分娩之后由于胎儿、胎盘的娩出,体内雌、孕激素迅速下降,解除了对 PRL 的抑制作用,故分娩后 1d 即开始泌乳。PRL 分娩前达到高峰,分娩后即逐渐下降。如不哺乳,产后 4～6 周内即降至孕前水平。如果哺乳 PRL 水平亦在下降,不过下降缓慢些,产后 3～4 个月亦逐渐恢复至孕前水平,那么在哺乳期乳汁又是如何分泌呢? 这主要是婴儿吸吮乳头时的刺激,反射性地使垂体前叶分泌 PRL 和垂体后叶分泌催产素。这时 PRL 直接作用于乳腺泌乳细胞膜上的受体,激活结合酶、腺苷环化酶的活性而起泌乳作用;催产素则使乳腺管组织与周围肌上皮细胞收缩而将乳汁排出,当乳汁排空后又会继续乳汁泌出。假如停止哺乳,这些变化消失而乳汁不再泌出,PRL 会维持在正常水平,亦不会影响正常月经周期。溢乳闭经综合征是临床常见病之一,很多人因不孕而来就医。溢乳的原因很多,可能发生在产后与人工流产后,服用某些药物如利血平、氯丙嗪等,还有垂体肿瘤,某些癌变如支气管癌等,以及某些乳房病变如乳导管乳头样瘤等。故溢乳是很多病变或因素的一种反映,应认真检查重视之。

一、病因病机

1.肝郁气滞

精神抑郁,情绪紧张,郁怒伤肝,肝气郁结,疏泄失常。乳房为肝经所过,肝郁气滞,气血紊乱,逆而上行为乳汁外溢,血不循行常道,下不归血海而致闭经。

2.肾虚肝旺

房事不节或产育过多,肾气损伤。肾主藏精,主水涵木。肾水不足,肝木失于濡养,肝旺上扰,逐乳外溢,肾虚精亏血少,血海不盈而闭经。

3.气血两虚

素体气血不足,或大病久病之后,或流产及产后,气血损伤。因乳汁、经血为气血所化生,气血不足则无血下行而闭经。血衰气伤,气虚失于统摄,精血上逆化为乳汁而自溢。

4.痰瘀交阻

素体痰湿内蕴,或外伤瘀血内阻,痰瘀交阻,脉络受阻,冲任失调而致本病。

二、临床表现

1.闭　　经

有的患者初始为月经过少,月经稀发,以后渐至闭经;有的突然闭经,数月至数年不等,日久可造成生殖器官萎缩。

2.溢　　乳

溢乳多少不一,有的需挤压乳房后才有乳汁流出,有的会自发溢出。

3.不　　孕

可原发性不孕,亦可继发性不孕。

4.更年期症状

部分患者由于雌激素水平降低,可出现类似更年期症状,常见有轰热汗出,性情烦躁,性欲减退,阴部干燥等。

5.其　他

如果患有垂体肿瘤,可因肿瘤的压迫视神经交叉而出现头痛、复视、视力减退等。如果伴有其他病变如甲状腺亢进或减退时,可伴有相应的症状。

三、不孕原因分析

1.长期闭经

部分患者生殖器官萎缩,故而不孕。

2.泌乳素增高

影响性轴的调节功能而导致不孕。

3.影响排卵

高泌乳素血症影响了卵巢的功能,使排卵障碍而致不孕。

四、诊　　断

1.病史和症状

溢乳、闭经、不孕等主要症状,并了解曾否服用过避孕药、利血平、氯丙嗪、吗丁啉等能引起溢乳闭经综合征的药物。还应了解有无原发性甲状腺功能低下、手术创伤、外伤等病史。

2.体格检查

挤压乳房有乳汁分泌出。如果闭经日久,妇科检查可发现子宫萎缩。

3.基础体温

呈单相型。

4.内分泌检查

(1)血雌激素水平降低,显示无排卵情况。

(2)血 PRL 升高,如果 PRL > 50μg/L(2.17 nmol/L),应进一步检查,是否有垂体肿瘤。据报道,如血 PRL > 92μg/L(4 nmol/L)时有 57%患有垂体肿瘤;如果 PRL > 276μg/L(12 nmol/L)时几乎 100%患有垂体肿瘤。

(3)甲状腺功能测定:促甲状腺激素(TSH)增高者为甲状腺功能亢进,降低为甲状腺功能低下。

(4)PRL 兴奋试验:①促甲状腺激素释放素(TRH)试验:静脉注射 TRH200μg,30min 后测血 PRL。正常人可比基值增高 6 倍以上,垂体功能减退或垂体肿瘤者则低于正常。②氯丙嗪兴奋试验:肌注氯丙嗪 25～50mg,60～90min 内 PRL 增加 1 倍,可持续 3h。出现高 PRL 血症系功能失调所致,如果垂体肿瘤者则不升高。

5.X 线检查

X 线侧位颅平片,了解蝶鞍有无异常与肿瘤。若肿瘤直径 < 5mm 则不易被发现,应进一步行蝶鞍多相断层摄片、海绵间窦造影、CT 检查或气脑造影等检查来判断之。

五、中医治疗

1.肝郁气滞

(1)主症:溢乳闭经,乳房胀痛,精神抑郁,胸闷胁胀,下腹胀痛,有时心烦易怒,时欲叹息,婚后多年不孕,苔薄,脉细。

(2)治则:疏肝解郁,活血通经。

(3)方药:逍遥散(《和剂局方》)加减。常用药味:柴胡、当归、白芍、茯苓、川楝子、川芎、赤芍、益母草等。

(4)加减:肝火旺盛加山栀、龙胆草;乳胀甚者加全瓜蒌、苏罗子;经闭不行加红花、泽兰;下腹胀痛加香附、槟榔。

2.肾虚肝旺

(1)主症:月经渐少而闭经,乳汁自出,质清且稀,乳房胀痛,神疲乏力,头晕耳鸣,腰膝酸软,小便频数,带下质稀,性欲淡漠,不孕,苔薄质淡,脉细。

(2)治则:滋肾养肝,调和冲任。

(3)方药:调肝汤(《傅青主女科》)加减。常用药味:当归、白芍、山萸肉、巴戟天、怀山药、阿胶、覆盆子、八月札等。

(4)加减:乳房胀痛加川楝子、橘核;乳汁多加生麦芽、生枇杷叶,月经闭止加益母草、泽兰;腰酸溲频加杜仲、蚕茧;畏寒肢冷加附子(先煎)、桂枝。

3.气血两虚

(1)主症:溢乳闭经,不孕,面色不华,神疲乏力,气短懒言,夜寐失眠,面目水肿,口淡乏味,胃纳欠佳,大便溏薄,苔薄质淡,脉细。

(2)治则:益气补血,养血调经。

(3)方药:人参养荣汤(《和剂局方》)加减。常用药味:党参、黄芪、白术、白芍、茯苓、熟地、当归、陈皮、远志、五味子等。

(4)加减:大便溏薄加怀山药、炒扁豆;溢乳加龙骨、牡蛎;面目水肿加陈葫芦、车前子。

4.痰瘀交阻

(1)主症:月经稀少而致闭经,乳汁溢出量少,不孕,胸闷不舒,形体较胖,头晕头痛,苔薄,质黯,脉细。

(2)治则:化湿除痰,活血通经。

(3)方药:苍附导痰汤(《叶天士女科》)合血府逐瘀汤(《医林改错》)加减。常用药味:苍术、香附、茯苓、南星、桃仁、红花、当归、赤芍、柴胡、桔梗、牛膝、枳壳等。

(4)加减:嗜睡加石菖蒲、葛花;头痛加白芷、全蝎;胸闷泛恶加姜半夏、全瓜蒌。

六、其他治疗

1.针灸治疗

试选中极、血海、三阴交、足三里、脾俞、肾俞等穴,有理血调经、健脾补肾、益气摄乳之功。

2.草药单方

生麦芽60g,蒲公英30g,煎水服。生石膏50g,外敷乳房可止乳。

七、调护与预防

(1)避免精神刺激,心情应舒畅。

(2)坚持避孕,避免人工流产。产后勿过长时期哺乳,一般哺乳10个月左右即可。

(3)某些药物能影响泌乳素,应遵医嘱,不能擅自长期或大量服用。

(4)发现月经减少,即应及早去医院诊断。

(5)有原发性甲状腺低下病史时应经常检测泌乳素值。

(李毓秋)

第八节　生殖器官结核

Section 8

结核杆菌侵入女性机体后在生殖器官内引起一系列炎性病变,称为生殖器官结核。本病多为慢性,很少出现急性炎症症状,甚至患者无任何不适。又由于病程缓慢,往往被忽视,仅因婚后不孕,或月经不调,经系统检查才被发现,本病多发生于育龄期的妇女。由生殖器官结核所致占不孕症的比例为1%~10%,与国家及社会的条件、政府重视防痨工作与否等有一定关系。我国非常重视防痨工作,结核发病率在下降,治愈率明显提高,就临床观察我国由于生殖结核而致不育的比例还是较低的。

一、病因与病理

(1)病原体为结核杆菌,其原发病灶主要是在肺,其次为腹膜。结核的主要传播途径是经血循环传播到内生殖器官,首先累及输卵管,再蔓延至子宫内膜、卵巢,累及子宫颈及阴道者少见。

(2)结核菌还可通过淋巴系统进行传播感染。有些国家和地区习惯饮用未消毒的生牛奶,消化系统易受牛型结核杆菌的感染,结核菌通过淋巴而感染内生殖器官。

(3)输卵管结核与腹膜结核可通过直接蔓延而相互感染,两者并存。

(4)输卵管结核:首先是黏膜被破坏,输卵管管壁增粗变硬,伞端肿大但不封闭,输卵管表面有大量黄白色结节,可与周围组织发生广泛粘连。有的输卵管黏膜破坏严重,管腔内充满干酪样物质及渗出液,输卵管增粗并形成输卵管积脓。

(5)子宫结核:结核可侵犯子宫内膜与肌层。侵犯子宫内膜初始,由于子宫内膜有周期性的脱落,故月经仍正常,仅存有少量散在的粟粒结节,结节周围的腺体对卵巢激素反应不良,有持续增生期的改变。在结节更外周的内膜腺体可有分泌期改变,但分泌不足。这种病变特点以子宫角部为显著。随着病程日久,子宫内膜结核严重时黏膜部分或全部被破坏,并可累积肌层,出现干酪样坏死。有的出现溃疡,子宫腔积脓、粘连,子宫腔内有大量瘢痕,子宫变形,子宫功能丧失而致闭经。

(6)卵巢结核:结核侵犯卵巢,使卵巢增大,卵巢表面有结核性肉芽组织,或干酪样坏死,甚则出现脓肿。

(7)子宫颈结核:子宫颈出现溃疡或增生,子宫颈管变狭窄。中医认为本病的形成是邪毒侵袭,阻碍气机运行,伤及气血、津液,伤及胞宫脉络而致发本病。

二、临床表现

1.不 孕

结核感染后影响输卵管的功能、精子与卵子的结合，或受精卵的输送。再者，子宫内膜炎症影响受精卵的着床而不育。

2.月经不调

轻者月经尚无影响。炎症初期因子宫内膜的增生反应可致月经过多、经期延长或不规则出血；炎症晚期由于子宫内膜的破坏，子宫内膜萎缩，宫腔内充满干酪样坏死，月经由稀发而致闭经。

3.带下增多

由于子宫内膜、子宫颈炎症的刺激、溃疡，渗出物增多则带下多。

4.腹 痛

下腹疼痛，可因结核性腹膜炎或输卵管结核病变的刺激所致。

5.其 他

如神疲乏力，盗汗纳差，午后发热（多为低热、个别者高热）等。

三、不孕原因分析

1.输卵管因素

输卵管增粗、粘连，输卵管黏膜被破坏，输卵管的功能受到影响，蠕动异常，则影响精子与卵子的结合。即使精卵结合，由于输卵管的病变，也影响受精卵的输送。

2.子宫因素

子宫内膜结核使子宫内膜受到破坏，甚至炎症累及子宫肌层，子宫功能受损，影响受精卵的着床与发育，致不育与流产。

3.卵巢因素

结核侵犯卵巢可影响卵巢的排卵功能。

4.子宫颈因素

子宫颈管变狭窄，另因子宫颈结核使带下增多。过多的带下影响精子的穿透及受精能力。

四、诊 断

1.病史及症状

婚后不孕，月经量由多而渐少至闭经，带下增多，腹部疼痛，低热等。

2.妇科检查

子宫两侧附件可触及粗细不均串珠状物，或条索状物，质硬伴压痛。有的触及包块，质硬活动度差。如果子宫粘连则活动度差。

3.血常规检查

淋巴细胞增多，血沉加快。

4.诊断性刮宫

在月经前 1 ～ 2d 或经行 6h 内刮取子宫内膜,尤其注意子宫角的子宫内膜,因此时子宫内膜较厚,诊断结核阳性率较高。子宫内膜组织病理检查如发现有结核,可确诊为子宫内膜结核。为防结核病灶扩散,应在术前及术后 3d 每天应用链霉素 1g,肌肉注射。

5.结核菌培养及动物接种

收集月经血进行培养 6 ～ 8 周,查找结核菌。该法费时且阳性率较低,现未广泛应用。另外将子宫内膜或月经血进行豚鼠接种,于 6 ～ 8 周后处死豚鼠,取豚鼠接种处周围的淋巴结作涂片查找结核菌,或作病理切片寻找结核病理改变。该法较可靠,但费时。

6.子宫输卵管碘油造影

宫腔狭窄,边缘不整齐,呈锯齿状或蚕蚀状,或宫腔变形;输卵管变细,或僵硬呈铅丝状,或串珠状。这些均为生殖器结核的典型表现。

7.腹腔镜检查

观察盆腔腹膜、输卵管表面有无粟粒状结节,并进行活体组织检查。

8.活体组织检查

如腹腔镜下的可疑病灶或子宫颈的可疑病灶,应进行活体组织检查,观察有无结核的病理改变。

五、中医治疗

1.阴虚内热

(1)主症:少腹隐痛,五心烦热,午后潮热,夜寐盗汗,两颧潮红,口干咽燥,小便黄赤,大便不畅。阴道不规则出血,病初期月经量多,以后转少渐至闭经,不孕。苔薄,舌质红,脉细。

(2)治则:养阴清热,活血调经。

(3)方药:秦艽鳖甲散(《卫生宝鉴净》)加减。常用药味:秦艽、炙鳖甲、青蒿、地骨皮、银柴胡、当归、黄芩、丹参、百部、知母、十大功劳叶、川楝子等。

(4)加减:低热加蒲公英、泽漆;盗汗加龙骨、牡蛎;月经不规则出血加仙鹤草、生茜草。

2.气血两虚

(1)主证:少腹疼痛,面色萎黄,神疲乏力,头昏目花,心悸少眠,纳食不佳。月经不规则,病初月经量多,以后渐少,渐至闭经,不孕。舌淡,脉细弱。

(2)治则:益气养血,健脾调经。

(3)方药:八珍汤(《正体类要》)加减。常用药味:党参、黄芪、当归、川芎、白术、熟地、白芍、茯苓、枸杞子、阿胶(烊冲)、鸡血藤等。

(4)加减:低热加鳖甲、秦艽;不规则出血加仙鹤草、岗稔根;闭经加泽兰、益母草;纳差加神曲、香谷芽。

六、其他疗法

1.草药单方

黄芩 15g,百部 15g,丹参 15g,煎水长期服用,或制成丸剂服用。

2.食疗验方

皂角刺 30g,大枣 10 枚,煎水弃渣,加粳米 30g,煮粥,可长期服用。

3.中药离子透入

黄芩、百部、丹参、泽漆各 15g,煎水,行离子透入,每日 1 次,可止痛与抗结核。

七、调护与预防

(1)注意卫生,预防结核的感染,家属有结核病史者应注意隔离。患者不可过分亲近子女,以防感染他人。

(2)发现月经异常或神疲低热者应及早去医院检查,争取早发现、早治疗。

(3)曾患有结核,未能进行彻底治疗者,婚后如未能很快妊娠,应及早进行检查诊治。

(4)经临床试用,黄芩、百部、丹参有良好的抗结核作用,同时还有预防感染的作用,可长期服用。

(5)疑有输卵管结核者应避免通液治疗,以防病灶扩散。

(李修阳)

第九节　输卵管梗阻

Section 9

输卵管梗阻俗称为输卵管不通。正常时输卵管蠕动,输送精子与卵子,输卵管的壶腹部又是精子与卵子结合受精的地方。如果受精了,输卵管又将受精卵输送到子宫腔内着床发育,因而输卵管在孕育中起着很重要的作用。输卵管黏膜有纤毛细胞与分泌细胞,维持着输卵管的正常功能。输卵管受到损伤,如炎症侵袭,则输卵管的功能受到影响。如炎变程度严重,可致输卵管不通。输卵管阻塞后,精子与卵子就不能结合受精。输卵管梗阻者,其主要临床表现为不孕症、下腹疼痛、腰部酸痛、月经不调等。部分患者可无任何症状,仅婚后不孕,经检查而诊断为输卵管梗阻。据报道,输卵管炎症阻塞约占不孕总数的 23.3%。引起炎性输卵管阻塞的原因很多,常见有病原体的感染,亦可因子宫内膜异位症而致。其中由非特异性慢性输卵管炎所造成的阻塞占 50%～80%,可见炎变占主导地位。此外,较大的子宫肌瘤或卵巢囊肿压迫输卵管,或因盆腔炎症粘连牵拉输卵管使之扭曲而形成假性输卵管梗阻。一旦这些因素解除,输卵管仍是通畅的。目前临床上多采用输卵管药物通液治疗、手术粘连松解术,或输卵管病段成形术,疗效欠满意。中医药治疗本病症取得了不少成绩,使既往认为输卵管梗阻系不治之症的说法得到改变。

一、病因与病理

1.病原体感染

在经期或月经将临、人工流产后、产褥期性交,链球菌、葡萄球菌、大肠杆菌等病原菌由阴道而上行感染,经子宫到输卵管,引起输卵管炎,致输卵管阻塞。

2.人工流产因素

人工流产手术不洁可致感染,有的感染支原体可致无发热性炎症,引起输卵管梗阻。再者,人工流产时由于子宫收缩,将血块挤入输卵管,血块机化粘连致输卵管梗阻。此外,人工流产时子宫内膜进入输卵管,可形成子宫内膜异位症而致梗阻。

3.盆腔炎症

急、慢性盆腔炎,或阑尾炎,由于炎症的蔓延波及,引起输卵管梗阻。

4.子宫内膜异位症

子宫内膜可异位在输卵管,引起阻塞。

5.生殖器官结核

生殖道结核可侵犯输卵管,致输卵管梗阻。

6.假性输卵管梗阻

盆腔内较大的卵巢囊肿,或较大的子宫肌瘤,由于瘤体的压迫,使输卵管呈现假性梗阻。

7.其　　他

如精神过分紧张,或暴力性交刺激等可引起输卵管痉挛而致假性输卵管梗阻。

中医认为输卵管梗阻的形成是:情志抑郁,肝郁气滞,气滞血瘀;或经行产后将息不慎,感受寒邪,寒凝血瘀;或素体虚弱,气血不足,血流缓慢,易瘀血阻滞;或房事不节,房事不洁,损伤肾气,肾虚精少,血流不畅而致瘀阻;或人工流产等妇产科手术的创伤,冲任受损,血不归经,瘀阻脉络,伤及冲任而致输卵管梗阻。

二、临床表现

1.不　　孕

由于输卵管完全或部分梗阻,输卵管的功能受到影响,精子与卵子不能结合受精而不孕。

2.下腹疼痛

由于输卵管病变,如粘连牵拉,或炎变肿胀,渗出物增加等刺激盆壁致下腹疼痛。

3.腰部酸痛

输卵管炎变牵拉盆壁神经,或炎变肿胀刺激,以及局部充血等原因而致腰部酸痛。

4.月经不调

输卵管炎变可影响卵巢的功能而致月经不调。上述症状并非每位病员都具备,有少数患者可无任何症状,仅因婚后不孕而检查诊断为输卵管梗阻。

三、不孕原因分析

(1)输卵管阻塞,精子与卵子不能结合受精而致不孕。

(2)输卵管正常功能是通过蠕动输送精子与卵子。由于输卵管的炎变、粘连、弯曲,影响了输卵管的输送功能而致不孕。

(3)输卵管炎变使纤毛细胞变性、萎缩,纤毛的蠕动功能丧失。正常输卵管内有营养液,内含丰富的营养成分及钾、钠离子,微量元素等,有利于受精及营养受精卵。如果输卵管炎变则改变了输卵管液的营养成分,因而影响受孕。

四、诊　　断

1.病史与症状

婚后不孕,下腹疼痛,月经不调,尤其因流产而进行过宫腔手术者,更应重视之。

2.妇科检查

子宫体有压痛,或活动度欠佳、两侧附件增加伴压痛,有时可触及包块。

3.输卵管通液与通气检查

了解输卵管是否通畅。

4.子宫输卵管碘油造影检查

了解子宫腔的情况,以及双侧输卵管有无阻塞,阻塞的部位、粘连、积水等情况。

5.腹腔镜检查

观察子宫、输卵管、卵巢的情况,有无粘连,输卵管有无增粗、积水,并在腹腔镜下进行通液,了解输卵管是否通畅。

五、中医治疗

1.气滞血瘀

(1)主症:婚后不孕,月经先后不定期,经行不畅,经色紫黯夹血块。心烦易怒,头胀目痛,精神抑郁,小腹隐痛。苔薄舌质紫黯,边有瘀点,脉细弱。输卵管检查示梗阻不通。

(2)治则:理气活血,祛瘀通经。

(3)方药:理气祛瘀峻竣煎(自拟方)。常用药味:三棱、莪术、穿山甲、丹参、丹皮、夏枯草、路路通、柴胡、香附、当归、白芍、白术等。

(4)加减:腹痛剧加延胡、五灵脂;心烦加郁金、川楝子;月经不调加丹参、鸡血藤。

2.寒湿瘀滞

(1)主症:婚后不孕,经行后期,经行量少,经色紫黯夹血块,带下量多,色白质稀。畏寒肢冷,小腹冷痛,得温则舒,下腹坠胀,大便溏薄,小便清长。舌淡苔白腻,脉沉细。输卵管检查显示梗阻不通。

(2)治则:温经散寒,活血通络。

(3)方药:温经祛瘀峻竣煎(自拟方)。常用药味:附子(先煎)、桂枝、仙灵脾、紫石英、香附、丹参、穿山甲、苏木、路路通、茯苓等。

(4)加减:大便溏薄加补骨脂、肉豆蔻;下腹坠胀加黄芪、升麻。

3.气虚血瘀

(1)主症:婚后不孕,月经先期,经行量多或淋漓不尽,月经色淡。神疲乏力,平素汗出,心悸气急,面色苍白,小腹隐痛。舌淡苔薄,舌边有瘀点,脉虚细。输卵管检查示梗阻不通。

(2)治则:益气补血,活血祛瘀。

(3)方药:益气祛瘀峻竣煎(自拟方)。常用药味:党参、黄芪、怀山药、黄精、三棱、莪术、苏木、赤芍、白芍、地鳖虫、皂角刺等。

(4)加减:心悸怔忡加合欢皮、远志;经量多加仙鹤草、岗稔根;输卵管不通加穿山甲、路路通。

4.热盛瘀阻

(1)主症:婚后不孕,月经先期,量多色红或紫红,质黏稠夹血块,平时带多,色黄或赤带。面赤身热,或低热缠绵,口苦咽干,大便秘结,小便黄赤,小腹疼痛拒按。舌红苔黄,脉滑数有力。输卵管检查示梗阻不通。

(2)治则:清热凉血,散瘀通络。

(3)方药:清热祛瘀峻竣煎(自拟方)。常用药味是红藤、蒲公英、败酱草、黄芩、黄柏、三棱、莪术、夏枯草、赤芍、穿山甲、路路通等。

(4)加减:腹痛剧加延胡、乳香、没药;大便秘结加生大黄、火麻仁。

六、其他疗法

1.针灸治疗

取穴关元、气海、水道、归来、足三里、三阴交、外陵,隔日一次。有祛瘀、疏通输卵管的作用。

2.草药单方

红藤 30g,皂角刺 15g,猪甲 9g,煎水,长期服用,有疏通输卵管的作用。

3.食疗验方

皂角刺 30g,加水煎汁丢渣,再加梗米 50g 煮粥,可长期服用。

4.灌肠法

三棱 9g,莪术 9g,苏木 9g,赤芍 9g,皂角刺 12g,浓煎 150ml,行保留灌肠。

5.热敷法

将上述服用过的药渣放醋 30g 炒热后用纱布包裹,趁热敷下腹两侧,有活血祛瘀止痛之功,能疏通输卵管。

6.中药离子透入

将口服的中药浸湿棉垫,放在下腹两侧,用离子透入仪行中药离子透入,药液由正极透入负极,起到活血祛瘀、疏通输卵管的作用。

七、调护与预防

(1)注意经期卫生,经期严禁房事,以免感染致发盆腔炎症。

(2)认真落实避孕措施,减少人流。如果妊娠系第一胎,尽量不行人流术,以免造成输卵管梗阻。

(3)彻底治疗盆腔炎及阑尾炎,以免炎症波及输卵管。

(4)应积极治疗子宫内膜异位症。尤其下腹疼痛,妇科检查有粘连者,更应重视,以免影响输卵管。

(张良)

第十节 阴道炎

Section 10

正常妇女的阴道偏酸性,其酸碱度(pH)为 4～5。这是由于阴道上皮细胞内含糖原。经阴道杆菌的分解作用而变为乳酸。阴道内酸性能抑制病原体的繁殖,这种自然的防御功能称为"自净作用"。

当女性卵巢激素分泌减少,或机体抵抗力下降,破坏了阴道的正常防御功能,病菌就大量繁殖,导致阴道炎。临床常见的有滴虫性阴道炎、真菌性阴道炎、阿米巴性阴道炎、阴道嗜血杆菌性阴道炎、淋菌性阴道炎等。影响生育的主要为滴虫性阴道炎和真菌性阴道炎。滴虫性阴道炎主要是感染毛滴虫而引起,其主要临床表现为带下增多,带色呈灰黄色,或黄白色,有泡沫状,质稀薄,如洗衣用的肥皂水一样,有腥臭味,严重者带下中夹有血丝。多数患者有外阴瘙痒、灼热疼痛、性交疼痛、小便疼痛、不孕症等。真菌性阴道炎系感染白色念球菌而引起,其主要临床表现为带下增多,色白如豆渣状或凝乳状,常伴有阴痒、阴道灼痛、小便疼痛、性交疼痛等。阴道炎属中医"阴痒"、"带下"范畴。多数患者能很快治愈,但有的患者可病情缠绵,经久不愈。

81

一、病因病理

1. 阴道内环境的改变

患者身体虚弱，或患病（如糖尿病）之后机体抵抗力下降，或经行之后阴道酸碱度改变，破坏了正常妇女的"自净作用"，阴道防御功能下降，易感染毛滴虫、真菌而病变。

2. 阴部感染

坐式马桶、盆浴污染、洗具不洁，或穿用阴道炎患者的衣服，或妇科检查交叉感染，或性交不洁等直接与间接感染而致阴道炎。

3. 药物影响

长期应用抗生素及肾上腺皮质激素后，扰乱了机体内的正常菌群，抗感染能力下降，会导致真菌的生长，而致真菌性阴道炎。

4. 缺乏维生素 B

长期患病，机体营养状况下降，或食物中缺乏维生素 B 能导致真菌的生长。

中医认为阴道炎的形成有两种情况：

1. 脾虚湿盛

素体脾虚，或体弱脾虚，脾虚生湿，湿浊下注，湿郁生虫所致。

2. 肝经湿热

素体内热，肝经湿热下注阴部，湿热蕴结生虫致病。

二、临床表现

1. 阴　　痒

病原菌的感染、繁殖及带下刺激而致阴痒。

2. 带下增多

滴虫性阴道炎的带下特点为带多色灰黄，或黄白色，或黄绿色的脓性，呈泡沫状，质稀薄，有时带下混有血液，有腥臭味。真菌性阴道炎的带下特点为带多色白，呈豆渣状或凝乳状，有时质稠，有时质稀。

3. 疼　　痛

阴部灼痛，性交疼痛等。

4. 膀胱刺激症状

尿频，小便疼痛，滴虫感染严重时可出现血尿。

5. 不　　孕

干扰与妨碍精子的生存而不孕。

6. 阴道黏膜病理变化

滴虫性阴道炎阴道黏膜充血发红，有红色斑点或草莓状突起。真菌性阴道炎阴道黏膜红肿，并见白色片状薄膜黏附于阴道壁，若擦破白膜，可见有浅表的溃疡面，有时会出血。

三、不孕原因分析

（1）阴道酸碱度改变，不利于精子的生存，或减弱精子的受精能力。

（2）带下增多，能阻碍精子的穿透，使精子不能上行进入子宫与输卵管。

（3）滴虫能吞噬精子。

（4）真菌有凝集精子的作用，影响了精子的活动。

（5）阴道炎使阴道内白细胞增多，白细胞能使精子活力减弱，并能吞噬精子。

（6）由于阴道肿胀则性交疼痛，性欲减退，影响性生活。

四、诊　　断

1. 病史与症状

根据带下的特点基本能诊断阴道炎的类型。

2. 妇科检查

根据带色及性状、阴道黏膜充血、肿胀、红色斑点，或白色片状薄膜的现象，可诊断是属于何种阴道炎。

3. 白带常规检查

用棉签蘸取带下，置于装有 2ml 生理盐水的小瓶内，取一滴涂在玻片，在显微镜下查找滴虫或真菌。

五、中医治疗

1. 脾虚湿盛

（1）主症：久不孕育，白带量多，色白，质稀或黏稠，色淡黄或夹血丝。阴部瘙痒，痒甚灼痛。神疲乏力，身体虚弱，胃纳不佳，口淡乏味。苔薄质淡，脉细。

（2）治则：健脾化湿，清热止痒。

（3）方药：完带汤（《傅青主女科》）合草薢渗湿汤（《疡科心得集》）加减。常用药味：苍术、白术、怀山药、车前子、陈皮、荆芥、草薢、黄柏、泽泻、丹皮、赤茯苓、鹤虱等。

（4）加减：带多加芡实、金樱子；阴痒加苦参、白鲜皮，同时还可用蛇床子、狼毒、枯矾、花椒煎水外洗；纳差加鸡内金、麦芽。

2. 肝经湿热

（1）主症：婚久不孕，阴部作痒，白带增多，多淡黄，呈泡沫状，或夹血丝。心烦失眠，口干咽干，小便热赤。苔薄黄，脉细弦。

（2）治则：清热泻火，利湿止痒。

（3）方药：龙胆泻肝汤（《医宗金鉴》）加减。常用药味：龙胆草、栀子、黄芩、草薢、车前子、生地、木通、黄柏、怀山药、椿根皮等。

（4）加减：带多加墓头回、白槿花；阴痒加土茯苓、百部，并配用蜂房、蛇床子、苦参、野蔷薇花，煎水外洗；口苦咽干加黄连、麦冬。

六、草药单方

（1）烟盐外洗方：烟丝（可用烟蒂或烟梗代）30g，食盐 50g，煎水 1 500ml，外洗阴部，或冲洗阴道。

（2）柏鲜汤：黄柏 30g，白鲜皮 35g，煎水 1 500ml，外洗阴部或冲洗阴道。

以上(1)、(2)两方均治滴虫性阴道炎。

(3)一枝黄花30g,煎水1 000ml,冲洗阴道。

(4)藿香30g,皂角刺15g,煎水1 500ml,外洗阴部,或冲洗阴道。

以上(3)、(4)两方均治真菌性阴道炎。

七、调护与预防

(1)注意阴部卫生:每天清洗阴部,内裤应每天换洗,用开水烫煮,日光照晒。必要时用鸦胆子20个,苦参15g,百部15g,煎水外洗,可预防本病。

(2)严格管理制度,杜绝传播途径。禁止患者进入游泳池、公共浴池,洗澡应用淋浴,勿用他人的毛巾、内裤等衣物。公共厕所应改为蹲式,妇科检查所用器具均要消毒,以防交叉感染。

(3)患者应夫妇同治,暂停性交,以防相互感染。患者还应注意隔离。

(4)合理使用抗生素与肾上腺皮质激素,不能长期应用,以防扰乱体内正常菌种,导致真菌生长。

(5)有糖尿病史者易致真菌感染,故应积极治疗糖尿病,并注意皮肤及外阴清洁。

(张宁)

第十一节　子宫肌瘤
Section 11

子宫肌瘤由子宫平滑肌细胞增生而形成,并有少量结缔组织纤维作为支柱组织,是生殖器官中最常见的一种良性肿瘤,多发生在35～45岁的中年妇女。据35岁以上妇女尸体解剖资料发现,约1/5的人患有子宫肌瘤。子宫肌瘤有大有小,可单发,也可多发,约0.5%的人会发生恶性变。本病的发生原因至今不明,推测与体内雌激素水平过高有关,绝经后子宫肌瘤可退缩。90%以上的子宫肌瘤生长在子宫体,依据子宫肌瘤生长部位的不同,其名称亦不同。肌瘤生长在子宫肌壁层内者称为肌壁间子宫肌瘤;生长在浆膜下者称为浆膜下子宫肌瘤;生长在黏膜下者称为黏膜下子宫肌瘤;生长在子宫颈者称为子宫颈肌瘤;生长在阔韧带者称为阔韧带子宫肌瘤;生长在圆韧带者称为圆韧带子宫肌瘤。本病的主要临床表现为子宫出血,出血多少与肌瘤所在的部位有关,生长在黏膜下者出血最多,其次为肌壁间者,生长在浆膜下者几乎无明显出血。在子宫肌瘤的出血中,2/3为周期性出血,不规则出血者仅占1/3。肌瘤增大时会出现压迫症状,有大便秘结、小便频数等。肌瘤压迫神经可出现疼痛。带下增多、不孕等也均为子宫肌瘤的常见症状。子宫肌瘤可因长期或过量的出血而致失血性贫血,严重者致贫血性心脏病。子宫肌瘤增大时,由于供血不足而发生各种继发性变性,临床常见的有玻璃样变、囊性变、钙化、红色样变、脂肪样变、坏死与感染、肌瘤萎缩等。子宫肌瘤的诊断多根据症状与体征,腹部能摸到包块,妇科检查子宫体质硬,增大,有时可高低不平呈结节状。此外还可用探针探测宫腔、诊断性刮宫、子宫腔碘油造影、盆腔充气造影、宫腔镜检查、腹腔镜检查、超声波检查等方法来协助诊断。本病属中医"症瘕"、"石瘕"、"月经过多"的范畴。

一、病因与病理

1.气滞血瘀
情怀不畅,忿怒伤肝,情志郁结,气血运行失畅,或忧思恚怒,气血不和致瘀,或经行、产后寒邪入浸,或饮食生冷。血遇寒结,或房事不节,瘀阻胞中,气血瘀滞,阻于胞宫而为本病。

2.痰湿积聚

素体肥胖,过食肥甘,或饮食不节,伤及脾胃,脾失健运,生湿生痰,痰湿停滞,聚于下焦,痰血搏结,阻碍气机,聚而为症瘕。

二、临床表现

1.阴道出血

阴道出血的多少与子宫肌瘤的大小不成比例,常与子宫肌瘤所在的部位有关。黏膜下子宫肌瘤者出血量多,如果发生坏死或感染时则有不规则的阴道出血。肌壁间子宫肌瘤如果瘤体大则出血量多,并经行时间延长,月经周期尚属正常。浆膜下子宫肌瘤常无阴道出血症状。

2.带下增多

黏膜下子宫肌瘤与肌壁间子宫肌瘤常有带下,是因肌瘤使宫腔增大,子宫内膜腺体增多,分泌物增加所致。也有因肌瘤表面的溃疡、感染而致带多。

3.腹　　痛

浆膜下子宫肌瘤如果发生扭转可引起剧烈腹痛;黏膜下子宫肌瘤刺激宫腔而使之痉挛收缩出现腹痛;过大的子宫肌瘤压迫盆壁神经亦可出现腹痛。

4.不　　孕

据报道,35%的子宫肌瘤患者可致不孕,这与子宫肌瘤影响输卵管的正常蠕动及受精卵的着床有关。

5.压迫症状

较大的子宫肌瘤向前压迫膀胱,可发生尿频、尿潴留等症;阔韧带子宫肌瘤能压迫输尿管而致输尿管积水、肾盂积水等;子宫肌瘤向后压迫直肠可出现大便困难等。

三、不孕原因分析

(1)子宫肌瘤能改变宫腔的形态,此外肌瘤本身较硬,能阻碍受精卵的着床发育,或孕后易流产。

(2)子宫肌瘤过多或过大,压迫了输卵管,使之形成假性输卵管不通,或妨碍了输卵管的正常蠕动功能,影响精子的输送,或瘤体使子宫腔变形后,输卵管入口受阻,妨碍精子进入,精子与卵子不能结合故不孕。

(3)黏膜下子宫肌瘤机械性的压迫,使子宫内膜变薄,或者于子宫腔变形,子宫内膜常发育不完善,脱落不正常,这均影响了受精卵的着床或孕后易流产。

(4)子宫肌瘤压迫卵巢,或阴道过多的出血,造成贫血,进一步影响了卵巢的功能,使之不排卵而不孕。

(5)子宫肌瘤常伴雌激素过高,使子宫内膜过度增殖,不利于受精卵着床。

(6)肌瘤常因子宫内膜血液供应不足,易出血、感染等均而致不孕。

(7)子宫颈肌瘤或黏膜下子宫肌瘤脱出于子宫颈口,形成机械性阻塞,阻止精子正常游入宫腔而不孕。

四、诊　断

1.病史与症状

月经过多,带下增多,婚后不孕等。

2.妇科检查

子宫体增大,如为多发性子宫肌瘤则触及宫体呈高低不平状,质地偏硬。有时黏膜下子宫肌瘤可脱出于子宫颈口外。

3.探测宫腔

用子宫探针探测子宫腔的大小及方向,有无黏膜下子宫肌瘤的阻挡感。

4.B超

可了解子宫肌瘤的部位、大小、性质等。

5.宫腔镜检查

黏膜下子宫肌瘤可致不规则阴道出血,有时子宫内膜息肉或功能失调性子宫出血,均有不规则出血,进行宫腔镜检查,可以观察分辨之。必要时可以取活体组织进行病理检查,了解病变的性质。

6.子宫输卵管碘油造影

能了解黏膜下子宫肌瘤的大小、位置等。

五、中医治疗

(一)气滞血瘀

(1)主症:婚后不孕或孕后流产,腹部症瘕包块,胀满腹痛,胸闷不舒,月经量多,有时痛经,两乳胀痛。苔薄、舌质紫,边尖有瘀点,脉沉涩。

(2)治则:理气活血,散结消癥。

(3)方药:桂枝茯苓丸(《金匮要略》)加味。常用药味:桂枝、茯苓、丹皮、赤芍、桃仁、丹参、三棱、莪术、槟榔、青皮、大腹皮等。

(4)加减:肌瘤大加地鳖虫、生鳖甲;肌瘤质硬加夏枯草,生牡蛎;腹痛加延胡索、川楝子;偏气滞者加乌药、木香;偏血瘀者加刘寄奴、水蛭;月经过多加仙鹤草、参三七;体弱者加党参、黄芪。

(二)痰湿积聚

(1)主症:婚后不孕,腹部触及包块,胀满不舒,带下增多,月经不调。形体肥胖,时有泛恶,平素痰多,头眩耳鸣,舌淡苔白腻,脉弦滑。

(2)治则:化痰消积,理气行滞。

(3)方药:开郁二陈汤(《万氏妇人科》)加减。常用药味:半夏、茯苓、青皮、陈皮、香附、莪术、木香、槟榔、蛰虫、水蛭、穿山甲、夏枯草、石菖蒲等。

(4)加减:包块明显加生牡蛎、象贝;泛恶纳差加竹茹、砂仁;月经不调加鸡血藤、泽兰;带下增多加薏苡仁、白果;痰多加白术、桑白皮。

六、其他疗法

1.草药单方

夏枯草 12g,穿山甲 12g,当归 12g,桃仁 12g,莪术 12g,香附 12g,三棱 9g,昆布 15g,王不留行 9g,米仁 30g,川断 12g,怀牛膝 12g。据报道本方治子宫肌瘤 136 例,治愈 72 例,总有效率为 83.8%。

2.食疗验方

葵树子 30g,瘦猪肉 30g,同煎服。

七、调护与预防

(1)注意调节情志,防寒保暖,防止气滞血凝、寒湿凝滞而致症瘕。

(2)注意饮食,勿过食膏粱厚味,勿过食生冷之物,防寒凝瘀阻胞中。

(3)月经过多、月经不调时应行妇科检查,如疑有子宫肌瘤时应用中药治疗,勿滥服雌激素类药物,并定期随防,以防肌瘤增大。

(朱淑惠)

第七章

男性不育的治疗

第一节　阳　痿
Section 1

　　阳痿是指男子有性要求,但在性刺激或性兴奋的情况下,阴茎不能勃起,或勃起不够坚挺,不能使阴茎插入阴道完成性交和射精的一种病症。偶尔一次性交失败不能称为阳痿。

　　阳痿的病因较多,可分为功能性阳痿和器质性阳痿,而以功能性阳痿为多。功能性阳痿大多由于精神创伤或情绪紧张、恐惧、抑郁、焦虑等多种心理障碍而引起,常在这些因素影响下起病,或随性欲淡漠而逐渐发生。这类阳痿可在夜间或清晨起床时出现自发性勃起,有些阳痿患者可因场合、情境的变化而改善。器质性阳痿多由于先天性疾病、外伤或某些疾病如神经系统、性腺、泌尿生殖器官等疾病而引起,一般不再出现自发性勃起。

　　阳痿与其他病症也是相互关联的,如早泄持续可转变为阳痿,阳痿久治不愈可降低性欲,性欲降低也可发生阳痿。

　　中医学对该病的认识比较全面,并不仅限于"肾虚"。如精神因素:情志不舒,抑郁气结,或思前顾后,劳碌过度,耗伤气血等可引起阳痿;饮食因素:肥腻过度,饮食失节,痰湿积热内生可引起阳痿;或感受寒邪,凝滞血脉可引起阳痿;或恣情纵欲,房室不节,或手淫成习等可耗伤肾精,损阴伤阳,也可引起阳痿。此外,突受惊恐、外伤等也可引起阳痿,所以阳痿病因复杂多样,治疗要区别对待。

一、分型施治

　　1.肝气郁结型

　　(1)主症:患者阳痿不起,胸胁满闷,精神不振,抑郁寡欢,烦躁易怒,胆怯多疑,喜叹息,舌淡红苔薄,脉弦。

　　(2)治法:疏肝解郁,通络振痿。

　　(3)处方:柴胡 12g,白芍 12g,枳壳 10g,合欢皮 30g,川芎 15g,香附 12g,蜈蚣 2 条,露蜂房10g,甘草 6g,橘叶 10g。

　　(4)用法:每天 1 剂,水煎 2 次,分 2 次饮服。

　　2.肝经湿热型

　　(1)主症:患者阳痿不起,阴囊湿痒,心烦目赤,下肢困乏,小便短赤,舌红苔黄腻,脉弦滑。

　　(2)治则:清利湿热,强筋起痿。

　　(3)处方:龙胆草 12g,黄芩 10g,炒栀子 6g,木通 6g,泽泻 15g,车前子 15g,当归 12g,生地黄

12g,肉苁蓉 20g,菟丝子 15g,石菖蒲 15g,柴胡 10g,甘草 5g。

（4）用法：每天 1 剂,水煎 2 次,分 2 次饮服。

3.寒凝肝脉型

（1）主症：患者阳痿不举,阴部冷痛,牵引两侧小腹,舌青暗苔白,脉沉弦急。

（2）治则：温肝散寒,通阳起痿。

（3）处方：肉桂 3g,乌药 10g,沉香 3g,吴茱萸 3g,小茴香 6g,当归 18g,枸杞子 12g,橘核 6g,蜈蚣 2 条,露蜂房 10g,茯苓 15g,生姜 4 片。

（4）用法：每天 1 剂,水煎 2 次,分 2 次饮服。

4.命门火衰型

（1）主症：患者阳痿不起,精薄清冷,腰酸膝软,畏寒肢冷,气怯神疲,性欲淡漠,舌淡胖嫩,脉沉微弱。

（2）治则：温补命门,壮阳起痿。

（3）处方：熟地黄 20g,山茱萸 10g,枸杞子 12g,肉苁蓉 15g,杜仲 15g,韭菜子 10g,蛇床子 10g,党参 15g,白术 10g,附子 6g,肉桂 3g,阳起石 10g。

（4）用法：每天 1 剂,水煎 2 次,分 2 次饮服。

5.心脾虚损型

（1）主症：患者阳痿,逐渐发生,病程较长,伴精神不振,心悸健忘,失眠多梦,乏力倦怠,食少纳差,面色萎黄,舌淡,脉细弱。

（2）治则：补益心脾,养筋起痿。

（3）处方：党参 15g,白术 10g,茯苓 15g,黄芪 15g,当归 10g,炒枣仁 10g,肉苁蓉 15g,龙眼肉 1g,菟丝子 15g,巴戟天 12g,补骨脂 10g,炙甘草 6g。

（4）用法：每天 1 剂,水煎 2 次,分 2 次饮服。

6.惊恐伤肾型

（1）主症：患者因突受惊恐而引起阳痿,多惊悸不宁,胆怯多疑,精神萎靡,少气懒言,舌淡暗,脉弦细。

（2）治则：补肾益气,宁肾起痿。

（3）处方：熟地黄 20g,巴戟天 10g,党参 15g,当归 10g,白术 10g,茯神 15g,炒枣仁 15g,石菖蒲 15g,麦冬 15g,五味子 8g,龙齿 15g,蜈蚣 1 条。

（4）用法：每天 1 剂,水煎 2 次,分 2 次饮服。

7.血脉瘀滞型

（1）主症：阳痿日久,或因外伤引起,面色晦黯,唇舌发绀,或有瘀斑、瘀点,脉沉涩。

（2）治则：活血化瘀,通络振痿。

（3）处方：桃仁 15g,红花 10g,当归 15g,赤芍 15g,川芎 15g,柴胡 6g,枳壳 10g,川牛膝 15g,蜈蚣 2 条,露蜂房 10g,仙灵脾 15g,生黄芪 20g。

（4）用法：每天 1 次,水煎 2 次,分 2 次饮服。

二、效验妙方

1.疏肝愈痿汤

柴胡 10g,当归 10g,白芍 15g,茯苓 10g,郁金 10g,九节菖蒲 10g,薄荷 30g,仙灵脾 30g,菟丝子 30g。每天 1 剂,水煎,分 2 次服。适用于肝气郁滞型阳痿。

2.亢痿灵

蜈蚣 18g,当归 60g,白芍 60g,甘草 60g。先将后三味药晒干研细,过 90～120 目筛,然后将蜈蚣研细,再将两种药粉混匀,分为 40 包,每次服半包至 1 包,早晚各服 1 次,空腹用白酒或黄酒送服,15d 为 1 个疗程。适用于多种阳痿。

3.培元汤

肉苁蓉 30g,熟地黄 30g,女贞子 18g,枸杞子 15g,锁阳 15g,白术 25g,杜仲 25g,菟丝子 12g,山茱萸 12g,补骨脂 12g,仙灵脾 12g,巴戟天 12g。每天 1 剂,水煎,分 2 次服。适用于肾精亏损,命门火衰,阳痿遗精,腰腿怕冷,健忘耳鸣。

4.不倒丸

黑附子 6g,蛇床子 15g,仙灵脾 15g,益智仁 10g,甘草 6g。共为细末,炼蜜 80g 调匀,做成12 丸,每次 1 丸,每天 3 次,温开水送服。适用于肾阳亏虚之阳痿。

5.通阳煎

桂枝 10g,桃仁 10g,赤芍 10g,路路通 10g,急性子 15g,当归 10g,蜈蚣 2 条,甘草 5g。每天1 剂,水煎,分 2 次服。适用于气血瘀滞之阳痿。

6.海马汤

海马 6g,九香虫 9g,仙茅 10g,仙灵脾 10g,熟地黄 15g,山药 15g,菟丝子 15g。每天 1 剂,水煎 2 次,分 2 次饮服。适用于肾阳亏虚之阳痿。

7.二子散

蛇床子 30g,菟丝子 30g,五味子 15g。共研为极细末,每次服 6g,黄酒为引,每天分 2 次饮服。适用于肾气不足之阳痿。

8.磁朱汤

磁石 30g,酸枣仁 30g,朱砂 0.5g(冲服,不入水煎),知母 10g,莲子 10g,茯神 12g,麦冬 15g,远志 15g,竹叶 10g。每天 1 剂,水煎,分 2 次饮服。适用于恐惧伤肾、心虚胆怯之阳痿。

9.乌龙丸

九香虫 50g,车前子 20g,陈皮 20g,白术 25g,杜仲 25g。先将九香虫炒至半熟,车前子微炒,用布包裹,杜仲酥炙,与其他药共研细末,炼蜜为丸如梧桐子大小,每次服 20 粒,空腹临睡前服1 次。适用于精神因素引起的阳痿。

10.还少丹

怀山药 40g,怀牛膝 45g,茯苓 30g,制山茱萸 30g,楮实子 30g,杜仲炭 30g,制五味子 30g,巴戟天 30g,肉苁蓉 30g,甘草 30g,远志 30g,炒茴香 30g,石菖蒲 15g,熟地黄 15g,枸杞 15 丸。共研细末,炼蜜为丸,每服 9g,每天 2 次。适用于精血不足之阳痿。

三、中 成 药

1.柴胡疏肝丸

功能疏肝解郁。可用于肝郁气滞,宗筋弛纵所致的阳痿不举或举而不坚,伴胸胁痞闷胀痛,头昏口眩,食欲缺乏,脉弦等症。用法:每次 6g,每天 2 次,温开水冲服。

2.龙胆泻肝丸

功能清利湿热。用于湿热循经下注,蕴结宗筋引起阳事不举,并见阴囊潮湿,心烦口苦,大便黏滞,小便短赤,舌红苔黄腻,脉滑数。用法:每次 6g,每天 2 次,温开水送服。

3.强阳补肾丸

功能温肾壮阳。用于肾阳不足所致的阳痿不举或见遗精,早泄,腰膝酸软,精神倦怠,畏寒肢冷,夜尿频多,舌淡苔白,脉沉细等。用法:每次 6g,每天 2 次,温开水送服。

4.斑 龙 丸

功能温肾壮阳,养血安神。可用于肾阳不足,心神不安,宗筋痿软所致的临房不举或举而不坚,头昏腰酸,耳鸣,下肢不温,心悸失眠,面色苍白,脉沉细等。用法:每次 9g,每天 2 次,温开水送服。

5.青 娥 丸

功能补肾壮阳强腰。用于肾阳亏虚,虚寒内盛所致的阳痿,伴腰脊酸痛,形寒畏冷,夜尿频多,舌淡苔白,脉沉无力。用法:每天 2 次,每次 9g,温开水送服。

6.右 归 丸

功能补肾壮阳。用于肾阳久亏,命门火衰引起的阳痿,伴有性欲淡漠,阳痿不举或举而不坚,早泄,阴囊湿冷,腰膝冷痛,脉沉无力。用法:每次 9g,每天 2 次,温开水送服。

7.春 兴 丸

可温肾兴阳。用于肾阳亏损、命门火衰引起的阳痿,证见性欲淡漠,阳痿不举,腰膝冷痛,形寒肢冷,小便清长,夜尿频多等症。用法:每次 10g,每天 2 次,温开水送服。

8.大菟丝子丸

功能温补肾阳,助火壮阳。用于肾阳久亏、命门火衰所致的阳痿,证见性欲低下,阳痿不举,或早泄遗精,腰膝冷痛,形寒肢冷,夜尿多,脉沉迟无力等症。用法:每次 6 ～ 9g,每天 2 次,温开水送服。

9.仙茸壮阳精

功能益气壮阳。用于元气不足,阴茎勃起无力,伴腰酸体倦,容易疲劳,气短自汗,尿频而有余沥,舌淡苔薄,脉沉弱。用法:每次 10ml,每天 2 次口服。

10.敖东壮肾丸

功能温肾填精,强腰壮阳。可用于肾精不足或亏耗所致的阳痿不举,腰空酸痛,肢软无力,形寒肢冷,头晕耳鸣,失眠健忘,舌淡苔白,脉沉细无力。用法:每次 1 丸,每天 2 次,早晚空腹温开水送服。

11.龟 龄 集

温肾壮阳,填精补髓。可用于肾阳空虚,阴精不足所致的阳痿症,伴见早泄滑精,腰酸膝软,形寒肢冷,健忘耳鸣,舌淡苔白,脉细弱等。用法:每次 3g,每天 1 次,温开水送服。

12.苁蓉补肾丸

功能滋补肝肾。可用于肝肾阴血不足,宗筋失养引起的阳痿不举,腰膝酸软,头晕眼花,失眠多梦,心悸虚烦,两目干涩,脉弦细。用法:每次 15 ～ 20 粒,每天 2 次,温开水送服。

13.全 鹿 丸

功能温肾壮阳,益气养血。可用于肾阳亏损,气血不足所致的阳痿不举,精液清冷,腰膝冷痛,头晕耳鸣,心悸气短,面色萎黄,舌淡苔白,脉沉细。用法:每次 9g,每天 2 次,温开水送服。

14.扶阳固精丸

功能温肾壮阳,固精止遗,祛风豁痰,活血通络。用于肾阳亏虚,因痰湿蕴阻经络引起的阳痿。证见阳痿不举,腰膝冷痛,肢体麻木,或阴茎胀痛,脉沉弦等。用法:每次 3g,每天 3 次,温开水送服。

15.血府逐瘀丸

功能活血化瘀。用于久病入络,气滞血瘀,或阴部外伤致瘀所引起的阳痿不举,胸胁胀痛,小腹不适或胀痛,舌暗红有瘀点,脉弦涩。用法:每次 9g,每天 2 次,温开水送服。

四、外治良方

1.穴 敷 法

带根葱白 3～5 根,洗净捣烂,加肉桂粉 5g,炒熟后取适量敷于关元、中极穴。每天 1 次,10 次为 1 个疗程。适用于肾阳不振之阳痿。

2.敷 脐 法

大附子、马蔺子、蛇床子、木香、肉桂、吴茱萸各等份。上药共研细末,加白面、姜汁调成膏状,每次取少量敷于脐上,用纱布覆盖,胶布固定。每天 1 次,10 次为 1 个疗程。适用于肾阳不振之阳痿。

3.外 洗 法

炒蛇床子 60g,蜂房(烧至烟尽为度)60g,零陵香 30g,藿香 30g。共研为散,每天用散 18g,加水煎煮后,先趁热外熏阴茎,继而淋洗阴茎和龟头,每天 1 次,15d 为 1 个疗程。可用于各种阳痿。

五、针 灸

1.体针疗法

取关元、气海,命门、肾俞、三阴交、志室、次髎每次从中选 2～3 穴,中度刺激,留针 30min,多用平补平泻法,加灸,5～10 次为 1 个疗程。阴虚火旺者只取志室、肾俞、三阴交,加大赫、复溜;命门火衰者只取气海、关元、肾俞、命门,加神阙、百会、太溪、足三里,关元、气海、神阙三穴用灸法,其余用针法;心脾两虚者,只取三阴交,加神门、心俞、内关、足二里、中脘,用针法;肝气郁结者,取三阴交,加太冲、内关、外关、阳陵泉、肝俞,用针法;湿热下注者,取三阴交、肾俞,加太冲、蠡沟、胆俞、阳陵泉、阴陵泉,用针法;惊恐伤肾者,取肾俞、命门、三阴交,加心俞、神门、劳宫、太冲,用针法;气血瘀滞者,取二阴交,加地机、血海、照海、太溪、隐白、丘墟,用针法。

2.耳 针

取生殖器、睾丸、内分泌、皮质下、神门,每天或隔天 1 次,每次选 2～3 穴,中刺激,留针 15min。10 次为 1 个疗程。

3.电针疗法

取八髎、关元、二阴交、肾俞、命门,每次选 1～2 对穴,交替使用,用低频脉冲电,通电 5～10min,隔天 1 次。

4.穴位注射

用鹿茸精注射液,取气海、关元、中极、曲骨、双侧足三里、命门穴,每穴注射 0.5ml,进针深度以产生麻、胀感为准。隔天 1 次,15 次为 1 个疗程。

5.艾 灸

艾绒做成中等大艾炷,置关元穴直接灸 10～20 壮,每周 1 次,3 次为 1 个疗程。取肾俞、命门、关元,三阴交穴,每天灸 1 次,每穴 3～5 壮,10 次为 1 个疗程。

六、按 摩

1.足底按摩术

患者自行或由配偶按摩足底,可促进性功能。

2.命门推拿术

(1)以一中指指端腹面置于命门穴,按压时吸气,呼气时放松,重复5～7次。

(2)两足分开与肩同宽,自然站立,两手握拳置于两侧,咬紧牙齿紧闭口,用鼻呼气,左转腰,带动右拳,轻敲命门,左拳背轻敲神阙,还原时吸气。再呼气时,右转腰,两拳互换,同时相对轻敲命门和神阙。左右转为1次,重复16次。练熟后可适当加大力量。

(3)两手掌互擦至热,来回横擦命门16次。此法可培补命门、壮肾兴阳。适用于肾阳亏阳痿。

3.益肾释恐法

(1)患者仰卧,医者位于其左,用拇指按揉关元穴,持续5min,再用拇指按揉气冲穴1～2min。

(2)患者俯卧,医者位其右,用拇指按揉或按推肺俞、肝俞、脾俞、胃俞、肾俞约5min。此法宁心益肾,可用于惊恐伤肾型阳痿。

七、气 功

1.意守丹田法

自然入坐,或站或卧,耳内听丹田,眼内视丹田,鼻对准丹田,精神高度集中于丹田;呼气时将丹田轻轻向里吸,意想与后腰部相贴,吸气时再慢慢将丹田放松,稍停再反复做3次,然后静守丹田。本法适用于肝气不舒及惊恐伤肾型阳痿。

2.托天运气法

自然站立,身体重心放在足跟上,双臂下垂,自然轻缓深长呼吸,排除杂念;然后双臂自然抬起,双手指相叉,抬到前额处时掌心向上,逐渐加力向上托天。托时吸气入腹并收腹提肛,稍停,缓缓呼气。双臂同时缓慢放下。如此反复9次,每天早晚练习。此法可强肝通经。适用于肝经湿热、肝气郁滞型阳痿。

八、药 酒

1.鹿茸酒

嫩鹿茸6g,怀山药10g,白酒500ml。将嫩鹿茸、山药切片,共装入纱布袋中,浸入酒中密封,时常摇动,7d后取酒饮用。每次10～20ml,每天早、晚各服1次,外感发热时停服。适用于肾阳虚阳痿患者。

2.枸杞生地酒

枸杞子250g,生地黄30g,白酒1500ml,将药浸入酒中密封15d后,弃渣饮酒。每次空腹温饮10～20ml,每天早、晚各1次。用于肝肾阴虚的阳痿。

3.五子酒

覆盆子60g,菟丝子60g,槟实子60g,金樱子60g,枸杞子60g,桑螵蛸60g,白酒2 500ml。将各药捣碎,装在纱布袋中扎紧,放入酒中浸泡、密封,置于阴凉干燥处,每天摇动数次。14d后启封,弃去药渣。每天早、晚各饮20ml。适用于阴血不足的阳痿、早泄。

4.枸杞人参酒

人参10g,枸杞子15g,熟地黄50g,冰糖200g,白酒5 000ml。将人参切片,与各药共装纱布袋内;将冰糖熬化,过滤去渣,再将纱布药袋、糖汁加入酒内,密封浸泡10～15d,即可取酒饮用。每次20ml,每天1次。可用于元气亏虚之阳痿。

5.千口一杯饮

人参15g,熟地黄15g,枸杞子15g,仙灵脾9g,远志9g,母丁香9g,沙苑子9g,沉香2个,荔枝肉7个。上药用黄酒1 000ml浸3d,密封使不漏气,隔水煮2h,再埋入土内1宿,出水气后便可饮用。每次10ml,徐徐而饮,每饮一口,仔细品味。可补下元、养心血。适用于肾气不足,心血不足之阳痿。

6.化瘀赞育酒

红花9g,当归9g,柴胡9g,桃仁9g,赤芍9g,川芎9g,枳壳5g,桔梗5g,牛膝5g,熟地30g,紫石英30g,黄酒1 000ml。将上药切碎,浸入酒中,密封,置阴凉处,每天摇动数次,14d后可取酒饮用。每天早、晚服1次,每次20～30ml。适用于瘀血阻络引起的阳痿,有胃肠溃疡者不宜服用。

九、药膳食疗

1.姜附烧狗肉

熟附片30g,生姜150g,狗肉1 000g,大蒜、葱、油各适量。将狗肉洗净切成小块,生姜煨熟备用。先将熟附片放锅内熬煎2h,然后放入狗肉、大蒜、生姜等,加水适量炖至狗肉熟烂即成,适量佐餐服用,感冒发热时禁服。可用于肾阳虚阳痿。

2.杜仲爆羊腰

杜仲15g,五味子6g,羊腰500g。将杜仲、五味子放适量水中煎煮40min,去药渣。加羊腰共煮,热浓缩成稠液,加酱油、葱、姜,调味出锅,分顿服用;可用于肾阳虚阳痿。

3.复元汤

怀山药50g,肉苁蓉20g,胡桃肉2个,菟丝子10g,瘦羊肉500g,羊脊骨1具,粳米100g,生姜20g,八角、胡椒粉、盐适量,绍兴黄酒20g,葱白3根。将羊脊骨洗净砍成数段,羊肉洗净切块,一起放入沸水中,余去血水,再洗净;怀山药、肉苁蓉、菟丝子、胡桃肉等用纱布袋装好,扎紧口袋,生姜、葱白拍破。将食物与药物同时下锅,加入清水适量,用旺火烧沸,除去浮沫,放入花椒、八角和黄酒,改用慢火炖至肉烂,加胡椒粉、盐调味即成。可用于肾气不足之阳痿。

4.壮阳狗肉汤

狗肉1 000g,菟丝子15g,附子7.5g,葱白、生姜各10g,盐2.5g,味精适量,将狗肉洗净后,整块下锅,用沸水煮透,捞出放进凉水中洗去血沫,沥干水,切成3cm长的方块。生姜、葱白洗净,分别切成片和段,将锅烧热,放入狗肉,姜片煸炒,烹入黄酒炝锅后,全都倒入沙锅内。将包好的菟丝子、附片同时下锅,加清汤、盐、味精、葱白,用旺火烧沸,除去浮沫,加盖,改用慢火炖约2h即成。将肉、汤分成5份,每次服食1份。可用于肾阳虚阳痿。

5.杞鞭壮阳汤

黄牛鞭500g,枸杞子7.5g,肉苁蓉25g,母鸡肉250g,花椒3g,猪油10g,绍酒10g,生姜10g,盐5g。用热水将牛鞭发胀剖开,刮洗干净,以冷水漂半小时后备用。枸杞子、肉苁蓉洗净,以酒润透,蒸2h取出漂洗干净,将肉苁蓉切成薄片。在沙锅中放入清水、牛鞭,烧开,除去泡沫,放入生姜、花椒、绍酒、鸡肉,先用旺火烧开,再移至文火上炖,隔1h翻动1次,烧至六成熟时,用干净纱布滤去花椒和姜,再用旺火烧开,加入用纱布袋装好的枸杞子、肉苁蓉,改文火炖。牛鞭炖至八成熟时,取出切成2cm长的段,放入锅中炖烂。取出药包,加猪油、盐和味精调味而成。饮汤食牛鞭。可用于肾气不足之阳痿。

6.肉苁蓉粥

肉苁蓉15g,羊肉100g,粳米100g,盐、葱、姜各适量。将肉苁蓉洗净,羊肉切成薄片或剁成茸,葱、姜切成粒。肉苁蓉放入锅内,加适量水,煮沸半个小时,去渣留汁,加入粳米、羊肉片、盐、姜、葱,用旺火烧沸,再用文火熬熟即成。每天1剂。可用于肾气亏虚的阳痿。

7.虫草炖胎盘

冬虫夏草10～15g,鲜胎盘1个。将二味加水,用电饭煲炖熟,喝汤吃胎盘,每周1次。可治疗气血不足,肾精亏损之阳痿。

8.当归牛尾汤

当归30g,牛尾1条,盐少许。将牛尾巴去毛,切成小段,与当归同锅加入水煮,将熟时加入调料。饮汤吃牛尾。有补血、益肾、强筋骨之效。用于肾虚阳痿。

9.冬虫草炖鸡

冬虫夏草5颗,母鸡1只,盐及味精各适量。将鸡开膛取出肠杂,洗净,同冬虫夏草一道放入锅内加水炖1个半小时,待鸡肉熟烂时加入盐和味精即或。可吃肉饮汤。每天2次,可连续服食3～5d。功可补肾。用治肾虚阳痿、遗精及腰痛。

10.双手雀蛋

菟丝子15g,枸杞子15g,雀蛋10个。先将雀蛋煮熟、剥皮,二味中药加水煮约半小时,下雀蛋再煮15min即成。饮汤吃蛋,可连吃多次。能补肝肾填精。用于肝肾两虚的阳痿、早泄等症。

11.鲜奶玉露

牛奶100ml,炸核桃仁40g,生核桃仁20g,粳米30g,白糖6g。洗净粳米,用水浸泡1h后捞出、晾干。将粳米、两种核桃仁、牛奶、清水放一起拌匀,用磨磨碎,并过滤出细茸。将锅内清水烧沸,加白糖、核桃茸,边倒边搅拌,熟后即可食用。能补元气、益肺肾。用于肾虚阳痿。

12.泥鳅汤

泥鳅200g,虾50g。将泥鳅放清水中,滴几滴植物油,每天换清水,让泥鳅喝油及清水后,去除肠内粪便。把泥鳅和虾共煮汤,加调味品后即成,随意食用。可补益肾气。治肾虚阳痿。

13.羊肉海参汤

羊肉、海参、盐、姜适量。海参浸发洗净,切片,加调料同羊肉煮汤,可连续食用。能补肾壮阳。治阳痿遗精。

14.麻雀大米粥

麻雀5只,大米50g～100g,油、盐、葱末各适量。麻雀去毛及内脏,切碎块,油锅烧热先煸葱末,再下麻雀炒半熟,同淘洗干净的大米共煮成粥,加盐调味。空腹服食,每天1次。可温阳补肾。用于治疗阳痿、早泄等。

15.海虾仁葱叶

海虾仁7个,大葱叶粗绿多黏液者3条,装虾仁入葱叶内,晒干,碾成粉。每天吃2次,茶水送下。可补肾益精通阳利气。用治阳痿、早泄。

十、日常养护

(1)夫妇双方应了解性知识,避免将正常状态视为病态,避免不必要的矛盾和思想压力。女方应关心、体贴、谅解,对男方给予安慰、鼓励,并积极参与和配合男方的治疗。

(2)提高文化和心理修养,开阔胸襟,避免恼怒抑郁,排除低级趣味,树立生活的信心。

(3)戒除烟酒,调节饮食,劳逸结合,适当增加运动,加强营养,保证睡眠时间。

(4)不可滥用壮阳药,要根据自身病情选择适当药物。

(张宁)

第二节　遗　精

Section 2

遗精是指未行性交而精液流出的现象。遗精发生在睡眠做梦时称为梦遗。如果无梦而遗,或在清醒状态下遇有色情活动,或阅读色情书籍等而排精者称为滑精。梦遗与滑精在本质上无大差别,故临床上统称为遗精。遗精现象在未婚青年中或婚后夫妻分居者经常见之。一般男性在 16 岁之后,由于性成熟,每 1～2 周有一次遗精者,此属正常生理现象,对身体并无影响。假如婚后因新婚贪欢,恣情纵欲,在性生活之后仍发生遗精,一周数次或一夜几次,甚者午睡亦发生遗精,或见色情之事,或有性欲念时即发生遗精,此属病理状态。婚后偶而发生一二次遗精者,不属病理状态,不会影响生育。如果频繁遗精,并出现头晕乏力、心悸怔忡、精神疲怠、腰膝酸软时则可影响生育。

一、病因与病理

（一）现代医学认为

遗精的发生主要与皮层中枢、脊髓中枢的功能紊乱有关,常见的病因如下。

1.神经中枢失调

既往有频繁手淫的坏习惯,婚后性生活不和谐与不满足,或新婚贪欢、恣情纵欲,过度性生活的损伤,或受色情书刊的影响,长期过多考虑性问题,经常处于性冲动之中,致使神经中枢失调,大脑皮层功能紊乱,脊髓射精中枢失控而发生遗精。梦遗是大脑皮层追忆既往性色彩而指令脊髓射精中枢兴奋发生遗精的;滑精是大脑皮层过度疲劳。大脑处于超常的休眠状态,由于生殖器官或性感区的兴奋而激惹脊髓射精中枢的兴奋,即在失去大脑皮层的调节下而发生的低位反射性遗精。

2.生殖系统的病变

如包皮垢炎、龟头炎、后尿道炎、前列腺炎、精囊炎、精阜炎等炎性刺激而发生遗精。

3.体质因素

大病之后身体虚弱,或慢性消耗性疾病,欲想性生活又身体虚弱体力不支,因而遗精。

4.酗酒与饮食不节

内热扰动精室而遗精。

5.其　　他

如内裤太紧、牛仔裤、被褥太热、棉被过厚太重压迫等均可刺激生殖器而致遗精。

（二）中医认为

1.肾阳不足

婚前频犯手淫,或年少早婚,房事过度,或先天肾气不足,下元虚惫,精关不固致遗精。

2.肾阴亏损

性生活频繁,精亏阴伤,阴虚火旺,相火妄动,扰动精室,封藏失职而遗精。

3.脾肾不足

先天肾气不足以及后天脾气不足,或房事不节伤肾,日久由肾及脾,或劳累过度伤脾,脾虚日久累及肾,而脾肾两虚、精关不固而遗精、滑精。

4.心脾两虚

劳倦太过,或思虑过度,劳伤心脾,心脾两虚,气虚不摄精而遗精。

5.心肾不交

劳神太过,情志失调,心有所慕,所欲不遂,致心火偏亢,心阴被灼,夜寐神不守舍,寐梦遗泄,遗精日久,肾水匮乏,水不济火,心肾小交,心君之火动越于上,肝肾相火应之于下,热扰精室而遗精。

6.湿热下注

酗酒、过食膏粱厚味,损及脾胃,湿热内生,热扰精室而遗精。

7.外伤瘀阻

阴部刺激,或阴部外伤,瘀阻经脉,瘀扰精室而遗精。

二、临床表现

(1)时时有梦遗或滑精,房事后亦有遗精,多则一夜数次。
(2)精神疲惫、神疲乏力,甚则头晕健忘。
(3)有时伴有阳痿、早泄。
(4)腰酸、腹胀、心烦口干等。

三、不育原因分析

(1)遗精频频,精液稀而淡,精子计数偏低。或精子成活率低等,由于精液异常而影响精子与卵子的结合而不育。
(2)如果伴有阳痿或早泄者,由于性生活的异常,亦影响受精而不育。

四、诊　　断

根据遗精的次数与临床表现进行诊断。

五、中医治疗

1.肾阳不足

(1)主症:遗精频作,可伴阳痿旱泄,婚后不育,畏寒肢冷,小腹阴冷,头晕耳鸣,腰膝酸软,失眠健忘,神疲乏力。小便频数,夜间尤多,面色不华,舌淡嫩,苔薄白滑,脉沉细。
(2)治则:温阳补肾,涩精。
(3)方药:右归九(《景岳全书》)加减。常用药味:附子、肉桂、菟丝子、杜仲、拘杞子、山萸肉、怀山药,熟地、当归等。
(4)加减:腰酸加狗脊、川断;神疲乏力加党参、黄芪;小便频数加蚕茧、桑螵蛸。

2.肾阴亏损

(1)主症:遗精频繁,腰膝酸软,眩晕耳鸣,失眠健忘,低热颧红,咽干口燥,渴不欲饮,心烦不舒,时有盗汗,舌红少苔,脉细数。

(2)治则:补肾滋阴,固涩止精。

(3)方药:大补阴丸(《丹溪心法》)加味。常用药味是龟甲、熟地、生地、黄柏、知母、山萸肉、泽泻、丹皮、茯苓、首乌等。

(4)加减:盗汗加淮小麦、煅龙骨、煅牡蛎;眩晕加女贞子、旱莲草;咽干加石斛、麦冬。

3.脾肾不足

(1)主症:遗精频频,婚后不育,头昏心悸,面目不华,神疲乏力,动则气急,夜寐少眠,胃纳欠佳,面目水肿,大便溏薄,腰膝酸软,头昏耳鸣,苔薄质淡,脉沉细。

(2)治则:健脾益肾,固精止遗。

(3)方药:金锁固精丸(《医方集解》)加味。常用药味是沙苑蒺藜、芡实、莲须、煅龙骨、煅牡蛎、怀山药、党参、黄芪、红枣等。

(4)加减:面目水肿加陈葫芦、茯苓;胃纳欠佳加谷芽、麦芽;大便溏薄加炒扁豆、肉豆蔻。

4.心脾两虚

(1)主症:遗精滑泄,婚后不育,面色萎黄,心悸怔忡,失眠健忘,神疲乏力,动则易感疲劳,胃纳欠佳,大便溏薄,苔薄质淡,脉细。

(2)治则:健脾养心,涩精。

(3)方药:归脾汤(《济生方》)加减。常用药味是党参、黄芪、白术、白芍、茯神、枣仁、柏子仁、木香、远志、红枣等。

(4)加减:遗精加金樱子、芡实;心悸失眠加五味子、夜交藤;大便溏薄加怀山药、炒扁豆。

5.心肾不交

(1)主症:梦遗,滑精,阳痿早泄,婚后不育,心中烦热,面赤口干,夜寐易惊,善恐健忘,头晕耳鸣,心悸不安,小便红赤,舌红少苔,脉细数。

(2)治则:清心滋肾,交通心肾。

(3)方药:黄连清心饮(《沈氏尊生书》)加味。常用药味是黄连、生地、当归、党参、枣仁、茯神、远志、莲子、杞子等。

(4)加减:小便热赤加淡竹叶、车前子;口干加麦冬、石斛;夜寐易惊加磁石、石菖蒲。

6.湿热下注

(1)主症:遗精频作,婚久不育,自感内热,小便热赤,有时淋漓不畅。口舌生疮,口苦口干,渴不欲饮,脘腹闷满,时有泛恶,大便溏薄或秘结,苔黄腻,脉濡数。

(2)治则:清热利湿,固精。

(3)方药:萆薢渗湿汤(《疡科心得集》)加味。常用药味是萆薢、米仁、黄柏、赤茯苓、丹皮、泽泻、通草、滑石、全瓜蒌、金樱子等。

(4)加减:湿热重加龙胆草、山栀;脘腹闷胀加木香、砂仁;小便热痛加甘草梢、瞿麦。

7.外伤瘀阻

(1)主症:婚久不育,阴部胀痛,痛引腰骶,性功能障碍,遗精滑泄,每当疲劳后加剧,有时小便不畅,苔薄质黯,脉弦涩。

(2)治则:活血化瘀。

(3)方药:红花桃仁煎(《素庵医要》)加味。常用药味是红花、桃仁、当归、川芎、赤芍、生地、丹参、香附、延胡、青皮、泽兰等。

(4)加减:遗精加龙骨、牡蛎;阴部胀痛加小茴香、川楝子;小便不畅加车前子、萹蓄。

六、其他治疗

1.针灸治疗
(1)体针治疗:取穴肾俞、气海、三阴交、心俞等,每日或隔日 1 次。10 次为一疗程。
(2)梅花针治疗:用梅花针扣打督脉、任脉区,每周 2 次。
(3)耳针:取神门、精宫、肝、肾等穴,隔日 1 次,10 次为一疗程。
(4)水针:取维生素 B 注射液注入关元、中极穴,每穴 0.5ml,隔日 1 次。10 次为一疗程。
2.草药单方
(1)麻雀杞子汤:麻雀 5 只,菟丝子 15g,枸杞子 20g,覆盆子 12g,葱、姜、盐适量煎水服,渴汤吃肉。
(2)韭菜子:每晚服 30 粒,淡盐水送下,可补肾固精。
3.食疗验方
(1)鱼鳔胶汤:鱼鳔胶 20g,沙苑子 10g,莲子 10g,适当加盐、葱、姜,煎水服用,可补肾固精。
(2)山药粥:金樱子 15g,芡实 20g,煎水弃渣,放粳米 50g,怀山药 30g 煮成粥,可长期食用。
4.推拿疗法
取关元、肾俞、心俞等穴及下腹部、会阴部,用推、揉、按法,可长期按摩。

七、调护与预防

(1)正确对待遗精现象,偶尔发生者属正常现象,勿紧张,消除恐惧心理,并杜绝手淫现象。
(2)睡前思想放松,勿阅读色情刊物,勿考虑色欲问题,睡眠被褥不宜过暖、过厚,睡眠姿势宜侧卧屈足。
(3)睡眠前用冷水洗足,可预防遗精。
(4)平时饮食宜清淡,勿过食油腻膏粱厚味,忌烟酒、辛辣助阳刺激之物,晚餐不宜过饱。
(5)有生殖系统病变如包皮垢炎、精囊炎等应积极治愈。
(6)内裤不宜太紧、不穿牛仔裤,骑自行车时坐垫应放平,避免刺激阴部及生殖器官。
(7)加强意志锻炼、参加各种有益活动,清心寡欲,分散注意力。

(张宁)

第三节　早　　泄

Section 3

不育性早泄是指性交过程中过早射精,甚至在接触女性身体前,或阴茎尚未进入阴道时即发生射精。偶尔出现的过早射精不能定为早泄症,不能完成阴道内射精的早泄可引起不孕,而另一些可完成阴道内射精的早泄患者并非都不能致孕。

早泄多数与精神因素有关,是由于大脑或脊髓中枢的兴奋性过强所致。如初婚夫妇因为过于兴奋和缺乏性知识,不善于把握彼此的生理心理特点,相互配合不够,所以较易发生过早射精。此外,婚前性行为,或环境不适宜等原因,由于精神紧张,也会引起过早射精。某些人由于初次或某次性交失败造成精神紧张和心理压力,或由于双方缺乏相互理解和鼓励,甚至埋怨、争吵等使男性心理紧张,亦易引起早泄。某些疾病如慢性前列腺炎、精囊炎等生殖器官炎症和糖尿病、脑脊髓病变及酒精、咖啡中毒等均可导致早泄。

中医学对早泄症早有认识,认为主要由于房事不节,淫欲过度或手淫频繁,戕伤肾脏,肾气衰惫,封藏失职,或损伤肾阴,虚火独亢,扰动精室,使精关早开;或由于情思妄想,频繁接触声色刺激,焦虑郁闷,思虑过度等都可使心神浮越,心火亢盛,扰动精室,使精关早外;或由于饮酒过度,过食肥甘厚味,使湿热内生,下注阴器,扰动精室,使封藏不固,均可导致早泄。中医学治疗早泄方法较多,效果良好。

一、分型施治

1.肾气不固
(1)主症:早泄伴性欲下降,腰膝酸软,精神萎靡,自汗或大汗(常于性交后出现大汗),舌淡苔薄白,脉沉弱。
(2)治法:益肾固精。
(3)处方:熟地黄 10g,山茱萸 10g,山药 15g,丹皮 10g,泽泻 10g,茯苓 15g,五味子 8g,菟丝子 10g,桑螵蛸 10g,沙苑子 10g,芡实 10g,金樱子 10g。
(4)用法:每天 1 剂,水煎 2 次,分 2 次饮服。

2.阴虚火旺
(1)主症:早泄伴性欲亢进,阴茎易勃起,腰酸腿软,手足心热,多梦盗汗,头晕耳鸣,面部潮热,口干尿黄,舌红少苔,脉细数。
(2)治法:滋阴降火。
(3)处方:知母 12g,黄柏 10g,生地黄 12g,山茱萸 10g,怀山药 15g,丹皮 10g,泽泻 10g,生龙骨 30g,煅牡蛎 30g,枸杞子 15g,金樱子 10g,芡实 10g。
(4)用法:每天 1 剂,水煎 2 次,分 2 次饮服。

3.心火亢盛
(1)主症:早泄,伴情绪激动,性欲亢进,眠差多梦,口干口渴,小便短赤,舌红苔薄或黄,脉滑数。
(2)治法:清心安神。
(3)处方:生地黄 12g,黄连 6g,连翘 15g,麦冬 10g,木通 6g,滑石 15g,山栀子 6g,生甘草 6g,生龙骨 30g,远志 10g,金樱子 10g,五味子 8g。
(4)用法:每天 1 剂,水煎 2 次,分 2 次饮服。

4.肝经湿热
(1)主症:早泄伴性欲亢进,烦闷口苦,阴囊湿痒,小便短赤,舌红苔黄腻,脉弦数。
(2)治法:清热利湿。
(3)处方:龙胆草 6g,黄芩 10g,栀子 6g,泽泻 12g,木通 6g,车前子 10g,当归 10g,柴胡 10g,生甘草 6g,茯苓 15g,山茱萸 10g,桑寄生 15g。
(4)用法:每天 1 剂,水煎 2 次,分 2 次饮服。

二、效验妙方

1.清 肾 汤
焦黄柏 12g,生地黄 12g,天门冬 12g,茯苓 12g,炒山药 12g,煅牡蛎 30g。每天 1 剂,水煎 2

次,分 2 次饮服。

2.益阳丹

丁香 6g,木香 9g,木通(去皮)6g,远志 30g,石莲肉 15g,麦门冬(去心)15g,白茯苓 15g,煅龙骨 20g,半夏 15g(切成小粒用大猪苓 15g 同炒至色黄后,去猪苓),茴香 16g(用斑蝥 14 个去翅足同炒至色黄,去斑蝥)。上药捣细末,同酒煮山药入沙盆内杵千下,做丸如梧桐子大。每天 1～2 次,每次服 40 丸,空腹用温盐汤送下。

3.五味子丸

五味子、巴戟天、肉苁蓉、人参、菟丝子、熟地黄、覆盆子、白术、炒益智仁、小茴香、骨碎补、龙竹、牡蛎各等份,研成细末,炼蜜为丸如梧桐子大,焙干。每天 3 次,每次 30 丸,空腹用米汤送服。

4.草还丹

山茱萸(酒浸取肉)500g,补骨脂(酒浸焙干)250g,当归 125g,麝香 3g。上药为末,炼蜜为丸如梧桐子大,每服 81 丸,每天 1 次,临睡前温黄酒送服。

5.太乙金锁丹

龙骨 156g,覆盆子 156g,莲花蕊(未开者阴干)125g,鼓子花 94g,芡实 100 粒,共研末,金樱子 200 枚,去毛用木臼捣烂,加水 5 000ml,煎为浓汁 750ml,去渣,和药做丸如梧桐子大。每天 1 次,空腹用温黄酒送服 30 丸。可益精主髓,治疗肾气不固之遗精、早泄。

6.煨肾附子散

猪肾 1 只,附子末 3g。将猪肾剖开,放入附子末,湿纸裹煨熟,空腹稍热时服用,用酒 50ml 送下。可益气温补肾阳。主治下元虚惫,肾阳虚衰的早泄、滑精及阴冷精薄。

三、中 成 药

1.知柏地黄丸

有滋阴泻火之功。可用于肾阴亏虚,相火旺盛引起的性欲亢进但早泄,并伴头晕耳鸣,潮热盗汗,五心烦热,腰膝酸软等症者。用法:每次 1 丸,每天 2 次,温开水送服。

2.龙胆泻肝丸

有清利肝胆,除湿清热之功。适用于肝胆湿热,循经下注,疏泻失常导致的早泄,或见阳痿,遗精,口苦目赤,小便赤黄或淋浊,阴囊湿痒,舌红,苔黄腻者。用法:每次 6g,每天 2 次,开水冲服。忌食辛辣及饮酒。

3.参茸补肾丸

有温肾助阳之功。可用于命门火衰,肾阳衰弱,封藏失职所引起的早泄,或伴阳痿,腰腿冷痛,形寒肢冷,形体瘦弱,头晕耳鸣等症状者。用法:每次 10g,每天 2 次,温开水送服。阴虚火旺者忌服,忌食生冷,服药期间避免房事。

4.参茸固本还少丸

有温肾助阳之功。适用于肾阳衰弱,封藏不固之早泄,伴有阳痿,性欲减低,畏寒肢冷,阴囊冷湿等症。用法:每次 9g,每天 2 次,温开水送服。

5.康乐大宝素口服液

有温肾壮阳之功。可用于肾阳亏虚,封藏失职所致早泄,见阳痿不举,腰背酸痛,形寒肢冷,头昏耳鸣者。用法:每次 10ml,每天 2 次,早晚空腹服。

四、外治良方

1.熏泡法

用五倍子20g,文火煎熬半小时,再加适量温开水,乘热熏蒸阴茎头数分钟,待水温降至适宜时可将龟头浸泡药液中5～10min,每晚1次,15～10d为1个疗程。一般经1～2个疗程,使龟头皮肤黏膜变厚、变粗糙即可减少阴茎敏感性;可治疗早泄。

2.洗浸法

用蛇床子10g,细辛10g,石榴皮10g。加水煎汤,稍冷后于性交前洗浸阴茎。可温阳止泄,治疗早泄。

3.涂药方

用罂粟壳粉、诃子肉粉、煅龙骨、煅牡蛎粉各等份。用冷开水将上药调成糊状,于性交前半小时搽龟头部。可治疗早泄。

4.药带疗法

金樱子10g,生牡蛎15g,芡实20g,莲子肉10g,益智仁10g,白蒺藜15g。上药共研细末,装入特制的腰带中,缚于腰间及腹下区。可固涩止泄,治疗早泄。

5.熏洗法

用蛇床子15g,生地黄15g,五倍子15g,川椒10g,明矾10g,黄柏12g。水煎20min,趁热熏洗龟头为主的外阴部,以避免烫伤为度,每晚睡前1次,15次为1个疗程,以后每于房事前采用1次,直至痊愈。

五、针　　灸

1.体　　针

(1)取双侧肾俞、志室及命门穴。每天各针刺1次,用补法,可配合艾灸命门及关元穴。适用肾气亏虚的早泄。

(2)取中极、关元、气海、命门、肾俞、心俞、三阴交、太溪、劳宫穴。攻补兼施,每天或隔天针刺1次。适用各种早泄病症。

2.耳　　针

取外生殖器、内生殖器、睾丸、肝、心、肾、精宫、神门、内分泌、肾上腺等穴,压豆固定,每天按压各2次。

六、按　　摩

1.关元推拿法

(1)一拇指指端腹面置于关元穴,按下时吸气,呼气时还原,重复9次。

(2)以一手之小鱼际揉关元,先顺时针,再逆时针方向各16次。

(3)两手掌互擦至热,以一掌趁热来回按压关元6次。此法可补益肾气。适用于肾气不固型早泄。

2.内关脾俞推拿法

(1)以一手食指和拇指的指腹,对按一侧的内关、外关穴。按摩先顺时针再逆时针方向各

36 次。按摩时先轻后重,停止前先重后轻,起指后再用一指端点按内关穴 7 次,需有酸胀感;每次 10s。

（2）以一手食指和拇指的指腹,对按一侧的内关、外关穴。按摩先顺时针再逆时针方向各 36 周按摩脾俞穴,双手自然轻握成拳,以手指掌指关节背部分置于双侧脾俞穴,按下时吸气,呼气时丞原,重复 6 次。然后用关元推拿法（2）操作法,施术于脾俞穴,重复 16 次,再用关元推拿法（3）的操作方法,施术于脾俞穴。此法可养心健脾。适用于心脾两虚型早泄。

　3.挤　捏　法

由配偶通过抚摸阴茎等性刺激,引发患者性兴奋,在即将发生射精时立即停止刺激,并由配偶用拇指在阴茎腹侧、食指和中指在阴茎背侧相对按压阴茎根部 1min,使患者性兴奋消退,可重复 2～3 次。每 2～3d 采用该法 1 次,同时避免引起射精的性交,直至患者能经受较长时间的性刺激,完成性交为止。

七、气　　功

　1.周　天　功

采用自然盘膝式,两腿交叉盘坐于床上,会阴部可放一核桃大圆物体,放松躯体,消除杂念,保持安静,意守丹田;采用逆呼吸法,即吸气时腹部内陷,呼气时腹部外凸。每次 30～60min,以夜深人静时为佳。可逐渐延长练习时间及增加练功次数。

　2.导　引　功

宽衣松带,仰卧平枕,伸展四肢,放松躯体,宁神静息,可采用内视五脏法入静,意守上丹田（两目之间）,保持呼吸自然,并达到深、细、匀、长的轻缓节奏,至小腹有麻胀温热得气感;然后调动全身气机,导引至下丹田（小腹部）,使温热感逐渐增强,每次 30min,早晚各 1 次。收功时用手掌按摩小腹,逆时针 36 周,顺时针 36 周,继而双手合掌托握睾丸、阴囊、阴茎,轻搓挤揉 15min,使其发热为度。练功中应避免过度着急,强求气感,必要时请气功师给予指导。

八、药　　酒

　1.巴　戟　酒

巴戟天 60g,熟地黄 45g,制附子 20g,枸杞子 30g,甘菊花 60g,川椒 30g,黄酒 1500ml。上六味药共捣碎,置干净瓶中,加入黄酒浸泡,密封保存,5d 后开启,弃药渣,取酒饮用。每次空腹温热后饮用 10～20ml,每天早晚各服 1 次。可补肾壮阳。用治肾阳久虚之阳痿和早泄。

　2.壮元补身酒

生地黄 15g,菟丝子 15g,肉苁蓉 15g,山药 20g,狗脊 15g,枸杞子 20g,女贞子 15g,川续断 15g,白芍 15g,山茱萸 15g。上药浸于白酒 1 000ml 中,密封置阴凉处静置 1 周,摇匀后取酒弃药。每天早晚各饮酒 10ml 有滋阴助阳、益肾生精的作用。用于肾阴阳俱虚、精关不固之早泄,或遗精、滑精、精子量少,伴头晕耳鸣、腰背酸痛、自汗盗汗等症者,服药期间宜减少房事。

　3.龙　　酒

人参 10g,海龙 20g,蛤蚧 1 对。上药用白酒 800ml 浸泡,密封静置 15d 即成。取酒饮服,每次 10ml,每天 2 次。有温肾益精,健脾益气之功。适用于脾肾精气不固、固摄无能所致早泄、腰膝困乏、头晕心慌等症。

九、药膳与食疗

1. 枸杞炖羊肉

羊腿肉 1 000g,枸杞子 20g,清汤 2 000ml,葱、姜、盐、料酒、花生油各适量。先用开水将羊肉煮透,再用冷水洗净、切块,姜片煸炒,料酒炝锅炒透,再放入砂锅与余料小火炖烂。食此羊肉,可补肾益精。主治早泄、阳痿等症。

2. 酒 煮 虾

当归 25g,红枣 20 枚,鲜虾 500g,鸡肉 500g,北菇 50g,玫瑰露酒适量。把当归、北菇、红枣、鸡肉块洗净,制成汤汁,浇玫瑰露酒,置火锅内烧开,吃时将虾放进汤内涮熟即可食用。可补血壮阳,治疗早泄。

3. 虫草炖甲鱼

甲鱼 1 000g,冬虫夏草 10g,大枣 20g,鸡清汤 1 000ml,盐、料酒、味精、葱、姜、蒜各适量。宰杀甲鱼后切成 4 大块,放入锅中煮沸,捞出、洗净。虫草洗净,红枣用开水泡发。将甲鱼放入汤碗中,再放上虫草、红枣,加料酒、盐、葱、姜、蒜和鸡清汤,上蒸笼蒸熟。佐餐食用。可益气滋阴、补气固精,治疗阳痿、早泄、遗精。

4. 虫草炖黄雀

冬虫夏草 6g,黄雀 12 只,生姜适量。将黄雀去毛和内脏,洗净、切块。把黄雀、冬虫夏草、生姜放入瓦锅中,加水适量,小火炖至黄雀肉熟烂。取药和肉一起食用。可补肾兴阳、填精益髓,治疗阳痿、早泄及性功能低下。

5. 药制羊肾

山羊肾 1 个,杜仲 lg,小茴香 0.5g,巴戟天 1g,韭菜子 0.5g,炒食盐适量。将羊肾从内侧剖开、洗净,去筋膜,将各药与食盐放入肾内,用线扎紧,置容器内上屉蒸 30 ～ 50min,取出后去药,将羊肾切片于晚间食用。可扶阳补肾,治疗阳痿,早泄等。

6. 金樱子膏

金樱子 100g,蜂蜜 200g。先将金樱子洗净,加水煮,2h 后将汤取出,再加水煮,如此 4 次,将汤合并继续煮,待药汁较浓时加入蜂蜜拌匀,冷却后去上沫即可。每次食 10 ～ 15g,每天 2 次,白开水调食。可补肾益精、固涩止泄,治疗遗精、早泄等症。

7. 金樱子粥

金樱子 15g,粳米 100g。金樱子用水煎 30min,取汁弃渣;粳米洗净放入药汁内煮成粥。早晚温热服食。可补虚固涩,治疗早泄、遗精。

8. 煨鹿尾

水发白蘑 200g,干鹿尾 70g,冬笋 25g,盐、味精、料酒、姜、葱、鸡汤、湿淀粉、猪油各适量。先将鹿尾用开水发胀,捞出洗净,再下锅烧 10min 捞出,反复洗烫,直至煺尽毛桩为止,再洗净,冷水漂半小时,然后放入铝锅内,加水适量,用大火烧开后,改小火炖熟,将熟鹿尾顺骨缝剁成段。白蘑、冬笋切片,开水烫透。将鹿尾、白蘑和冬笋用热水焯一下。锅内放油,烧至五成熟时将葱、姜炸成金黄色,注入鸡汤。汤煮开后捞出葱姜,下料酒、盐、味精、鹿尾、冬笋、白蘑,再移到大火上煨,并用湿淀粉勾芡,淋入香油即成。佐餐食用。可补肾壮阳,治疗阳痿、早泄。

9. 龙子童子鸡

虾仁 15g,海马 10g,小公鸡 500g,料酒、味精、盐、葱、姜、水淀粉、清汤各适量。将小公鸡去毛和内脏,洗净,用温水洗净海马、虾仁,开水泡 10min,分放在鸡肉上,加葱、姜、清汤,上笼蒸熟,拣出葱姜,放入味精、食盐,另用收汁勾芡的湿淀粉浇在鸡上即成。分数次吃完。可温肾壮阳,益气补精。主治阳痿、早泄等症。

10.熘炒黄花猪腰

猪腰子500g,黄花菜50g,葱、姜、蒜佐料少许。将猪腰切开,剔去筋膜臊腺,洗净,切成腰花块。黄花菜水发后切段。砂锅中置素油烧热,先放入葱、姜、蒜佐料煸炒,再爆炒猪腰子,至变色熟透时,加黄花菜、食盐、糖煸炒,再加芡粉、汤汁,明透起锅即成。顿食或分顿食用。可补肾益损、固涩精液,治疗肾气虚损、精关不固之早泄、阳痿等症。

11.椰子糯米蒸鸡饭

椰子肉、糯米、鸡肉各适量。椰子肉切小块,糯米、鸡肉适量,放入瓦盅内加盖,隔水蒸至熟。当饭吃,每天1次。可补益心脾摄精,治疗心气不足、脾肾两虚之早泄、阳痿。

12.北芪杞子炖乳鸽

北芪30g,枸杞子30g,乳鸽1只。先将乳鸽去毛和内脏。洗净后与北芪、枸杞子放入炖盅内,加水适量,隔水炖熟。饮汤吃肉,3d1次,连服3～5次。可补益心脾、固摄精气,治疗心脾亏损之早泄、阳痿等症。

十、日常调护

(1)提高自身修养和思想情趣,避免接触低级趣味的书刊和音像,戒除手淫,节制性生活。

(2)调节饮食,减少饮酒或戒酒,少饮浓茶、咖啡,饮食不宜过凉,避免辛辣腥膻之品。

(3)不可滥用壮阳药,可在医生指导下根据个人情况有针对性地用药。

(朱淑惠)

第四节　不射精症

Section 4

不射精症是指阴茎有正常的勃起,夫妻能进行正常的性交,但无性欲高潮,无射精动作,也无精液排出体外的病症。正常男性在性交射精后,勃起的阴茎很快软缩,而不射精患者由于不射精,勃起的阴茎可持续一段较长的时间不软缩,甚至疲劳后停止性交也不软缩,毫无性高潮的欣快感。不射精症属中医所指的"精不泄"、"精闭"的范畴,不射精症约占男性专科病的5%。正常男性的性功能包括性的兴奋、阴茎勃起、性交,射精和性欲高潮等过程。当勃起的阴茎插入阴道后,由于阴茎的提插摩擦,当刺激引起的冲动积累到一定的程度后,由阴部神经将冲动传入到大脑皮层,传出神经通过前外侧索到达胸腰交感柱而传出至胸$_{12}$至腰$_3$交感神经节,由脊髓的射精中枢传出的冲动经由腹下神经和腹下神经丛的交感神经到达附睾、输精管、前列腺、精囊及膀胱内括约肌和尿道近段,再由阴部神经传到坐骨海绵体肌及球海绵体肌而射精。整个射精过程可分为三步:①精液流入尿道,附性腺、附睾尾部及输精管收缩。附性腺是指前列腺、精囊及尿道球腺等。附性腺的分泌物即称为精浆,最先分泌与排出的是尿道腺与尿道球腺,其次是前列腺,然后是附睾尾部的收缩,精子通过输精管而驱入输精管壶腹部,最后是精囊的排空,将精子与精浆驱入尿道。②防精液逆流。膀胱颈部括约肌收缩,可阻止精液逆行流入膀胱。③节律性射精。球海绵体肌和坐骨海绵体肌收缩,与膀胱颈部括约肌一起,既阻止精液逆流入膀胱,又使精液有节奏地从尿道排出为射精。射精动作出现的同时即达到了性高潮,出现射精的欣快感,因而也得到了性满足。随之性兴奋迅速消失,阴茎软缩。对于不射精者临床上还应注意与输精管阻塞-逆行射精进行鉴别。输精管阻塞者是性交时有性欲高潮出现,也有射精动作,但无精液排出,平时也无遗精病史;逆行射精者是性交时有性欲高潮,也有射精动作,但无精液排出,但在性交后的第一次排尿中能见到黏液及白色絮状物,如果进行尿液化验检查可见有大量的精子,尿液中还含有多量的果糖。不射精者有功能性与器质性之分,临床统计90%以上属功能性不射精症。这些患者在房事时不射精,房事后的梦中却有遗精,因而病员身心痛苦,精神负担极重,这又加重了病情,所以应积极治疗。器质性不射精症临床少见,且药物治疗效果较差,有时需要手术治疗。本节主要介绍功能性不射精症。

一、病因与病理

1.肾阳不足

素体阳虚,或禀赋不足,或婚前手淫频繁,或婚后性生活过度,戕伐太过致肾阳受损,命门火衰,气化无力,无以推动肾精排出而不射精。

2.肾阴不足

房事不节,精失过多,精亏阴伤,阴虚火旺,相火偏亢,下元所伤,精关不开致不射精。

3.肝气郁结

情志抑郁,郁怒伤肝,肝气郁结,疏泄失常,阴部为肝经所过,肝气郁结影响精关开启致不射精。

4.湿热蕴结

膏粱厚味,酗酒过度,伤及脾胃,运化失常,水湿内停,郁而化热,阻遏三焦,气机郁闭,精窍不开致不射精。

5.瘀血阻滞

阴部外伤,或阴茎手术,或房事忍精不泄,病积日久,气血运行不畅,气血瘀滞,瘀阻精道,故不射精。

二、临床表现

(1)性交不射精。
(2)无性欲高潮。
(3)有遗精现象发生。

三、不育原因分析

(1)房事不射精,因精子进入女性阴道故不能孕育。
(2)有遗精现象,但无法收集精液故而不育。

四、诊　　断

主要依据房事不射精,无性欲高潮的临床表现来诊断。若不射精,有性欲高潮,应进行性交后尿液检查,检查尿液中有无精子存在。若有大量精子存在,考虑为逆行射精;如果无精子存在,有性欲高潮,考虑为输精管阻塞。

五、中医治疗

1. 肾阳不足

(1)主症:婚前曾有频繁手淫史或婚后房事过度,性欲减退,阴茎勃起不坚,甚至房事中阴茎软缩,房事不射精。头昏耳鸣,神疲乏力,腰酸肢软,大便溏薄,小便清长,下腹冷感,四肢小温。苔薄舌淡,脉细。

(2)治则:温阳补肾,开窍通精。

(3)方药:任督二仙汤(自拟方)。常用药味是仙茅、仙灵脾、鹿角片、龟甲、胡芦巴、苁蓉、巴戟天、石菖蒲、路路通、穿山甲、海狗肾(或用黄狗肾粉代替)等。

(4)加减:畏寒剧加附子、肉桂;腰酸剧加杜仲,川断;小腹冷加紫石英、小茴香。

2. 肾阴不足

(1)主症:性欲正常或性欲偏亢,房事不射精,性交后阴茎不能马上软缩,睡梦中常遗精自泄。形体消瘦,口干咽燥,大便干结,小便黄赤。舌红少苔,脉细数。

(2)治则:滋肾养阴,清热通精。

(3)方药:补阴归肾汤(自拟方)。常用药味是生地、熟地、首乌、枸杞子、山萸肉、知母、黄柏、麦冬、丹皮、山栀、白芍、龟甲、桔梗、三不留行子等。

(4)加减:口干咽燥加石斛、沙参;大便干结加玄参、火麻仁。

3. 肝气郁结

(1)主症:性欲正常,或情欲偏亢,性交不射精,每因疲劳而告终。精神紧张,或情志抑郁,性情急躁,胸胁胀痛,心烦易怒,失眠多梦,门干口苦,口舌生疮。舌红苔黄,脉弦数。

(2)治则:疏肝解郁,泻火通精。

(3)方药:解郁开心汤(自拟方)。常用药味是当归、白术、白芍、茯苓、丹皮、香附、天花粉、开心果、鸡血藤、郁金、穿山甲、路路通等。

(4)加减:心烦不舒加柴胡、川楝子;失眠多梦加合欢皮、夜交藤。

4. 湿热蕴结

(1)主症:性欲偏亢,性交不射精,房事后易遗精。口苦粘腻,胸闷不舒,身有低热,胃纳欠佳,小便混浊,阴部多汗。苔黄腻,脉濡数。

(2)治则:清热利湿,通精开窍。

(3)方药:龙胆泻肝汤(《医宗金鉴》)加减。常用药味是龙胆草、丹皮、丹参、山栀、柴胡,车前子、泽泻、泽兰、木通、当归、穿山甲、路路通等。

(4)加减:开精窍助射精加桔梗、急性子;胸闷湿阻加苍术、川朴;小便混浊加萆薢、瞿麦。

5. 瘀血阻滞

(1)主症:阴茎勃起正常,但性交不射精。房事后常小腹胀痛,并遗精,睾丸胀痛,腰酸不舒。苔薄舌微紫,脉涩。

(2)治则:活血化瘀,通络开窍。

(3)方药:祛瘀排精汤(自拟方)。常用药味是当归、赤芍、红花、桃仁、泽兰、泽泻、丹皮、丹参、益母草、穿山甲、车前子、川芎、路路通等。

(4)加减:睾丸坠胀加小茴香、川楝子;房事后腹痛加延胡、乳香。

六、其他治疗

1. 针灸治疗

（1）体针：大赫、曲骨、中极、关元、三阴交、次髎、中髎、行间、太冲，任选 3～4 穴，隔日 1 次，10 次为一疗程，并灸大敦。

（2）电针：取穴基本同上述穴位，接上电针仪行电针疗法，每次 20min。

2. 草药单方

（1）麝香 0.3g，敷脐心，以通关窍。

（2）三虫粉、蜈蚣、全蝎各等分，穿山甲为蜈蚣、全蝎的 5 倍，共研细末，装胶囊。每次服 5 粒，每日 2～3 次。

3. 食疗验方

（1）通草猪蹄汤：通草 10g（布包），猪蹄 2 只，加水煮至肉烂，去通草，加适量葱、姜、盐，喝汤吃猪蹄。

（2）锁阳蚕蛹粥：锁阳 30g，蚕蛹 6g，粳米 100g，煮粥食之。

七、调护与预防

（1）生活规律增加性知识，戒掉手淫，节制房事，勿忍精不泄，勿房事紧张、思想不集中，夫妻应互相理解、关心。

（2）避免过度疲劳，忌烟酒，适当锻炼身体，参加娱乐生活。

（3）阴茎有病变，如包皮过长等应及早治疗。

（4）某些药物对性功能有影响，应慎服。

（王杰琼）

第五节　精索静脉曲张

Section 5

精索静脉曲张是精索静脉回流受阻而出现精索蔓状静脉丛扩张、弯曲、伸长的疾病。睾丸的静脉回流主要是来自精索内静脉系统、精索外静脉系统和输精管静脉系统三个方面。精索静脉曲张主要发生于精索内静脉，发生于精索外静脉及输精管静脉曲张者极少，这主要与精索内静脉的解剖特点有关。睾丸和附睾的静脉形成精索蔓状静脉丛，这是精索的主要组成部分。精索内精脉与精索外静脉在精索内互相交通，在腹股沟内环处精索内静脉分成 1～2 个分支，但在腹膜后则为一支。右侧精索内静脉斜行汇入下腔静脉。左侧精索内静脉行程较右侧为长，在腰大肌前面上升成直角，汇入左肾静脉，所以血液回流不畅。再者，精索内静脉无瓣膜，左侧精索内静脉可能受到乙状结肠的压迫而导致静脉回流受阻，所以精索静脉曲张 90%以上都发生在左侧。精索静脉曲张为男性青壮年的常见病，正常男性中发病率为 6%～22.9%，在男性不育患者中高达 21%～41%。由于本病能影响精子的产生，故致不育。精索静脉曲张属中医"筋瘤"、"筋疝"的范畴。患精索静脉曲张者，轻者可无任何症状，当站立或步行过久可有阴囊坠胀感，有的伴有阳痿、早泄等。

一、病因与病理

1.肝肾亏损

素体肝肾不足,肝藏血,肾藏精。肝肾亏损则精血不足,经脉失于濡养,经脉气血流行不畅,瘀阻于脉络而为奉病。

2.气滞血瘀

肝气不舒,气滞血瘀,颓阻经脉而致本病。

3.寒湿凝滞

房事不节,感受寒湿凝滞,脉络失和,筋脉失养致发本病。

4.湿热瘀阻

素体湿热或血瘀郁久而化热,湿热瘀阻于阴器而为本病。

5.气虚不提

素体虚弱,气虚不足,气虚易瘀阻,气虚失于提摄,阴囊下坠致本病。

二、临床表现

1.阴囊坠胀

多数患者无明显症状,少数患者有阴囊坠胀感;当站立或步行过久后则坠胀加剧,平卧休息后则减轻。

2.阳痿、早泄

有的患者可伴发阳痿与早泄。

3.阴囊下坠

严重者站立时左侧阴囊下垂,外观可见曲张的静脉,触诊可扪及有多条如蚯蚓状软体虫样感觉,睡卧时曲张的静脉可消失。

三、不育原因分析

(1)睾丸局部温度升高可导致精子产生障碍。

(2)精索静脉曲张,静脉系统压力增高,血液回流受阻,动脉血液供应不足,减少了对睾丸的供血,睾丸缺氧而影响精子的产生。

(3)左侧精索静脉曲张,反流到睾丸的血含有肾上腺皮质类固醇及其代谢产物,对睾丸的生精功能产生抑制。

(4)睾丸静脉内前列腺素 $F2\alpha$ 增高可降低精子的活力。另外,精索静脉曲张者5-羟色胺水平升高可抑制雄激素的合成,使精子产生障碍,影响精子活力。

四、诊　　断

(1)症状与体征。阴囊坠胀感,阴囊可触及软体虫样的静脉团。

(2)轻度无症状而又怀疑患精索静脉曲张时可行 valsalva 氏试验,即深吸气后屏气使腹压增高,此时静脉血突然反流入蔓状静脉丛,可见静脉明显曲张。有时用手轻捏阴囊可有血液反流的冲击感。

（3）精索静脉曲张分三级:Ⅰ级(轻度):精索静脉曲张不易摸到,需用valsalva氏试验才可摸到。Ⅱ级(中度):可摸到曲张的精索静脉,但外观不明显。Ⅲ级(重度):外观即可见到局部曲张之静脉,能明显摸到蔓状盘曲之静脉团。

（4）多普勒超声检查。因正常精索静脉回流为均匀向心性回流,故显示的波型呈一平线,而精索静脉血流产生逆流时,在基线上显示出波浪型,其幅度与逆流的程度呈正比。如行valsalva氏试验时更为明显。

（5）睾丸容积。左侧精索静脉曲张之睾丸较右侧睾丸小3～5ml。正常睾丸的容积为20ml,若<10ml,则预后不良,甚至手术治疗亦无效果。

（6）静脉造影。精索静脉造影可了解精索静脉曲张的存在及范围,并可决定是否需要手术。

五、中医治疗

1.肝肾亏损

（1）主症:精索静脉曲张,久立加剧,神疲乏力,头晕耳鸣,腰膝酸软,有时阳痿、早泄、不育,苔薄质淡,脉沉细。

（2）治则:滋养肝肾,行气活血。

（3）方药:调肝汤(《傅青主女科》)加减。常用药味是当归、白芍、山萸肉、巴戟天、怀山药、菟丝子、杜仲、熟地、丹参、鸡血藤等。

（4）加减:小腹胀痛加乌药、小茴香;阳痿加胡芦巴、锁阳。

2.气滞血瘀

（1）主症:精索静脉曲张,盘曲成团,阴囊坠胀感,疲劳后加剧,睡卧则消失,小腹胀痛,不育,苔薄,边有瘀点,脉细弦。

（2）治则:理气活血,祛瘀通络。

（3）方药:红花桃仁煎(《素庵医要》)加味。常用药味是红花、桃仁、当归、川芎、生地、赤芍、丹参、香附、延胡、青皮、橘核、小茴香、川楝子等。

（4）加减:小腹痛加蒲黄、五灵脂;腹胀下坠加木香、槟榔。

3.寒湿凝滞

（1）主症:精索静脉曲张,阴囊湿冷坠胀,睾丸抽痛,小腹冷痛,畏寒肢冷,得温则舒,腰背酸楚,不育,舌淡苔薄,脉细涩。

（2）治则:温经散寒,活血通络。

（3）方药:当归四逆汤(《伤寒论》)加减。常用药味是当归、附子、桂枝、赤芍、细辛、红花、丹参、地龙、川芎、鸡血藤等。

（4）加减:睾丸抽痛加小茴香、橘核;小腹冷痛加吴茱萸、紫白英;腰背冷痛加胡芦巴、菟丝子。

4.湿热瘀阻

（1）主症:精索静脉曲张,盘曲肿胀,站立久后加剧,休息后消失,阴囊坠胀,灼热疼痛,婚后不育,苔黄腻,脉弦滑。

（2）治则:清热利湿,活血止痛。

（3）方药:萆薢渗湿汤(《疡科心得集》)加味。常用药味是萆薢、泽泻、滑石、苡仁、赤茯苓、木通、丹皮、黄柏、赤芍、丹参、柴胡、龙胆草等。

（4）加减:阴囊胀痛加川楝子、荔枝核;阴囊潮湿加山栀、车前子。

5.气虚不提

（1）主症：阴囊下垂，精索静脉曲张，迂曲盘团状，疼痛不显，面色不华，神疲乏力，动则气急，不育，舌淡苔薄，脉细无力。

（2）治则：补中益气升提。

（3）方药：补中益气汤（《脾胃论》）加味。常用药味是党参、黄芪、白术、当归、升麻、炙甘草、陈皮、柴胡、熟地等。

（4）加减：神疲乏力加黄精、怀山药；阴部胀痛加小茴香、川楝子。

6.草药单方

（1）橘叶9g，橘核9g，煎水常服。

（2）七厘散3g，全枸橘6g，煎水服，可活血止痛。

7.调护与预防

（1）注意精神调摄，勿暴怒气滞，避免因郁怒易致气滞血瘀。

（2）节制性欲，注意避免或减少无高潮期的性冲功，减少会阴及阴囊部的充血。

（3）注意适当休息，勿久站及远距离的步行。

（于源源）

第六节　前列腺炎

Section 6

前列腺炎顾名思义是指前列腺的炎症。其实临床上已扩大了其含义，包括了具有前列腺炎症状的综合征，如前列腺痛等。前列腺炎类型有：急性细菌性前列腺炎、慢性细菌性前列腺炎、非细菌性前列腺炎、前列腺痛等。从上述可以看出前列腺炎并非完全是由于细菌感染所致，饮酒、性交过频、手淫、骑车、外伤等亦可为发病因素。按发病过程可分为急性前列腺炎与慢性前列腺炎。急性前列腺炎多是由于尿道炎、膀胱炎的继发感染所致，使前列腺出现急性出血肿胀化脓等病理改变，临床上表现为突然发热、恶寒、尿频、尿急、尿痛以及会阴、肛门等部位疼痛。慢性前列腺炎可由细菌、病毒、滴虫、支原体等感染所引起，也有找不到病原体，无明显原因的非细菌性前列腺炎，还有极少数系急性前列腺炎未予以彻底治愈而转化而来，但极大多数慢性前列腺炎患者均无急性过程，慢性前列腺炎的临床表现不一，有的根本无症状，仅因婚后不育而去医院检查发现的；有的患者可有尿频、尿急，排尿不畅，或有烧灼感，或小便后尿道有黏液、黏液血或脓性分泌物，阴部不适，性功能障碍，下腹部或腰部隐痛；还有的人出现神疲乏力，焦虑失眠，头晕目花等症。前列腺炎是成年男性的常见病与多发病，尤以慢性前列腺炎更为常见，属中医"淋浊"、"白淫"、"白浊"、"尿精"的范畴。慢性前列腺炎可致男性不育，故本节主要介绍慢性前列腺炎。

一、病因与病理

（1）湿热下注。饮食不节，高粱厚味，饮酒过度，伤及脾胃，湿热内生，或素体湿热，湿热下注而致本病。

（2）血瘀阻滞。房事不节，情欲旺盛；房事忍精不泄，或久卧湿地；寒湿内浸，血瘀寒凝而致血瘀，血瘀阻滞于下而致本病。

（3）肝肾亏损。素体肝肾不足，或房事过度损伤肝肾，肾精耗伤，精亏血少，或精亏阴虚，阴虚火旺，伤及阴而致本病。

二、临床表现

（1）泌尿刺激症状，常见有尿频、尿急，每当受冷、多饮水之后尿急更明显。排尿疼痛，尿意不畅，尿道有灼热感，有时会牵连直肠、会阴部坠痛。排尿后，尿道外口会流出有黏液，有人误认为系"漏精"，实是尿道分泌物。尿色深而混浊，部分人为乳白色尿。

（2）阴部与肛门坠痛，有时胀痛，有时牵连耻骨、腹股沟、会阴、睾儿、腰部、骶尾部酸痛，这是由前列腺炎引起局部肌肉痉挛所致。

（3）性欲减退，异常的阴茎勃起，阳痿、早泄、遗精，男性不育等。

（4）夜寐多梦，神疲乏力，记忆力减退，神经衰弱等。

（5）产生多种并发症，常见有慢性精囊炎，后尿道炎，膀胱炎，附睾丸炎等。

三、不育原因分析

（1）慢性前列腺炎严重时分泌能力降低。前列腺与精囊等附性腺的分泌物称为精浆，精浆对精子的运转及生理功能有重要影响。前列腺液可促进精子的活力并保护精子，如果前列腺分泌功能下降则精子活力下降。前列腺液中还含有机物、无机物、各种酶。前列腺发生炎症时，前列腺液中的锌、镁、酸性磷酸酶、枸橼酸等特殊分泌物会减少，射精量亦减少，可影响精子的活力。前列腺炎时磷脂酰胆碱小体亦明显减少，如果减少50%可出现明显的性功能障碍。上述均是致不育的原因。

（2）慢性前列腺炎者其的列腺液中混有多量的炎性细胞，影响精子的活动。前列腺液中的某些生物活性物质发生了变化，如能协助精子与卵子结合，参与受精过程的前列腺素、透明度酸酶等的减少则影响受精，前列腺液中的纤维蛋白溶解酶、凝结酶减少，能降低精子的活力。前列腺的改变还能影响精液的液化。

（3）慢性前列腺炎者影响精液的成分，使精子计数下降，活动力下降，甚至完全是死精子而致不育。

（4）改变精液的酸碱度，精浆中酸性物质增加则 pH 降低，至 $6 \sim 6.5h$ 精子会死亡。此外，精液的黏稠度增加，因精浆中含有大量的白细胞及脓细胞，精液不液化而不育。

（5）性功能障碍，造成性欲低下，阳痿、早泄、遗精等导致不育。

四、诊　　断

1. 病史及症状

泌尿刺激症状，会阴及骶尾部隐痛及性功能障碍等。

2. 直肠指诊

前列腺局部有硬性结节，或索条状肿块，肿块光滑有压痛。

3. 前列腺液检查

白细胞增多，每高倍视野超过 10 个或堆积成团。发现巨噬细胞是诊断前列腺炎的客观指标。磷脂酰胆碱小体减少，若 < 50% 常可伴有性功能障碍；若 < 30% 肯定有性功能障碍，并伴有早泄、阳痿等症状。磷脂酰胆碱小体可作为判断性功能状态的客观依据，也是诊断慢性前列腺炎的重要指标。无菌性慢性前列腺炎者白细胞的增加与磷脂酰胆碱小体的减少均不明显：

前列腺炎症时 pH 值升高(正常值为 7.2)。

4.细菌学检查

标本的收集为初尿 10ml,中段尿 10ml,前列腺液或按摩前列腺后收集尿液 10ml 进行尿液细菌培养。如果前列腺液中的菌株或按摩前列腺后收集的尿液中菌株数明显超过初尿中菌株时即可诊断为细菌性慢性前列腺炎。

5.免疫测定

慢性前列腺炎者的前列腺液中 IgA,IgG,IgM 明显升高;非细菌性前列腺炎者不升高。

6.超声波检查

慢性前列腺炎使局部因渗出、纤维化、粘连而使包膜反射不光滑,严重者包膜界限不清,腺体形态规则,左右对称,内部可见局限性反射减少。

7.活体组织检查

难以确诊的慢性前列腺炎,或怀疑癌变时应行活体组织检查,采用穿刺法取标本,送病理检查确诊之。

五、中医治疗

1.湿热下注

(1)主症:小便频数,尿急,有时淋漓不畅,排尿时灼热或涩痛,尿道口有乳白色黏液分泌物,每当大便干结时该现象更加严重,性功能障碍,有时遗精,婚后不育,口干不欲饮,苔黄腻,脉细数。前列腺检查:触及腺体增大饱满感,压痛明显,按摩时有大量液体流出,按后腺体松弛。前列腺液检查白细胞明显增加,脓细胞增多,还可见有巨噬细胞,磷脂酰胆碱小体减少 50%以上。

(2)治则:清热利湿,活血止痛。

(3)方药:八正散(《和剂局方》)加味。常用药味是篇蓄、瞿麦、木通、滑石、山栀、甘草梢、大黄、灯芯、草薢、黄柏等。

(4)加减:湿热重加龙胆草、紫地丁;发热加金银花、连翘;前列腺液化验白细胞增多加蒲公英、红藤。

2.血瘀阻滞

(1)主症:阴部坠胀,牵引腰骶、尿道、阴茎、小腹,每当疲劳与房事后加剧,性功能障碍,阳痿遗精,有时口干发热,小便不畅,婚后不育,苔薄边紫黯,脉弦涩。前列腺检查:腺体增大,质地偏硬,触痛,按出前列腺液较少。前列腺液检查白细胞中度增高,脓细胞很少。磷脂酰胆碱小体减少。

(2)治则:活血化瘀,清解止痛。

(3)方药:清瘀汤(经验方)。常用药味是当归、川芎、桃仁、红花、丹参、地龙、穿山甲、路路通、木通、瞿麦、丹皮、败酱草等。

(4)加减:前列腺体硬结加三棱、生牡蛎;遗精加芡实、金樱子;白细胞增多加芙蓉叶、白花蛇舌草。

3.肝肾亏损

(1)主症:身体虚弱,阴部坠胀,腰膝酸软,头晕耳鸣,性欲减退,阳痿早泄,小便频数,夜间尤多,尿道口经常有黏液性分泌物,五心烦热,不育,苔薄质淡,脉细数。前列腺检查:腺体松弛,按出前列腺液较少,前列腺液检查白细胞超过正常范围,磷脂酰胆碱小体明显减少。

(2)治则:补益肝肾,清解活血。

(3)方药:归肾汤(自拟方)加味。常用药味是菟丝子、山萸肉、巴戟天、枸杞子、苁蓉、当归、川芎、红花、赤芍、怀山药、知母、黄柏等。

(4)加减:小便频数加益智仁、桑螵蛸;阳痿加仙灵脾、阳起石;腰酸加杜仲、狗脊。

六、西医治疗

1.一般治疗

去除产生前列腺炎的病因,注意性器官卫生,节制房事,避免食用刺激性食物,阴部注意保暖,防寒湿。

2.前列腺按摩

由于前列腺充血和肿胀,分泌功能异常,前列腺液积蓄在内,细菌性前列腺炎时前列腺液中含有细菌及多量脓细胞,所以采用前列腺按摩法。其方法是戴上手套,食指涂以石蜡油,轻轻插入肛门,在直肠前壁离肛门缘4～5cm处扪及直肠壁外的前列腺,然后进行按摩。先由前列腺两侧自外上向内下按摩,每侧按摩3～5次,最后沿中央自上向下地进行挤压,如此反复数次,直至尿道口有白色液体滴出为止。按摩时动作应轻柔均匀,以免出血或疼痛。按摩排液后为防炎症,嘱病员立即排尿,使残留在后尿道的炎性物质被尿液冲出。通常每周施行1～2次,连续4～8次为一疗程。

3.热水坐浴

排尿后用43℃热水坐浴10～15min,每天1～2次,可加速前列腺的血液循环,促进炎症消退。

4.超声波疗法

用超声波的探头插入直肠相当前列腺的部位,让其发生超声振荡,每日或隔日1次,每次15～20min,10～15次为一疗程。其目的是通过超声振荡促进前列腺组织的新陈代谢,提高细胞的活动能力和加强组织再生。

5.解痉、镇痛剂

可选用普鲁本辛,每次口服15mg,每日3次;或吲哚美辛,每次口服25mg,每日3次;或吲哚美辛栓剂,每日1次,用1粒纳入肛门;亦可选用泌尿灵,每次口服200～400mg,每日3次。

6.抗 生 素

对于细菌性前列腺炎可用抗生素治疗,用土霉素,每次口服500mg,每日4次,连续3～4周;或卡那霉素、先锋霉素、磺胺甲基异恶唑(SMZ)等,根据病情选择应用。

七、其他疗法

1.针灸治疗

(1)体针:取穴肾俞、膀胱俞、关元、三阴交,每日或隔日1次,10～15次为一疗程。

(2)艾灸法:用艾条灸会阴穴,每日1次,每次15～20min,3周为一疗程。

2.温 熨 法

用热毛巾敷会阴体,或将服中药后之药渣,用纱布包裹趁热敷会阴体。

3.磁片疗法

将磁片用胶布固定于关元、中极、三阴交等穴,每周用5d后休息2d,连用3个月。

4.中药保留灌肠

辨证分型所口服之中药多煎出150ml,待药温(不烫手为原则),用肛管注入直肠,行保留灌法。

5.中药外洗法

蒲公英 30g,艾叶 9g,桔梗 6g,煎水薰洗外阴部,每日 1～2 次,每次 20～30min,3 周为一疗程。

6.穴位激光疗法

用氦—氖激光治疗仪,功率为 4mw,选会阴穴,激光照射,每日或隔日 1 次,每次 15～30min,20 次为一疗程。

7.穴位注射

取穴中极、关元、气海、复溜、三阴交、足三里等,每次选 3 穴,每穴注入 0.25%普鲁卡因(先皮试,阴性后方可应用)0.5ml,10 次为一疗程。

8.草药单方

鲜紫茉莉根 60g,煎水服。

八、调护与预防

1.精神调摄

勿思想紧张,适当参加有益的社交与文体活动,但避免过度。

2.饮食调摄

饮食宜清淡,勿过食辛辣、浓茶、浓咖啡、油腻之物,勿酗酒,平时应多喝开水,促进局部血循环,减少充血,有利于病情的缓解。

3.生活调摄

生活起居有条理,阴部应防止受寒,不宜用冷水洗阴部,不宜久坐卧湿地,不宜长途骑自行车、骑马,适当锻炼身体,但勿过度劳累。

4.节制性生活

性生活不可过频,勿沉缅于色情之中,防止出现频繁的性冲动,以免前列腺过度的充血。性生活不宜中断,不可忍精不泄。适当地性生活有利于前列腺液的排出,减轻盆腔的充血。如果过于引起性冲动时可服乙菧酚,每日服 1mg,连服 3 周,可对抗雄激素,减少性冲动。

(刘卉)

第七节 少精子症

Section 7

少精子症的界限尚无统一的规定,各学者的看法不尽一致。WHO 标准:精子浓度<20×10^6 个/ml。

一、病　　因

(一)西医观点

1.精索静脉曲张

2.染色体异常

特别是性染色体畸变,对精子数量及质量均有严重影响。染色体异常在少精子症中约占 1.76%。

3.隐　　睾

是导致精液异常的常见原因之一,单侧隐睾也有 60%可造成不育。

4.内分泌疾病

如垂体、甲状腺及性腺功能的亢进或低下,肾上腺的病变、糖尿病等都可引起少精子症。

5.生殖道感染

尤其是慢性炎症可造成附睾或输精管部分阻塞。性病引起的生殖系统感染已成为男性不育的重要原因之一。解脲支原体、衣原体感染可致精液异常造成不育。腮腺炎、麻疹等全身性感染也是男性不育的常见原因。

6.免疫异常

自身免疫影响精子发生和阻碍精子输出。

7.理化因素影响

有机溶剂、烟酒、阴囊过热、射线等都可引起少精子症。

8.药物因素

见医源性不育。

9.其　　他

如精神过度紧张、营养不良、过敏等,先天性输精管道畸形或部分阻塞。

(二)中医观点

(1)先天不足,禀赋薄弱,天癸不充。

(2)后天失调,素体虚弱,气血衰少。

(3)精室伏热,伤阴耗精。

二、诊　　断

多次精液常规检查精子浓度< 20×10^6 个/ml 即可诊断。但病因复杂,病因诊断较困难。

(1)体检。全身及生殖系统检查,排除先天发育异常、精索静脉曲张及生殖道感染等。

(2)精液全面分析。

(3)血浆生殖激素(FSH,LH,T,PRL,E_2)检查。

(4)抗精子抗体检查。

(5)其他相应检查。必要时行睾丸活检、精道造影等。

三、治　　疗

(一)西医治疗

1.内分泌治疗

(1)治疗原则:①下丘脑和垂体功能正常,血 FSH、LH 和 T 水平正常或偏低者,可采用性激素药物治;②血 FSH 水平增高,LH、T 水平正常者,药物治疗效果不佳,多采用人工授精治疗;③血 FSH、LH 水平增高和 T 水平下降,提示性染色体方面异常所致性腺功能低下,可用睾酮类药物治疗;④血 FSH、LH、T 水平均下降。若 PRL 水平升高,应用溴隐亭治疗;PRL 水平正常,可用性激素药物治疗。

(2)常用药物。①抗雌激素类药物。A.克罗米芬(Clomiphene):适应于精子数少于 20×10^6 个/ml,精索静脉曲张手术后生殖功能未恢复的病例。用药方法:a.连续法:每日口服 50mg,连用 3 个月,如有效可连续服用至精子数恢复到$(20 \sim 60) \times 10^6$ 个/ml 以上。b.循环法:

每日口服 25mg,连用 25d,休息 5d 为一疗程,一般连用 3 ～ 6 个疗程。B.他莫西芬(Tamoxifen):适应于精子数 < $20 × 10^6$ 个/ml,精索静脉曲张手术后生殖功能未恢复的病例。用药方法:20mg,每日 1 次,连用 6 个月。若精液质量改善,可持续用药 2 年;若精液质量无改善,则不必继续治疗。②雄激素类药物。A.睾酮:睾酮反跳疗法。a.丙酸睾酮:50mg,每 2d 1 次,肌肉注射,连用 1 ～ 3 个月。b.庚酸睾酮:200 ～ 250ng,每 1 ～ 2 周 1 次,肌肉注射,共 6 ～ 8 周。c.环戊丙酸睾酮:200mg,每周 1 次,肌肉注射,共 12 周。由于剂量大,疗程长,副作用多,故睾酮反跳疗法现已少用。B.人工合成睾酮衍生物:此类药物既有刺激睾丸精曲小管生精上皮功能,又能提高睾丸间质细胞的分泌功能和分泌活性,间接提高活动率,且剂量不大,副作用小。a.氟羟甲睾酮:10 ～ 20mg,口服,每天 2 次,6 ～ 8 周为 1 疗程。b.甲基二氢睾酮:50 ～ 100mg,口服,每天 2 次,12 ～ 16 周为 1 疗程。可重复 1 ～ 2 个疗程。③人促性腺激素类药物。对于低促性腺激素性性腺功能低下症的疗效较好,对特发性少精子症较差。其适应证有:促性腺激素分泌正常,FSH 相对缺乏的特发性少精症;精子发生期组织结构病变引起的少精子症;Leydigs 细胞不足相对 T 缺乏引起的少精子症,精子无力症;精索静脉曲张手术治疗后的少精子症;促性腺激素分泌不足的性腺功能低下者。常用药物及用法如下:A.HCG(人绒毛膜促性腺激素)常用剂量及用法:a.低促性腺激素性性腺功能低下症如下:1 500U 肌肉注射,每天 1 次,连用 6 ～ 8 周或每次用 5 000U,肌肉注射,连用 6 ～ 8 周。b.特发性少精症及精索静脉曲张术后的少精子症,2 000 ～ 5 000U 每 3 ～ 5d 肌肉注射 1 次,连用 8 ～ 10 周。c.精子发生期生精功能紊乱的少精子症,5 000U 每周肌肉注射 1 次,连月 10 ～ 20 周。d.睾酮(Testo)简称"T"相对不足引起的少精子症和精子活力不足,2 500U 每 5d 肌肉注射 1 次,连用 10 ～ 12 周。B.HMG(人绝经期促性腺激素):目前使用的 HMG 制剂中 LH 和 FSH 的活性相等。故 HMG 刺激精曲小管的功能略高于 HCG,但单独使用 HMG 效果不理想,多不主张单独使用。C.HCG 与 HMG 联合使用:HCG4 000 ～ 5 000U 每周肌肉注射 1 次,连用 4 ～ 5 周,加用 HMG150U 肌肉注射,每周 3 次,疗程 3 ～ 18 个月,停用 HMG,改用 HCG 维持。④黄体生成素释放激素(LHRH)及同类物(LHRH-analogous)。脉冲式注射(人工丘脑):1 次脉冲剂量 25ng/kg,每 90 ～ 120min 释放 1 次。1 ～ 3 个月 T 可达正常水平,治疗需要 1 ～ 2 年。本法对垂体病变者效果不佳。无条件做脉冲式注射可用以下方法。A.LHRH:a.500μg 肌肉注射,每天 1 次,连用 6 个月为 1 个疗程。b.100μg 肌肉注射,每天 2 次,连用 3 ～ 6 个月为 1 个疗程。B.LHRH-Analogous:a.D-色氨酸 6-LHRH,10μg,肌肉注射,每 2d 1 次,共用 3 个月。b.D-亮氨酸 6-LHRH 乙基酰胺,20g,肌肉注射,每天 1 次,共用 3 个月。⑤催乳素抑制剂。A.适应证:因高催乳素症引起的少精子症,精子无力症。B.常用药物:溴隐亭(Bromocripzine)。C.用法:开始 1.25 ～ 2.5mg,每晚口服,2 ～ 3d 后,2.5mg,每天 2 次,每天达 7.5mg 即有效,并维持一段时间。

2.其他药物治疗

常用药物参见弱精子症。

3.抗感染治疗

由感染引起的少精子症应先行抗感染治疗。

4.物理疗法

(1)阴囊降温疗法。对于阴囊表面平均温度高于正常的少精子症患者适宜于阴囊降温治疗。佩戴阴囊托,腰间挂一内盛冷水或酒精的小瓶,用细管连接到阴囊托内。

(2)量子化输血疗法。按 3ml/kg 抽取静脉血,经 10 个生化剂量的紫外线照射,同时高流量充氧,经 8min 照射后快速回输给患者。每 2 ～ 3d 1 次,6 ～ 8 次为 1 疗程,连用 2 ～ 3 个疗程。

(3)分段射精。利用射精开始部分质量较高的精液行 AIH 治疗。

(4)精液体外处理。优选富集作 AIH。

5.外科治疗

对生殖道畸形、精索静脉曲张、隐睾等患者,应尽早手术治疗。

6.其他治疗

由免疫因素造成少精子症者,进行相应治疗。

(二)中医治疗

1.中药治疗

(1)肾精亏损。①证见:化验检查,精子浓度 $< 20 \times 10^6$ 个/ml,并时见眩晕,腰酸腿软,口燥咽干,或自汗、盗汗,或梦而遗精,舌嫩红,少苔,脉象细。②治疗方法:补肾填精。③方药:A.仙子汤:仙灵脾、黄芪、菌灵芝、龟甲胶、鹿角胶、枸杞子、五味子、熟地黄、覆盆子、炙甘草。B.液化生精汤加减:丹皮、地骨皮、白芍、生地黄、麦冬、玄参、首乌、桑椹、枸杞子、山萸肉、仙灵脾、茯苓、竹叶。C.斑龙丸合七宝美髯丹加减:枸杞子、金樱子、天门冬、首乌、生地黄、当归、龙眼肉、鹿角、菟丝子、黄精、牛膝(盐水炒)。④中成药:五子衍宗丸、大补阴丸、益血生。

(2)肾阳虚衰。①证见:化验检查,精子浓度 $< 20 \times 10^6$ 个/ml,并见神疲肢冷,腰膝软弱,舌淡红,舌苔白,脉象沉细。②治疗方法:温肾壮阳。③方药:A.打老儿丸合右归丸加减:鹿角胶、巴戟天、楮实子、附子、肉桂、菟丝子、熟地黄、枸杞子、山药、杜仲、当归、远志、菖蒲、茴香。B.右归丸加减:熟地黄、鹿角胶、山药、山茱萸、枸杞子、菟丝子、杜仲、楮实子、仙茅、仙灵脾、紫肉桂末。C.生精种子汤:仙灵脾、川断、菟丝子、首乌、枸杞子、桑椹、覆盆子、五味子、车前子、黄芪、当归。④中成药:桂附八味丸、右归丸、颐和春。

(3)气血两虚。①证见:化验检查,精子浓度 $< 20 \times 10^6$ 个/ml,并时见眩晕,面色萎黄,四肢倦怠,腰膝软弱,气短,或时见心悸,食少,舌淡胖嫩,舌苔白,脉象细弱。②治疗方法:补气养血,佐以补肾填精。③方药:A.河车种子丸:紫河车、人参、白术、白茯苓、熟地黄、当归、肉桂、巴戟天、补骨脂、杜仲、锁阳、枸杞子、菟丝子、山萸肉、覆盆子、五味子、生地黄、天冬、麦冬、山药、陈皮、川牛膝、黄柏。B.十全大补汤:人参、茯苓、白术、甘草、生地黄、白芍、当归、川芎、黄芪、肉桂、陈皮。④中成药:十全大补丸、人参养荣丸、阿胶三宝膏。

(4)精室伏热。①证见:化验检查,精子浓度 $< 20 \times 10^6$ 个/ml,并见心胸烦热,或口舌生疮,小便黄短或涩痛,口渴,舌红,苔稍黄腻,脉象细数。②治疗方法:清精泄热。③方药:A.清精汤:生地黄、黄柏、知母、旱莲草、滑石、地骨皮、莲子心、赤苓、车前子、灯心草。B.萆薢分清饮加减:萆薢、石菖蒲、黄柏、茯苓、白术、莲子心、丹参、车前子、木通、牛膝。阴虚者加女贞子、旱莲草;热甚加栀子、黄芩;湿甚加泽泻、薏苡仁。④中成药:五花茶。

2.针灸、挑治

(1)针灸。①取穴:肾门、命门、关元、中极、三阴支、太溪、足三里、脾俞、胃俞。②用法:辨证取穴和手法补泻。隔日1次,15次为1疗程,共治3个月。

(2)挑治。①主穴:两髂脊最高点连线与脊柱交点,同尾骨尖连线的中点旁开4横指。②配穴:辨证选用。

四、预防与保健

(1)青少年时期锻炼身体,提高抗病能力。

(2)避免接触对生殖系统有害物质。

(3)如患感染性疾病后,应及时正确治疗,以免累及生殖系统,造成婚后不育。

(4)养成良好生活习惯,避免酗酒,或嗜食肥甘厚味。

(5)患有本病,既要积极治疗,又要保持健康心理。

(张宁)

第八节 弱精子症

Section 8

精子密度在正常范围,具有前向运动的精子 < 50%(a 级和 b 级)或 a 级精子 < 25%。

一、病 因

(一)西医观点
(1)凡是能导致精子生成减少的因素,也可以成为导致弱精子症的因素。
(2)维生素 A、维生素 E 缺乏。

(二)中医观点
(1)先天不足。
(2)后天失调。
(3)湿热蕴结。

二、诊 断

精液常规检查,若两次化验结果大致相同,即 a 级精子 < 25% 或 a 级和 b 级精子 < 50%,即可诊断。

有条件时可进行以下检查,有助诊断。

(1)测前向活动精子平均速度:三常为 34.34μm/s。

(2)测活动精子数量和精子存活时间。正常精液射精后:活动精子百分率 1h≥60%;3h≥30%～40%;6h≥20%～30%。若排精后 1h 活动精子 < 50% 或 6h 后活动精子 < 10% 视为异常。

三、治 疗

(一)西医治疗

1.药物治疗

(1)胰舒血管肽。①作用:增加精子的平均运动速度;增加活动精子的百分率;明显改变活力很低精子的前向运动速度;轻度增加精子存活率;能刺激新鲜或 24h 内或冷冻精液的精子的活力;刺激精子代谢,增加氧耗和果糖消耗;显著改善精子的宫颈穿透能力。②用量及用法:40U,每周 3 次,肌肉注射,或 600U,口服,每天 1 次。总疗程应 > 6 个月。口服优于肌注。有生殖道炎症者禁用。

(2)已酮可可碱(甲基黄嘌呤衍生物)。常用剂量及用法:300～400mg,口服,每天 3 次,连用 3～6 个月。

(3)核苷酸。常用剂量及用法:①ATP20mg,肌肉注射,每天 1 次,或 20mg,口服,每日 3 次。②辅酶 Q_{10} 2ml,肌肉注射,每天 1 次,10d 为 1 疗程,停 10d,连用 3 个疗程,或 10～20mg,口服,每日 3 次。

(4)维生素类。①维生素 E 50～100mg,口服,每天 3 次,连用 3 个月。②维生素 A 2.5 万～5 万 U,口服,每天 3 次,连用 3 个月。

(5)炎症介质抑制剂(拮抗剂)。①盐酸赛庚啶(5-羟色胺的拮抗剂)4mg,口服,每天3次,3个月为1疗程,共用2个疗程。②脑益嗪25～50mg,口服,每天3次。③阿司匹林100～200mg/kg,分2次口服,连用2周。④吲哚美辛25mg,口服,每天3次,连用1个月。

(6)其他药物。①氨基酸:精氨酸,每日4g,分2～3次口服。②甲状腺素(尤其适用于甲状腺功能低下者):甲状腺素片30mg,口服,每天3次,连用1～3个月。③阿密曲替林:每日30～50mg,连用3个月为1疗程。④锌制剂。A.硫酸锌120mg,口服,每天3次,连用1～2个月。B.葡萄糖酸锌10mg,口服,每日3次,连用2～3个月。根据徐吉祥报告,应用胰激肽释放酶片为主,辨证加用中成药治疗少、弱精子症获良效。胰激肽释放酶片112 U,饭前服用,每日3次。

(7)抗感染治疗。适用于生殖系统感染所致的弱精子症。

2.精子优选富集

作AIH。

(二)中医治疗

1.中药治疗

(1)肾阳不足。①证见:化验检查,a级精子<25%或a级和b级精子<50%,并见腰膝软弱,阳举不坚,舌质淡红,舌苔白,脉象沉弱。②治疗方法:温补肾阳。③方药:A.巴戟丸加减:巴戟、肉苁蓉、附子、鹿茸、桂皮、续断、杜仲、菟丝子、干地黄、山茱萸、五味子、桑螵蛸、龙骨。B.石刻安肾丸加减:鹿茸、附子、肉桂、巴戟、破故纸、韭菜子、肉苁蓉、山萸肉、菟丝子、小茴香、川乌、川椒、赤石脂、远志、杜仲、茯苓、苍术、山药。④中成药:大菟丝子丸、鹿茸片、龟龄集。

(2)肾精亏虚。①证见:化验检查,a级精子<25%或a级和b级精子<50%,并见腰酸膝软,或遗精,或眩晕,舌质嫩红,少苔,脉象细数。②治疗方法:补肾填精。③方药:A.鱼鳔丸加减:鱼鳔、干地黄、枸杞子、山萸肉、菟丝子、沙苑蒺藜、天冬、麦冬、五味子、白术、茯苓、当归、酸枣仁、鹿角胶、熟地黄、山药、泽泻。B.左归丸合五子衍宗丸加减:大熟地、山茱萸、鹿角胶、菟丝子、枸杞子、五味子、车前子、覆盆子、山药。④中成药:神力补、参茸卫生丸、大补阴丸合人参鹿茸丸。

(3)气血亏虚。①证见:化验检查,a级精子<25%或a级和b级精子<50%,并见体质虚弱,神倦,或气短、懒言,面色萎黄,脚膝乏力,食少,或心悸,舌质淡红,舌苔白,脉象细弱。②治疗方法:益气补血。③方药:育精汤加减:红参、黄芪、当归、白芍、黄精、茯苓、紫河车、鹿角胶、干地黄、鱼鳔、陈皮、炙甘草。④中成药:龟鹿补肾丸。

(4)阴虚火旺。①证见:化验检查,a级精子<25%或a级和b级精子<50%,并见遗精,盗汗,心烦易怒,或足底热感,舌质红,少苔,脉象细数,尺尤有力。②治疗方法:滋阴降火。③方药:大补阴九合二至丸:生地、黄柏、知母、龟甲、旱莲草、女贞子。④中成药:知柏地黄丸、杞菊地黄胶囊。

(5)肝经湿热。①证见:化验检查,a级精子<25%或a级和b级精子<50%,并见阴部汗多,或阴痒,小便淋浊,口苦,舌质红,舌苔黄腻,脉象弦、滑数。②治疗方法:清热利湿。③方药:A.千金治百病淋方加减:石韦、滑石、通草、冬葵子、王不留行、瞿麦、白术、赤芍、红藤、鱼腥草、泽兰、甘草。B.龙胆泻肝汤加减:龙胆草、黄芩、栀子、泽泻、木通、车前子、柴胡。C.宜男化育丹加减:茯苓、肉蔻、薏苡仁、半夏、白芥子、芡实、白术、山药、人参、肉桂、地黄、益智仁,可酌加龙胆草、黄芩、栀子。④中成药:八正合剂、当归龙荟丸、甘露消毒丸。

2.针灸

(1)体针。①取穴:足三里、关元、大赫、肾俞、太溪等。②用法:平补平泻,隔日1次,15次为1个疗程。

(2)艾灸。对肾阳虚、气血虚型有效。取穴:足三里、神阙、关元、会阴等,隔日1次。

(张宁)

第九节　死精子症

Section 9

死精子症是指精液中绝大多数或全部精子都是死精子,但从死亡精子的形态和数量上看并无异常。

一、病　　因

(一)西医观点

1.精液中某些精子存活必需的营养物质缺乏

果糖是精子存活和活动所必需的物质,当精囊病变时果糖减少。生殖道感染时,细菌及炎症细胞浸润也可导致营养物质的消耗,引起缺乏。

2.精液酸碱度改变

正常精液 pH 值为 $7.2 \sim 7.8$,若 pH < 7 或 > 9 时精子活力明显下降,死精子症时 pH 常低于 7.0。

3.供氧不足

当前列腺炎和精囊炎时,因炎性充血、水肿、局部瘀血、血流缓慢,致供氧不足,精子缺氧死亡。

4.生殖系统感染

感染可使精子活力降低或丧失,另外可使附性腺分泌异常,引起精子死亡。

5.其　　他

各种有害因素干扰睾丸、附睾等功能,如长期高温作业、热水浴、精索静脉曲张等。

(二)中医观点

(1)先天不足,肾阳虚衰。

(2)阴虚火旺,热灼肾精。

(3)素体阴虚,肾精失养。

(4)湿热内蕴,热迫精室。

二、诊　　断

(1)精液检查(连续 3 次以上),发现绝大多数或全部精子死亡,即可诊断为死精子症。

(2)进一步检查以明确造成死精子症的原因:①全身及生殖系统检查;②前列腺液检查;③精液微生物学检查;④血清、精浆抗精子抗体检查;⑤精液生化分析。

三、治　　疗

在引起死精子症的诸多因素中,以生殖系统炎症为最常见。所以,治疗死精子症应重视对男性生殖道炎症,尤其是前列腺炎和精囊炎的治疗。

(一)西医治疗

1.抗感染

依微生物学检查及药敏试验结果,选用抗生素进行治疗。

2.非激素类抗炎药物

（1）阿司匹林 0.4g，口服，每日 3 次。

（2）吲哚美辛 25mg，口服，每日 3 次。

（3）赛庚啶 4mg，口服，每日 2 次。

（4）羟基保泰松 100mg，口服，每日 4 次。

3.小剂量皮质激素

泼尼松 5mg，口服，每天 3 次，连用 3 个月。

4.小剂量睾丸素

甲基睾丸素 5～10mg，口服，每日 2 次，连用 3 个月。

5.HCG

1 500U 肌肉注射，每周 2 次，连用 3 个月。

（二）中医治疗

1.中药治疗

（1）肾气虚。①证见：化验检查绝大多数或全部精子死亡，并见夜间尿多，腰酸痛，脚软，舌质淡红，舌苔白，脉象沉细。②治疗方法：益肾养精。③方药：A.生精种子汤加味：黄芪、当归、淫羊藿、菟丝子、覆盆子、川断、枸杞子、桑椹、首乌、山萸肉、甘草、车前子。B.庆云散：菟丝子、覆盆子、五味子、紫石英、桑寄生、天雄、天冬、石斛。④中成药：五子衍宗丸、海马补肾丸、毓麟珠、送子衍宗丸。

（2）肾阳虚。①证见：化验检查绝大多数或全部精子死亡，并见夜间尿多，腰酸痛，腰以下常见冷感，或伴阳举不坚，或伴早泄，脚软乏力，舌质淡红，舌苔白，脉象沉、细、弱，尺脉尤甚。②治疗方法：温肾壮阳。③方药：A.加减羊睾丸汤：淫羊藿、巴戟天、胡芦巴、仙茅、菟丝子、川断、枸杞子、鹿角霜、黄芪、当归、羊睾丸 1 对（低温干燥研末吞服）。B.治死精方：柴狗肾、韭菜子、蛇床子、菟丝子、补骨脂、覆盆子、桑螵蛸、五味子、生山药、当归、知母、黄柏。④中成药：鱼鳔补肾丸、菟丝子丸、金匮肾气丸、右归丸。

（3）肾阴虚。①证见：化验检查绝大多数或全部精子死亡，并见面颊蒸热感，盗汗，心烦易怒，掌心热，舌质红，少苔，脉象细数。②治疗方法：滋补肾阴。③方药：A.死精 1 号方加减：生地、白芍、黄柏、知母、丹参、赤芍、当归、龟甲、金银花、蒲公英、甘草、川断、续断。B.液化汤：知母、黄柏、生地、熟地、连翘、丹参、丹皮、赤芍、天冬、花粉、白芍、茯苓、车前子、淫羊藿、生甘草。④中成药：大补阴丸合二至丸、首乌丸、滋阴种子丸。

（4）下焦湿热。①证见：化验检查绝大多数或全部精子死亡，并见小便短赤，口燥咽干，渴欲，舌质红，舌苔微黄，脉象弦数。②治疗方法：清热保精。③方药：清泄方：生地、黄柏、滑石、莲子心、前仁、黄芩、当归、白果、甘草。④中成药：八正合剂。

2.针　　灸

（1）辨证取穴。①肾气虚：取穴肾俞、关元、气海等（用补法）。②肾阳虚：取穴关元、命门、肾俞、下髎、次髎（用补法）。③肾阴虚：取穴肾俞、三阴交、膀胱俞等（用补法）。④下焦湿热：取穴会阴、膀胱俞、间使、劳宫等（用泻法）。

（2）循经取穴。气海、三阴交一组；命门、地机一组。两组交替使用，每日 1 次，18 次为 1 疗程。

（3）耳针。取穴：精宫、内分泌、肝、脾、肾，用王不留行子贴压，两耳交替，2 个月 1 疗程。

（4）艾灸。足三里、三阴交、关元、神阙等穴。每次 1～2 穴，每日 1 次，每次 20min，30 次为 1 疗程。阴虚、伏热者忌用。

四、预防与保健

（1）加强身体锻炼，提高抗病能力。
（2）避免生殖道感染，对前列腺炎、精囊炎等应及早、积极、彻底治疗。
（3）避免有害因素对生殖系统的损害，戒烟酒。
（4）注意心理保健，节欲保精。

（朱淑惠）

第十节　无精子症
Section 10

无精子症是指射出的精液经离心沉淀及显微镜检查连续 3 次均未发现精子的病症，约占不育症的 6.63%。

一、病　　因

（一）西医观点

1. 睾丸生精功能障碍

（1）遗传性疾病。如 Klineleltrs 综合征，两性畸形等。

（2）先天性异常。无睾症、双侧隐睾、生殖细胞发育不良、生精功能严重低下等。

（3）内分泌异常。常见的有高促性腺激素性性腺功能低下，低促性腺激素性性腺功能低下，高催乳素血症，肾上腺皮质功能亢进，甲状腺功能亢进及雄激素、雌激素过多。

（4）唯支持细胞综合征。可由先天或后天因素导致生殖细胞脱落，仅余下支持细胞，导致无精子症。

（5）精曲小管透明变。是一种非特异性损害。可由非特异性炎症或腮腺炎性睾丸炎引起。

（6）重度精索静脉曲张。

（7）高滴度抗精子抗体。

（8）食用粗制棉籽油。

（9）药物及辐射损伤。

（10）其他生殖系统结核、严重全身疾病、营养不良等。

2. 输精道阻塞

（1）先天畸形。通常包括以下几种：①先天性输精管缺如：部分或全部缺如。②输精管发育不全：输精管全段或部分发育不良，呈纤细状，或其内腔闭锁不通。③先天性附睾发育不良：包括附睾头、体或尾发育不良，或附睾与睾丸不连接。④先天性精囊缺如或射精管缺如。

（2）感染。常见的感染为结核及淋病：①当结核杆菌侵及输精管时，使管壁增厚，输精管变硬变粗，呈串珠状，病变可蔓延到附睾尾，可波及整个附睾和睾丸。②淋球菌感染主要破坏附睾尾部，很少侵及附睾头，输精管也常常受累。

（3）损伤。主要为医源性损伤所致，包括精索静脉曲张手术、疝修补术、睾丸鞘膜积液翻转术等，这些手术可能损伤输精管、附睾或精索内神经、血管等造成继发性损伤。

（4）肿瘤。精索内肿瘤、附睾、精囊囊肿及肿瘤，单侧发生可使生育力降低，双侧则引起不育。陈晓春等统计 150 例无精子症病因分析，输精管阻塞占 27.3%，生精障碍 69.3%，原因不明

3.4%。邱增华等统计 126 例无精子症病因分析,睾丸原发病变生精障碍 32.53%,睾丸后病变42.85%,睾丸前病变 7.93%,其他 16.66%。张林等对 104 例无精子不育症睾丸活检病理分析结果,睾丸性占 99.12%,睾丸后性仅占 2.88%。

（二）中医观点

（1）禀赋不足,肾精亏损。

（2）后天失调,脾胃虚弱。

（3）跌仆损伤,闭阻精道。

（4）风毒下注,燥热伤津。

二、诊　　断

1.连续 3 次精液常规检查无精子

2.病史追询

有无放射线,睾丸毒物接触、应用史及睾丸、附睾、输精管损伤和腮腺炎、结核病史等。

3.病因及分类诊断

（1）输精管增粗或呈串珠状,附睾结节,或两者缺如,提示为梗阻性无精子症。

（2）睾丸容积 < 11ml,或隐睾、无睾等,提示睾丸功能不良。

（3）内分泌激素测定:FSH、LH、PRL、T、E_2 等测定,可以确定睾丸是否有病变及病变损害的程度。

（4）精浆果糖及 α-葡萄糖苷酶测定,有助于阻塞性无精子症的诊断。

（5）睾丸活检。通常有以下几种情形:①无精子症 FSH 上升,不必做睾丸活检。②无精子症 FSH 正常者,多为梗阻所致,只有在拟做外科手术时,才考虑做活检,以了解睾丸生精情况。③少精子症同时 FSH 上升,睾丸活检意义不大。④重度少精子症,睾丸容积正常,FSH 正常,应进行睾丸活检,若精曲小管生精作用正常,可诊断为附睾梗阻。⑤精索静脉曲张者做睾丸活检,可估计治疗效果。

（6）输精管、精囊造影可明确有无梗阻及梗阻部位。

（7）染色体检查。凡是睾丸小和性发育不良的无精子症患者应做染色体检查。

（8）影像学检查。正常的输精管道造影应显示为:输精管、精囊、射精管的形态,位置正常,均被造影剂充盈。

三、治　　疗

（一）西医治疗

1.内科治疗

（1）低促性腺激素性性腺功能低下症:①下丘脑、垂体肿瘤。先手术治疗,然后根据情况进行内科治疗。②原因不明者可试行激素治疗,根据男性化程度、血浆激素水平及精液分析监护,治疗效果不能预测。

（2）高促性腺激素性性腺功能低下症:内源性功能障碍,同时有雄激素缺乏,精子发生障碍,需雄激素替代治疗,生育力不能恢复。

（3）单纯性 FSH 缺乏。血浆 LH、T 均正常,单纯 FSH 减低,临床上极少见。可用促性腺激素治疗,若由酶缺陷引起者,治疗无效。

（4）高催乳素血症：①垂体或下丘脑肿瘤，应先行手术治疗，手术后可配合内科治疗。②特发性高催乳素血症致无精子症，可用溴隐亭等治疗。

（5）Klinefehers 综合征、XX 男性综合征。可用 GnRH 治疗，若无反应可用雄激素替代治疗，但生育力不能恢复。

（6）唯支持细胞综合征。无法治疗，生育力不能恢复。

（7）睾丸萎缩。轻度或局部损伤治疗后可以恢复，严重损伤治疗效果不佳。

2.手术治疗

精索静脉曲张，输精管梗阻，隐睾等用手术治疗。

3.辅助生育技术

辅助生育技术主要指人工受精。

（二）中医治疗

1.中药治疗

（1）肾精虚损。①证见：无精子，并见腰膝酸软，或眩晕，舌质嫩红，舌苔白、少，脉象细数。②治疗方法：补肾填精。③方药：A.聚精汤加减：熟地、紫河车、鹿茸、鱼鳔胶、川断、首乌、沙苑子、当归、白芍、山萸肉、陈皮、甘草。B.生精赞育丸加减：淫羊藿、仙茅、肉苁蓉、枸杞子。精气不足加肉桂、附子、巴戟天、菟丝子；阴精不足加首乌、熟地黄、女贞子、知母。④中成药：神力补、七宝美髯丹、生体育麟丹。

（2）脾气虚弱。①证见：无精子，兰见体弱，气少，食少，肢软，舌质淡红，舌苔白、少，脉象虚弱。②治疗方法：补脾益气。③方药：A.四君子汤合十子丸加减：西党、黄芪、白术、茯苓、菟丝子、枸杞子、覆盆子、当归、炙甘草。B.十子丸合理中汤：菟丝子、桑椹子、党参、五味子、枸杞子、女贞子、补骨脂、白术、云茯苓、何首乌、蛇床子、车前子、炙甘草、黄精、巴戟天。④中成药：补中益气丸合五子衍宗丸。

（3）精道瘀阻。①证见：无精子，并见急躁易怒，或入暮潮热，唇暗红，舌质暗红或瘀斑，脉象涩或弦紧。②治疗方法：活血去瘀。③方药：A.血府逐瘀汤加味：当归、生地黄、桃仁、川芎、柴胡、枳壳、牛膝、赤芍、蜈蚣、甘草。B.红白皂龙汤加减：白毛夏枯草、金银花、蒲公英、车前子、泽泻、黄芩、黄柏、红花、皂角刺、地龙、泽兰、香附。④中成药：活血四物丸、田三七花精。

（4）燥热伤阴。①证见：无精子，并见咽喉干燥，或咽痛，或盗汗，烦怒，舌质红，舌苔少，脉象细数，尺有力。②治疗方法：滋阴生精，兼清燥热。③方药：滋阴煎：干地黄、熟地黄、知母、黄柏、旱莲草、女贞子、龟甲、枸杞子、地骨皮、炙甘草。④中成药：乌发丸。

2.针　　灸

（1）脾肾俱虚者。灸神阙、足三里。

（2）针刺。①取穴：关元、足三里、血海、三阴交、脾俞、八胶、气海等。②用法：隔日 1 次，每次选 3～4 穴，15 次为 1 疗程。

四、预防与保健

（1）指导思想应以未病先防为主。加强孕期保健，预防胎儿先天性发育不全；青少年期避免感染；避免接触有毒物品；保护生殖系统，避免外伤。

（2）及时治疗生殖系统各种炎症，力争一次性治愈。

（3）对生殖系统及周围器官外科疾病的手术，应由有经验医师进行，避免医源性损伤。

（4）患本病治疗期间宜忌烟、酒及辛辣食物，调整心理，消除顾虑。

（王杰琼）

第十一节 畸形精子症

Section 11

具有正常形态精子＜30%，称为畸形精子症。

一、病　　因

(一)西医观点
(1)药物。呋喃类药物可使精子畸形率增加，抗癌药物及免疫抑制剂等均可影响精子发育。
(2)精索静脉曲张。常可导致精子发育异常(不成熟精子或尖头精子)。
(3)病原体感染。
(4)内分泌、血管及神经系统疾病。
(5)变态反应，精神性应激反应。
(6)吸烟、酗酒可导致 T 水平降低，影响精子发育致畸形率增加。

(二)中医观点
(1)禀赋不足，肾气虚弱。
(2)热病伤阴，虚耗真阴。
(3)败精瘀浊，阻滞冲任。
(4)湿热内生，热扰精室。

二、诊　　断

(1)连续 3 次精液常规检查正常形态精子＜30%。
(2)不成熟精子细胞＞3%。
(3)病史及体格检查有助于病因诊断。
(4)无其他可适用的诊断。

三、治　　疗

(一)西医治疗
(1)病因治疗。能明确病因者，应首先进行病因治疗。
(2)对原因不明者，可选用内分泌治疗，同时辅以增强精子活动力的药物治疗。
(3)精液体外处理，人工受精。

(二)中医治疗
1.中药治疗
(1)肾阳虚。①证见：正常形态精子＜30%，并见神疲肢冷，腰膝软弱，阳举不坚，舌质淡红，舌苔白，脉象沉弱。②治疗方法：温补肾阳。③方药：A.赞育丹加减：巴戟天、仙茅、仙灵脾、肉苁蓉、韭菜子、蛇床子、附片、肉桂、熟地黄、当归、枸杞子、山萸肉、白术。B.生体育麟丹：人参、熟地黄、山萸肉、鹿茸、肉苁蓉、麦冬、鱼鳔、枸杞子、桑椹、菟丝子、紫河车、当归、五味子、龟甲胶、栀子仁。C.家韭子丸加减：家韭子、鹿茸、肉苁蓉、巴戟天、桂心、当归、熟地、菟丝子、牛膝、杜仲。④中成药：无比山药丸、三肾丸、海参丸。

（2）肾阴虚。①证见：正常形态精子＜30%，并见面颊蒸热感，盗汗，心烦易怒，掌心热，舌质红，舌苔少、白，脉象细数。②治疗方法：滋阴清热。③方药：A.河车大造丸加味：熟地黄、紫河车、天冬、龟甲、黄柏、知母、旱莲草、杜仲、牛膝。B.五子衍宗丸合六味地黄汤加减：枸杞子、菟丝子、五味子、车前子、覆盆子、熟地黄、山萸肉、山药、丹皮、泽泻。C.滋阴降火汤加减：熟地黄、生地黄、白芍、麦冬、知母、黄柏、当归、人参、大枣、白术、陈皮。④中成药：滋阴百补丸、河车大造丸、知柏地黄丸。

（3）冲任瘀阻。①证见：正常形态精子＜30%，并见阴部两侧拘痛，痛点固定，或在碰撞该处时见痛，舌质暗红，舌苔白，脉象细、涩。②治疗方法：祛瘀调冲。③方药：和调冲任汤：生地黄、当归、赤芍、蒲黄、五灵脂、川楝子、小茴香、三七、甘草。④中成药：田七花精。

（4）湿热下注。①证见：正常形态精子＜30%，并见小便淋浊，口苦，舌质红，舌苔黄腻，脉象滑数。②治疗方法：清热化湿。③方药：清宫汤：生地、黄柏、败酱草、滑石、地龙、车前子、莲子心、马齿苋、黑木耳、猫爪草。④中成药：青六散。

2.针刺治疗

（1）主穴：气海、三阴交、地机、中都、阴陵泉。

（2）配穴：①肾阴虚配太溪、曲泉；②肾阳虚配肾俞、关元；③冲任瘀阻配行间、大椎。

根据证候酌用补泻手法，每日1次，7次为1疗程（每次留针30min）。

（于源源）

第十二节　精子增多症

Section 12

精子增多症的诊断标准仍有争议。一般认为精子计数超过正常最高值而致男性不育者，称为精子增多症。发病率占不育症的1%～2%。

一、病　　因

（1）西医观点。精子增多症的病因不甚清楚。

（2）中医观点。中医认为精子增多症病机症结为肾虚湿阻。

二、诊　　断

（1）在严格禁欲规定时间内，连续3次精液检查，精子浓度超过250×10^6个/ml者。

（2）可同时伴有活力减弱、活动率下降、畸形精子增多。

（3）无其他可解释的男子不育原因。

Jocl提出多精子症诊断标准。基本阈值：120×10^6个/ml。多精子症Ⅰ级：$(120 \sim 200) \times 10^6$个/ml。多精子症Ⅱ级：$(200 \sim 250) \times 10^6$个/ml。多精子症Ⅲ级：$> 250 \times 10^6$个/ml。

Richara则认为诊断多精子症的精子数应超过250×10^6个/ml，且精液体积应≥1.5ml。

吴明章等认为：在精液体积限定和严格禁欲时间规定的条件下，反复多次精液检查，精子数均超过250×10^6个/ml，引起不育，又无其他异常者，才能确定为多精子症。

三、治 疗

（一）西医治疗
精液体外处理，精子优选富集，作 AIH。

（二）中医治疗

1.肾气亏虚
（1）证见：精子浓度＞250×10⁶个/ml，并见腰痛，或遗精，舌质淡红，舌苔白，脉象沉弱。治疗方法：补肾益气。

（2）方药：①肾气丸：熟地黄、山萸肉、山药、茯苓、泽泻、丹皮、肉桂、炮附子。②右归丸：鹿角片、菟丝子、杜仲、山药、山萸肉、当归、枸杞子、肉桂、附子。

（3）中成药：健身宁片。

2.肾虚胃实
（1）证见：精子浓度＞250×10⁶个/ml，并见烦热，干渴，或牙齿松动，舌质红，舌苔黄干，脉象细数。

（2）治疗方法：滋肾泻胃。

（3）方药：玉女煎加减：熟地黄、生石膏、麦冬、知母、牛膝、旱莲草、半边莲。

3.湿热下注
（1）证见：精子浓度＞250×10⁶个/ml，并见小便黄短，或涩痛，口苦，下肢酸软，舌质红，舌苔黄腻，脉象滑数。

（2）治疗方法：清热利湿。

（3）方药：①败酱草合剂加味：败酱草、马齿苋、马鞭草、川萆薢、川牛膝、延胡索、丹皮、枳壳、生黄芪、蜂房、猪苓。②知柏地黄汤：熟地黄、山药、山茱萸、丹皮、茯苓、泽泻、黄柏、知母。

（4）中成药：妇科千金片、大补阴丸。

（刘卉）

第十三节 血精症
Section 13

血精症是指精液中混有血液。根据程度可分为肉眼血精和镜下血精。肉眼血精就是肉眼可见到精液中有血液而显粉红色、红色、棕红色或带有血丝等。镜下血精是显微镜下发现精液中有红细胞。

一、病 因

（一）西医观点

1.器质性原因
（1）解剖异常。如苗勒囊肿，囊肿与精囊腺或射精管相通，常易发生炎症而引起出血，此种病例常伴有血管畸形。

（2）结石。精囊腺或射精管开口处结石可引起出血。前列腺结石可引起黏膜发炎而引起出血。

（3）感染。①非特异感染：是血精的重要原因，可波及尿道、前列腺、精囊腺及附睾。其中最常见是精囊炎，其次是前列腺炎。因炎症损伤，精囊壁充血、水肿，另外精囊壁内有一微小血管网层，含丰富的微血管，易受损而引起出血。②特异性感染：结核、寄生虫病。

（4）肿瘤。良性或恶性肿瘤。精囊及前列腺癌、精阜乳头状瘤等都可引起出血而致血精症。

（5）创伤。包括以下情形：①睾丸、会阴部损伤。②前列腺穿刺或切除术后过早恢复性生活。

（6）精囊腺的淀粉样病变、肝硬化及精索静脉曲张。

（7）血液病。常见引起血精的血液病有坏血病、白血病、过敏性紫癜和血小板减少性紫癜等。

2.功能性

由于精囊过分充盈，突然排空，囊内压力突然改变，造成囊壁毛细血管通透性改变，血液渗入精囊液中。

（1）过度手淫。

（2）过度性生活或禁欲。

（3）过分性交中断。

3.突发性

可能由精道的微细损伤引起。

（二）中医观点

（1）阴虚火旺。

（2）湿热下注。

（3）脾肾两虚。

二、诊　　断

肉眼血精多属于较重型，排精时可见血性精液。重者每次排精都见血精，有时夹有血块。镜下血精属较轻型，需显微镜下或离心镜检才能诊断。急性血精者常伴有寒战、发热等全身症状，同时有下腹部疼痛，放射到腹股沟、阴茎疼痛及痛性射精，并有尿痛、尿频、尿急等膀胱刺激症状及排尿困难、终末血尿、尿道分泌物增多。

慢性血精，体征及慢性前列腺炎相似，且两者常同时存在。血精是精囊炎的主要特征，其次为前列腺炎所致，如确非两者所致，应进一步检查。

（一）问　　诊

（1）出现血精的情况；

（2）血精的性质；

（3）血精复发与否；

（4）血精所伴有的症状（非尿时烧灼感，会阴部或骨盆坠重感和射精痛等）；

（5）有无尿路感染史、结核史、外伤史及出血性疾病等。

（二）体　　检

（1）外生殖器。

（2）直肠指检精囊腺、前列腺。

（三）辅助检查

（1）尿液细菌培养。

（2）前列腺液细菌检查。

（3）精液细菌检查。

（4）尿液涂片。

（5）精囊腺、前列腺超声检查及造影。

三、治　疗

（一）西医治疗

（1）急性期应避免性生活和性刺激，停止性生活至少1个月，禁止精道检查和前列腺、精囊腺按摩。

（2）慢性期可用热水坐浴或药液坐浴（未生育者不宜）。

（3）慢性期有人主张前列腺、精囊腺按摩，以促进含菌分泌物排空。

（4）忌辛辣刺激性食物。

（5）药物治疗。①抗生素治疗：可选用百炎净、红霉素、头孢素类、喹诺酮类等抗生素。一般用药时间2～3周，或血精症状消失。为防止细菌产生抗药性，可间隔7～10d调换使用抗生素。②适当使用止血剂。安络血10mg，肌肉注射，每日2次，或5mg，口服，每日3次。维生素$K_1$4mg，口服，每日3次。③其他辅助治疗。维生素C 200mg，口服，每日3次；泼尼松5～10mg，口服，每日3次，连用3～5d。

（6）手术治疗。

因肿瘤、精索静脉曲张等引起者，应及时手术治疗。

（二）中医治疗

1.中药治疗

（1）阴虚火旺。①证见：血精，并见遗精盗汗，心烦口干，足心热，舌质红，少苔，脉象细数。②治疗方法：滋阴降火，凉血止血。③方药：A.二至地黄汤：女贞子、旱莲草、熟地黄、泽泻、山萸肉、丹皮、山药、茯苓。B.二至丸合大补阴丸加减：女贞子、旱莲草、生地黄、黄柏、知母、槐花、丹皮、炙龟甲（先煎）。C.知柏地黄汤：熟地黄、山药、山茱萸、牡丹皮、茯苓、泽泻、黄柏、知母。④中成药：二至丸、知柏地黄丸、六味地黄丸、大补阴丸。

（2）湿热下注。①证见：血精，并见阴部多汗，或小便淋浊，口苦，舌质红，舌苔黄腻，脉象弦滑数。②治疗方法：清利湿热，凉血止血。③方药：A.龙胆泻肝汤加减：龙胆草、柴胡、炒栀子、小蓟、生地黄、炒当归、泽泻、黄芩、车前子、木通、蒲黄、夏枯草、甘草。B.加味四妙丸：苍术、黄柏、牛膝、薏苡仁、土茯苓、车前子、荔枝草、连翘、六一散、板蓝根、小蓟、土牛膝、丹皮、青黛。C.利湿清精汤：生地、车前子、滑石、栀子、灯心草、大黄炭、凤尾草、藕节、三七。④中成药：龙胆泻肝丸、四妙丸。

（3）脾肾两虚。①证见：血精，并见体倦，食少，或失眠，或心悸，舌质淡红，舌苔白，脉象细数。②治疗方法：养血健脾，益气固肾。③方药：A.归脾汤加减：党参、黄芪、白术、炒当归、远志、茯苓、五味子、木香、甘草。B.圣愈汤：地黄、芍药、当归、川芎、人参、黄芪。④中成药：归脾丸、八珍丸、补中益气丸、人参养荣丸。

2.专　方

（1）生地黄15g、当归15g、赤芍20g、车前子20g、仙鹤草20g，水煎服。

（2）滑石15g、甘草5g、金银花10g、地榆炭15g，水煎服。

（3）生地黄10g、木通10g、甘草梢5g、大黄5g、白茅根20g，水煎服。

四、预防与保健

（1）平时注意营养均衡，避免过度食用辛辣肥甘之品。

（2）及早治疗原发疾病，尤其肿瘤应尽早手术治疗。

（3）房事有节，发现血精，应暂停性生活。

（吴佩莼）

第十四节　精液不液化

Section 14

离体精液在25℃室温下或37℃恒温水浴箱内1h仍不液化或有不液化的凝块，称为精液不液化或液化不良。据统计，精液不液化约占男性不育的10%。

一、病　　因

（一）西医观点

（1）生殖道感染，尤其是前列腺炎。有人统计，前列腺炎患者中，精液不液化者约占12%。

（2）睾丸功能改变，内分泌变化等。

（二）中医观点

（1）外感湿热之邪，或酗酒，过食肥甘，湿热内生，灼伤阴液，致精液不液化。

（2）禀赋肾阴不足，大病久病，耗伤肾阴，虚火煎熬精液，故不液化。

（3）平素肾阳不足，肾气虚亏，房劳过度，耗伤肾气，气化失司。

二、诊　　断

离体精液在25℃室温下或37℃恒温水浴箱内1h仍不液化可诊断。

三、治　　疗

（一）西医治疗

（1）若能查明精液不液化的原因，应进行病因治疗。如前列腺炎根据病原体种类及药敏试验结果选用抗生素治疗。

（2）痰易净（N-乙酰半胱氨酸）雾化吸入，用10%～20%溶液1～3ml/次，每天1～2次。

（3）糜蛋白酶5mg，肌肉注射，每2d1次，连用2～3周。

（4）玻璃质酸酶1 500U，肌肉注射，每天1次，连用20～30d。

（5）维生素C 0.5～1g，口服，每天3次，尤适于精液高黏稠度者。

（6）局部外用：①5%α-淀粉酶混悬液，性交后1ml注入阴道，臀部抬高30min；或用50mg阴道栓剂，性交后置入阴道。②Aleraire溶解剂（四丁酚醛溶解剂）60ml，性交前做阴道冲洗。③Sputolysin（二硫苏糖醇溶于磷酸盐缓冲液）冲洗阴道，作用优于前二者。④糜蛋白酶5mg溶于生理盐水1ml，性交后注入阴道。

（7）精液体外处理，人工受精：①将黏稠度高的精液放入注射器中，通过18号或19号注射针头加压注入消毒玻璃容器内，精液再倒回注射器内，反复5～6次，精液可与液体相似，对精子没有损伤，再做人工受精。②不液化精液经洗涤及上游或梯度处理后行人工受精。

（二）中医治疗

1.中药治疗

（1）湿热下注。①证见：精液不液化，并见阴部多汗，或阴痒，小便淋浊，口苦，或盗汗，或足底热，舌质红，舌苔黄腻，脉象弦、细、数。②治疗方法：清热利湿，分清化浊。③方药：A.龙胆泻肝汤合知柏地黄汤：龙胆草、黄芩、栀子、泽泻、木通、车前子、当归、生地黄、柴胡、甘草、知母、黄柏、山药、丹皮、熟地黄、山茱萸、茯苓。B.液化Ⅰ号方：草薢、土茯苓、车前子、晚蚕砂、龟甲、黄柏、败酱草、地龙、滑石。C.生精液加味：龙胆草、生地黄、丹皮、丹参、赤芍、知母、黄柏、草薢、金银花。D.利湿清化汤：黄柏、虎杖、草薢、土茯苓、车前子、茯苓、石菖蒲、夏枯草、生麦芽、王不留行、薏苡仁、地龙、天花粉、泽兰、黄精、川断。④中成药：八正合剂、龙胆泻肝丸合知柏地黄丸、龙胆泻肝丸合六味地黄丸、龙胆泻肝丸合五子衍宗丸。

（2）肾阴亏损。①证见：精液不液化，并见腰膝酸软，手足心热，心烦，或小便赤，口干渴，舌质红，舌苔少，脉象细数。②治疗方法：滋阴降火。③方药：A.液化汤：知母、黄柏、生地黄、丹参、赤芍、麦冬、花粉、白芍、车前草、玄参、熟地黄、枸杞子、仙灵脾、竹叶。B.不液化Ⅱ号方：知母、黄柏、生地黄、丹参、赤芍、丹皮、白芍、车前子、熟地黄、金银花、仙灵脾、甘草。C.滋阴清化汤（王琦经验方）：黄精30g、生地黄50g、熟地黄15g、天花粉10g、泽泻15g、川断3g、川牛膝12g、滑石（包煎）12g、泽兰15g、山萸肉15g、女贞子20g、知母10g、黄柏10g、夏枯草15g、粉丹皮10g、枸杞子15g、草薢12g。④中成药：知柏地黄九、大补阴丸。

（3）肾阳不足。①证见：精液不液化，并见肢冷，腰膝软弱，或阳举不坚，或时见少腹拘急，舌质淡红，舌苔白，脉象沉、细、迟。②治疗方法：填精益气，温肾散寒。③方药：A.生精汤加味：仙灵脾、川断、菟丝子、首乌、枸杞子、桑椹、覆盆子、五味子、车前子、黄芪、当归、巴戟天、乌药、小茴香、吴茱萸。B.阳和汤：熟地黄、白芥子、鹿角胶、肉桂末、姜炭、生甘草、麻黄。C.巴戟二仙汤：巴戟天、仙茅、仙灵脾、熟地黄、桂枝、王不留行、蜈蚣。D.温经汤加味：吴茱萸、当归、白芍、川芎、人参、阿胶、丹皮、甘草、法半夏、黄精、肉桂、麦芽。④中成药：金匮肾气丸、五子衍宗丸、阳和丸。

（4）痰瘀阻滞。①证见：精液不液化，并见阴部一侧或双侧掣痛时作，或阴部一侧或双侧痰核数个，按痛，舌质暗红，舌苔腻，脉象弦、滑。②治疗方法：化痰通瘀。③方药：指迷茯苓丸合失笑散：法半夏、茯苓、枳壳、风化朴硝、蒲黄、五灵脂。④中成药：田七花精。

2.经验方

据湖北枣阳市第一人民医院王汉云报道，水蛭治精液不液化，经治疗者妻子怀孕率90%以上。

（1）服用方法：①水蛭粉3g，早、晚各服1次。两周为1疗程，可连用2个疗程。②生地30g、元参15g、知母30g、黄柏10g、天冬15g、麦冬15g、石斛5g、木通9g、甘草6g。煎后药液冲水蛭粉2g，1日1剂，2次分服，可连用2周。

若服药期间出现鼻出血、牙龈出血者应停服。（笔者认为有凝血障碍者应禁用）

（2）李日庆研制的化精丸：熟地黄、山萸肉、怀山药、麦冬、茯苓各15g，丹皮、丹参、泽泻各12g，知母、黄柏各10g，五味子9g，颠茄片300mg，共研细末，炼蜜为丸，每丸重9g。每日3次，每次1丸，30d为1疗程，临床疗效满意。

（3）据报道，颠茄制剂有促进精液液化的作用。

四、预防与保健

(1)开展性知识教育,婚前控制自慰,婚后节制房事,保护肾气。

(2)锻炼身体,增强体质,提高机体抗病能力,预防生殖道感染。

(3)加强营养,保持营养均衡,避免酗酒和厚味。

(4)注意调整心理,消除顾虑,患病后积极配合治疗。

(李毓秋)

第十五节 精浆质量异常

Section 15

一、精液量减少症

禁欲 5d,1 次正常射精精液在 0.5 ～ 1.5ml 者称为精液量过少或精液量减少症。

(一)病 因

1.西医观点

(1)性腺功能减退和内分泌功能紊乱:如 FSH、LH 和 T 分泌量减少,导致附属性腺分泌不足,使精液量减少。

(2)附属性腺感染:精囊腺、前列腺感染功能紊乱,致精液形成过少。

(3)输精管道部分或完全梗阻,尿道狭窄、尿道憩室,不完全逆行射精,精液不能完全排出。

(4)特发性少精子症,精索静脉曲张。

(5)先天性精囊缺如。

(6)原因不明。

2.中医观点

(1)肾精亏虚。

(2)气血两虚。

(3)热伤精室。

(4)精脉阻塞。

(二)诊 断

(1)禁欲 5d,1 次射精精液量 < 1.5ml。

(2)排除近期内性交过频、遗精及滑精过频者。

(三)治 疗

1.西医治疗

(1)内分泌治疗。常用药物:克罗米芬(Clomiphene);他莫西芬(Tamoxifen);人绒毛膜促性腺激素(HCG);人绝经期促性腺激素(HMG);促性腺激素释放激素(GnRH)。以上药品具体用法参见少精子症内分泌治疗。睾酮(T):①丙酸睾酮:25 ～ 50mg,肌肉注射,每周 2 次,连用 4 周。②甲基睾酮:10mg,口服,每日 3 次,连用 1 ～ 2 个月。

(2)抗感染治疗。主要针对前列腺炎、精囊炎的治疗。

(3)外科治疗。对尿道狭窄或憩室等,一经确诊应手术治疗。

2.中医治疗

（1）中药治疗。①肾精亏虚。A.证见：精液量＜1.5ml，并见腰膝酸软，或遗精，或眩晕，舌质嫩红，舌苔少、白，脉象细、数。B.治疗方法：填补肾精。C.方药：a.生体育麟丹加减：人参、山药、鹿茸、肉苁蓉、菟丝子、紫河车、熟地黄、当归、枸杞子、桑椹、麦冬、龟甲、山茱萸、五味子、柏子仁、旱莲草。b.添精续嗣丹：鱼鳔、鹿角胶、龟甲胶、熟地黄、枸杞子、麦冬、菟丝子、山茱萸、肉苁蓉、巴戟天、人参、山药、柏子仁、五味子、肉桂。c.增精汤（金维新经验方）：鱼鳔胶9g、龟甲胶9g、紫河车粉6g（冲）、山茱萸9g、杜仲9g、枸杞子15g、菟丝子12g、熟地12g、当归9g、黄精15g、桑椹15g、麦冬12g、人参6g、山药15g。D.中成药：五子衍宗丸、六味地黄丸。②气血两虚。A.证见：精液量＜1.5ml，并见面色萎黄，肢倦怠，腰酸软，食少，舌质淡红，舌苔白，脉象细弱。B.治疗方法：益气补血，益肾添精。C.方药：a.八珍汤加减：党参、白术、茯苓、当归、川芎、熟地黄、白芍、菟丝子、人胞、枸杞子、甘草。b.十全大补汤加减：人参、茯苓、白术、甘草、熟地黄、白芍、当归、川芎、黄芪、肉桂、陈皮、鹿。D.中成药：十全大补丸、八珍丸、黄精丸。③热伤精室。A.证见：精液量＜1.5ml，并见五心烦热，或盗汗，口干，腰膝酸软，舌质红，舌苔少，脉象细数。B.治疗方法：养阴清热，补肾生精。C.方药：a.大补阴丸加减：知母、黄柏、熟地黄、龟甲、猪脊髓、玄参、生地黄、桑椹子、女贞子、旱莲草。b.大造丸加减：紫河车、地黄、龟甲、人参、杜仲、牛膝、黄柏、天冬、枸杞子、女贞子。D.中成药：知柏地黄丸。④精道阻塞。A.证见：精液量＜1.5ml，并见阳具勃起缓慢，阳举不坚，或阴部时痛，舌质暗红，舌苔白，脉象沉涩。B.治疗方法：疏通精脉，清理瘀浊。C.方药：a.精脉疏通汤加减：急性子、路路通、穿山甲、延胡、丹参、桃仁、红花、川牛膝、荔枝核、菟丝子、锁阳、红藤、虎杖、甘草。b精脉逐瘀汤：红花、桃仁、制没药、炮山甲、制香附、川牛膝。c.疏精汤（金维新经验方）：炮山甲12g、路路通15g、当归9g、鸡血藤15g、川牛膝15g、赤芍9g、丹参30g、桃仁9g、红花9g、川芎9g、制香附9g、制乳香9g、制没药9g、蜈蚣2条。D.中成药：七厘散、分清止淋丸加味（用炒远志9g、蜈蚣二条煎汤送下）。另：据报道，王琦研制的王氏生精胶囊对增加精液量有效果。

（2）针灸疗法（适用于精道阻塞）。①针刺。主穴：天枢、关元；配穴：足三里、至阴、至阳、三阴交；用法：中强度刺激，留针半小时。②艾灸。中极、冲门。用法：隔姜灸3～5壮。每日1次，10次为1疗程。

（四）预防与保健

（1）加强孕期保健，降低先天性疾病的发生。

（2）对可能造成本病的疾病尽早治疗。

（3）对附属性腺感染一经发现要积极、彻底治疗。

（4）对有焦虑心理者应耐心进行心理疏导。

二、精液量增多症

在严格禁欲时间内，1次射精的精液量＞6ml者称为精液增多症，其发生率低于精液量减少。

（一）病　　因

1.西医观点

其原因不甚清楚，可能与下列因素有关。

（1）附性腺功能亢进。

（2）附性腺感染。

2.中医观点

（1）肾气不足。

（2）命门火衰。

（二）诊　　断

（1）严格禁欲，1次射精的精液量超过6ml，且质稀薄，精子密度低。

（2）排除小便夹精或性交射尿等病症。

（三）治　　疗

1.西医治疗

（1）抗感染。附性腺在炎症刺激下分泌增多，故主张抗感染治疗。

（2）分步射精。精液前半部分质量较好，精子数量集中，可提高受孕。

（3）精液体外处理。精子优选富集，做人工受精。

2.中医治疗

（1）中药治疗。①肾气不固。A.证见：精液量增多症，并见神疲乏力，腰痛肢冷，或遗精，或早泄，舌质淡红，舌苔白，脉象沉弱。B.治疗方法：补肾固精，佐以生精赞育。C.方药：a.固精丸加减：鹿茸、附子、肉苁蓉、阳起石、巴戟天、韭菜子、赤石脂、龙骨、桑螵蛸、覆盆子、茯苓、鹿角霜、益智仁。b.茯菟丹加味：菟丝子、茯苓、韭菜子、五味子、石莲肉、怀山药。c.中成药：金锁固精丸。②命门火衰。A.证见：精液量增多症，并见神疲体弱，腰膝冷痛，畏寒，或滑泄，舌质淡红，舌苔白、少，脉象沉、细、迟、弱。B.治疗方法：温肾壮阳，益肾添精。C.方药：a.赞育丹加减：附子、肉桂、淫羊藿、韭菜子、巴戟天、蛇床子、仙茅、海狗肾、肉苁蓉、山茱萸、杜仲、枸杞子、熟地黄、白术、当归。b.猪腰六合散加味：肉苁蓉、巴戟天、鹿茸、附子、肉桂、猪腰子、补骨脂、小茴香、杜仲炭、大青盐。D.中成药：右归丸。

（2）针灸疗法。①肾气不固。A.主穴：会阴（补法）、足三里、中极、命门、精宫。配穴：绝骨、阴市、蠡沟、太溪（补法）、大钟。B.用法：以主穴为主，中刺激，每1～2d 1次，5～7次为1疗程。②命门火衰。A.主穴：命门（补法）、肾俞、气海、委中。B.配穴：足三里、三阴交（补法）、阴陵泉。C.用法：中强度刺激或中度刺激，留针10～15min，每日1次，10次为1疗程。

（四）预防与保健

原因不明，现缺有效预防方法。

（李修阳　张良）

下 篇

辅助生殖篇

第八章

实验室检查

第一节　女性性腺轴激素测定

一、国际单位制的激素浓度表示法

国际单位制(SI)系法文 Systeme International unites 的缩写,在第 11 届国际计量大会上定名并决议推广,是一次计量制度的改革。目前已有 40 多个国家采用或准备采用,科学文献中要求采用 SI。目前在医学激素测定方面采用两种浓度表示方法。国际单位制采用能够得到准确的分子质量,即"物质的量"为单位,用摩尔(mol)表示,浓度单位为摩尔/升(mol/L),旧制单位则为质量浓度(mg/dl)。两种浓度表示方法可根据分子质量得出转换系数互相转换,旧制浓度单位(mg/dl)乘以转换系数可转换成国际单位(mol/L),将国际单位制(mol/L)除以转换系数可转换成旧制单位(mg/dl)。一些较难纯化的蛋白质激素,如 FSH、LH、HCG 等,则采用国际单位浓度(IU/L)表示,是根据 WHO 或美国国家卫生研究院提供的标准品参照制剂来测量。国际单位表示的是国际标准所确定重量中所具有的生物活性,常用每升国际单位(IU/L)表示。

二、女性性腺轴激素测定的意义

女性的生殖内分泌活动主要靠下丘脑—垂体—卵巢轴调节,自上而下分泌促性腺激素释放激素—促性腺激素—性腺激素,它们之间存在自上而下的分泌调节和自下而上的反馈调节,GnRH 主要释放于垂体门脉系统,外周血液中很难测出,可通过测定外周血中促性腺激素—性腺激素水平来反映性腺轴功能情况。在女性不孕的诊治过程中,主要测定雌二酮、孕激素、FSH、LH、睾酮、泌乳素六项。激素测定的主要目的是一方面寻找不孕、闭经或内分泌失调的病因,另一方面监测卵泡发育、排卵及治疗效果。激素水平随卵泡的发育在整个月经周期中呈现周期性变化。通常在月经周期第 1 ~ 3 天取血测定基础值,月经周期第 22 天即月经前 7d,取血测定雌二醇及孕激素,了解排卵和黄体功能。

内分泌激素测定对于闭经或不孕原因的综合判断十分重要。如对于闭经患者首先要测定血 HCG 水平,排除妊娠,如果测定结果显示促性腺激素水平低下,并伴有雌二醇水平低下,则提示低促性腺激素,可能为下丘脑或垂体功能低下。如果 FSH 升高(> 30 IU/L),雌二醇水平低下,提示性腺功能低下或性腺缺失。在月经周期的不同时间测定,只能反映当时的生理状态,如：孕激素＜32 nmol/L，在月经前5～10d提示黄体功能不足或无排卵，而在黄体早期或末期则可以认为正常。卵泡早期雌激素处于低水平，雌二醇＜184 pmol/L（50 pg/ml），随卵泡发育雌二醇迅速上升，排卵前1～2d达到峰值，自然周期为918～1 835 pmol/L（250～500 pg/ml），每个成熟卵泡分泌雌二醇水平为918~1 101 pmol/L（250~300 pg/ml），血雌二醇排卵前高峰大多发生在LH峰前一天，尿雌激素峰大约推迟12h出现。排卵后雌二醇水平迅速下降，黄体形成后再次上升形成第二次峰值459～918 pmol/L（125～250 pg/ml），黄体萎缩后逐渐下降到卵泡早期水平。超促排卵周期，多个卵泡同时发育，排卵前雌激素可达高水平，结合B超监测可以预计排卵或IVF取卵时间。孕激素的分泌呈周期性变化，卵泡期处于最低水平，排卵前1～2d开始上升，与排卵前LH峰的上升同步，至排卵前可达6.36 nmol/L，黄体酮的起始上升为临近排卵的重要标志；排卵后黄体形成，黄体酮分泌量迅速增加，排卵后7d左右达到高峰，以后迅速下降，范围为16～95 nmol/L（5～30 ng/ml）。黄体期孕激素＞16 nmol/L（5 ng/ml）可断定有黄体形成，黄体中期即排卵后7d左右孕激素＞32 nmol/L，可以证明功能性黄体的存在，若孕激素＜32 nmol/L（10 ng/ml）提示黄体功能不足。垂体促性腺激素的水平除了反映垂体的功能外，还反映卵巢的储备能力。FSH的基础值为5～15 IU/L，排卵前峰值为基础值的2倍以上。LH的基础值为5～15 IU/L，排卵前升高至2倍以上。卵泡早期，FSH、LH处于较低水平，至排卵前达到高峰，LH峰值可以达到40～200 IU/L，约97%的排卵发生在LH峰值后的24h以内。一般尿LH峰比血LH峰晚出现3～6h，国内多采用尿LH峰测定来推测排卵时间，排卵一般发生在尿LH峰出现后12～24h。基础FSH测定对卵巢储备功能的预测有重要意义，基础FSH＞20 IU/L，提示卵巢储备能力下降。基础FSH与促排卵过程中卵子质量和数量有关，相同的促排卵方案，基础FSH越高，得到的卵子数目越少，IVF-ET的妊娠率降低。LH、FSH比值升高，其比值＞3，为PCO的内分泌特征。高泌乳素因抑制垂体促性腺激素的分泌而影响卵泡的发育，在整个月经周期中泌乳素变化不大，非妊娠期泌乳素正常水平在444～1 110 pmol/L，如果泌乳素＞4 440 pmol/L（100 ng/ml），应进行CT等检查，排除垂体肿瘤。妊娠8周泌乳素开始升高，并随妊娠月份逐月增加，至妊娠足月时可为非孕期的5～10倍，未哺乳者产后4～6周降到非孕期水平，哺乳者泌乳素的分泌升高将持续很长一段时间。睾酮水平升高要考虑PCO、分泌雄激素的卵巢肿瘤及肾上腺疾病的可能。

三、女性性腺轴激素测定的参考值

激素测定有多种方法，目前常用的有放射免疫测定法、酶联免疫测定法、时间分辨荧光法等，不同的测定方法具有各自的相应正常值范围，各实验室及采用不同公司的试剂，检测结果也有所差异。

（张宁）

第二节　其他有关激素测定
Section 2

一、人绒毛膜促性腺激素-β亚基（β-HCC）

HCG由合体滋养细胞产生，少数情况下肺、肾上腺或肝脏肿瘤也可产生HCG。HCG由β亚单位和α亚单位组成，仅亚单位与LH、FSH、TSH的α单位结构类似，而β亚单位特异性强，故目

前常规检测 β 亚单位来反映 HCG 的血清浓度,以提高诊断的准确性。正常妊娠的胚泡着床时,即排卵后的 5 ～ 6d 产生 HCG,在妊娠早期分泌量增加很快,在排卵后 14d 约达到 100 IU/L,妊娠 8 ～ 10 周达峰值(50 000 ～ 100 000 IU/L),以后迅速下降。妊娠中晚期时,HCG 浓度仅为峰值的 10%,分娩后 2 周内消失。

临床意义:

1.妊娠的诊断

β-HCG < 5 IU/L 为妊娠实验阴性,β-HCG > 25 IU/L 可以诊断为妊娠,5 ～ 25 可能存在假阳性。正常早期宫内妊娠间隔 2 ～ 3d 测定呈倍数增长。

2.异位妊娠

异位妊娠 β-HCG 水平的升高一般低于宫内妊娠,间隔 2 ～ 3d 测定无成倍上升,结合临床应考虑异位妊娠的可能。

3.滋养细胞疾病

包括葡萄胎、恶性葡萄胎、绒毛膜上皮癌及其他可以分泌 HCG 的肿瘤,血 β-HCG 水平可以很高。

二、胰 岛 素

胰岛素是胰岛 β 细胞分泌的糖代谢的调节激素,对女性性腺有直接和间接的促性腺作用。胰岛素依赖性糖尿病(IDDM)胰岛素分泌不足,常伴有卵巢功能低下。当胰岛素分泌过多时,可刺激卵巢分泌过多的雄激素干扰女性生殖功能。胰岛素的测定采用放射免疫法,空腹取血,正常值为 5 ～ 15m IU/L。IDDM 可导致青春期延迟、闭经或月经失调,应测定胰岛素水平及进行葡萄糖耐量实验,以排除 IDDM。胰岛素过多,可刺激卵巢分泌过多的雄激素导致闭经、多毛和男性化表现,PCOS 患者存在胰岛素抵抗,常伴有胰岛素增高,测定胰岛素水平可以帮助治疗。

三、甲状腺轴激素

甲状腺的功能状态对女性生殖生理活动有较大的影响,甲状腺功能过高或过低均会造成排卵障碍或卵巢功能低下。临床主要测定 T_3、T_4、FT_3、FT_4、TSH 来判断甲状腺功能。

(一)甲状腺素

甲状腺素有甲状腺素(T_4)和三碘甲状腺原氨酸(T_3)。T_3 的生物活性比 T_4 高 3 ～ 4 倍,血清中 T_3 和 T_4 呈一致性变化。同时检测 T_3 和 T_4 能提高诊断符合率。血循环中的甲状腺素 99% 以上呈结合状态,游离的 T_3(FT_3)和 T_4(FT_4)< 1%,游离的 T_3 和 T_4 是血清中甲状腺激素的活性部分,直接且准确地反映甲状腺功能状态,其敏感性和特异性高于总 T_3 和 T_4。

(二)促甲状腺素

正常情况下,TSH 由腺垂体分泌,调节甲状腺的功能,TSH 的分泌受下丘脑产生的促甲状腺释放激素(TRH)的调节,血中 T_3 和 T_4 升高时通过负反馈作用抑制垂体 TSH 的分泌。

(三)测定方法

不同测定方法有不同的正常值,各个实验室所掌握的正常标准也有所差别。

(四)结果判断

(1)TSH 是判断甲状腺功能的重要指标,为诊断原发性或继发性甲状腺功能低下的最敏感指标之一。发生在甲状腺的原发性甲状腺功能低下,由于 T_3、T_4 分泌减少,垂体 TSH 分泌代偿性增多;而发生在垂体的继发性甲低,TSH 减低或正常。甲亢时,血清 T_3、T_4 水平增高,同时血清 TSH 水平下降。垂体 TSH 肿瘤患者的 T_3、T_4 和 TSH 均升高。

（2）FT_3 是诊断甲状腺功能亢进的灵敏指标，尤其是对 T_3 型甲亢的诊断特别重要。

（3）FT_4 是诊断甲状腺功能减退的灵敏指标。

（4）综合各项指标，对甲亢的诊断价值依次为 $FT_3 > FT_4 > T_3 > T_4$，对甲低的诊断价值依次为 $FT_4 = TSH > T_4 > FT_3 > T_3$。

（五）临床意义

（1）甲状腺功能减退

成年以前发病，表现为生长发育不良、智力差、性发育障碍、青春期延迟。成年女性发病，则表现月经紊乱，严重时闭经，性欲减退等。妊娠合并甲状腺功能减退时，流产、死胎和胎儿畸形发生率高。

（2）甲状腺功能亢进

严重的甲亢可导致生殖生理功能紊乱，月经不规律、经量减少甚至闭经。

（朱淑惠）

第三节　女性内分泌功能试验

Section 3

女性的生殖内分泌活动主要由 H-P-O 轴来调控，在下丘脑产生的促激素释放激素作用下，腺垂体分泌促性腺激素、促甲状腺激素、促肾上腺激素及生长激素等，各种促激素又作用于相应的靶腺体促进其分泌。这些激素的分泌同时存在自上而下和自下而上的正、负反馈调节，从而维持正常的内分泌活动。内分泌功能试验正是通过这一机制来了解内分泌腺的功能状态，内分泌功能试验分为刺激或兴奋试验与抑制试验，刺激试验观察被刺激的腺体反应是否正常，而抑制试验则观察对功能升高的腺体能否抑制。能被兴奋或抑制说明有正常的调节和反馈功能。

一、孕激素试验及雌、孕激素试验

孕激素试验用于闭经的诊断，可初步鉴别闭经的类型。

1. 方　　法

每天注射黄体酮 20mg，连用 3d。

2. 结果判定

停药后观察 5～14d，有撤退性出血者为试验阳性，无出血者为阴性。

3. 临床意义

试验阳性者，说明体内有一定雌激素水平，给予孕激素后能使增殖期子宫内膜转为分泌期内膜，继而发生脱落出血如月经样，也称为 I° 闭经。试验阴性，说明体内雌激素不足、子宫内膜增殖不良或子宫内膜被破坏，导致对孕激素无反应。

对于孕激素试验阴性的患者，应进一步做雌、孕激素试验。

1. 方　　法

过去常用己烯雌酚，每天口服 0.5～1.0mg，连用 22d，最后 3d 每天注射黄体酮 20mg，停药后观察有无撤退性出血。近年来己烯雌酚已被其他天然雌激素代替，如结合雌激素、17-雌二醇等。

2. 结果判定

停药后观察 5～14d，有撤退性出血为雌、孕激素试验阳性，称为 II° 闭经，无撤退性出血称为试验阴性。

3.临床意义

试验阳性说明内源性雌激素水平低下,不足以刺激子宫内膜增生,因而对孕激素的作用无反应,外源性雌激素的作用使子宫内膜增殖良好,恢复对孕激素刺激的反应。试验阴性者说明无内膜或内膜有病变,对外源性雌、孕激素无反应,可诊断为子宫性闭经。

二、氯米芬试验

氯米芬(clomiphene citrate,CC)试验用于评估闭经患者 H-P-O 轴的功能。

1.方 法

月经周期第 5 天开始,每天口服氯米芬 50 ～ 100 mg,连服 5d,以促发排卵。

2.结果判定

在服药 3d 后 LH 可增加 85%,FSH 增加 50%,停药后 LH、FSH 即下降。如果以后再出现 LH、FSH 上升达到高峰诱发排卵,表示为排卵型反应;如果停药后不再出现 LH、FSH 上升,即无反应。在服药第 1、3、5 天测 LH、FSH,服药第 3 周测雌、孕激素,确定有无服药后 LH、FSH 升高及排卵。

3.临床意义

目的是评估 H-P-O 轴的功能。正常情况下,氯米芬作用于下丘脑—垂体,与内源性雌激素竞争受体,减弱体内雌二醇与受体的结合,解除雌激素对下丘脑及垂体的抑制作用,使血中 FSH、LH 升高,出现雌二醇高峰后,垂体出现 LH 高峰促发排卵。排卵后黄体形成,血中雌二醇、孕激素升高。对 GnRH 兴奋试验有反应,CC 试验无反应,提示病变在下丘脑,CC 试验有反应的患者促排卵效果好。

三、GnRH 兴奋试验

对于闭经患者行 GnRH 兴奋试验,目的是测定垂体对 GnRH 刺激的反应性及分泌 FSH、LH 的功能,从而诊断闭经或排卵障碍的病因。

1.方 法

常在卵泡期进行,早晨空腹,将 50 ～ 100μg GnRH 溶于 5ml 生理盐水中,静脉注射,于 30s 内注完,在注射前及注射后 15min、30min、60min、120min 各取血 2ml,用放射免疫或酶联免疫法测定 FSH、LH 值。也可用 GnRHa 做兴奋试验,因为 GnRHa 的生物效价比 GnRH 强 10 多倍,故做兴奋试验时只需 5μg,它的半衰期较长,采血观察时间也应延长,可在注射后 30min、60min、120min、180min 取血观察。

2.结果判定

①正常反应:注射 GnRH 或 GnRHa 后,LH 峰值比基值升高 2 ～ 3 倍,高峰出现在给药后 15 ～ 30min(GnRH)或 60 ～ 120min(GnRHa);FSH 峰值在注药后 15min 出现,为基值的 1.5 倍以上。②活跃反应:LH 峰值比基值升高超过 5 倍。③延迟反应:峰值出现较晚,在注射后 60 ～ 90min(GnRH)或 120min(GnRHa)后才出现,其他标准同正常反应。④无反应或低弱反应:注射 GnRH 或 GnRHa 后,LH 无上升或峰值比基值升高不足 2 倍。

3.临床意义

①正常反应:说明垂体对 GnRH 的刺激反应良好,垂体功能正常,闭经的病因可能在下丘脑。②活跃反应:说明垂体促性腺细胞对外源性 GnRH 的刺激反应强烈,垂体分泌 LH 的功能

良好。③延迟反应:外源性 GnRH 刺激后不能在正常时间内引起 LH 峰,说明垂体反应较差,也可能存在下丘脑功能低下。④低弱反应或无反应:垂体对 GnRH 的刺激反应差或无反应,表示垂体功能低下,病变部位可能在垂体。但应排除垂体"惰性状态",即垂体由于长期缺乏下丘脑 GnRH 刺激,可表现为功能低下。重复 GnRH 刺激后可以产生正常或较好的反应,说明垂体功能低下是继发于下丘脑功能障碍,如果重复试验仍无反应,表明病变在垂体。

四、小剂量地塞米松抑制试验

对于高雄激素血症的患者做此试验可以鉴别雄激素的来源,从而有针对性地进行治疗。雄激素是由肾上腺皮质和卵巢共同产生的,地塞米松可反馈性抑制垂体分泌ACTH,从而使肾上腺皮质分泌皮质醇和雄激素等减少,进行小剂量地塞米松抑制试验,可以鉴别雄激素升高的来源。

1.方　法

进行试验前取血测定睾酮、雄烯二酮、17-羟类固醇和皮质醇基础值,当晚给予地塞米松 2mg 口服,第 2 天取血重复测定上述激素水平。

2.结果判定

若上述激素的血浆水平仅部分减少(减少小于 50%),则雄激素主要来源于卵巢,相反则来源于肾上腺,在这种情况下应进一步做 ACTH 兴奋试验等其他内分泌试验,以排除库欣综合征、肾上腺腺瘤、酶缺乏或罕见的自主分泌雄激素的卵巢和肾上腺肿瘤。

五、促肾上腺皮质激素兴奋试验

肾上腺皮质功能失调常导致生殖系统功能异常。促肾上腺皮质激素(ACTH)兴奋试验是探测肾上腺皮质储备功能的一种方法。

1.方　法

将 ACTH25mg 溶于 500ml 生理盐水中静脉滴注,6 ～ 8h 滴完后即抽血查血皮质醇,以试验前一日测定血中皮质醇值作为基础对照。

2.结果判定

正常反应血皮质醇为 166 ～ 221 nmoL/L,尿中 17-羟皮质类固醇较对照组增加 1 ～ 3 倍,尿中 17-酮类固醇增多,血中嗜酸细胞明显下降。肾上腺皮质功能亢进者,尿 17-酮类固醇明显升高,尿 17-羟皮质类固醇不增高或略增高,但低于正常人。肾上腺皮质功能减退者血和尿中皮质醇无明显增高,部分患者尿皮质类固醇浓度反而下降。

3.临床意义

①女性单纯性多毛症者 17-酮类固醇基值高于正常,ACTH 兴奋反应略高于正常,而尿 17-羟皮质类固醇反应正常。②先天性肾上腺皮质增生症的患者,尿 17-酮类固醇基值极高,ACTH 试验后较基础值明显升高,尿 17-羟皮质类固醇不增高或略增高。③多囊卵巢患者 17-酮类固醇及 17-羟类固醇均为正常反应。

六、泌乳素分泌功能试验

泌乳素(PRL)由腺垂体泌乳素细胞分泌,具有促进乳汁分泌的功能。PRL 在生殖功能调节中也起着重要作用。正常情况下妇女只有在分娩后哺乳时才有乳汁分泌,其他时期没有乳汁分泌。PRL 在妇女月经周期中无周期性变化,正常值 < 1.14 nmol/L,其分泌非常不稳定,运动后、高蛋白饮食、乳头机械性刺激、胸部创伤等都会造成 PRL 暂时性升高。妊娠后随孕周增加 PRL 也逐渐上升,足月妊娠可达 9.1 nmol/L,PRL 升高可导致泌乳、闭经。

(一)TRH 兴奋试验

促甲状腺素释放激素(TRH)除了有促甲状腺素的释放功能外,还能促进垂体泌乳素细胞分泌 PRL。TRH 兴奋试验用于评价垂体 TSH、PRL 分泌功能,TRH 可诱发低血糖而导致 PRL 升高。

1.方　　法

空腹,TRH 500μg 溶于 2ml 生理盐水中,30s 内快速静脉注入,注入后 15min、30min、90min 各取血一次测 TSH 和 PRL。

2.临床意义

正常情况下,TSH 和 PRL 在注药后 30min 达反应高峰。如 TSH 基值高,反应增强,提示甲状腺功能减退症;TSH 基值低反应差为甲状腺功能亢进症。PRL < 5.46 nmol/L 为正常反应,5.46 ～ 6.83 nmol/L 为可疑反应,> 6.83 nmol/L 为过度反应,出现过度反应时可诊断为潜在性高泌乳素血症。

(二)L-多巴胺试验

因为多巴胺既有抑制泌乳素分泌的作用,又能促进生长激素分泌,因此可以评价能否促进生长激素分泌和抑制泌乳素分泌。

1.方　　法

午夜后禁食、禁烟,口服 L-多巴胺 500mg,上午 10 时静脉抽血测定生长激素和泌乳素,从服药前 60min 开始,每隔 30min 取血一次,直到服药后 180min。

2.临床意义

正常反应为生长激素峰在 30 ～ 120min 出现,升高 5mg/ml 或更多,泌乳素则下降 > 50%。但有部分垂体泌乳素瘤患者仍显示正常的抑制反应,因此只能参考,不能用于鉴别诊断。

七、促甲状腺激素兴奋试验

注射 TSH 前后做甲状腺摄碘率比较,正常情况下,注射 TSH 后甲状腺摄碘率明显升高,24h 达 21.19%± 3.95%。临床用于鉴别原发性和继发性甲状腺功能减退症。原发性甲状腺功能减退患者对 TSH 反应差,甲状腺摄碘率平均仅 1.42%± 2.86%,继发性甲状腺功能减退者因为病变主要在垂体或下丘脑,甲状腺本身功能虽然受抑制,但对 TSH 仍有反应,甲状腺摄碘率平均可达 25.25%± 6.92%。

(王杰琼)

第四节　女性内分泌功能的其他检查方法

Section 4

一、基础体温测定(BBT)

BBT 是一种最简单的检测有无排卵的手段。BBT 呈双相,说明体内有孕激素的作用,除外

LUFS，即说明有排卵。典型的双相 BBT 表现为：高温期比低温期上升 0.4℃～ 0.5℃，高温期持续 12d 或以上。不典型双相表现为：黄体期短于 12d，基础体温呈梯形上升或梯形下降，可能为黄体功能不足的表现。BBT 单相说明无排卵。排卵可发生在体温转变前后 1 ～ 3d。有时体温上升前出现最低点，可能是最接近排卵的时间。值得注意的是，发生 LUFS 时，因为有孕激素分泌，所以 BBT 呈双相，但没有发生排卵。

二、子宫内膜检查

在月经前或月经来潮 12h 内进行子宫内膜活检，将子宫内膜送病理检查，病理结果可分为三种类型：正常分泌期或月经期子宫内膜提示有排卵，黄体功能正常；如果为增殖期子宫内膜，说明无孕激素作用，即无排卵；分泌期子宫内膜组织学改变较正常周期推迟 1 ～ 2d，或腺体与间质反应不同步，可能为黄体功能不足的一种表现。应注意 LUFS 时，虽然子宫内膜呈现分泌期改变，但并无排卵。子宫内膜活检可以对子宫内膜结核做出诊断。

三、宫颈黏液检查

随卵泡的发育，雌激素的分泌增加，受雌激素的作用，宫颈黏液分泌逐渐增加，变稀薄，清亮而透明，能拉成细丝，至排卵前，宫颈黏液涂片干燥后镜检出现典型的羊齿状结晶。排卵后，宫颈黏液变稠，不能拉成细丝，结晶变为不典型而逐渐消失，至排卵后 7d 左右出现椭圆体。宫颈黏液检查只能粗略地反映体内雌激素水平及雌、孕激素作用的转变，并且需要做动态观察。

四、阴道细胞学检查

受体内雌、孕激素水平的影响，阴道上皮细胞呈现周期性变化，雌激素水平越高，阴道上皮细胞越成熟。正常月经周期中，排卵前受高水平雌激素的影响，阴道涂片中出现大量核致密固缩而胞质嗜酸的表层上皮细胞，细胞平铺、排列均匀、背景清洁。排卵后，受孕激素影响阴道涂片中出现多量核呈网状而胞质嗜碱性的中层细胞，细胞呈梭形排列成堆，背景不清洁。但应注意，阴道细胞学检查结果可受炎症的影响。LUFS 时也出现孕激素作用的表现，因此，应结合其他检测手段判断有无排卵。

五、B 超监测排卵

B 超连续监测，可以直观地观察卵泡发育及排卵情况，卵泡逐渐发育至成熟后直径达到 18 ～ 25mm，卵泡消失或突然缩小表明排卵。发生 LUFS 时，成熟卵泡不消失或继续增大。

（于源源）

第五节　子宫内膜检查

Section 5

子宫内膜检查可采用子宫内膜诊刮与病理检查、超声波检查与宫腔镜检查。

一、子宫内膜诊刮与宫腔镜检查

可取子宫内膜活组织进行病理学检查。子宫内膜诊刮与病理检查子宫内膜诊刮获取活组织，然后进行病理检查，可了解不孕妇女卵巢有无排卵、子宫内膜变化是否正常及其对性激素的反应，间接反映卵巢黄体功能状况，有助于子宫内膜疾病（如结核、炎症、息肉、内膜纤维化症、恶性变等）的诊断。

1.适应证

①不孕症：了解子宫内膜发育及其他子宫内膜病变。②月经失调：如功能失调性子宫出血或闭经，了解子宫内膜的变化及其对性激素的反应等。③子宫异常出血：了解原因，证实或排除子宫内膜癌、颈管癌或其他病变。因宫腔残留组织或子宫内膜脱落不全导致长时间多量出血者，可起到诊断与治疗双重作用。

2.禁忌证

①生殖道急性炎症或慢性炎症急性发作期。②患有严重的心、肝、肺、肾等重要脏器疾病，难以耐受操作者。③生殖道结核未经控制者。④确诊为宫颈或内膜恶性肿瘤，原则上禁止再进行诊刮，以免导致大出血，或促进癌细胞扩散。⑤妊娠期应禁止，以免引起流产，在诊刮前应排除妊娠。

3.检查方法

一般不需麻醉。对宫颈内口较紧者，酌情给予镇痛剂、局麻或静脉麻醉。排尿后取膀胱截石位，外阴、阴道常规消毒，铺无菌孔巾。做双合诊，了解子宫大小、位置及宫旁组织情况。用阴道窥器暴露宫颈，再次消毒宫颈与宫颈管，钳夹宫颈前唇或后唇，子宫探针缓缓进入，探子宫方向及宫腔深度。如宫颈内口过紧，可用宫颈扩张器扩张至小刮匙能进入为止。阴道后穹隆处置盐水纱布一块，以收集刮出的内膜碎片。用诊断性刮匙由内向外沿宫腔四壁及两侧角部有次序地将内膜刮出，并注意宫腔有无变形及高低不平，取下纱布上的全部组织固定于10%甲醛溶液或95%乙醇中，送病理检查。查看无活动性出血时术毕。

4.临床意义

①了解子宫内膜发育状况。②明确有无排卵：子宫内膜活检如为分泌期，提示本周期有排卵（注意卵泡未破裂黄素化）；如为增生期，提示本周期无排卵。③判断黄体功能：活检内膜组织时相落后于诺伊斯（Noyes）标准2d以上，可诊断黄体功能不全。④诊断子宫内膜病：如子宫内膜增生、子宫内膜息肉、黏膜下子宫肌瘤、子宫内膜结核等。

子宫内膜时相一般采用改良Noyes标准：按月经周期28d计算，月经周期第15天偶见细胞核下空泡；第16天核下空泡不规则；第17天核下空泡整齐呈栅栏状；第18天空泡在核上和核下；第19天腺体少量分泌；第20天显著分泌；第21天间质少量水肿；第22天间质显著水肿；第23天螺旋小动脉周围的间质细胞较大，圆形；第24天螺旋小动脉周围的间质细胞为前蜕膜细胞；第25天靠近上皮的致密层间质细胞为前蜕膜细胞及颗粒细胞；第26天整个致密层细胞为前蜕膜细胞及颗粒细胞；第27天白细胞渗出，淋巴细胞浸润，内膜皱缩；第28天渗出、分离及坏死。

黄体第1周子宫内膜定期变化主要依据上皮改变，即分裂现象、假复层、基底空泡及分泌；第2周主要依据间质改变，即水肿、蜕膜前改变、分裂及淋巴细胞浸润。根据Noyes标准确定内膜成熟程度，凡内膜组织时相落后于标准时相超过2d者为内膜成熟落后，即可诊断黄体功能不全。有人根据子宫内膜腺体和间质的分泌转换程度及其是否同步，将黄体功能不全分为3型，即腺体发育延迟型（孕激素下降，雌激素常正常，子宫内膜腺体发育延迟）、间质发育延迟

（孕激素正常，雌激素下降，子宫内膜间质发育延迟）、间质—腺体发育紊乱型（孕激素、雌激素均下降，子宫内膜间质腺体发育紊乱）。按上述方法判断内膜时相，活检时期必须准确，否则无法判断活检日是月经周期第几天。基础体温指导取材欠准确，用超声监测卵泡结合尿 LH 测定确定排卵日，再计算子宫内膜活检。但子宫内膜组织学诊断标准可因人而异，影响诊断准确性，可将分泌期子宫内膜分为早、中、晚 3 期做诊断。严格地说，若 2 个月经周期均有相同的黄体功能不全子宫内膜组织学特征，方可诊断为黄体功能不全。

5.注意事项

①不孕症在月经前或月经来潮 12h 内刮宫。②不孕症一般先诊刮，再做输卵管通畅检查，避免子宫内膜结核扩散。如活检发现子宫内膜结核，先抗结核治疗，再做输卵管通畅检查。③功能失调性子宫出血，如疑内膜增生，于月经前 1～2d 或月经来潮 12h 内刮宫；疑内膜剥脱不全，于月经第 5～7 天刮宫；不规则出血随时刮宫。④了解卵巢功能而诊刮，术前至少 1 个月停止应用性激素。⑤出血、子宫穿孔、感染是刮宫主要并发症。刮宫时可能大出血或穿孔，做好输液、配血、开腹准备。长期阴道出血，宫腔常有感染，刮宫可使感染扩散，术前术后应用抗生素，术中严格无菌操作。刮宫患者术后 2 周内禁性生活及盆浴，以防感染。⑥诊刮操作时反复刮宫，易伤及子宫内膜基底层，可造成子宫内膜炎或宫腔粘连。

二、超声波检查

子宫内膜是胚胎着床成败的关键。子宫内膜为接受胚囊的种植在月经周期中进行着一系列的准备。子宫内膜厚度及血流灌注是影响受孕的重要因素，雌、孕激素影响子宫内膜厚度及血流灌注。B 超，尤其是经阴道彩色多普勒超声检查可对子宫内膜及血流灌注进行连续观察。

1.适应证

①不孕症患者监测子宫内膜发育状况。②疑有子宫内膜病变者。

2.检查方法

采用彩色多普勒超声诊断仪经腹或经阴道超声检查。一般月经周期第 8～9 天开始监测，2～3d 监测一次。主要注意以下内容：①测量子宫内膜厚度：子宫纵切冻结声像，自一侧的子宫内膜强回声与声晕交界至另一侧子宫内膜强回声与声晕交界，即两层内膜的厚度。②区分宫内膜类型：A 型（三线型），子宫内膜与子宫肌层之间形成高回声外侧线，两层子宫内膜表层紧贴形成清晰可见的高回声中心线，三线高回声清晰；B 型，子宫内膜与周围肌层等回声，中线回声可见但不强；C 型，子宫内膜与周围肌层为均匀的强回声。③监测血流灌注情况：用多普勒记录子宫螺旋动脉血流频谱。④观察子宫内膜与卵泡发育是否同步。

3.临床意义

（1）正常子宫内膜。①排卵期子宫内膜厚度 13.1mm ± 2.4mm。②子宫内膜类型三线型。③子宫螺旋动脉血流灌注丰富，血流频谱呈高振幅连续波形，RI、SD 值越来越低且排卵期 RI 为 0.60 ± 0.04，SD 为 2.80 ± 0.24。A、B 型子宫内膜＞8mm 妊娠率较高，特别是 A 型子宫内膜更易妊娠。

（2）异常子宫内膜。①子宫内膜厚度，排卵期＞17mm 为子宫内膜肥厚，提示雌激素作用过度，或＜7mm 为子宫内膜过薄，提示雌激素作用不足。②子宫内膜类型呈 C 型，提示子宫内膜发育不良。③子宫内膜薄且血流灌注差，整个卵泡发育过程中子宫内膜过薄，缺乏周期性变化，子宫螺旋动脉血流频谱监测不到，或频谱呈低振幅非连续波形，RI 无明显的减低且偏高，排卵期 RI＞0.8，提示子宫内膜发育不良。

三、宫腔镜检查

宫腔镜检查是在直视下操作,可充分了解宫腔及内膜形态,有无病变,检查结果较其他检查准确,可取活组织进行病理检查,同时其些疾病如宫腔粘连进行治疗。因此宫腔镜检查对子宫内膜检查具有十分重要的意义。原则上若有条件且无宫腔镜检查禁忌证,对需做诊刮的患者,均应先做宫腔镜检查以明确诊断和定位,然后再在直视下活检或治疗,或定位后刮宫,最后再用宫腔镜复查,直到病灶取尽为止。

(刘卉)

第六节　免疫功能检查

Section 6

本节主要介绍与女性生殖关系密切的免疫学检查,包括抗子宫内膜抗体检测、抗弓形虫抗体检测、抗磷脂抗体检测。

一、抗子宫内膜抗体检测

抗子宫内膜抗体是子宫内膜异位症的标志性抗体。30%~58%不孕症者合并子宫内膜异位症,子宫内膜异位症妇女不孕症发病率达30%~50%。检测方法有间接血凝法、间接免疫荧光法、琼脂双向免疫扩散法和酶联免疫吸附法等。在此仅介绍酶联免疫吸附法检测血清、宫颈黏液、腹腔液抗子宫内膜抗体。原理为将子宫内膜抗原包被在固相载体表面,加入待测标本,如其中有相应抗体则抗原抗体结合,再加入酶标记抗人 IgG 葡萄球菌 A 蛋白(SPA)后,形成抗原—抗体—酶标记抗体复合物,加底物邻苯二胺显色,以测定检测血清、宫颈黏液、腹腔液抗子宫内膜抗体,颜色深浅与待测标本中抗体含量成正比。

（一）检测方法

1. 试　剂

有商品试剂盒,以下供参考。兔抗人子宫内膜抗血清:用纯化子宫内膜抗原加福氏佐剂乳化后按常规方法免疫家兔,每次每只免用抗原 1ml,共免疫 5 次,待琼脂双扩散效价达 16 ~ 32 时放血,分离血清,用人血浆-Sepharose 4B 免疫吸附柱吸附除去无关杂抗体,此血清用作阳性对照(100U/ml)。抗体:辣根过氧化物酶标记的葡萄球菌 A 蛋白或抗人 IgA、IgG、IgM 抗体。包被液:Na_2CO_3 1.59g、$NaHCO_3$ 2.93g,加蒸馏水至 1 000 ml,pH 9.6。洗涤液(PBST):pH 7.4 0.01 mol/L 的 PBS-吐温-20 溶液。标本稀释液:含 5%小牛血清的 PBST。酶底物显色液:邻苯二胺(OPD)4mg 加 5.14ml 0.2mol/L $Na_2HPO_4 \cdot 12H_2O$,再加 0.1mol/L 枸橼酸 4.86ml,加入 3% H_2O_2 50μl,用前配制。终止液:2mol/L 的 H_2SO_4。

2. 检测步骤

①抗原制备:取人子宫内膜异位症患者的子宫内膜,用等渗盐水洗净血迹,剪碎,加入到 pH7.4 0.01mol/L 的 PBS 中,与 2.5g/L 胶原酶(Typel)消化 37℃ 2h,经 250μm、40μm 分样过筛,收集留于 40μm 筛网上的内膜腺体,匀浆后以 3 000 转/min 离心 10min,吸取上清液,再以 10 000 转/min 4℃离心 20min,吸取上清液,通过人全血浆-Sepharose 4B 柱收集流出的蛋白蜂,混合、浓缩,保存于 - 20℃。②将 1 : 100 ~ 1 : 300 稀释的纯化子宫内膜抗原包被聚苯乙烯反应板,

每孔 100μl，4℃过夜，洗涤液洗 3 次，每次 3min。用含 15%小牛血清的 pH7.4 0.01mol/L 的 PBS 封闭，每孔 100μl，45℃1h，洗涤液洗 3 次，每次 3min。加入待测标本或阴、阳性对照 100μl，45℃ 30min，洗涤液洗 3 次，每次 3min。每孔加入辣根过氧化物酶标记的葡萄球菌 A 蛋白 100μl，45℃ 40min，洗涤液洗 3 次，每次 3min。每孔加入底物溶液 100μl，室温反应 5～10 min 显色。用终止液终止反应。③用酶联免疫检测仪 492nm 检测吸光度值。

（二）结果判断

标本吸光度值与阴性对照吸光度值之比≥2.1 为阳性。定量测定可用兔抗人子宫内膜抗体为标准品（100U/ml），制备校正曲线。

（三）临床意义

正常人抗子宫内膜抗体为阴性。

二、抗弓形虫抗体检测

妇女妊娠时感染弓形虫，原有弓形虫感染在妊娠期活动，可出现妊娠或分娩异常，如出现早产、流产或死产、脑积水或小头异常、智力发育异常、脑膜脑炎、弓形虫眼病、神经精神症状等，严重者可出现视网膜脉络膜炎、脑积水、抽搐及脑内钙化四联征。常用的实验室诊断方法有免疫荧光素标记抗体检查、补体结合试验、间接血凝试验和燃料结合试验。在此主要介绍酶联免疫吸附试验（ELISA），其原理为将弓形虫抗原包被在固相载体表面，加入待测标本，如其中有相应抗体则抗原抗体结合，再加入酶标记抗人 IgA、IgG、IgM 抗体后，形成抗原—抗体—酶标记抗体复合物，加底物显色，以测定相应抗体，颜色深浅与待测标本中抗体含量成正比。

（一）检测方法

1.标本与试剂

血清：静脉血分离血清，56℃30min 灭活补体，-20℃保存，检测时按 1：6 稀释。宫颈黏液：将吸取的宫颈黏液加入装有 0.5ml 生理盐水的 eppendorf 管，-20℃保存，检测时按 1：2 稀释。精浆：取精后完全液化，1 000 g/min 离心 10min，取精浆，-20℃保存，检测时按 1：2 稀释。洗涤液（PBST）：pH7.4 0.01moL/L 的 PBS-吐温-20 溶液。标本稀释液：含 5%小牛血清的 PBST。酶结合物：辣根过氧化物酶标记的羊抗人 IgA、IgG、IgM 抗体。酶底物显色液：0.1g/L 3，3'，5,5'-四甲基联苯胺溶于 pH 6.0 的 0.01mol/L 枸橼酸磷酸盐缓冲液中，加入 3%H_2O_2 50μl，用前配制。终止液：2mol/L 的 H_2SO_4。有试剂盒出售。

2.检测步骤

室温平衡试剂和已包被的酶标板 30min。每个标本孔和空白对照孔加入标本稀释液 100，阴μl、阳性对照孔不加。如待检标本为血清，则每孔加入 20μl 待测血清，如为精浆或宫颈黏液则每孔加入待测精浆或宫颈黏液 50μl 和 100μl，阴、阳对照。42℃温育 40min。用 PBST 洗板 4 次，每次 3min。拍干后每孔加入 2 滴酶结合物。42℃温育 40min。用 PBST 洗板 4 次，每次 3min。加入底物液 100μl，混匀后避光反应 10～15min。用终止液 1 滴，混匀，终止反应。以空白调零，用酶联免疫检测仪在 450nm 波长检测标本的吸光度值。

（二）结果判断

标本吸光度值与阴性对照吸光度值之比≥2.1 为阳性。

（三）临床意义

正常人抗弓形虫抗体检测为阴性。

三、抗磷脂抗体检测

磷脂指分子中含有醇、脂肪酸和磷脂基团的一类化合物。人体内磷脂主要是含甘油醇的甘油磷脂，包括心磷脂、磷脂酰丝氨酸、磷脂酰胆固醇和磷脂酰乙醇胺等。抗磷脂抗体（APA）是一族针对带负电荷磷脂或带负电荷磷脂与蛋白复合物的异质性抗体，主要包括抗心磷脂抗体（ACA）、狼疮抗凝抗体（LA）。抗磷脂抗体综合征（APS）是一组与抗磷脂抗体有关的自身免疫性疾病，典型表现有动脉与静脉血全及妊娠丢失。约 20%习惯性流产 APA 阳性，与 APS 有关的习惯性流产复发率高达 90%。抗磷脂抗体检测原理为：将心磷脂抗原吸附在聚苯乙烯固相载体表面，使免疫反应在载体上进行，通过化学方法将酶与抗人体免疫球蛋白结合，然后它与待测标本与心磷脂抗原形成的抗原抗体复合物中的抗体发生反应，形成抗原—抗体—酶结合物免疫复合物。结合在免疫复合物上的酶在遇到底物时催化其水解、氧化还原反应，使生成有色产物，酶降解底物的量与呈现的色泽浓度成正比。由此可以反映被测的抗心磷脂抗体的量。

（一）检测方法

1.标本与试剂

静脉血分离血清，- 20℃保存，检测时用 5%FCS-PBST 按 1：50 稀释。心磷脂抗原为 sigma 公司产品。酶结合物：辣根过氧化物酶标记的羊抗人 IgA、IgG、IgM 抗体。酶底物显色液：邻苯二胺（OPD）4mg 加 5.14ml 0.2mol/L Na_2HPO_4 · $12H_2O$，再加 0.1mol/L 枸橼酸 4.86ml，加入 3%H_2O_2 50μl，用前配制。稀释液/洗涤液（PBST）：pH 7.4 0.01mol/L 的 PBS-吐温-20 溶液。终止液：2mol/L 的 H_2SO_4。

2.检测步骤

①酶标板的包被：配制 50μg/ml 的心磷脂无水乙醇溶液，用于抗原包被。将 301xl 该抗原包被液加入聚苯乙烯反应板内，4℃过夜 自然挥发干燥，用 PBST 洗涤 3 次。②每孔加含 10%小牛血清的用 PBST 配制的稀释液 200μl，37℃封闭 1h，常规洗涤各孔。每孔加 1：50 稀释的待检血清 100μl，同时加入阳性、阴性和空白对照，37℃孵育 30min，常法洗涤。分别加入 100μl 辣根过氧化物酶标记的葡萄球菌 A 蛋白，或辣根过氧化物酶标记的羊抗人 IgA、IgG、IgM 抗体（用于分类测定），37℃孵育 30min，常法洗涤。各种酶结合物的最适工作浓度：可通过预试选定。每孔加入 100μl 底物溶液，室温下 10 ～ 20min 显色。用终止液终止反应。③酶标仪 492nm 测吸光度值。

（二）结果判断

检测标本吸光度值与阴性对照的吸光度值之比值≥2.1 为阳性。

（三）临床意义

ACA 主要见于风湿病患者，反复自然流产，APS，肿瘤，感染（AIDS、麻风、疟疾等），血小板减少症，脑卒中，心肌梗死等患者。抗磷脂抗体是预测高危妇女是否流产的一种敏感指标。

（吴佩莼）

第七节　白带检查

Section 7

白带即阴道分泌物，是女性生殖系统分泌的液体，主要由阴道黏膜、宫颈腺体、前庭大腺及子宫的分泌物混合而成。采集阴道分泌物，观察其性状，检查上皮细胞、白细胞等，进行阴道清洁度及病原微生物的初步检查，必要时对阴道分泌物进行培养，以鉴定有无病原微生物感染。

白带检查方法可采用生理盐水涂片直接观察,或制备成薄涂片经姬姆萨或革兰染色后观察。对病原学检查可用培养法。白带检查适用于女性生殖系统炎症、肿瘤的诊断等。白带检查时应注意,标本收集时防止污染,所用器具应清洁无菌;取材前 24h 内应无性交、盆浴或阴道检查、阴道灌洗及局部拭药等;采用新鲜标本,如疑滴虫感染运送标本应注意保温。白带检查包括以下几个方面内容。

一、一般性状检查

正常阴道分泌物为白色稀糊状,一般无气味,量多少不等。其性状与雌激素水平及生殖器充血情况有关。近排卵期白带量多,清澈透明,稀薄似鸡蛋清,排卵期 2 ～ 3d 后白带混浊黏稠、量少,行经前量又增加。白带异常可表现为色、质、量的改变。

大量无色透明黏白带,常见于应用雌激素药物后及卵巢颗粒细胞瘤时。脓性白带,黄色或黄绿色有臭味,多为滴虫或化脓性细菌性感染引起;泡沫状脓性白带,常见于滴虫性阴道炎;其他脓性白带见于慢性宫颈炎、老年性阴道炎、子宫内膜炎、宫腔积脓、阴道异物等。豆腐渣样白带,呈豆腐渣样或凝乳状小碎块,为念珠菌阴道炎所特有,常伴有外阴瘙痒。血性白带,内混有血液,血量多少不定,有特殊臭味,对这类白带应警惕恶性肿瘤的可能,如宫颈癌、宫体癌等,有时某些宫颈息肉、子宫黏膜下肌瘤、老年性阴道炎、重度慢性宫颈炎和宫内节育器引起的副反应也可在白带中见到血液。黄色水样白带,由病变组织变性、坏死所致,常发生于子宫黏膜下肌瘤、宫颈癌、子宫体癌、输卵管癌等。

二、清洁度检查

将阴道分泌物加生理盐水涂片,用高倍镜检查,主要依靠白细胞、上皮细胞、阴道杆菌与杂菌的多少划分清洁度。Ⅰ度:可见大量阴道杆菌和上皮细胞,白细胞 0 ～ 5/HPF(高倍视野),杂菌无或极少,属正常。Ⅱ度:可见中等量阴道杆菌和上皮细胞,白细胞 10 ～ 15/HPF,杂菌少量,亦属正常。Ⅲ度:可见少量阴道杆菌和上皮细胞,白细胞 15 ～ 50/HPF,杂菌较多,提示有炎症。Ⅳ度:无阴道杆菌,有少量上皮细胞,白细胞 > 30/HPF,可见大量杂菌,多见于严重的阴道炎。

临床意义。Ⅰ、Ⅱ度为正常,Ⅲ、Ⅳ度为异常,主要见于各种阴道炎,如细菌性、真菌性、滴虫性阴道炎,同时可发现有关病原体。卵巢功能不足、雌激素减低、阴道上皮增生较差时可见到阴道杆菌减少,易感染杂菌。单纯清洁度不好而未发现病原微生物,为非特异性阴道炎,包括化脓性感染性阴道炎、嗜血杆菌性阴道炎等。阴道清洁度差还可见于输卵管或子宫腔炎症、异物、赘生物、宫颈内管及宫颈炎症等。此外,正常女性在排卵前期清洁度好,在卵巢功能不足时清洁度差。清洁度检查应结合微生物、寄生虫检查,以确定阴道炎症的性质,有利于临床诊断和治疗。

三、阴道毛滴虫

阴道毛滴虫为寄生于阴道的致病性原虫,呈梨形,大小为白细胞的 2 ～ 3 倍,前端有 4 根前鞭毛,生长最适 pH 为 5.5 ～ 6.0。患者外阴灼热痛、瘙痒,阴道分泌物呈稀脓性或泡沫状,将此分泌物采用生理盐水悬滴法置于低倍显微镜下观察,可见波动状或螺旋状运动的虫体将周围白细胞或上皮细胞推动。在高倍镜下可见虫体为 8 ～ 45μm,虫体顶端有前鞭毛 4 根,后端有一根后鞭毛,体侧有活动膜,借以移动。此时阴道分泌物的清洁度为Ⅲ、Ⅳ度。

1.检测方法

①直接涂片法:将阴道分泌物与少许生理盐水混合涂片,高倍镜下观察。此法简便易行,是最常用的方法,但阳性诊断率较低,约为50%。瑞氏染色或革兰染色油镜观察可提高检出率。②胶乳凝集快速检查法(LAT):操作简便快速,敏感性和特异性高,优于直接涂片检查,适合于临床常规应用。③培养法:阳性率可达98%,但操作复杂,不宜常规应用。

2.临床意义

病理情况下,滴虫可寄生于阴道后穹隆,常引起滴虫性阴道炎,并可合并邻近器官,如尿道、尿道旁腺和肾盂的感染。阴道毛滴虫可引起不孕症。

3.注意事项

①标本受药物和润滑剂等污染影响滴虫检出。②阴道毛滴虫生长繁殖适宜温度为25℃~42℃,在检验时应注意保温并迅速送检,不能冷藏,以便发现活动状态的滴虫。③涂片时不应在玻片上做过多地来回摇动,以免损伤毛滴虫的鞭毛。④做检查前48h内应避免阴道冲洗或性交,在采集标本时,阴道扩张器、手套等不要接触润滑剂,以免影响滴虫的活力。⑤湿片检查为阴性时,应再用瑞氏染色或革兰染色后观察,一次阴性检查结果不能排除诊断。

四、真菌检查

阴道真菌有时在阴道中存在而无害,但在阴道抵抗力减低时容易引起真菌性阴道炎。阴道真菌多为白色假丝酵母菌,偶见阴道纤毛菌、放线菌等,使人致病者85%以上为白色念珠菌。采用悬滴法于低倍镜下可见到白色假丝酵母菌的卵圆形孢子和假菌丝。如取阴道分泌物涂片并同时行革兰染色后油镜观察,可见到卵圆形革兰阳性孢子或与出芽细胞相连接的假菌丝,成链状及分支状。

1.检查方法

①湿片检查:简便易行,为临床常用的方法。必要时可用革兰染色后油镜观察。②浓集法检查:取标本于清洁干燥试管内,加2.5mol/L NaOH溶液约1ml,混匀后置37℃水浴3～5min,取出低速离心,取沉淀物做涂片镜检,可提高阳性检出率。③培养法:阳性率高,操作复杂,不宜常规应用。

2.临床意义

①阴道分泌物真菌检查阳性多见于真菌性阴道炎,诊断以找到真菌为依据,阴道真菌多为白色念珠菌,平时可寄生于阴道内,当阴道内糖原增多、酸度上升时可迅速繁殖。②阴道白色念珠菌感染可见于大量使用广谱抗生素或肾上腺皮质激素造成阴道菌群紊乱者。③维生素B缺乏、免疫力降低或使用免疫抑制剂者易发生阴道白色念珠菌感染。

3.注意事项

容器应清洁,标本无污染,及时送检。

（李毓秋 张良）

第八节 微生物学检查

Section 8

引起生殖系统感染的病原微生物有细菌、病毒、螺旋体、支原体和衣原体等。生殖系统感染常可引起阴道炎、子宫内膜炎、输卵管炎或阻塞、月经失调等,从而引起不孕不育。

一、标本采集

1.尿道分泌物

清洗尿道口,用灭菌纱布或棉球擦拭,然后从阴道内压迫尿道,或从尿道的后面向前按摩,使分泌物溢出。无肉眼可见的脓液,可用灭菌拭子轻轻深入前尿道内,旋转拭子,采集标本。

2.巴氏腺、尿道旁腺液

清洗或局部消毒,然后压迫腺体,使分泌物溢出,集于灭菌容器或用灭菌拭子蘸取。

3.阴道分泌物

用窥阴器扩张阴道,用灭菌棉拭子采取阴道口内 4cm 内侧壁或后穹隆处分泌物,涂片镜检或培养。

4.宫颈分泌物

用窥阴器扩张阴道,先用灭菌棉球擦取宫颈口分泌物,用灭菌棉拭子插入宫颈管 2cm 采取分泌物,转动并停留 10 ～ 20s,让拭子充分吸附分泌物,或用去针头的注射器吸取分泌物,将所采集分泌物置入灭菌试管内送检。

二、涂片检查

(一)不染色标本

取清洁玻片一张,滴加生理盐水,将采集的生殖道标本于盐水中混匀,覆以盖玻片镜检。此法适用于观察清洁度、线索细胞,细菌的数量、形态及运动性,若发现大量的发亮芽生孢子及假菌丝提示念珠菌感染。用暗视野显微镜观察螺旋体,如发现生殖器溃疡或下疳患者分泌物中有运动活泼的螺旋体则提示梅毒。

(二)染色标本

分为单染色标本和复染色标本。

1.单染色标本

(1)单染色湿片。亚甲蓝单染色湿片观察线索细胞,比不染色标本更易观察。

(2)单染色涂片。亚甲蓝单染色用于观察淋病奈瑟菌的形态和排列,常和革兰染色标本一同观察。结晶紫单染色常用于镜检观察阴道念珠菌假菌丝或孢子。

2.复染色标本

(1)革兰染色。为最常用的染色法,用以观察细菌的形态及染色性、炎症细胞的数量及线索细胞,有无念珠菌假菌丝或孢子等。若在白细胞或上皮细胞内见到革兰阴性球菌成对排列可报告"找见革兰阴性双球菌"。若在涂片中发现线索细胞以及大量的短杆菌或弯曲弧菌,则可诊断为细菌性阴道病。若从溃疡边缘取材发现有革兰阴性呈鱼群样排列的杆菌则提示杜克雷嗜血杆菌。

(2)荧光染色。根据临床表现,对疑为淋病、非淋菌性尿道炎或梅毒,可分别取尿道、宫颈及下疳处分泌物或脓汁涂布玻片,自然干燥后用甲醇固定,分别进行特异性荧光抗体染色,置荧光显微镜下观察。若在中性粒细胞或上皮细胞内见到荧光亮点,可初步报告"淋病奈瑟菌荧光抗体检测阳性"、"衣原体荧光抗体检测阳性"、"支原体荧光抗体检测阳性"、"梅毒螺旋体荧光抗体检测阳性"等。

(3)镀银染色。梅毒螺旋体镀银染色呈黑褐色,可见于螺旋状结构。

三、分离培养

1. 一般细菌培养

多采用血平板或中国蓝平板进行分离鉴定。若在两个平板上均有细菌生长，按氧化酶阳性或阴性及对葡萄糖的利用方式将其鉴定到种。若仅在血平板上生长应按菌落特征、细菌形态和染色性及生化反应性进行鉴定，并做出相应报告。

2. 淋病奈瑟菌培养

淋病奈瑟菌培养是淋病诊断的重要佐证。目前国外推荐选择的培养基有改良的 TM 培养基和 NYC 培养基，国内采用巧克力琼脂或血琼脂培养基，这些培养基均含有抗生素，可选择性抑制许多其他细菌，在 36℃、70% 湿度、5%～10% 二氧化碳环境中培养，24～48h 观察结果，根据菌落形态、革兰染色、氧化酶试验、葡萄糖发酵试验等鉴定。女性患者培养阳性率为 80%～90%。

3. 杜克雷嗜血杆菌培养

杜克雷嗜血杆菌培养有助于诊断，可确定细菌对抗菌药物的敏感性。培养需 X 因子，在巧克力琼脂或血琼脂平板 35℃ 培养 24～48h 可形成圆形、灰白色、表面光滑、边缘整齐的菌落，氧化酶试验弱阳性，卟啉试验阴性，触酶试验阴性，硝酸盐还原试验阳性。

4. 沙眼衣原体培养

鸡胚卵黄囊接种：将链霉素处理后的标本 1ml 接种 7d 龄鸡胚，35℃ 孵育。鸡胚 3d 内非特异死亡，弃去；3d 后鸡胚死亡，取卵黄囊膜涂片，吉姆萨染色可见包涵体。组织细胞接种：McCoy 细胞或 Hela 229 细胞经 X 线照射或用代谢抑制剂作用，接种衣原体可生长繁殖。36～72h 镜检观察包涵体。此外，小鼠对衣原体性病淋巴肉芽肿变种株敏感，脑内衣原体感染病死率可达 30%。

5. 支原体培养

常用 UIM 尿素酶颜色试验培养基。解脲支原体分解底物产碱，指示剂由橘黄色变为粉红色为解脲支原体生长指征，再将培养物转种固体培养基，培养 48h，有典型的"油煎蛋样"菌落为阳性结果。

四、免疫学方法检测

1. 梅毒检测

梅毒螺旋体引起梅毒，免疫学检测方法有：①非梅毒螺旋体血清试验：梅毒螺旋体破坏组织时释放抗原性心磷脂，刺激机体产生反应素，该反应素与牛心中提取的心磷脂在体外可发生抗原抗体反应。用心磷脂作抗原测定血清中抗心磷脂抗体（反应素）。此法敏感性较高，但某些传染病及结缔组织病时出现假阳性。适宜一期梅毒（阳性率 75%～85%）及二期梅毒（阳性率 100%）诊断，用于疗效观察、判断复发和再感染监测，适合普查、婚检、产前检查及健康检查。此类试验有性病研究实验室试验（VDRL）、快速血浆反应素环状卡片试验（RPR）和不加热血清反应素玻片试验（USR）。②梅毒螺旋体血清试验：用梅毒螺旋体或其成分作为抗原检测血清中抗梅毒螺旋体抗体，此方法敏感性和特异性均高，一般用作证实试验，不用于观察疗效，适用于二期梅毒（阳性率 100%）、三期及晚期梅毒（阳性率 95%～98%）。常用的试验有荧光梅毒螺旋体抗体吸收试验、梅毒螺旋体血细胞凝集试验（TPHA）和梅毒螺旋体制动试验。③梅毒螺旋体 IgM 抗体检测：此法诊断梅毒敏感性高，能早期诊断，能判定胎儿是否感染梅毒螺旋体。一般在感染早期呈阳性,随着病情发展而增加,IgG 抗体随后才慢慢上升。经治疗后 IgM 抗体消失,IgG 抗体持续存在。梅毒螺旋体 IgM(TP-IgM)阳性一期梅毒经过治疗后,2 ～ 3 周 TP-IgM 消失;二期梅毒 TP-IgM 阳性治疗后 2 ～ 8 个月 TP-IgM 消失。

　　2.杜克雷嗜血杆菌抗体检测

　　感染杜克雷嗜血杆菌可引起软下疳,从患者血清中可检测到杜克雷嗜血杆菌 IgM 抗体,其敏感性约为 74%,特异性为 84%。

五、分子生物学方法检测

　　分子生物学方法,如 DNA 探针、PCR 及 LCR(连接酶链反应)可用于检测淋病奈瑟菌感染、沙眼衣原体感染。支原体感染可采用 PCR 等技术检测。

六、药物敏感试验

　　细菌对抗菌药物的敏感试验是指在体外测定抗菌药物抑制细菌生长能力的试验,主要目的是为临床提供疗效最佳的抗菌药物,以及进行流行病学调查,了解某些病原菌耐药性动态变化。目前常用的药物敏感试验方法有纸片扩散法、肉汤稀释法、琼脂稀释法、自动化药敏仪法和 E-test 法等。有关药物敏感试验的规则,目前我国主要以美国国家临床实验室标准委员会(NCCLS)所制定的药敏规则作为操作指南。纸片扩散法以测量抑菌圈直径来判定敏感、中度或耐药,结果受多种因素影响,如接种菌量、孵育时间、抗菌药物含量及扩散力以及所用平皿琼脂的厚度等,此法简单易行、药物选择性灵活、价格便宜,结果判断易被接受,是最成熟的方法之一。肉汤稀释法或琼脂稀释法用肉汤或琼脂作为稀释剂,倍比稀释抗菌药物,可定量测定抗菌药物的最低抑菌浓度(MIC),稀释法是厌氧菌和苛养菌的最佳测定方法。自动化细菌鉴定仪有 VITEK 系统、Microscan 系统和 ATB 系统等,其原理是通过检测浓度和荧光指示剂的荧光强度或荧光底物的水解反应来判断结果,优点是快速且便于管理,但对苛养菌的药敏试验效果不佳,对某些细菌的低耐药株可能存在漏报现象。E-test 法结合扩散法和稀释法原理设计,可对各耐药表型,如中低度耐药株,或延迟表达耐药的菌株均可获得较好的效果,具有精确的 MIC 梯度,可用于各种常见菌、苛养菌及厌氧菌的药敏试验。

（李修阳）

第九章

影像学检查

第一节　超声检查

　　超声检查安全易行、快速准确,在妇产科领域具有其他影像学技术无法比拟的优点。随着超声仪器和检查技术的进步,特别是彩色多普勒超声和经阴道超声等新技术的应用,超声已成为目前不孕症诊断的重要手段。

一、超声检查的种类

(一)经阴道超声检查

　　经阴道超声是一种腔内超声,是将一种长型的头端具有微型探头的特殊仪器放入阴道内进行超声检查。其换能器的大小、形态及种类因不同仪器而异。

　　(1)按换能器性能分机械扫描、电子扫描。形态上有凸阵、线阵、扇形。

　　(2)扫描角因换能器头端声窗大小而不同,有 60°、70°、90°、110°、120°、140°、240° 不等。有些阴道探头声窗位于头端,直径较小,颈上无弧度,也可用于直肠检查,为阴道、直肠两用探头。

　　(3)探头频率有 5MHz、6.5MHz、7.5MHz,也有 5～9MHz 变频。频率在 5MHz、聚焦区在 10cm 的阴道探头对中位子宫宫底还能显示,随探头频率增大、聚焦距离变小就显示不清了,二者呈反比。

　　(4)阴道探头的优点:①频率比腹部常规用 3.5MHz 探头高,分辨力比腹部探头高。探头在阴道内紧贴宫颈及阴道穹隆,使盆腔器官的声像图清晰显示,尤其是对位于后盆腔的卵巢卵泡监测、早期异位妊娠、早早孕、后位子宫、宫腔内病变和后盆腔肿块等的观察,图像显示比经腹部超声清晰。②不需充盈膀胱,盆腔器官处于自然状态,患者不受充盈膀胱之不适。如早早孕,胚囊直径 2mm 时即能清晰显示。③肥胖患者做经阴道超声检查时,因探头紧贴穹隆部,声束吸收少,无明显衰减。④经阴道彩色多普勒超声检查,对子宫动脉、盆腔血管显示比腹部更明显。在经阴道穿刺取卵时便于躲避血管。⑤经阴道超声引导下穿刺是目前介入性超声最常用的途径。

　　(5)经阴道超声的局限性:①因阴道探头聚焦区在 10cm 以内,远区显示欠清晰。如妊娠 13 周后子宫超出盆腔,对中晚期妊娠及较大盆腔肿块、子宫肌瘤,经阴道超声不能显示全貌,需用经腹部超声检查。所以,妇产科超声检查时,经腹部超声和经阴道超声二者配合诊断准确性更高。②阴道探头因需放入阴道内进行操作,对月经期、阴道畸形、阴道炎症者不宜使用。

（6）经阴道超声检查的方法：①要向病员解释经阴道超声检查的必要性，以及需将探头放入阴道内的操作方法，使病员理解经阴道超声检查的过程及作用并能很好地配合检查。②要把仪器调换为经阴道超声状态，使近区位于下方，符合人体解剖位置。此时，纵切位时，声像图左侧见耻骨联合为患者腹侧，右侧见骶尾骨为患者背侧；横切位时，声像图左侧为患者右盆腔，右侧为患者左盆腔。③操作方法：患者取膀胱截石位，将避孕套内注入适量耦合剂，套在阴道探头前端并排出气体。表面涂以耦合剂，缓缓放入阴道内直至宫颈表面或阴道穹隆部，转动探头柄可对盆腔器官进行不同断面的扫查。以探头上标记检查，显示子宫与宫颈的关系，以宫底位置可确定子宫的位置，宫底位于腹侧为前位子宫，宫底位于背侧为后位子宫。随后纵向转动探头，检查左、右盆腔。把探头转到正中后转90°（逆时针）进行横切检查，显示子宫的横切面图及转向左、右，显示两侧卵巢。声像图上左侧为右卵巢，右侧为左卵巢（横切检查）。把探头柄向下压进行冠状切面检查，显示膀胱；随后探头柄慢慢向上直至显示直肠。

（二）经腹部超声检查

为避免肠腔气体的干扰，一般于检查前2～3h饮水500ml并停止排尿，使膀胱适度充盈，以其作为观察子宫及双附件区的"透声窗"。情况紧急时，可经导尿管向膀胱内注入无菌生理盐水300ml左右，使膀胱快速充盈。膀胱适度充盈的标准为膀胱遮盖宫底部，过度充盈则可能使子宫受压变形、移位，不利于图像的分析。检查时患者常规取仰卧位，可先于耻骨联合处纵切，并向左右两侧移动探头，观察子宫的位置、轮廓，显示子宫最大纵切面，测其长径及前后径。然后于耻骨联合上缘取横切面，白宫颈向上平行移动探头至宫底部，测量子宫最大横径，观察子宫各横切面及双附件区的情况，并可进行两侧附件区的对比观察。

（三）经宫腔超声检查

采用特殊的经宫腔探头，探头顶部、中部及下部有不同频率的换能器，频率为7.5～10MHz。经宫腔超声检查可清晰显示子宫内膜及肌层情况，用于宫内病变的诊断。受检者于月经干净后数日且无急、慢性炎症时进行。需严格注意无菌操作技术。检查时取膀胱截石位，常规消毒外阴、阴道，适当扩张宫颈，探针探明宫腔方向后，将消毒的宫腔探头送入宫腔内进行扫查。

二、正常子宫及附件声像图表现

（一）正常子宫声像图

纵切面子宫位于充盈膀胱的后方，常呈前倾前屈位，少数呈水平位或后位。子宫体轮廓线光滑清晰，肌层呈实性均质中等回声，宫腔呈线样强回声，其周围为低或略强回声的内膜，内膜厚度和回声可随月经周期发生变化。宫颈回声较宫体回声强且致密，其内可见带状强回声的宫颈管。阴道内由于有气体而呈强回声反射。横切面子宫底部呈三角形，宫体部呈椭圆形，其中心部位可见宫腔内膜线状强回声，宫颈则为圆形。

正常子宫大小随年龄、生育、绝经及体型而异。临床超声探测成年妇女正常子宫的参考值为：纵径5.5～7.5cm，前后径3.0～4.0cm，横径4.5～5.5cm，子宫径长2.5～3.0cm。子宫体与子宫颈长度之比，在青春期约为1：1，生育期约为2：1，老年期又成为1：1。正常子宫内膜受卵巢分泌的雌、孕激素的作用而发生周期性变化，其声像图也有相应的改变。在增生早期呈线状强回声，增生晚期内膜呈两条相互平行的带状强回声。分泌期呈较厚的梭状强回声，强回声周围有低回声晕，内膜厚度达6～12cm。月经期内膜剥落、出血，宫腔分离，内见条状无回声区及内膜碎块所致小片状强回声区。

国外有学者对分泌期内膜自排卵后到月经来潮前做了详细的阐述，将其分为三型：第 Ⅰ 型内膜表现为"三线征"，在基底层与宫腔线之间的内膜功能层为低回声；第 Ⅱ 型内膜表现为功能层回声增加;第Ⅲ型为整个内膜包括基底层均为等回声区。掌握内膜的这些变化不仅能准确评估卵巢功能,而且有利于适时地进行人工助孕及胚胎植入。

(二)正常卵巢及输卵管声像图

卵巢易在横切面显示,通常位于子宫体两侧外上方,但有较多变异,两侧位置也不一定对称,纵切面在膀胱后外侧显示。正常位置的卵巢,其后外侧可显示同侧的输尿管和髂血管,可作为卵巢的定位标志。卵巢大致呈扁椭圆形,回声强度略高于子宫,中间部位回声略强为髓质,周围回声略低为皮质,所含卵泡为圆形无回声区。成年女性的卵巢大小约 4cm × 3cm × 1cm。双侧输卵管白宫底部蜿蜒伸展,呈与宫角部相延续的低回声线、带状结构,其内径 < 5mm,一般不易显示。

在月经期中,卵巢的大小及其内的卵泡发育与子宫内膜一样呈现规律性的改变。排卵期卵巢体积增大,其内的成熟卵泡直径可达 2cm,移向卵巢表面,排卵后卵泡腔内出现中低至中强水平回声,进入黄体期。

三、阴道和子宫先天发育异常的超声诊断

阴道和子宫是女性重要的生殖器官,子宫是胚胎生长发育的场所。阴道和子宫先天发育异常可导致不孕。现将常见的几种阴道和子宫先天发育异常的声像图特点叙述于下。

1.先天性无子宫

超声于充盈的膀胱后方做纵切及横切扫查均不显示子宫结构,卵巢可显示正常。本病常合并先天性无阴道。

2.始基子宫

子宫体积很小,不具备正常子宫的形态。膀胱后方仅显示一很小的低回声区,纵径 < 2cm,无法区分宫颈和宫体,亦无子宫内膜回声,又称痕迹子宫。

3.幼稚子宫

青春后期的妇女,子宫各径线均小于正常值,前后径 < 2cm,宫体与宫颈之比约 1:1,甚至宫颈长度大于宫体,内膜纤细或显示不清。

4.双子宫

双子宫的声像图表现:①纵切面可分别显示两个完整的子宫图像。②横切面可见两个子宫之间有凹陷,两宫体并列呈"哑铃形"结构。③可有两组发育正常又完全分离的子宫内膜回声。④合并双阴道时声像图可显示两个阴道结构。

5.双角子宫

横切面见子宫底部增宽,中间有一切迹,呈"马鞍形",形成左右双角。近宫底处可见两个宫腔,宫体、宫颈仅一个。

6.单角子宫

子宫位置偏向一侧,体积正常或略小,宫底部肌层较薄,可伴有一侧卵巢缺如。若伴有另一侧残角子宫,声像图上可见其旁圆形低回声区。

7.阴道下段闭锁及处女膜闭锁

阴道积血是这两种畸形的典型特征,表现为子宫下方长圆形或圆形无回声区。积血较多时可扩展至宫腔及输卵管,甚至腹腔内,上述相应部位呈无回声区。

上述两种畸形临床症状及声像图表现几乎相同,鉴别有赖于妇科外阴检查。

四、子宫病变导致不孕的超声诊断

生育期子宫(包括子宫内膜)的病变是造成女性不孕的常见原因之一,除了前面提到的子宫的先天发育异常外,造成子宫性不孕的常见原因还包括子宫肌瘤、子宫内膜炎、子宫内膜息肉和子宫内膜异位症等。B超可对上述疾病作出明确诊断或给临床大夫一定的提示,以帮助其确定不孕的原因。

(一)子宫肌瘤

子宫肌瘤是女性生殖系统最常见的良性肿瘤,根据生长部位可分为肌壁间肌瘤、浆膜下肌瘤、黏膜下肌瘤、宫颈肌瘤和阔韧带肌瘤。其中黏膜下肌瘤易导致不孕。由于子宫肌瘤的大小、数目、部位及病理过程不同,其声像图表现也多种多样。

1.子宫增大

多发性肌瘤表现为子宫各径线均增大,单发肌瘤则表现为子宫局部增大。

2.形态失常

多发性肌瘤子宫形态不规则,表面常凹凸不平,浆膜下肌瘤可使子宫表面局限性隆起,位于子宫前壁时可压迫膀胱引起膀胱变形。

3.回声不均

肌瘤多呈低回声,亦可呈等回声或强回声结节,等回声结节周围有时可见假包膜形成的低回声晕。黏膜下肌瘤多呈中等强回声团块,向宫腔黏膜面生长,突入宫腔内。较大的肌瘤呈漩涡状紊乱回声。肌瘤钙化时回声显著增强,后方伴声影,玻璃变性或囊性变时相应部位呈低回声或无回声区。肌瘤较大或多发时常伴有后方回声衰减。

4.内膜受压

较大的肌瘤常压迫内膜使其移位、扭曲、变形。黏膜下肌瘤宫腔线不规则且分离,宫腔见中等强回声团块。

5.血流表现

肌瘤周边可探及清晰较直的条状血流是其主要特点,其次表现为环状、半环状及弓状血流信号。肌瘤实质内可有稀疏或丰富点状、短线状、细条状或无血流信号显示。从肌瘤内部及周边获得的血流指数与正常子宫有差别。

(二)子宫内膜炎

子宫内膜炎的声像图表现:①子宫内膜增厚,回声强弱不均,内有不规则无回声区及点状强回声。②内膜边缘不规整,与周围肌层分界欠清晰;③子宫轻度增大,肌层增厚,回声减低。④肌层内血流信号增多,呈低阻力型。

(三)子宫内膜息肉

子宫内膜息肉是子宫内膜腺体和间质增生形成的肿块、带蒂,呈球形突出于宫腔内,大的息肉可充满整个宫腔,影响受孕。声像图表现:①宫腔内见圆形或椭圆形等回声、低回声团块,边界清晰或不清晰。②典型病例于息肉基底部可显示红色、蓝色两条或一条细条状血流伸入息肉结节内。

(四)子宫内膜异位症与子宫腺肌瘤

子宫内膜异位于卵巢即形成卵巢子宫内膜异位囊肿(巧克力囊肿)。异位于子宫肌壁的子宫内膜,呈弥漫性生长,称子宫腺肌瘤。

1.子宫腺肌病

(1)子宫增大呈球形,肌层普遍增厚,后壁增厚较明显。

（2）肌层回声弥漫性增强，不均匀，肌壁内散在小的无回声区或低回声区，月经期无回声区可增大。

（3）子宫内膜线不变形，偏前或居中。

（4）局限型可表现为瘤样结节，称子宫腺肌瘤，与子宫肌瘤相似，以回声偏强者居多，与正常子宫肌层分界不清，结节内可散在小无回声区，月经前后声像图有变化。

（5）肌层病灶内可呈现多数或稀疏点状血流，亦可见条状、弓状血流，周边一般无血流显示。

2.卵巢子宫内膜异位囊肿（巧克力囊肿）

（1）附件区或子宫直肠陷凹单发或多发圆形或不规则形无回声区。

（2）壁厚，边界欠清，内壁不光滑。

（3）根据囊内回声不同，声像图分为五种类型，即单纯囊肿型、多囊型、囊内均匀光点型、囊内团块型和混合型。

（4）囊肿直径一般 5～6cm，月经期体积稍增大，囊内光点可增多。

五、卵巢病变导致不孕的超声诊断

卵巢是女性重要的生殖及内分泌器官。正常卵巢受神经内分泌的调节，每月有规律地排出卵子，使人类得以繁衍。如何精确地观测卵泡的生长发育和预测排卵日期，一直是妇科临床和人类生殖工程研究者所关注的重要课题。超声监测卵泡发育直观准确，可连续观察，目前已取代其他检查方法成为临床首选。

（一）正常周期卵泡发育的超声观察

根据患者的月经周期，从预计排卵前 4～5d 起每日定时超声检查 1～2 次，直至排卵或手术取卵。检查方法可根据需要选择经腹部或经阴道超声检查。正常的成熟卵泡声像图具有以下特征：①卵泡最大直径≥20mm，范围为 17～24mm，卵泡直径＜17mm 者为未成熟卵泡，多不能排卵。②卵泡外观饱满，壁薄而清晰。③卵泡位置移向卵巢表面，向外突出，一侧无卵巢组织覆盖。卵泡的增长速度一般文献报道为 1～3mm/d，临近排卵时增长快，可达 3～4mm/d，排卵前 5h 可增长 7mm。已排卵的超声征象：①卵泡消失或缩小，可同时伴有内壁塌陷。②在缩小的卵泡腔内出现中低水平回声，随后卵泡腔增大，其内回声增强，提示有早期黄体形成。③子宫直肠陷凹少量积液。根据超声表现结合内分泌测定综合分析，有助于提高预测排卵的准确性。

（二）异常周期卵泡发育的超声观察

超声在监测卵泡发育的过程中，发现月经规律的育龄妇女中，有 15%～30%的周期为异常周期，其中大部分异常周期属偶然发生，仅少数为持续发生，这种持续发生的卵泡发育和排卵异常直接导致不孕。常见的异常周期有以下几种类型：

1.无排卵周期

连续超声监测无优势卵泡发育。

2.小卵泡周期

排卵前卵泡直径＜18mm 者为小卵泡周期。在连续超声监测过程中，发现卵泡大小及日平均增长速度均明显小于正常周期，卵泡张力低、壁厚、形状不规则，停止发育较早。

3.卵泡发育过度

指优势卵泡在排卵前短期内迅速增大。一般认为卵泡的大小与其成熟度有密切关系，但过度增大的卵泡常出现卵子老化或闭锁现象，从而降低受孕率。这种现象可见于自然排卵周期，但以药物诱发排卵周期更为多见。卵泡发育过度在自然排卵周期中的声像图表现为卵泡明显增大,排卵前直径超过 32mm,日平均增长速度＞3mm。少数患者可同时伴有盆腔少量积液。在药物诱发排卵周期中,轻者声像图表现为卵巢增大,卵巢内可见多个较大的卵泡,盆腔可见少量液体。重者卵巢明显增大,其内可见数个至数十个较大卵泡,盆腔甚至胸腹腔可见大量液体。故在药物诱发排卵的周期中,超声可监测有无卵巢过度刺激综合征,指导临床用药。

4.未破裂卵泡黄素化综合征(LUFS)

是指卵泡发育未成熟或成熟后卵泡未破裂而颗粒细胞已发生黄体化。声像图表现为:①优势卵泡形成后卵泡继续增大,直径可达 40mm 以上。②预计排卵日以后数日仍无排卵的超声征象,部分患者卵泡可持续存在于下次月经来潮前后。③在预计排卵日以后,卵泡壁开始增厚、模糊,腔内出现少许中低水平回声,少数可充满中等或较强水平回声。

5.多囊卵巢综合征(PCOS)

它是与内分泌失调有关的疾病。临床上常有多毛、肥胖、月经稀少、不孕等症状。声像图表现为:①双侧卵巢均匀性增大,轮廓清晰。②卵巢切面内可见多个小囊泡样结构,数目多在 10 个以上,囊泡大小为 3～10mm。③经阴道超声可见卵巢髓质面积增大,回声增强,卵泡被挤向卵巢周边,与髓质回声形成明显对比。④月经周期中连续超声观察无优势卵泡发育,无排卵现象。

六、输卵管通畅性的超声检查——双氧水子宫输卵管声学造影

输卵管阻塞或通而不畅是女性不孕的重要原因。如何迅速准确地判断输卵管的通畅性并及时处理,是不孕诊治工作中的一个重要环节。子宫输卵管声学造影是近年来开展起来并已普遍推广应用的一种超声检查方法,目前国内外主要用双氧水(H_2O_2)作为声学造影剂。双氧水注入宫腔和输卵管后产生大量的微气泡,在声像图上呈明显高回声,易于识别造影剂到达的部位,以判断输卵管的通畅情况。

1.方　法

受检者无生殖道急性或亚急性炎症及禁忌证,于月经干净后 3～5d 进行。检查时适度充盈膀胱,术前 10min 肌内注射东莨菪碱 0.3mg 或阿托品 0.5mg,预防宫角肌肉痉挛。

2.操作步骤

(1)受检者取膀胱截石位,先行常规超声检查了解子宫和盆腔情况。

(2)常规消毒外阴及阴道,铺无菌巾。

(3)用窥阴器扩张阴道,暴露宫颈,消毒宫颈及穹隆部。

(4)用宫颈钳夹持宫颈前唇,在超声监视下用探针探测宫腔深度。

(5)将导管循子宫方向插入宫颈管,抵紧。

(6)用注射器抽吸 2%双氧水 30ml,接导管,在 B 超监视下注入造影剂 5～7ml。超声下可见双氧水产生的微气泡弥散在宫腔,呈强回声,并逐渐向输卵管间质部移动,再注入 2%双氧水 10～20ml,则可见输卵管显影,内有强回声通过。

3.造影后声像图表现

注入造影剂后宫腔内即呈现密集强回声,后方伴"彗星尾"征,随着造影剂的继续注入,可见宫腔气体强回声迅速白宫角向两侧输卵管方向移动,先呈串珠状强回声,后连接成带状,峡部以后则呈弯曲的光带状。伞端显影后,可见喷射状气体强回声,并于其四周聚集成团,逐渐向腹腔弥散。

4.诊断标准

双侧输卵管通畅时宫腔内气体强回声向输卵管方向流动迅速,输卵管内可见强回声通过,

注入造影剂时无阻力,输卵管内无液本聚积,伞端见喷射状气体强回声,盆腔显示弥散气体,子宫直肠陷凹内见少量液性无回声区。输卵管粘连狭窄时,输卵管内强回声光带纤细,流动缓慢,伞端仅显示少量气体移动,造影剂超过10ml后感到阻力增大。输卵管完全不通时宫腔内气体向两侧输卵管方向流动缓慢,输卵管内无强回声光带或仅显示部分强回声,伞端无气泡,盆腔无弥散气体。注入造影剂后阻力更大,超过10ml即可见造影剂从宫口外溢。

七、男性不育的超声检查

(一)检查方法

男性外生殖器检查用5.0～7.5MHz或更高频率探头,无需特殊准备。前列腺检查可以经腹部或经直肠途径进行。经腹部途径常选用凸阵探头,需充盈膀胱,取仰卧位检查。经直肠途径用单平面或双平面探头,应排空大便并适度充盈膀胱,检查时取膀胱截石位或左侧卧位。经直肠途径扫查前列腺较经腹途径清晰。

(二)声像图表现

正常睾丸呈椭圆形,均匀中等或稍强回声,边缘光滑,大小为纵径5cm,横径3cm,前后径2cm。其内可见多条斜形细条状血流。附睾头呈半圆形或新月形,紧邻睾丸上极;附睾体较薄,位于睾丸后方;尾部毗邻睾丸下极,较体部稍粗。睾丸及附睾周围有少量的液性暗区可被探及。经腹部横向扫查,正常前列腺呈三角形,边缘圆钝,中心处尿道为强回声;纵向扫查,尿道的前列腺段呈斜行强回声带。经直肠的矢状面扫查,能显示直肠前壁、前方的精囊、前上方的膀胱和前下方的前列腺,于前列腺中央可见后尿道和汇入其中的射精管;横断面清楚显示前列腺与膀胱的毗邻关系。

(三)常见男性不育生殖系统疾病的超声表现

1.隐　睾

患者阴囊内未探及睾丸图像,多数位于腹股沟管内或深浅环附近,呈椭圆形均匀低水平回声,边界清楚,边缘光滑。隐睾常伴有发育不全以致萎缩,体积一般很小。位于腹腔内及腹膜后的隐睾受肠气干扰不易显示,通常在充盈的膀胱周围、肾脏下方、腰大肌前方等处扫查,隐睾位置较固定,图像稳定存在。

2.附　睾　炎

附睾体积增大,尾部易显示,形态不规则,边缘不光滑,内部回声减低,不均匀。有脓肿形成时则可见局限性无回声区。可合并鞘膜积液。附睾周边及内部血流信号明显增多,血流速度加快。

3.附　睾　结核

早期仅附睾尾部肿大,以后易累及整个附睾。形态不规则,内部回声强弱不均,有钙化形成时可见钙化强回声及声影。

4.前列腺炎

前列腺体积可稍大、正常或缩小,形态基本正常,边缘不光滑,内部回声强弱不均。

5.精索静脉曲张

精索静脉走行迂曲,管径扩张,内径＞2mm,通常在2.5～4.0mm,见间断红、蓝色交替的血流信号,站立位和Valsalva动作时反流加重,反流持续时间延长。

（张宁）

第二节　X线检查

Section 2

以往X线检查在不孕症的诊断中具有重要的作用。近年来,随着医学影像学的飞速发展,B超、CT和MRI已广泛用于临床,尤其是B超检查,以其无辐射、无损伤、简便易行等优势深受临床大夫及患者的欢迎。而X线检查由于对性腺的辐射作用,目前较少应用,仅使用某些X线造影检查。最常用的是子宫输卵管造影术(hysterosalpingography,HSG)和选择性输卵管造影术。

一、子宫输卵管造影术

子宫输卵管造影术(HSG)是用一定的器械将造影剂从子宫颈内口注入子宫、输卵管的方法。

造影剂常用油酯类和水制剂两类。油酯类早年使用碘油,因其易形成油栓,不易吸收,现已少用。水制剂又有离子型和非离子型。常用离子型造影剂为76%泛影葡胺,在使用前24h做过敏试验。常用非离子型造影剂为碘普胺、碘曲仑等。此类造影剂很少发生反应,生物安全性高。

(一)适 应 证

(1)不孕。用以了解原发或继发不孕的原因,即有无先天畸形、输卵管不通畅、子宫及输卵管内膜病变等,并可显示输卵管不通的部位,评估行输卵管造口术的可能性。临床上有做子宫输卵管造影术后受孕者。

(2)寻找子宫出血的原因。

(3)对输卵管结扎后欲再接通了解子宫、输卵管的情况。

(4)利用造影剂在盆腔分布的情况了解有无盆腔内粘连。观察子宫肌瘤、附件肿瘤及其他盆腔脏器对子宫输卵管的影响。子宫输卵管造影术应在月经干净后 3 ～ 7d 进行。此时因月经断裂的血管已愈合,且子宫内膜尚未增殖,可清晰显示宫腔的情况。

(二)禁 忌 证

(1)急性和亚急性内生殖器炎症。

(2)全身性炎症。

(3)月经中或月经后3d以内及生殖器出血期间不宜做,以防感染或油剂栓塞。

(4)妊娠期不宜做,避免感染或X线辐射损害胎儿。

(5)刮宫术后30d,子宫内膜尚未愈合时不宜做造影术,以免引起炎症。

(6)碘过敏(一般碘化油造影少有过敏者)。

(三)并 发 症

1.静脉回流

由于注射压力过高或子宫内膜病变,X线表现为子宫输卵管旁有虫样或蚯蚓样阴影,在第一片中可见。因血流快造影剂瞬间消失,第二片即不见。

2.淋巴回流

造影剂进入淋巴网中,呈细小的网状及云雾状影,位于子宫间质内,连续摄两片均可存在。次日拍片不见此征象,但淋巴结内可见碘化油存在。

(四)检查方法

1.检查方法及选用器械

所用套管前端有圆锥形橡皮套头或金属套头,其尖端露出 1 ～ 2cm,以便插入宫颈。用子宫颈钳将子宫颈固定。还可用 Fooley 导尿管,其上扎有 5ml 容积的气囊,将气囊全部插入宫颈后注气,使注入的造影剂不流出,不必用子宫颈钳,避免拉伤子宫颈。此方法不适于观察子宫颈,而且有宫颈裂伤者不能保留气囊。

2.造影前准备

前一天晚上先服番泻叶液(15g 番泻叶开水冲 500ml,下午 6 点及 8 点各服 1 次)。检查前解净小便。患者仰卧取截石位(lithotomyposition)。常规消毒后,先将导管内气体排出再注入对比剂并拍片,以免因气泡而误诊为宫腔占位。

3.拍片时间

碘化油造影剂注射完后拍一片,24h 后再拍一片。采用碘水剂对比时,边注药边拍片,连续拍 2 次。拍片时患者卧于检查台上等寺片子冲洗出后再离开,当日即可完成。

4.HSG 的正常表现

宫腔呈倒置三角形,底边在上,为子宫底,下端与宫颈管相通,宫腔边缘光滑整齐。宫颈管为长柱形,边缘呈羽毛状。两侧输卵管自子宫角向外下走行,呈迂曲柔软的线状影。输卵管近子宫的部分细而直,为峡部;其远端粗大,为壶腹部,壶腹部末端呈漏斗状扩大,为伞端。复查片显示造影剂进入腹腔,呈多发弧线状或波浪状致密线影,提示输卵管通畅。

5.HSG 的异常表现

①宫腔异常:宫腔大小、形态有改变,但充盈良好,边缘光整,见于各种类型子宫畸形;宫腔变形、不规则并边缘不整,提示宫腔粘连;宫腔内圆形光滑的充盈缺损,见于黏膜下肌瘤或息肉。②输卵管异常:可表现为输卵管粗细不均、串珠样改变、僵硬、狭窄、边缘不整、梗阻和扩大积水,为非特异性炎症或结核所致。

二、选择性输卵管造影术

(一)适 应 证

经妇科和影像学等辅助检查,排除生殖系统发育异常,证实为输卵管阻塞所致不孕患者均可进行选择性输卵管造影术。

(二)禁 忌 证

(1)严重心力衰竭、肝肾疾病、活动性肺结核患者。

(2)急性传染病和急性、亚急性生殖道炎症患者。

(3)发热、子宫出血或月经期。

(三)观察指标

(1)双侧输卵管是否通畅。

(2)造影剂流出输卵管后分布情况。

(3)管腔情况。

(四)判断输卵管通畅与否标准

1.输卵管通畅

注入造影剂时无明显阻力,宫腔扩张后迅速闭合,造影剂立即流向两侧宫角及输卵管。输卵管与宫腔同时显影,造影剂流过顺利,并流入盆腔到达后陷凹。阴道内无明显造影剂反流。

2.输卵管通而不畅

注入时中等阻力,宫腔轻度扩张,输卵管显影较慢,造影剂通过不顺利,盆底部后陷凹造影剂较少。阴道内有少量造影剂反流。

3.输卵管阻塞

注入时阻力大,同时大量造影剂反流,宫腔扩张明显,输卵管不显影或部分显影,盆腔内无造影剂。

4.盆腔粘连

造影剂经输卵管伞端流出后,在局部积聚,观察5min仍未自由地弥散于盆腔中,提示输卵管周围粘连。

(五)术前准备

(1)手术在月经干净后3~7d内进行。

(2)查血常规、肝肾功能、肝炎系列、性传播疾病及出凝血时间。

(3)做碘过敏试验,清洗会阴部,签署手术协议书。

(4)术前7d内避免性生活,术前30min肌内注射阿托品0.5mg。

(张宁)

第三节 MRI检查

Section 3

MRI具有较高的软组织对比分辨力,可多参数、多方位成像,显示病变敏感,确定病变位置与定量诊断准确,对生殖系统先天性畸形及肿瘤的早期诊断和分期有很高的价值。

一、检查方法

平扫常规行SE序列的T1WI和T2WI检查。其中T2WI检查非常重要,能显示宫体、宫颈及阴道的解剖,并易于发现盆腔病变,通常使用体部表面线圈。前列腺检查应在活检前进行,可使用联合直肠内外的相控阵线圈。层厚女性10mm或5mm,男性5mm。增强扫描用GD-DTPA静脉内注射,剂量为每公斤体重0.1mmol,注射完毕后,即对病变区进行脂肪抑制前后的T1WI检查。

二、图像观察与分析

1.女性平扫检查

T_1WI像上,正常宫体、宫颈和阴道在周围高信号脂肪组织的对比下,可清楚显示,表现为一致性较低信号。T_2WI特别是高分辨力T_2WI像上,能清楚显示宫体、宫颈和阴道的解剖结构:①宫体自内向外有三层信号,中心的高信号影代表子宫内膜及宫腔内分泌物;中间薄的低信号带即联合带,为子宫肌内层;周围是中等信号的子宫肌外层;②宫颈自内向外分四种信号,即高信号的宫颈管内黏液,中等信号的宫颈黏膜,低信号的宫颈纤维化间质,中等信号的宫颈肌层;③阴道只有两种信号,即高信号的阴道内容物和低信号的阴道壁。正常卵巢在T_1WI上为低信号,T_2WI上其内卵泡呈高信号,中心部为低至中等信号。

2.女性增强检查

子宫强化表现与检查方法有关。常规增强检查,子宫内膜和子宫肌外层强化,而联合带强化程度较低;动态增强检查,子宫各层强化程度随检查时间而异。

3.女性盆腔异常MRI表现

包括子宫大小、形态和信号异常及盆腔肿块。子宫腔有形态改变,但子宫信号正常,见于各种类型先天性子宫畸形;子宫增大并信号异常,主要为各种类型良、恶性肿瘤所致,可根据信号特征和增强表现来判断其范围与性质。MRI 检查易于发现盆腔肿块,其信号特征反映了肿块的组织构成。例如与尿液信号强度相似的长 T_1 和长 T_2 肿块,常为各种类型卵巢囊性病变;含有脂肪信号灶的不均质肿块,是卵巢畸胎瘤的表现特征。因此,当盆腔肿块的信号具有特征时,可判断其性质。

4. 男性平扫检查

在 T_1WI 上,正常前列腺呈均一低信号,强度类似肌肉信号,前列腺周围是高信号的脂肪组织,其中可见蜿蜒状低信号的静脉丛。T_2WI 上,自内向外前列腺各区因组织结构和含水量差异而可分辨:移行区和中央区呈低信号;周围区为高信号;周边可见低信号环影,代表前列腺被膜。精囊位于前列腺后上方和膀胱后方,由卷曲的细管构成,内含液体,因而呈长 T_1 低信号和长 T_2 高信号。

5. 前列腺 MRI 检查异常

表现为前列腺增大及信号改变,以移行区增大为主合并 T_2WI 上信号不均见于前列腺增生;若前列腺增大并周围区内异常短 T_2 低信号灶,为前列腺癌表现。精囊肿块与前列腺肿块相连且信号强度相同,均呈短 T_2 低信号,提示前列腺癌已侵犯精囊。精囊肿块并长 T_1 低信号和长 T_2 高信号,见于精囊囊肿。

（张宁）

第四节　CT 检查

Section 4

CT 具有较高的密度分辨力,图像清晰,解剖关系明确,能在良好的解剖图像背景上显示出病变的影像。但由于性腺对射线的辐射作用很敏感,在不孕症检查中应慎用 CT。

（张宁）

第十章

Chapter 10

多囊卵巢综合征与不孕

　　多囊卵巢综合征(polycystic ovary syndrome,PCOS)是一种以卵泡发育障碍为主的多病因、多症状疾病。文献报道生育期妇女发病率为5%～15%,占无孕患者的30%～40%,占无排卵性不孕的75%,是月经失调、高雄激素血症(hyperandrogenism)以及无排卵性不孕的主要原因之一。PCOS的卵巢的特征性改变是周边分布的直径2～8mm的多个小卵泡,间质增生、包膜增厚。其主要的病理生理改变为胰岛素抵抗伴有代偿性高胰岛素血症(hypefinsulinemia)。并且常伴有高雄激素血症、低纤溶、高三酰甘油血症、高低密度脂蛋白血症。临床上表现为月经稀发或闭经、高雄激素血症、不孕、肥胖、反复流产、妊娠期糖尿病、糖耐量异常(impared glucose tolerance,IGT)、非胰岛素依赖性糖尿病(non-insulin dependant diabetes mellitus,NIDDM)、高血压以及代谢综合征(metabolic syndrome,MS)和心脑血管发病率增高。

第一节　多囊卵巢综合征的病因

Section 1

　　PCOS的病因不明确。大量研究显示,卵巢和肾上腺酶的功能异常、肥胖、高胰岛素血症、生长素和胰岛素样生长因子(insulin growth factors,IGFs)的失调,以及下丘脑对促性腺激素的调节功能失调等多种因素都可能与PCOS的发病有关,并且影响生殖功能。但各种因素之间的确切联系尚不明确。近年来,越来越多的资料证实青春期启动异常、遗传因素与PCOS的发病关系密切。主要的几个病因学说如下。

一、卵巢外因素—促性腺激素协同作用

　　PCOS的发病不仅与下丘脑—垂体—卵巢(hypothalamic-pitutary-ovary,H-P-O)轴的内在缺陷有关(包括卵巢的自分泌、旁分泌调节)。而且生殖轴以外的因素对PCOS发病的影响更为重要,表现为LH过度分泌、卵巢间质细胞的过度反应,和促卵泡激素—颗粒细胞轴(FSH-granulosa cell axis)的功能低下导致高雄激素血症和卵巢无周期性改变。

(一)胰岛素抵抗、高胰岛素血症、肥胖

　　Dunaif等研究认为,肥胖和靠肥胖的PCOS患者均存在胰岛素抵抗,并常常伴有代偿性高胰岛素血症。肥胖的PCOS患者胰岛素抵抗具有双重意义:PCOS本身存在胰岛素抵抗,肥胖又进一步产生胰岛素抵抗。所以肥胖能加重胰岛素抵抗的程度,并且与代偿性高胰岛素血症的程度平行相关。大量的证据证实,高胰岛素血症在体内外均引起高雄激素血症。胰岛素抵抗在PCOS的生殖、内分泌以及代谢异常中起重要作用。许多PCOS患者的临床表现型与代谢

综合征(或 X 综合征也称胰岛素抵抗综合征)相重叠,包括肥胖、IGT、NIDDM、高血压、大血管疾病和血脂异常。说明 PCOS 的发病可能与以上改变密切相关。胰岛素抵抗在不同的组织器官表现不同,且不同器官受累的程度也不同,表明胰岛素抵抗具有组织特异性、选择性和异质性。PCOS 的肥胖对胰岛素作用的影响与脂肪的分布有关,即以躯干性或内脏性肥胖最重要,其原因为:

(1)内脏肥胖者,基础及餐后高胰岛素血症均存在。内脏肥胖通过负反馈机制使胰岛素受体(insulin receptor,INSR)基因降调节,减少胰岛素受体合成,使受体与胰岛素结合降低,并妨碍胰岛素信号转导。

(2)内脏肥胖者,其内脏脂肪细胞肥大,增大的脂肪细胞膜胰岛素受体密度降低,胰岛素与受体的结合因而减少。更重要的是肥大的脂肪细胞对胰岛素的抗脂解作用及脂肪合成作用不敏感;相反对脂解素敏感,使门静脉内游离脂肪酸浓度增高。

(3)肥胖的 PCOS 患者血清瘦素水平增高,提示肥胖者存在瘦素抵抗。但有部分肥胖患者瘦素相对缺乏,其机制有待于进一步研究。

(4)肥胖者骨骼肌细胞以及肝细胞也产生胰岛素抵抗。

(5)肥胖通过与胰岛素相关的危险因素,如 IGT、高血压、糖尿病、血脂紊乱、纤溶酶原激活物抑制物-1(plasminogen activator inhibitor type1,PAI-1)增高可导致或加重胰岛素抵抗。

最近的研究发现,脂肪分布与胰岛素抵抗的关系不仅与内脏性和非内脏性有关,而且更重要的还在于脂肪分布在脂肪细胞内或脂肪细胞外。肌细胞内脂肪的堆积是胰岛素抵抗的强烈指征,且此细胞内脂肪所致的胰岛素抵抗和肥胖无关,并不受热量限制以及减轻体重所影响。胰岛素抵抗及其导致的高胰岛素血症能刺激卵巢和肾上腺产生雄激素。胰岛素能直接刺激雄激素分泌,并且使 LH 介导的间质细胞对促性腺激素反应性增高。

人体脂肪的分布与其体内的内分泌—代谢状态关系密切。青春前期的女孩脂肪分布于臀部者,表现有高水平的雌激素、雄激素和促性腺激素,并且加剧高胰岛素血症和高雄激素血症的程度。高胰岛素血症、低生长素血症以及β-肾上腺素能神经刺激的脂解作用降低,可能是 PCOS 患者肥胖的主要原因。

(二)GH-IGF-Ⅱ轴功能失调

大量研究证实,胰岛素和生长素可增强促性腺激素对卵巢的作用。生长素、胰岛素和 IGF 系统的受体分布和基因表达对卵巢内外的促性腺激素协同因子之间的联系起关键作用。这些因子可能协同调节周期性的卵泡发育和甾体激素的分泌,并且引起下丘脑—垂体—卵巢轴功能异常。肥胖的 PCOS 患者生长素脉冲频率下降 50%,24h 平均生长素水平、生长素对 GnRH 的反应和生长素的脉冲频率不变,表现为低生长素血症。以上这些改变完全依赖于肥胖,并且导致卵巢的生长素输入量减少。生长素在 PCOS 的发病中起重要作用。消瘦的 PCOS 患者生长素脉冲幅度增高,生长素水平的增高使胰岛素样生长因子系统各种激素分泌增加,从而引起卵巢间质细胞产生雄激素增加。人体内胰岛素浓度过高能抑制肝脏产生胰岛素样生长因子结合蛋白-1(IGF-binding protein-1,IGFBP-1)。因此,游离 IGF-1 水平增高。IGF-1 作为一种前促性腺激素而促使卵巢间质分泌过多的雄激素,是产生高雄激素血症的主要原因。

生长素、胰岛素或 IGF-1 转变的促性腺激素协同作用,与 LH 增高所致的高雄激素血症导致 PCOS 慢性无排卵。而且,以上作用与高胰岛素血症引起的抗脂解作用、低生长素血症和降低肾上腺素能β₂刺激的脂解作用相配合,使 PCOS 患者体内的脂肪细胞进一步增多,导致肥胖的发生。根据胰岛素抵抗、高胰岛素血症、高雄激素血症并伴有其他内分泌代谢异常的女孩与成人 PCOS 相似这个假设推测:胰岛素抵抗和高胰岛素血症可能在青春期前已经存在;胰岛素抵抗细胞缺陷的妇女必定要发生 PCOS。

二、P450c17酶活性失调

(一)肾上腺功能初现时功能增强的假设

大量研究表明,性早熟和肾上腺功能初现时功能增强是青春期产生类PCOS卵巢性高雄激素血症的高危因素。以上发现以及青春期高雄激素血症所伴随的内分泌代谢特征与成年PCOS相似的结论,有力地支持了肾上腺功能初现时功能亢进的假设。肾上腺功能初现的关键是通过P450c17、17,20-裂解酶活性的激活启动肾上腺来源的雄激素脱氢表雄酮(dehydroepiandrosterone,DHEA)、硫酸脱氢表雄酮(DHEA-S)和雄烯二酮的分泌。性早熟时,肾上腺雄激素前体的过度分泌为生殖轴的靶细胞潜在的雄激素和雌激素转化提供底物。这些作用是通过作用于局部的雌、孕激素受体而实现的。最近研究表明,游离IGF-I水平在儿童时期即增高,青春期达高峰。以上改变发生于肾上腺功能初现到青春早期的过渡。同时,生长素、胰岛素、促性腺激素的分泌和胰岛素抵抗可能增加卵巢和肾上腺雄激素的合成。因此推测,这种改变可能是导致PCOS高雄激素血症的原因。这种酶性高功能状态根源于肾上腺和卵巢,DHEA-S和DHEA是否作为启动性早熟的卵巢性雄激素的激素前体还不清楚。尽管这种机制与肾上腺功能初现时功能亢进相一致,但胰岛素分泌过多等其他因素也参与其中。

(二)青春期胰岛素抵抗

正常情况下,由于胰岛素、IGF-I、生长素和促性腺激素在青春期分泌增加而发生生理性胰岛素抵抗。这些变化可能协同作用提高促性腺激素对卵巢的作用。因此,生理性青春期胰岛素抵抗可能导致肾上腺性雄激素向卵巢源性雄激素的转化。

PCOS患者GnRH脉冲产生失调的确切机制尚不完全清楚。胰岛素、IGF-Ⅰ、IGF-Ⅱ受体以及α、β雌激素受体均在GnRH神经细胞中表达。雌性小鼠和猕河猴的青春期启动提示:IGF-I受体的激活引起细胞增生和GnRH基因的表达和分泌。GnRH细胞似乎是胰岛素、IGF-Ⅰ系统和性激素的靶器官。

根据已知资料推测,在肾上腺功能初现和青春期转变的关键时刻,一个或多个上述因素使GnRH神经细胞系统输入发生改变,可能引起GnRH脉冲产生失调。围青春期PCOS女孩GnRH/LH脉冲增高,她们LH的波动方式从青春期向成人的转变较正常人早两年。提示:GnRH-促性腺轴的过早激活引起卵巢性高雄激素血症,LH的过度分泌是PCOS发病最重要的原因。总之,围青春期GnRH/LH轴的活性增高是PCOS发病的一个主要因素。这个观点与肾上腺功能初现时功能增强的假说一致。肾上腺来源的雄激素为周围性雌激素的转化提供底物,导致对下丘脑—垂体的提前反馈作用,是发生PCOS的基础。

三、遗传和基因因素

PCOS的发病有明显的家族聚集性,大量的资料报道,B超普查PCOS患者子1代的卵巢PCOS发病率高。有些存在核型异常,似属X连锁显性型。但大多数患者核型为46,XX。常染色体和X染色体都可能与PCOS的发病特点有关。但是这些特点之间的遗传方式不清。Dunaif等研究认为,PCOS的卵巢形态学变化是由基因缺陷引起的,属常染色体显性遗传。Jahanfar等研究认为,PCOS可能是多基因异常。X连锁显性遗传可能是遗传与环境因素相互作用的结果。还有学者认为,大约有50%的PCOS患者存在胰岛素受体磷酸化障碍。PCOS的家族聚集性特点和潜在的基因异常有待于进一步研究。

Siegel S 等在对胰岛素受体基因的研究中发现,胰岛素受体变异基因是消瘦 PCOS 患者的一种易感基因。最近发现,在染色体 19p13.3 上的胰岛素受体基因区域内,存在着 PCOS 易感基因,推测可能是胰岛素受体基因的多态性导致了 PCOS 的形成。研究发现,INSR 本身具有蛋白激酶活性,PCOS 患者皮肤成纤维母细胞及骨骼肌细胞 INSR 的 p 亚基丝氨酸被异常磷酸化,可削弱其蛋白激酶活性,导致 PCOS 胰岛素受体后缺陷,表现为胰岛素抵抗。对 PCOS 的 INSR 基因的整个密码子区的分子扫描发现普遍的多态性,有内含子 5,端和外显子 3' 端,但没有发现错义和无义突变。研究表明,PCOS 患者 INSR 的 Hisl058 的 C/T 单核苷酸多态性的 T 等位基因之间具有明显的相关性。此种多态性只见于体重正常的 PCOS 患者,即 PCOS 只有一个亚群表现出了与 INSR 基因的相关性。PCOS 与微小卫星标记 D19S884 有关。

目前一种新的反映胰岛素敏感性的由脂肪细胞分泌的细胞因子——抵抗素(resistin)的发现逐渐引起了人们注意。抵抗素是 2000 年由美国宾夕法尼亚州大学医学院科学家 Steppan 等发现的一种由脂肪细胞分泌的蛋白激素,又被称为脂肪组织特异分泌因子(adipose tissue specific secretory factor, ADSF),其作用是对抗胰岛素,使血糖水平升高,脂肪细胞增生繁殖而致肥胖,是糖尿病和肥胖症研究领域的突破性进展。抵抗素结构中富含半胱氨酸,可以抑制胰岛素对脂肪细胞摄取葡萄糖的能力,导致胰岛素抵抗。抵抗素被认为是肥胖和胰岛素抵抗的联结点,可以导致肥胖和糖尿病。胰岛素抵抗是一种异常病理生理状态,与肥胖症、高胰岛素血症、高脂血症或脂蛋白异常血症、糖耐量异常或 2 型糖尿病、高血压、多囊卵巢综合征等的发生有密切关系,现在认为胰岛素抵抗是上述异常的共同基础(共同土壤学说)。那么抵抗素与 PCOS 胰岛素抵抗的发生有无关系? 抵抗素基因与 PCOS 的关系如何? 最近国外已有关于抵抗素基因启动子区、外显子区多态性与糖尿病胰岛素抵抗相关性的研究,以及有关抵抗素基因启动子区与多囊卵巢综合征相关性的研究,但尚未有关于抵抗素基因内含子与 PCOS 的研究。目前,人们认为内含子在基因调控中可能起重要作用,因此有必要来研究抵抗素基因内含子在 PCOS 发病中的作用。人类抵抗素基因的序列已经知道,由 4 个外显子和 3 个内含子组成,突变一般发生在外显子上,故研究外显子的较多,涉及内含子的较少。人们对内含子功能的研究尚处于起步阶段,对内含子功能的研究既是人类基因组序列功能研究的一部分,又能为我们研究编码序列功能提供重要工具,促进对基因表达调控的进一步理解,同时,内含子还可能提供有关生命起源进化的大量信息,所以近年来人们将研究热点部分转向内含子方面。

国际上未发现有关第 2 内含子多态性与 PCOS 研究的报道,山东大学山东省立医院生殖中心的研究组首先开展了这方面的工作。我们将引物分别设在外显子 2 上和第 2 内含子末端,扩增序列包括大部分第 2 内含子。我们的研究发现抵抗素第 2 内含子基因序列测定中发现距第 2 外显子末端 39bp 位上存在 2 种基因型:C、CT 杂合,未发现由 C 向 T 的突变,内含子 2 其余碱基序列则稳定不变。我们对 75 例 PCOS 患者测序后发现 C 等位基因出现的频率为 0.96 ·(72/75),出现 CT 套峰结果的有 3 例,频率为 0.04(3/75);66 例正常对照者中 C 等位基因出现频率为 0.95(63/66),出现 CT 杂合结果的有 3 例,CT 套峰出现频繁为 0.05(3/66)。经过统计学处理后未发现 PCOS 组与对照组之间出现 CT 套峰的频率有显著性差异,这提示我们抵抗素基因第 2 内含子多态性与 PCOS 的发病无明显关系。因此,我们得到结论如下:中国人抵抗素基因第 2 内含子基因多态性位于第 2 外显子末端 39 位上,为 C/CT 多态型;抵抗素基因第 2 内含子多态性与 PCOS 的发生无明显关系。

(朱淑惠)

第二节 多囊卵巢综合征的病理生理

Section 2

性腺激素分泌失调与正常月经周期的卵泡期相比,PCOS 患者具有较高基础水平的 LH 和无周期性变化的 FSH,表现在 LH/FSH 比值增高(一般≥2)。

1.GnRH/LH 脉冲活性增高

LH 的过度分泌、LH/FSH 比值和 LH 对 GnRH 的反应性增高,在非肥胖者较肥胖者明显。肥胖能使上述神经内分泌异常发生不典型改变。从一组 PCOS 患者离体脂肪细胞的研究中发现,正常体重的 PCOS 患者 LH 脉冲幅度及频率增高,使其 24hLH 平均水平增高 3 倍。相对照,肥胖能影响 LH 的脉冲幅度而不影响脉冲频率;肥胖的 PCOS 患者 LH 脉冲幅度以及 LH 对 GnRH 的反应与肥胖程度平行减少;LH 脉冲频率的增高是 PCOS 不依赖于肥胖的特征性改变。卵巢性高雄激素血症的围青春期女孩 LH 脉冲频率和幅度增高,证实 PCOS 患者存在 GnRH 脉冲产生缺陷,而且发病于青春期。PCOS 患者 GnRH/LH 频率增高的机制还不清楚。雌激素水平的比例失调,尤其是长期无孕激素对抗者,可能在上述改变中起重要作用。黄体期水平的雌、孕激素能使 PCOS 患者 LH 对 GnRH 的反应、LH 水平以及 LH/FSH 比率正常,而孕激素能降低 LH 水平。上述发现进一步证实了孕激素缺乏不是 GnRH/LH 增高的诱因,而是对其发生具有辅助作用。

2.LH/FSH 分泌比例失调

FSH 不成比例的持续降低,可能是 PCOS 患者卵泡停止发育的关键因素。研究表明,FSH 水平必须比黄体期高出 30%才能启动卵泡发育。PCOS 的 FSH 水平无变化说明卵泡停止发育,外源性小剂量的 FSH 可使卵泡恢复发育。相对固定的 FSH 水平与高 GnRH 脉冲频率有关。GnRH 可分别调节促性腺激素亚单位,使 CnRH 受体上调并使 GnRH 信号增强。高频 GnRH mRNA 使 LH-βmRNA 升高而 FSH-βmRNA 不受影响,使 LH 分泌率高于 FSH;相对较慢的 GnRH 频率选择性使 FSH-βmRNA 增高,使 FSH 高于 LH。另外,GnRH 高频脉冲使垂体内高亲和性激动素结合蛋白(follistatin)升高,使激活素的 FSH 释放活性降低。因此,PCOS 的 LH/FSH 比例失调是 GnRH 脉冲频率增高的结果。

3.LH 水平的变化

NICHD(national institute Of child health and human develepment)会议关于 PCOS 诊断标准提出:LH 和 LH/FSH 比率并非诊断 PCOS 所必需,因为肥胖对 PCOS 的 LH 有负性影响。对大范围 PCOS 患者研究发现,肥胖在垂体水平使 LH 脉冲振幅降低,而不影响脉冲频率,相应地使 LH/FSH 比率降低。体重指数(body mass index,BMI)≤30kg/m² 的 PCOS 妇女 24h LH 水平较对照组显著增高。而 BMI > 30kg/m² 组,约 50%的 PCOS 患者 LH 水平较对照组无差别。

二、促性腺激素——卵巢轴

(一)卵巢形态异常

PCOS 的卵巢最突出改变是停止发育的卵泡周围间质增生。显微镜下检查提示黄素化间质细胞受 LH、胰岛素以及 IGF-I 的影响。窦前卵泡、初级卵泡和次级卵泡数目均增多。以上特点提示,PCOS 患者卵泡募集增多且停止发育于窦前期。这种现象的发生与 FSH 对颗粒细胞的作用受抑制有关。卵巢的多囊样改变并非只是 PCOS 所特有的,在接受雄激素治疗、肥胖和生殖功能正常的无排卵妇女也发生这些改变。目前为止,还没有足够的证据来正确评估这些多囊性改变的功能状态。多数 PCOS 的卵巢多囊样改变其卵巢功能是不正常的。轻度的 PCOS

患者,偶尔也发生自然排卵。有一部分患者虽然卵巢呈多囊样改变,但月经周期规律,无明显的内分泌异常,一般称为多囊卵巢(PCO)。

(二)LH—间质细胞轴

PCOS 患者的卵巢间质由于长期受 LH 的刺激,导致雄激素分泌过多,体内 17-羟黄体酮(17α-hydroxyprogesterone,17-OHP)对 GnRHa 的激惹实验和 HCG 的刺激反应均表明间质细胞过度反应。检测 PCOS 间质细胞甾体激素分泌的储备功能时发现,PCOS 患者每个间质细胞所分泌的 17-羟黄体酮和雄烯二酮,对生理剂量的 LH 反应分别增高 8 倍和 20 倍。而且,经 4 周的 GnRHa 抑制之后,17-羟黄体酮对 LH 的反应仍高于正常人。体内外实验均证实,P450c17α在间质细胞的甾体激素产生调节中失调。一方面 GnRHa 不能完全抑制 LH 的分泌;另一方面不能排除过多胰岛素和 IGFs 增加引起早已存在的 LH 介导的间质细胞功能过强。因此,多方面的作用使 PCOS 的间质细胞对 P450c17α表达的活性增强。

(三)卵泡刺激素—颗粒细胞轴

PCOS 患者的颗粒细胞功能不足,导致 FSH 水平降低,卵泡不能完全发育成熟。因此,导致雌激素水平降低。停止发育的卵泡内颗粒细胞数目减少,而且 P450c17α酶缺乏活性。体外实验证实,这些细胞并未凋亡,而是表达高水平的 FSH 受体,且体内外对 FSH 的反应均增高。PCOS 患者卵巢颗粒细胞功能的完整性,与 FSH 刺激雄烯二酮向雌二醇转变的芳香化酶信号传导机制有关,导致低芳香化酶活性伴 FSH 分泌不足,或者是体内 FSH 活性的阻断。另有证据提示:由于卵泡液中 IGFBPs 的增高使 IGFs 的生物活性降低,从而导致 PCOS 的卵泡停止发育。

(四)高泌乳素血症

泌乳素是垂体分泌的一种肽类激素,其生物作用是促使乳腺生长和乳汁分泌,抑制下丘脑—垂体—卵巢轴使 FSH、LH 分泌减少。泌乳素可使卵巢黄体提早溶解,并抑制颗粒细胞合成黄体酮,减少睾酮向双氢睾酮转变,调节肾上腺雄激素的产生。泌乳素的分泌受 PIF 多巴胺抑制,并受饮食、运动和应激的影响而波动。文献报道 PCOS 患者高泌乳素血症的发生率占 10%～15%,一般为轻至中度升高。目前学者们对高泌乳素血症与 PCOS 的关系及其发生机制观点不一致,有学者认为 PCOS 和高泌乳素血症可能是两种内分泌失调在同一患者身上的表现。

三、高雄激素血症

(一)女性体内雄激素的来源

月经周期正常妇女体内的雄激素主要有雄烯二酮(Δ4A)、睾酮(teststerone,T)、DHEA 及其硫酸盐 DHEA-S。Δ4A 和 T 主要来自卵巢,其分泌量为肾上腺来源的 2 倍,周期性波动,月经中期达高峰。双氢睾酮和 DHEA 不受卵巢周期的影响。双氢睾酮通过细胞内受体发挥其生理效应。DHEA 和 DHEA-S 几乎全部来源于肾上腺皮质网状带,其分泌量随肾上腺皮质激素呈昼夜波动,晨起的分泌量约为总量的 80%。PCOS 患者几乎所有的雄激素均升高,同时性激素结合蛋白(sex horrmone-binding glcbin,SHBG)降低可达 50% 左右,使游离雄激素增多,活性增强。雄激素、黄体酮和糖皮质激素对 SHBG 起抑制作用,而雌激素和甲状腺激素则促进其生成。大剂量 GnRHa 可降低卵巢所分泌的全部雄激素和 17-羟黄体酮,提示 PCOS 患者卵巢中 P450c170α酶活性增强。

(二)雄激素的代谢

睾酮主要代谢为雄烯二酮,再以雄酮(androsterone)与葡萄糖酸酐结合,经尿排出。DHEA、DHEA-S、Δ4A 均代谢为雄酮,以最终代谢物 17-酮类固醇(17-KS)的形式经尿排出。尿中 17-酮类固醇的量可反应肾上腺来源雄激素 DHEA-S 的情况。双氢睾酮经 6-酮类固醇脱氢酶还原成 3α-雄烷二醇,再与葡萄糖酸根结合成雄烷二醇葡萄糖酸,由尿中排出。尿中 3α-diol-G 的量能准确反映双氢睾酮的转化情况。因此,可将 3α-diol-G 作为雄激素腺外合成的标志。

(三)雄激素的生物活性

睾酮和双氢睾酮为体内生物活性最高的两种雄激素,双氢睾酮的生物活性为睾酮的 2 ～ 3 倍,它主导男性器官的生长。两者均可通过芳香化酶的作用转化为雌激素,在阴蒂、皮脂腺、毛囊中的雄激素可受 5α-还原酶的作用转变为双氢睾酮,但此激素在外周血中不易测出。循环血中有 85% 的睾酮与 SHBG 结合,10%～ 15% 与白蛋白结合,1%～ 2% 为游离睾酮(free teststerone, FT)。只有游离睾酮具有生物活性。SHBG 是肝脏产生的一种能特异性结合性激素的糖蛋白,人类的 SHBG 含有 373 个氨基酸残基,其分子含有氮和氧结合位点,能结合睾酮、双氢睾酮和雌激素等性激素,其代谢特点为高亲和性和低容量性。SHBG 能与 18 碳、19 碳的甾体结构特异性结合,其浓度高低可影响游离睾酮浓度,从而影响雄激素的生物活性。肝功能异常、雄激素浓度增高、雄激素受体的降低、泌乳素浓度的升高、生长激素浓度升高、老年性闭经和肥胖均可使 SHBG 降低。而雌激素、高碳水化合物的摄入、精神紧张、甲状腺激素和肾上腺糖皮质激素可使其升高。有学者用游离睾酮与 SHBG 之比(FT/SHBG-称游离雄激素指数)来评估雄激素活性,以指导临床及科研中对雄激素的处理。

(四)多　　毛

雄激素通过对毛囊皮脂腺的影响而引起体毛增多。并非所有的毛发对雄激素敏感,只有性毛受雄激素的影响。对毛囊生物活性影响最强的是双氢睾酮。睾酮浓度有时与多毛程度不相符,不符的原因为:多毛的产生不是由于皮肤中雄激素受体的增加,也不受雄激素的调节。睾酮不能直接作用于皮肤,引起多毛症的是具有活性的睾酮。皮肤敏感的雄激素为双氢睾酮。双氢睾酮的形成需要经过局部 5α-还原酶的作用,多毛患者毛囊中 5α-还原酶的活性增强。毛发的分布特点参见 PCOS 诊断部分。女性出现多毛而无男性化改变时,睾酮水平一般在 5.205 nmol/L (150ng/dl)以下。

(五)PCOS 患者的雄激素改变

临床研究发现,大部分 PCOS 患者的睾酮和 DHEA 呈轻至中度增高,并伴有胰岛素抵抗和高胰岛素血症。PCOS 患者高雄激素血症和胰岛素抵抗的机制主要有以下几个方面:

(1)高胰岛素血症时,胰岛素促进卵泡膜细胞增殖的作用增强,导致雄激素合成增加。

(2)胰岛素抵抗时 LH 水平持续增高,导致卵巢雄激素产生增加。

(3)胰岛素抵抗状态下,高胰岛素血症加重了高雄激素血症时肾上腺对促肾上腺激素的敏感性,使肾上腺产生过多 DHEA,DHEA 使雄激素进一步升高。

(4)胰岛素通过抑制肝脏 IGFBPs 的合成,导致血浆和卵巢局部的 IGFs 升高,IGFs 能促进卵巢雄激素的合成。

(5)IGFs 受体的蛋白激酶活性,与胰岛素受体和 IGFs 受体交互作用,最终导致卵巢雄激素合成增加。

(6)肥胖的 PCOS 患者体内瘦素浓度增高,瘦素的增高抑制 IGF-I 刺激颗粒细胞雌二醇的合成,使雄激素代谢受阻,雄激素水平增高。

总之,胰岛素抵抗和高雄激素血症互为因果、互相促进,导致卵泡成熟障碍,形成 PCOS。

四、雌酮过多

体内雌酮(estrone, E_1)大部分由雄烯二酮在外周组织经芳香化酶的作用转化而成,尤其是肥胖患者,脂肪中过多的芳香化酶导致高水平的雌酮。来源于外周组织的雌酮不受垂体促性腺激素的调节,持续处于高水平,这是 PCOS 患者发生功能性子宫出血的重要原因。高雌激素的生物作用是:使垂体对 GnRH 的敏感性增加,LH 水平上升;雌激素和抑制素选择性抑制垂体分泌 FSH,是 LH/FSH 比例失常的重要原因。

五、胰岛素抵抗和高胰岛素血症

（一）胰岛素在卵泡发育和卵巢甾体激素产生中的作用

人类卵泡膜细胞质上存在特异性、高亲和性、可饱和的 INSR。提示胰岛素可直接作用于卵巢,调控卵泡发育和卵巢激素分泌。胰岛素对卵巢的作用主要包括以下几个方面:

（1）促进基础发育期卵泡颗粒细胞的分化。

（2）协同 FSH 作用,诱导卵泡膜细胞和颗粒细胞膜上 LH 受体的形成。

（3）促进孕烯醇酮的生物合成,增加黄体酮分泌。

（4）增加 LH 作用下雄烯二酮的合成,使卵泡液及血液中的雄激素水平升高。

（5）抑制成熟发育期卵泡的生长,促进卵泡颗粒细胞的凋亡,加速卵泡闭锁。

（6）诱导 LH 峰出现,促进排卵。

（7）增强 FSH 对芳香化酶活性的促进作用,增加卵泡基础发育期雌激素分泌,促进基础卵泡发育。

（二）胰岛素的代谢异常

胰岛素与其受体结合发挥生物学作用后被降解。INSR 数目直接影响着体内胰岛素的清除。PCOS 患者 C-肽浓度在口服葡萄糖耐量试验（OGTY）时虽显著高于 PCOS 手术组和正常对照组,但 C-肽/胰岛素比值却明显低于后两组,说明 PCOS 患者存在肝脏胰岛素清除障碍。Dunaif 等用葡萄糖-胰岛素钳夹实验证实,PCOS 患者肝脏胰岛素清除能力降低,肝脏后的清除能力正常。Peiris 等测定不同人群肝脏胰岛素清除能力后发现,PCOS 患者和非 PCOS 的高雄激素血症妇女,肝脏胰岛素的清除率明显降低。Ehrman 等用 C-肽水平模型分析也发现 PCOS 患者的肝脏胰岛素清除率明显低于正常对照组。因此,PCOS 患者既存在胰岛 B 细胞功能障碍,又存在肝脏胰岛素清除障碍。A.Dunaif 对 PCOS 胰岛素抵抗的细胞机制进行了研究发现:胰岛素受体的数目和亲和力是正常的,然而脂肪细胞胰岛素介导的葡萄糖反应曲线不受肥胖的影响而显著右移。最近又有人发现,PCOS 患者外周组织的胰岛素受体数目减少,受体变异使之与胰岛素结合发生障碍,使血中游离胰岛素水平明显升高。升高的胰岛素使卵泡产生发育成熟障碍,从而激素产生失调,促进 PCOS 的发生和发展。

（三）PCOS 患者胰岛素作用的改变

PCOS 患者肥胖、脂肪分布及肌肉组织的含量均进一步影响胰岛素的敏感性。Dunaif 等研究发现,当胰岛素浓度达 600 pmol/L（100 μg/ml）的稳态时,PCOS 患者每公斤体重每分钟的葡萄糖清除能力较正常对照降低 30%~40%,甚至低于 NIDDM 患者;肥胖的 PCOS 患者胰岛素介导的葡萄糖处理率（ⅡMGD）明显低于非肥胖的 PCOS 患者（$P < 0.001$）,而且,肥胖的 PCOS 患者胰岛素对肝糖原降解的抑制作用显著增加。而非肥胖的 PCOS 患者此作用与正常人相似。非肥胖的 PCOS 患者体内肌肉含量较低,同时 IMGD 下降,导致胰岛细胞反应性增加胰岛素分泌。而高水平胰岛素可导致体内雄激素浓度过高,后者促进肌肉组织的发育,但同时抑制卵泡的发育成熟,加重 PCOS 病变。因此,外周组织对胰岛素的敏感性降低,可能是 PCOS 的始动因素和促进机制之一。Dunaif 等还发现,胰岛素依赖的受体酪氨酸磷酸化程度降低,丝氨酸磷酸化作用底物和腺苷减少。INSR 的丝氨酸磷酸化后将抑制酪氨酸激酶活性,使胰岛素发生受体

后生物信息传导障碍而引起胰岛素抵抗。PCOS是目前发现的唯一的INSR丝氨酸磷酸化异常的疾病。

INSR丝氨酸过度磷酸化,使酪氨酸激酶活性受到抑制,可解释一部分PCOS患者胰岛素抵抗的发生。PCOS患者高胰岛素血症使脂质在脂肪组织聚积,参与肥胖的发生,而肥胖会加重胰岛素抵抗的程度。肥胖患者的胰岛素抵抗首先发生于骨骼肌。骨骼肌与脂肪组织的胰岛素敏感性具有差异,可能由于高胰岛素血症使蛋白酪氨酸化酶增加、胰岛素受体活性降低以及骨骼肌细胞上的葡萄糖运载体-4(glucose transporter 4,GLUT4)降调节。结果胰岛素的脂肪合成作用增强,体内脂肪贮存增多,腹内脂肪增多远远多于皮下脂肪的增多,形成内脏或中央性肥胖。当脂肪细胞肥大时便可产生胰岛素抵抗。胎儿期营养不良等先天因素与脂肪细胞的肥大也有密切关系,此时脂肪组织胰岛素抵抗的发生可能先于骨骼肌胰岛素抵抗。当机体发生骨骼肌和脂肪组织的胰岛素抵抗时,往往伴有胰岛素对肝葡萄糖输出抑制作用的减弱,造成肝葡萄糖输出增多,产生所谓的全身胰岛素抵抗。

(四)PCOS的糖代谢改变

近年来,大量关于PCOS糖代谢的研究,倾向的结论是各种临床特征的PCOS患者空腹血糖并不高于正常对照人群,但糖耐量却显著低于正常对照人群。Dunaif等研究发现,不同人群空腹血糖的平均值为肥胖组高于非肥胖组;PCOS患者高于有排卵的高雄激素者;有排卵的高雄激素者高于对照人群。但三组数据之间差异无统计学意义。而口服葡萄糖后2h内各个时点的血糖浓度均为PCOS组>有排卵的高雄激素者>对照人群,肥胖的PCOS患者2h内各时点的血糖浓度显著高于非肥胖的PCOS患者和有排卵的高雄激素患者以及对照人群。

糖耐量降低和NIDDM均为胰岛素抵抗状态。PCOS胰岛素抵抗的程度与NIDDM相似,高胰岛素血症是机体为克服周围胰岛素介导的葡萄糖利用异常所致。高胰岛素血症在一定时期内与胰岛素抵抗的程度呈正相关。在胰岛素抵抗状态下,如果β细胞能完全代偿,即使全身胰岛素抵抗存在也不会引起血糖水平的升高。只有当β细胞胰岛素分泌失代偿时,才会发生血糖水平异常。胰岛素分泌异常的典型表现为快速分泌,即第Ⅰ相分泌的不足,其发生与全身胰岛素抵抗和支配胰腺的自主神经功能失调有关。

胰岛素抵抗及β细胞功能缺陷两者同时具备才能引起糖尿病。糖尿病自然史及基因敲除动物模型的研究证实:单有胰岛素抵抗不足以产生糖尿病。原因之一为IGT时葡萄糖已经对β细胞产生了毒性作用,也就是说IGT时的高血糖本身就参与了糖尿病的发生,主要表现为对β细胞的功能损伤和加重全身胰岛素抵抗。

综上所述,胰岛素抵抗和高胰岛素血症是两个不同的概念。高胰岛素血症是胰岛素抵抗早期,胰岛β细胞功能代偿性增高而产生。当胰岛素抵抗发展到一定阶段,β细胞功能会下降或衰竭而表现为胰岛素浓度偏低。高胰岛素血症不是胰岛素抵抗的一个定量指标,只能是一个定性指标。PCOS患者存在以下改变:高胰岛素血症→肥胖→血糖升高,血糖升高→胰岛素抵抗寸肥胖→高胰岛素血症及血糖升高,并形成恶性循环,最终导致NIDDM的发生。多项临床实验证明:卵巢分泌的雄激素减少不能改变胰岛素抵抗;而高胰岛素血症的改善能引起睾酮浓度大大降低。这是通过改善胰岛素敏感性治疗PCOS的理论依据。

六、血脂或脂蛋白异常

PCOS患者常见血脂或脂蛋白异常:三酰甘油(triglycerides,TG)、游离脂肪酸(FFA)、富含三酰甘油的脂蛋白,如极低密度脂蛋白(very low density liprotein,VLDL)胆固醇、中间密度脂蛋白(LDL)水平增高,低密度脂蛋白(LDL)水平虽然升高不明显,但极易形成体积小而密度高的

B 型 LDL,高密度脂蛋白(HDL)水平降低。这些血脂和脂蛋白的异常,可能与胰岛素抵抗时脂肪细胞代谢、脂蛋白代谢有关酶的活性脂肪酸与葡萄糖代谢的异常有关。上述因素也是胰岛素抵抗综合征和心脑血管疾病的高发因素。

FFA 产生增多的机制:FFA 主要由支下和内脏脂肪的脂解而产生,受激素敏感脂肪酶(HSL)和脂蛋白脂肪酶(LPL)的调节。HSL 是脂肪组织脂解的限速酶,使三酰甘油和二酰甘油分解产生 FFA。HSL 活性升高在胰岛素抵抗综合征的发病中起重要作用。该酶受多种激素的调节:胰岛素抑制该酶的活性,抑制脂解作用;儿茶酚胺、肾上腺皮质激素、生长激素、胰高血糖素刺激该酶活性。LPL 使脂肪组织中三酰甘油储存,胰岛素可通过增加 LPLmRNA 的表达而刺激该酶增加,而儿茶酚胺则抑制该酶活性。

FFA 增高既可引起胰岛素抵抗,又可引起高胰岛素血症。FFA 在胰岛素抵抗中的作用是:使胰岛素介导的葡萄糖摄取和利用降低,使肝葡萄糖输出增加,从而导致血糖升高。高水平的 FFA 可损害胰岛 β 细胞功能,产生"脂质毒性作用",胰岛 β 细胞中脂质的增加可影响其胰岛素分泌功能。最近的研究发现,大量的三酰甘油及其分解的 FFA 在胰岛中沉积可诱导胰岛 β 细胞的凋亡,是产生 IGT 和 NIDDM 的基础。葡萄糖脂肪酸循环是胰岛素抵抗发展的主要机制之一。

七、瘦素及其受体对胰岛素抵抗的影响

瘦素(leptin)是 16kDa 的蛋白激素,由脂肪细胞合成,释放入血循环。瘦素可能对多种组织和器官有一定作用,包括中枢性和周围性两大类。中枢性:抑制摄食,使食量减少,可能与神经肽 Y 和促肾上腺皮质激素释放激素的介导有关。周围性:瘦素可直接或间接调节胰岛素的分泌;影响自主神经系统活性,参与脂肪组织代谢及影响胰岛素分泌;参与形成糖皮质激素依赖性肥胖,对骨骼肌葡萄糖的转运和代谢有促进作用。

瘦素作用于下丘脑,可抑制摄食中枢,使食量减少,能量代谢增强,体重下降。若给缺乏瘦素的动物注射瘦素,则使高胰岛素血症减轻,并产生厌食以及体重下降。血中瘦素的浓度与体内脂肪含量呈显著正相关。

动物模型中,肥胖 ob/ob 鼠不分泌瘦素,这可能与其肥胖有关;肥胖 fa/fa 鼠则表现为瘦素受体异常。虽然瘦素产生正常,但生物学效应的表达却有缺陷,因而也会产生肥胖或糖尿病。ob/ob 鼠与 fa/fa 鼠类似,也存在瘦素受体异常。瘦素受体由细胞外区域、跨膜区域以及细胞内区域三部分组成。细胞内部分有三种类型:①长链性,主要分布在脑,特别是下丘脑;②短链性;③可溶性。三种不同类型受体可能与在不同组织分布即组织特异性有关,更详尽的研究尚在进行之中。

八、IGFs 在卵泡发育以及卵巢功能的周期性调节中的作用

成年人的 IGFs 主要来源于肝脏,它的受体则普遍存在于各种组织中,在人类的卵巢中存在 IGFs 受体。IGF-I 受体能与 IGFs 和胰岛素结合,其亲和力为 IGF-I > IGF-II > 胰岛素。IGF-II 受体能与 IGF-II 和 IGF-II 结合,但不能与胰岛素结合。血液和组织中的 IGF-I 和 IGF-II 能与 IGFBPs 相结合,调节 IGFs 活性。现已知 6 种 IGFBP(IGFBP-1 至 IGFBP-6),但卵巢中未见 IGFBP-6。

(1)IGF-I 能刺激未成熟和成熟的颗粒细胞增殖,协同促进 FSH 刺激的颗粒细胞增殖;增强 cAMP 介导的 17α-羟化酶活性,增加 17-羟黄体酮的产生;促进卵泡膜细胞合成雄烯二酮;协

同增强 LH 和抑制素刺激的卵泡膜细胞对雄烯二酮的合成,使其分泌增加 4 倍,同时睾酮合成增加 2～3 倍;刺激黄体酮合成;增强 FSH 对颗粒细胞芳香化酶活性的刺激作用,协同促进雌激素的产生;促进卵泡膜细胞增殖生长。

（2）IGF-Ⅱ促进卵泡膜细胞雄烯二酮和睾酮的产生,协同增加 LH 和抑制素刺激卵泡膜细胞雄烯二酮和睾酮产生。Taymor 等提出,在卵泡的募集、优势化以及成熟过程中,IGF-Ⅱ发挥着关键性的中心调节作用。

九、表皮生长因子和转化生长因子

表皮生长因子（epidermal growth factor, EGF）是由 56 个氨基酸组成的单链蛋白质。发现的转化生长因子（transforming growth factora, TGF-α）与 EGF 属同一家族。其氨基酸组成具有高度的同源性,EGF 和 TGF-α都需与受体结合后才能发挥生物学效应。卵泡液、颗粒细胞、卵泡膜细胞及卵母细胞都有 EGF、TGF-a 以及 EGF 受体的表达,其中窦卵泡的卵泡液中含量最高。当卵泡直径＜1mm 时,卵泡液中的 EGF 浓度随卵泡增大而升高。当卵泡直径超过 1mm 时,卵泡液中的 EGF 浓度随卵泡增大而迅速降低,6mm 的卵泡液中 EGF 浓度较 1mm 的卵泡降低 3倍,10mm 时卵泡液中 TGF-a 浓度仅及 2mm 卵泡的 1/10。EGF 和 TGF-a 均能促进颗粒细胞增殖,抑制 FSH 诱导的颗粒细胞雌二醇合成,促进黄体酮的基础分泌,增强 HCG 对黄体酮的刺激作用,增加卵巢雄激素的分泌,可能与 PCOS 的发病有关。转基因小鼠过量表达 TGF-a 时伴随卵泡膜细胞的增殖和雄激素合成量的增加。胰岛素可能对卵巢 EGF 或 TGF-a 的产生有促进作用,后者导致成批的始基卵泡发育成窦卵泡后,抑制其继续发育而形成多囊卵巢,产生过多的雄激素而最终发展为 PCOS。

十、神经肽 Y

神经肽 Y（neuropeptide Y, NPY）是分离纯化的一种蛋白质,由 36 个氨基酸组成,脑组织中含量丰富,是目前最强效的食物摄入诱导剂之一。NPY 促进白色脂肪对葡萄糖的利用,提高 LPL 活性,增加脂质在脂肪细胞中沉积,是形成肥胖的重要因子。正常情况下,NPY 受瘦素的调控,二者处于动态平衡中。B.Baranowska 等研究发现,肥胖和非肥胖的 PCOS 患者体内 NPY 水平均显著高于正常对照人群。胰岛素和糖皮质激素能提高 NPY 的表达,而瘦素则降低其表达,瘦素能反馈性抑制室旁核对促肾上腺皮质激素释放因子（corti-cotropin-releasing factors, CRF）的释放。因此,肥胖患者的瘦素抵抗和营养性闭经所伴随的低瘦素血症,能通过代偿性增加 CRF 的分泌及肾上腺素能活性而导致高可的松血症。这样,在脂肪细胞、下丘脑神经系统和中枢性肾上腺素能通路之间形成了一个反馈环来调节肥胖、摄食和生殖。如果肥胖患者发生瘦素抵抗,这个反馈环将被破坏。Gennarelli 等报道,PCOS 患者对低血糖刺激后的去甲肾上腺素和 NPY 血浆水平增加反应迟钝或功能低下,说明 PCOS 患者的 NPY 产生和调节是不正常的,并可能与胰岛素和 IGF-Ⅰ有关。

十一、多囊卵巢综合征伴有胰岛素抵抗的血栓倾向

胰岛素抵抗的核心问题及其严重后果是心脑血管并发症。临床流行病学研究显示,胰岛素抵抗综合征患者发生心肌梗死及脑血管意外的危险性比普通人群高 2 倍以上。所以应该充

分重视 PCOS 患者合并胰岛素抵抗的血管改变。

(一) I 型血浆纤溶酶原活化抑制剂(PAI-1)

PAI-1 由血管内皮细胞、血小板以及肝脏产生,是纤溶酶原活化的速效抑制物及纤溶过程的有效调节者。多项研究证明 PCOS 的 PAI-1 浓度较正常对照组显著增高。PAI-1 的增高与胰岛素抵抗综合征的相关因素即糖脂代谢异常、高胰岛素血症、肥胖和高血压等有关。而其合成增加的原因及机制又与胰岛素抵抗直接相关,即胰岛素抵抗时多种代谢紊乱均促进 PAI-1 合成增加。

(二)血管内皮功能失调

血管内皮是一个复杂而重要的内分泌组织,内皮细胞是胰岛素敏感组织之一,是调节血管动力学及其他内分泌功能的信号传导系统。内皮细胞的内分泌特性表现在它具有活跃的内分泌及旁分泌功能,能产生多种激素或细胞因子:一氧化氮(NO)、内皮素(ET)及 AT-Ⅱ等。当发生胰岛素抵抗时,高胰岛素血症、高血糖、TG 升高、高血压、肥胖等激活 MPAK 信号途径,使血管内皮细胞受损。血管内皮功能紊乱,NO 分泌减少,NO 对血管内皮的保护作用减弱。NO 对血管的保护作用主要表现在以下几个方面:

(1)抑制血管平滑肌细胞增殖及从动脉中层向内膜迁移。

(2)抑制脂质过氧化,减少粥样脂质的生成。

(3)抑制血管细胞黏附分子-1、E-选择素(E-selectin)以及细胞内黏附分子的表达,抑制炎症细胞因子的活性,防止单核细胞、巨噬细胞与血管内皮细胞的结合。

(4)防止血小板与内皮黏附,增加前列环素抑制血小板聚集的作用,从而抑制血栓形成。

(5)NO 为强力的血管扩张剂,使血流增加,使骨骼肌摄取葡萄糖的能力提高 30%。

胰岛素可提高内皮细胞 NO 合成酶的活性,从而调控血管内皮细胞 NO 的产生。胰岛素抵抗的 PCOS 患者血管内皮 NO 产生减少。上述改变使 PCOS 患者血管的抗血栓形成能力降低,是血栓形成的一个重要因素。

(朱淑惠)

第三节 多囊卵巢综合征的病理

Section 3

(一)子 宫

一部分 PCOS 患者子宫外观小于正常人群,可能由于雄激素过高引起。肌层回声与正常子宫无明显差异。

(二)子宫内膜改变

表现为无排卵性子宫内膜。因卵巢分泌的雌激素和雄激素水平不同,所导致子宫内膜组织学变化表现不同,大体上表现为过薄或过厚。高雄激素血症患者子宫内膜长期呈增生期改变;当卵泡持续分泌少量或较大量雌激素时,无孕激素影响的子宫内膜发生不同程度的增生,甚至发生子宫内膜癌。

(三)卵巢的改变

PCOS 患者的卵巢至少有一侧增大,呈椭圆状或柳叶形,表面光滑,色灰发亮,白膜增厚硬化。一个切面有 8 ~ 10 个甚至 10 个以上直径 2 ~ 8mm 的卵泡,可分布于增厚的包膜下,呈珍珠串样,也可以均匀分布于整个卵巢之中。显微镜下最突出改变是停止发育的卵泡周围间质增生,并且黄素化间质细胞受 LH、胰岛素以及 IGF-Ⅱ的影响。窦前卵泡、初级卵泡和次级卵泡数目均增多。皮质表面纤维化,细胞少,血管可能较明显。包膜下含有很多闭锁卵泡和处于不同发育期的卵泡,但无成熟卵泡生成,更无排卵迹象。有很多外覆卵泡的卵泡内膜细胞黄素化,卵巢间质有时可见黄素化间质细胞。

（四）心血管改变

高脂血症、胰岛素抵抗、糖耐量异常以及糖尿病时，多有动脉硬化、高血压、冠状动脉疾病、血管栓塞等相应的病理改变。并且大量研究表明，在糖耐量异常阶段，已发生血管内皮的损伤，且以大血管损伤为主；在糖尿病期可发生微血管病变；血管内皮损伤是发生血栓等血管病变的病理基础。

（朱淑惠）

第四节　多囊卵巢综合征的临床表现
Section 4

一、临床表现

（一）月经失调

少部分患者有规律的排卵，可表现为月经正常但临床上以月经稀发居多，闭经次之，也有相当比例的功能性子宫出血。月经不调多始发于青春期。也有部分患者原来有规律月经，在流产、体重增加、情绪等精神因素或环境发生改变后，月经发生改变。

（二）不　　孕

多数患者结婚后不孕。偶尔有排卵或怀孕。大部分为原发不孕，部分为继发不孕。继发不孕患者多于流产或生育后，因体重改变而引起月经周期的改变。

（三）超重或肥胖

占 PCOS 患者的 60% 以上。青春期脂肪细胞数量增多，而成人期则脂肪细胞肥大。精确测量人体指数，有助于 PCOS 的诊断以及对胰岛素敏感性的评估。

女性的标准体重（吨）＝身高（cm）— 100。体重超过标准体重的 10% 为超重，超过标准体重的 20% 为肥胖。雄激素增高引起的肥胖多为向心性肥胖，同时伴有胰岛素抵抗。黑棘皮症（acanthosis nigricans）是中、重度胰岛素抵抗的重要标志。研究发现，高雄激素血症、高胰岛素血症和黑棘皮症常常伴存，称为高雄激素—胰岛素抵抗—黑棘皮综合征（HAIR-AN）。

Kirschner 等研究发现，不同的内分泌环境造成不同的体态，雄激素升高和游离睾酮升高均表现为上身肥胖；由雄烯二酮芳香化而使雌酮增多者为下身肥胖；PCOS 患者的肥胖多集中于上身。根据脂肪的分布情况将肥胖分为男性型和女性型。临床上用腰臀比例（WHR）作鉴别，WHR > 0.85 为男性型肥胖，WHR > 0.85 为女性型肥胖。

（四）雄激素过高征象

1.多　　毛

多数 PCOS 患者表现为多毛。以性毛为主，毛发延及肛周、腹股沟以及股骨上端，有的上延至腹中线，并且毛发较浓密。

2.痤　　疮

痤疮多分布于面部、胸部以及背部，并可见陈旧性瘢痕。

3.皮肤毛孔粗大及皮肤粗糙

部分患者皮肤黝黑，或有散在雀斑或片状色斑。

4.阴蒂肥大

临床上以阴蒂根部横径 > 1cm 为标准。Tagatz 等提出阴蒂指数（阴蒂头部最大纵径和最大横径的积)可作为雄激素影响的生物鉴定。阴蒂指数＜35mm为正常,阴蒂指数＞35mm为肥大。

5.男性化改变

当睾酮水平≥6.94nmoL/L(200ng/dl)时则出现男性化。喉结明显,嗓音粗,肌肉粗大,体型失去女性体态呈男性化改变。但也有部分患者出现典型的男性化症状而睾酮水平达不到以上标准,其发病机制有待于进一步研究。

(五)胰岛素抵抗

正确诊断并合理评估胰岛素敏感性,对于PCOS的诊断、治疗以及科研工作都非常重要。目前,用于评价胰岛素敏感性的方法很多,各种方法均有其局限性,并且由于PCOS伴有胰岛素抵抗是一个非常复杂的病理过程,影响因素众多,更增加了对其评估的困难。

首先应重视胰岛素抵抗的早期诊断。由于大部分PCOS患者伴有胰岛素抵抗,并且存在相当高比例的胰岛素抵抗综合征(胰岛素抵抗、肥胖、脂代谢异常、糖耐量异常、糖尿病、高血压病等),往往也是不孕的重要原因。山东省立医院生殖医学中心的PCOS不孕患者中,IGT、NIDDM以及代谢综合征占40%左右。据文献报道:胰岛素抵抗早期即发生大血管病变,这些血管的病变是以后发生血管栓塞的基础,也是PCOS患者治疗不孕过程中发生卵巢过度刺激的重要原因。所以,在接诊该类患者后,应常规进行胰岛素敏感性以及糖、脂代谢异常的筛查,以进一步预测心脑血管病、糖尿病发病风险,并及早进行合理的干预。

现介绍几种评价胰岛素敏感性的方法:

1.科研工作中胰岛素抵抗的评估

(1)正常血糖胰岛素钳夹技术(euglycimic insulin clamp):该项技术是目前公认的测定机体胰岛素抵抗的"金标准",用于测定胰岛素介导的葡萄糖代谢率,使胰岛素抵抗可定量测定。即输注胰岛素使其达到一种特殊的循环浓度,这时需要补充外源性葡萄糖来使血糖维持在4.48～5.04mmol/L。血浆胰岛素浓度接近100μg/ml时,维持正常血糖所需的外源葡萄糖不足150mg,则为胰岛素抵抗。它以同时输入外源胰岛素和葡萄糖的方法避免了内源性胰岛素缺乏及低血糖对胰岛素敏感性测定的影响,成为糖耐量正常、糖耐量减低以及糖尿患者群均可采用的技术。除此之外其他方法都不能与之相比。涉及胰岛素钳夹技术的研究应特别注意严格控制血糖范围(60%～90%),而保持血糖水平平稳波动,必须具备频繁测定血糖的条件。由于费用昂贵,且采血频繁,不适于较大规模人群研究使用。

(2)微小模型(minimal model)计算公式:微小模型是由Bergman提出的一种测定胰岛素敏感性的方法。该方法需取血32次,将血糖及胰岛素值输入计算机数学模型中,在科研工作中应用较胰岛素钳夹技术广泛。缺点为取血次数多,且测定的胰岛素敏感性受胰岛素缺乏的影响,需要有足够的内源性胰岛素刺激反应才能正确评价胰岛素敏感性。在胰岛素分泌功能减弱而非胰岛素抵抗,血糖清除率下降时,此模型高估胰岛素敏感性。研究发现,取血次数低于14个时点时,所测定的胰岛素敏感性与胰岛素钳夹技术测定的M值(胰岛素敏感性指标,每公斤体重每分钟胰岛素介导的葡萄糖代谢率)相关性在NIDDM明显变弱。结论是减少次数的模型仅适用于非糖尿患者群。该种方法费用略低于胰岛素钳夹技术,仍不适用于大量的流行病学调查。

(3)空腹胰岛素:此方法简单、经济,临床工作中应用方便,可适合于大样本的筛查。由于非肥胖的PCOS患者空腹胰岛素水平在正常范围,所以它在评价胰岛素敏感性时,比糖负荷后的胰岛素水平特异性更强,但敏感性较后者差。国外学者应用较多,国内少用。

(4)空腹血糖与胰岛素比值或OGTF时血糖曲线下面积与胰岛素曲线下面积之比:美国著名糖尿病专家Caro在评价目前世界上流行的胰岛素敏感性指数时认为:OGTT时血糖曲线下面积与胰岛素曲线下面积之比可测定胰岛素敏感性。空腹血糖浓度依赖于肝脏葡萄糖释放率,而后者又受胰岛素调节。故可认为空腹血糖（fasting glucose，FPG）与空腹胰岛素（fasting insulin，FINS）比值可作为最简单的胰岛素抵抗指标，并进一步指出FPG/FINS低于6是肥胖、糖耐量减低和胰岛素抵抗综合征的特征。FPG/FINS不能用于胰岛β细胞有缺陷的病例。国内大量资料证明，在群体研究中，葡萄糖/胰岛素比值不是一个可靠的评定胰岛素敏感性的指数。Defronzo等对非肥胖糖耐量正常、肥胖糖耐量正常、肥胖糖耐量减低、肥胖伴高胰岛素水平的NIDDM，及肥胖伴低胰岛素水平的NIDDM人群血浆胰岛素和OGTT研究后认为：从非肥胖糖耐量正常至肥胖糖耐量正常段，人群胰岛素敏感非常明显，此阶段血糖水平无明显降低，但胰岛素水平明显升高，故其血糖/胰岛素比值明显下降，此时的比值反应了胰岛素敏感性；从肥胖糖耐量正常至肥胖糖耐量减低段，胰岛素敏感性快速下降，但血糖水平升高同时胰岛素水平也急剧升高，因血糖/胰岛素比值下降缓慢，此时这一比值会过高估价胰岛素敏感性；从糖耐量减低至糖尿病阶段，血糖水平迅速升高，胰岛素水平迅速下降，血糖/胰岛素比值会更高估价胰岛素敏感性。

（5）胰岛素敏感指数：胰岛素敏感指数＝（FINS×FPG）/22.5是由HYU提出的，可用于较大规模的流行病学研究。

（6）1/（FINS × FPG）由 H. Peter 提出。基本原理的依据为：胰岛素是目前唯一的负性调节血糖的激素，在空腹状态下，血糖、胰岛素和组织胰岛素敏感性之间达到稳定的平衡。用公式表示为敏感性＝ 1/（FINS×FPG）。

研究发现，使用OGTT时血糖及胰岛素曲线下面积比值来评估胰岛素敏感性，与使用空腹血糖与胰岛素比值有相似的缺陷。直接计算OGTT时，0min、30min、60min、120min、180min五个时点的血糖、胰岛素曲线下面积比标示的胰岛素敏感性有明显失真的表现。

2.临床工作中胰岛素抵抗的评估

在临床工作中，用正常血糖胰岛素钳夹技术以外的间接胰岛素敏感性参数，不能对个体胰岛素敏感性做出估计。有学者按临床评分：NIDDM、高血压、心肌梗死家族史各2分；男性型脂肪分布（WHR≥0.85）、高血压（BP≥18.7/12kp，即≥140/90mmHg）、高三酰甘油血症（TG≥1.9mmol/L）、脂肪肝（γ谷氨酰转肽酶≥25 IU/L）、B超示脂肪肝各1分。总分值＜3基本排除胰岛素抵抗，而≥3则疑有胰岛素抵抗。再做OGTT，诊断IGT和NIDDM者不必测胰岛素即可划入代谢综合征。而OGTT血糖正常者，若FINS≥15mU/L，则划入代谢综合征。临床工作中，对无严重胰岛素缺乏的PCOS患者出现以下情况可诊断为胰岛素抵抗：①胰岛素水平不低＋低血糖。②胰岛素水平高＋高血糖。③胰岛素水平低＋高血糖。

3.胰岛素敏感性在胰岛β细胞分泌功能评估中的作用

胰岛β细胞分泌功能的测定方法有以下几种。

（1）空腹血胰岛素测定：最简单，能在一定程度上反应胰岛β细胞的分泌功能。因未考虑血糖水平，实际上很难反映胰岛β细胞分泌胰岛素的生物活性。

（2）血浆胰岛素/血糖比值（I/G）：在群体研究中比单纯空腹胰岛素测定更有价值。我国学者常用它来评估胰岛β细胞分泌功能，可分为空腹和糖负荷后两种类型。从理论上讲，糖负荷后I/G更能暴露潜在的β细胞功能损害，但有资料表明，负荷后I/G与临床符合率并不高于空腹状态。

（3）Homa 模型指数：$20 \times I_0/(G_0-3.5)$，与I_0/G_0比未显示出优点。

（4）糖负荷后胰岛素水平比空腹胰岛素升高的倍数：如I_{60}/I_0，I_{120}/I。

（5）OGTT后30min胰岛素增值与血糖增值之比，应用较广泛。李光伟认为，准确地测定胰岛素，并考虑胰岛素原与胰岛素的交叉反应，是正确评估胰岛素敏感性和β细胞功能的必要前提。

应用以上指标的前提是在同等胰岛素敏感性的前提下才能准确地反映β细胞功能的实际情况。任何胰岛素/血糖比值都受胰岛素抵抗和胰岛素分泌功能的双重影响。即以上这些指数，既能在一定程度上反映胰岛素分泌能力，又能在某种程度上反映胰岛素敏感性。一般的OGTT中胰岛素分泌曲线低平代表β细胞储备功能低下。

经典的胰岛素抵抗的定义是：正常剂量的胰岛素产生低于正常生物学效应的一种状态，是胰岛素敏感细胞对胰岛素介导的葡萄糖摄取及处置的抵抗，可反映胰岛素的糖代谢效应。这在胰岛素反应曲线上可表现为以下三种形式：①单纯曲线右移，表示胰岛素的效应器官（靶器官）对胰岛素的敏感性降低。所谓胰岛素敏感性降低，是指需要增加胰岛素剂量使达到最大效应。②单纯曲线高度降低：增加胰岛素剂量也不能达到最大反应高度，提示靶器官对胰岛素的反应性降低。③同时伴有曲线右移及曲线最大高度的降低，表明胰岛素的敏感性及反应性均降低。

一般认为单纯曲线右移为受体缺陷，第2、3种为受体后缺陷。但这一定义欠完善，如生长素和皮质醇过多为受体后缺陷，但在剂量反应曲线上可仅表现为曲线右移，而最大反应曲线并不降低。高胰岛素血症不是胰岛素抵抗的定量指标，它和胰岛素抵抗是两个不同的概念。当空腹或餐后胰岛素峰值大于正常人均值加2个标准差[一般空腹胰岛素≥15mU/L和（或）餐后胰岛素≥80mU/L]，可诊断为高胰岛素血症。在判断胰岛素敏感性时，要结合各种因素综合分析，既要考虑血糖以及胰岛素的时限问题，又要考虑测定值的水平，还要兼顾β细胞功能。

二、内分泌表现

（一）LH/FSH 比例失调

发生率约55%，表现为LH偏高而FSH相当于卵泡早期水平，LH/FSH≥2～3。由于肥胖会导致LH水平降低，所以，在分析LH、FSH以及雄烯二酮等结果时，应考虑BMI，当BMI超过28kg/m^{2}时，体重会对LH产生负性作用。

（二）高雄激素血症

PCOS患者血循环中卵巢来源和肾上腺来源的雄激素均增高，所以应同时测定睾酮、雄烯二酮、DHEA-S、DHEA、17-羟黄体酮、双氢睾酮等，以便于鉴别诊断。女性雄激素水平及代谢：女性体内的雄激素主要来源于卵巢、肾上腺以及腺外转化三种途径。大多数研究认为，雄激素在月经周期中无大的变化，血中水平较稳定。睾酮的合成总量为0.35 mg/d，卵巢分泌的睾酮占总量的2/3，所以，睾酮是卵巢性雄激素的标志，DHEA因95%由肾上腺合成，是肾上腺来源的雄激素的标志。

（三）雌酮与雌二醇比例失调

由于无成熟卵泡发育，雌二醇水平无周期性变化，恒定于较低水平，由于腺外雌激素转化增多使雌酮水平升高，形成雌酮/雌二醇＞1的激素特点。

（四）高泌乳素血症

许多因素可以引起生理性的泌乳素升高，所以诊断高泌乳素血症需排除生理性泌乳素升高的原因，如高蛋白饮食、运动和精神应激、性交、刺激乳头、胸部创伤以及大手术麻醉后。

三、代谢异常

早期诊断和治疗PCOS合并的胰岛素抵抗（常在肾上腺功能初现时），能帮助PCOS患者减轻或逆转生殖和代谢异常，并降低心血管发病率。由于大约60%以上的PCOS患者发生肥胖，而且肥胖能加重胰岛素抵抗的程度，使PCOS在内分泌等方面的异常变得更加复杂，治疗更加棘手,所以常规进行全面、准确的代谢指标评估,对于 PCOS 患者的合理治疗是至关重要的。胰岛素抵抗:胰岛素抵抗早期,胰岛素浓度代偿性增高,血糖浓度尚在正常范围;当病情进一步发展,胰岛素浓度开始降低,餐后血糖浓度升高,发生糖耐量减低(impared glucose tolerance,IGT),进一步发展为糖尿病。WHO 对糖尿病的诊断标准为:IGT 服糖后 2h 11.1mmol/L>血糖≥7.8mmol/L;糖尿病为空腹血糖≥7.0mmol/L,餐后 2h 血糖≥11.1mmol/L。相当一部分患者合并胰岛素抵抗综合征,也称 X 综合征或代谢综合征,是 1988 年由 Reaven 首先提出的,它包括以下内容:①胰岛素的外周抵抗:胰岛素的靶组织(包括骨骼肌、脂肪组织以及肝脏等)对胰岛素刺激的葡萄糖摄取的抵抗。②IGT。③高胰岛素血症。④VLDL-TG 增高。⑤HDL-C 降低。⑥高血压。⑦高瘦素血症。其中胰岛素抵抗是贯穿多种代谢相关疾病的主线,是这些异常改变的共同病理生理基础。该综合征虽然已经被载于 WHO 的糖尿病诊断及分类新标准中,但尚缺乏一致的判断标准,胰岛素抵抗固然是本综合征的中心问题,但它毕竟是不同的两个概念。

四、超　声

(一)子　宫

一般无特征性改变,当雄激素浓度过高时,子宫往往偏小。有时子宫内膜过薄或不同程度地增生,肌层回声多正常。

(二)典型的 PCOS 卵巢声像特点

(1)卵巢体积增大为正常卵巢的 1～3 倍,以厚度增加最明显,多呈椭圆形或柳叶形。

(2)每个切面见 10 个以上直径 2～8mm 不同发育程度的卵泡,无优势卵泡形成,周边分布于白膜下。卵巢边缘回声增强、增宽,为增厚的白膜。

(3)间质不同程度地增生,回声增强。部分患者一侧卵巢呈典型图像,对侧卵巢体积增大,图像表现不典型。

(4)子宫卵巢动脉血流改变。PCOS 患者子双侧子宫动脉的搏动指数(pulsatility index,PI)和阻力指数(resistance index,RI)无明显差异,PI 和 RI 均与睾酮和 LH 呈显著正相关。子宫动脉血流阻力较正常人群显著增高。单侧多囊卵巢的血流改变与健侧不同,两侧的彩色 Doppler 超声改变分别与 PCOS 和正常卵巢的超声改变类似。C. Battaglia 等观察到,卵泡数目多的 PCOS 患者卵巢和动脉血流指数显著低于卵泡数目少的 PCOS 患者。

(5)腹腔镜下改变。卵巢形态饱满,表面光滑,包膜增厚,呈灰白色,皮质表面见毛细血管网增生,并见多个大小不等突出的囊状卵泡。

(王杰琼)

第五节　多囊卵巢综合征的诊断与鉴别诊断

Section 5

(一)诊　断

参照在美国 NIH 支持下召开的关于 PCOS 会议(NICHD PCOS Conference)提出的 PCOS 建议诊断标准。PCOS 患者各种异常改变的发生率如下。

(1)肯定的或很可能的:①高雄素血症(64%)。②排除其他原因(60%)。③排除慢性雄激素过多的无排卵(CHA)(59%)。④月经紊乱(52%)。⑤雄性化临床表现(48%)。

(2)可能的:①胰岛素抵抗(69%)。②围月经初潮开始(62%)。③LH/FSH 增高(55%)。④超声发现 PCO(52%)。⑤雄性化临床表现(52%)。⑥月经紊乱(45%)。

（3）诊断标准的核心：①雄激素过多的证据。②慢性无排卵排除能导致上述异常的其他疾病，包括库欣综合征、迟发性21-羟化酶缺乏症、甲状腺疾病、高泌乳素血症以及雄激素分泌瘤等。

（二）鉴别诊断

1.多卵泡卵巢

（1）共同点：卵泡增多。

（2）不同点：整个卵巢体积不大，间质无增生，卵泡多弥散分布于卵巢内。患者体重正常或偏轻，用GnRH脉冲治疗或增加体重可诱发排卵，卵巢形态恢复正常，多属于下丘脑功能不足型闭经。

2.卵胞膜细胞增生症

（1）共同点：高雄激素血症、多毛、月经失调、闭经、不孕、卵巢对称性增大、肥胖。

（2）不同点：雄激素比PCOS水平更高，LH水平正常，用氯米芬促排卵疗效差。本症与PCOS的主要区别在于增生的黄素化的泡膜或间质细胞群弥散分布于远离卵泡处，而PCOS的黄素化卵泡膜细胞一般皆局限于卵泡周围。两者在临床表现和卵巢组织学上有许多共同点，但卵胞膜细胞增生症患者比PCOS更肥胖，男性化更明显，睾酮水平更高，一般在 $5.21 \sim 6.94$ nmol/L（$150 \sim 200$ng/dl），DHEA-S则正常。卵巢的变化可能继发于LH的增高。

3.卵巢雄激素肿瘤

（1）共同点：男性化表现，月经失调。

（2）不同点：肿瘤侧卵巢单侧增大，雄激素多≥6.94 nmol/L（200ng/dl），病程呈进行性。

4.高泌乳素血症

（1）共同点：血泌乳素增高往往伴有雄激素增高、月经失调、闭经、不孕。

（2）不同点：雄激素的增高以DHEA、DHEA-S为主，促性腺激素水平正常或偏低，一般无多毛表现。

5.肾上腺疾病

（1）肾上腺皮质增生症：①共同点：闭经、多毛、肥胖、不孕、卵巢多囊改变、高雄激素血症。②不同点：由于垂体等功能紊乱使肾上腺皮质增生，分泌大量的皮质醇和雄激素，使患者出现向心性肥胖、满月脸、水牛背、紫纹、多毛、痤疮等临床症候群。化验：LH在正常水平，皮质醇增高，无昼夜节律，小剂量地塞米松不能抑制其分泌，而大剂量地塞米松抑制试验可抑制升高的皮质醇。常伴有不同程度的雄激素增高，以DHEA-S和DHEA为主。

（2）肾上腺肿瘤或癌：①共同点：雄烯二酮增加、多毛、月经失调、不孕。②不同点：皮质醇升高，用大剂量地塞米松抑制试验不能抑制皮质醇的升高。17-酮类固醇、DHEA和雄烯二酮异常增高，大剂量地塞米松不能抑制其分泌；ACTH持续性低水平。B超、CT和MRI可帮助定位和确诊。

（3）肾上腺酶缺乏：①迟发型21-羟化酶缺乏：A.共同点：月经失调或闭经、多毛、17-羟黄体酮增加。B.不同点：尿17-酮增加，而尿17-羟减少，大剂量地塞米松抑制试验可抑制升高的皮质醇。②11-α羟化酶轻度缺乏：A.共同点：闭经、多毛、肥胖、不孕、高雄激素血症。B.不同点：高血压、皮质醇以及醛固酮合成障碍。

6.特发性多毛

特发性多毛又称为家族性或体质性多毛，肾上腺和卵巢分泌的雄激素均未增加，以多毛但月经正常且血循环中的睾酮和DHEA-S正常为特征。研究发现，多毛为5α-还原酶活性增加所致，而且5α-还原酶活性与多毛程度和血清中的3α-diol-G的水平呈正相关。多数学者认为，本病为毛囊皮脂腺部位的雄激素代谢障碍所致。

（王杰琼）

第六节 多囊卵巢综合征的治疗

Section 6

PCOS的治疗目的是降低雄激素水平及其对靶器官生物作用的强度;改善外周组织的胰岛素敏感性(降低胰岛素浓度);恢复正常的卵泡发育以及排卵;转化雌激素持续作用下的子宫内膜,尽早地干预IGT、NIDDM,预防妊娠期糖尿病、妊娠高血压综合征。同时,降低反复流产预防或减少不正常出生体重儿的发生率等产科并发症。具体方案的制定需要根据患者的年龄、生育要求以及生殖、内分泌、代谢指标,抓主要矛盾进行个体化治疗。

一、心理治疗

PCOS患者是一组特殊人群。由于自青春期即发生月经不规律甚至闭经、多毛、痤疮、超重或肥胖等特殊病理改变,继之婚后不孕。多数患者花费较多的费用而长期得不到合理的治疗,使精神、心理承受着巨大的压力而发生精神动力学改变,包括精神心理的、躯体精神的和精神社会的变化。上述因素交互作用,使患者产生焦虑、抑郁甚至精神失常。心理的变化将影响大脑皮层,从而引起下丘脑—垂体—卵巢轴的改变,进一步加重原有的生殖内分泌病变。因此,医务工作者应认真做好细致、真诚的心理治疗,以取得患者的信任,提高患者对各种治疗方案的接受性,使之配合治疗。

二、高雄激素血症的治疗

(一)口服避孕药

达英-35中的孕激素为醋酸环丙黄体酮,可抑制雄激素的生成,是治疗PCOS中高雄激素较理想的药物(有研究发现达英-35能增加胰岛素敏感性);Ⅱ号短效避孕药因其孕激素成分为雄激素活性相对较弱的甲地黄体酮,可优先用作抗雄激素的避孕药;妈富隆等含第三代新孕激素如地索高诺酮、肟炔诺酮等避孕药,其雄激素作用很弱,也可以考虑选用;Ⅰ号避孕药含雄激素活性比较高的炔诺酮,应谨慎使用;单孕激素制剂最好不用。口服避孕药可使75%的高雄激素血症无排卵妇女的多毛症状得到改善。大量的临床资料提示,胰岛素敏感剂的应用能降低NIDDM高危人群向糖尿病转化。相反,有部分资料提示,目前所谓标准的口服避孕药的应用能降低PCOS患者的胰岛素敏感性并且引起糖耐量异常。因此,PCOS应该被看作是一个全身性的健康问题。胰岛素敏感剂可用于预防NIDDM。对于不孕患者,在制定治疗方案时,要同时兼顾卵泡发育和胰岛素抵抗、体重等问题。J.E.Nestler等研究认为:胰岛素抵抗是PCOS的主要特征,PCOS患者是NIDDM、心血管疾病的高危因素。PCOS患者必须长期治疗。

(二)抗雄激素制剂

(1)螺内酯常用剂量为25~100mg,2次/d,治疗2~6个月后生效,可持续改善高雄激素血症状态达16个月。

(2)氟他胺。该药在受体水平阻断雄激素作用,常用剂量为250mg,每日2次。

(3)醋酸环丙黄体酮(CPA)。该药在多个部位抑制雄激素生成,50~200 mg/d的剂量,治疗高雄激素血症长期有效率达70%~100%。

(4)非那甾胺(proscar, finasteride)。抑制5α-还原酶活性,减少睾酮合成,用药后24h内生效。常用口服剂量为5 mg/d。

（5）肾上腺糖皮质激素。通过反馈作用抑制肾上腺来源的雄激素的产生，从而降低血雄激素水平。由于肾上腺皮质激素的分泌具有昼夜节律，早晨初醒时最高，晚上睡前达低谷。所以，每晚睡前口服对下丘脑—垂体—肾上腺轴的抑制最明显。常用制剂有泼尼松和地塞米松，前者常用剂量为 5 ~ 7.5 mg/d，后者常用剂量 0.25 ~ 0.5 mg/d。必须注意用药过程中皮质醇水平的检测，如果早晨皮质醇水平 < 55.8 nmol/L（2.0μg/dl），应停药或减少剂量。有研究认为，当 DHEA-S 中度升高时用地塞米松不一定有效。所以，在应用糖皮质激素治疗时，应常规进行皮质醇和 DHEA 以及 DHEA-S 的测定，以指导用药。21-羟化酶缺陷时应大剂量应用。

（6）GnRHa。该制剂应用早期具有短暂的"flare-up"作用，使促性腺激素分泌增加，促使卵泡发育。长期应用后使垂体组织 GnRH 受体脱敏，导致促性腺激素分泌减少，从而导致卵巢的性激素合成减少。一般用药时间为半年一个疗程。因下丘脑—垂体—卵巢轴被抑制，可出现性激素低下的一系列改变，如潮热、情绪变化、阴道干燥、骨量减少甚至骨质疏松，停药后一般能恢复。开始时可因雌激素低下而出现不规则阴道流血。GnRHa 制剂种类较多，应根据具体情况选择。由于价格昂贵，临床应用受限，目前常规应用于 PCOS 患者体外授精调节方案中。

三、高胰岛素血症的治疗

50% ~ 60% 的 PCOS 患者发生肥胖，肥胖为胰岛素抵抗的重要因素。肥胖使机体对所有药物和外科手术治疗均产生不利影响。所以，通过饮食及体育锻炼降低体重，可改善内分泌代谢参数；增加性激素结合蛋白（sex hormone binding globin，SHBG）的合成；改善胰岛素敏感性及促性腺素和雄激素的代谢；改善雄激素所致的症状和体征；提高排卵率和妊娠。

1.运动可以改善胰岛素敏感性

无论是长久的还是短期的体力活动，均可以增加胰岛素敏感性，改善骨骼肌及肝脏胰岛素抵抗。运动的益处主要包括：

（1）增加全身耗氧量，可较静息状态增加 20 倍，工作肌增加更多。

（2）增加骨骼肌血流量，增加肌细胞非胰岛素介导的葡萄糖摄取。

（3）增加葡萄糖的氧化，同时增加 2 型糖尿病或 IGT 患者糖原合成酶的活性，从而降低血糖。

（4）提高脂肪分解酶，尤其是肝脂肪酶活性，提高 HDL，降低三酰甘油。同时规律运动还可以降低极低密度脂蛋白胆固醇（VLDL-C）以及游离脂肪酸水平，改善致动脉硬化脂相。运动可促进瘦素释放、降低脂肪组织的酰基辅酶 A 羧化酶以及丙二酸单酰辅酶 A 活性，增加脂肪酸氧化。

（5）降低血压，同时降低胰岛素浓度。

（6）减肥。

（7）对糖尿病的早期预防有重要作用，可预防从胰岛素抵抗向 IGT 转变化以及从 IGT 向 NIDDM 的转化。

（8）胰岛素抵抗被认为是糖尿病的发病因素，增加胰岛素敏感性治疗能延缓高危人群糖尿病的发生及发展，并对不孕、反复流产、妊娠期糖尿病、孕期死胎、死产、巨大儿的预防具有重要作用。芬兰一项研究报道，通过调整饮食和体育锻炼改善胰岛素敏感性，可使 IGT 发展为 2 型糖尿病的几率降低 58%。

运动增加胰岛素敏感性的机制非常复杂，它在细胞、受体、受体后以及分子水平均发挥作用。即对胰岛素信号转导许多环节均有影响，主要有以下几点：①增加胰岛素受体以及胰岛素受体底物的自身磷酸化。②促进肌细胞胰岛素刺激的葡萄糖转运蛋白（glucose transporter-4，

Glut-4）自细胞内池向肌膜表面转位,从而增加胰岛素介导的葡萄糖摄取。③增加肌细胞的非胰岛素介导的葡萄糖摄取。④提高肌、肝糖原合成酶活性。

2.饮食对胰岛素敏感性的影响

高脂饮食可引起胰岛素抵抗,且胰岛素抵抗独立于体重增加和体脂分布。同时,进食过多的饱和脂肪与肥胖的发生发展强烈相关。高脂膳食还可与高脂过氧化应急有关。

动物实验证实,大量摄食蔗糖、果糖亦可致胰岛素抵抗,并伴有高血压。反之,进食含糖指数低的富含可溶性纤维的复合淀粉类则可增加胰岛素敏感性。因这些食品可改善胰岛素抵抗相关的血糖、血脂以及纤溶活性等因素。

对于伴有胰岛素抵抗的 PCOS 患者,特别是具有高三酰甘油血症、超重或肥胖的患者,应根据其标准体重以及平时的体力活动情况将热卡限制在一定范围之内。保持饮食中的碳水化合物以复合淀粉形式供给,并增加可溶性纤维摄入。脂肪中饱和脂肪酸、单价不饱和脂肪酸、多价不饱和脂肪酸摄入的比例按 1 : 1 : 1 给予,并将胆固醇的摄入限制在 300 mg/d 以下。对于三酰甘油水平特别高者,应将碳水化合物的比例进一步减少(45%～55%),并增加蛋白质比例。长期坚持饮食治疗,可使 FFA、VLDL-TG、TG 以及 CH 下降,部分患者可恢复至正常范围,并使体重下降或保持在正常范围内。故饮食治疗是减轻胰岛素抵抗、增加胰岛素敏感性的有效方式和基础治疗。饮食加运动治疗对青春期女孩更是首要的选择。LegroRS 等研究认为,PCOS 是一个终生病变,胰岛素抵抗包括肥胖和肾上腺功能初现时功能过强是它的早期表现。青春期前女孩 DHEA 水平增高是 PCOS 所有表现型的高危因素,包括雄激素升高和慢性无排卵。40%的 PCOS 患者发生糖耐量异常。所以,每一个青春期女孩都应该常规做糖耐量(最起码是服糖后 2h)和胰岛素释放试验和空腹血脂的检查。二甲双胍等胰岛素增敏剂对青春期女孩的作用规律还不清楚。短期研究提示,这些药物可能对血循环中的雄激素的降低和提高排卵频率起作用。对青春期女孩来说,在进入成年期之前建立健康的生活习惯,进行有规律的锻炼和平衡饮食对恢复排卵、预防不孕、NIDDM 和心血管疾病的发生具有重要作用。糖尿病预防实验证实,这些预防措施比药物治疗有效。

总之,临床试验证明,合理控制饮食、坚持有规律的体育锻炼、保持正常的体重是治疗 PCOS 胰岛素抵抗最经济实惠、患者接受性最好的方案。对于胰岛素抵抗、肥胖、血脂紊乱患者,可根据胰岛素抵抗的程度单独控制饮食并加强体育锻炼,或配合改善胰岛素敏感性的药物治疗。

3.药物治疗

二氮嗪(diazoxide)H 和生长抑素(somatostatin)K 可直接抑制胰岛素分泌,降低血胰岛素浓度,减少卵巢雄激素的产生。因此,可解除高胰岛素对卵泡发育的抑制作用,从而恢复自发排卵,使月经恢复,增加妊娠率。

四、增加胰岛素敏感性治疗

有资料研究表明,PCOS 是一个糖尿病前期状态,糖耐量异常和 2 型糖尿病的发生率分别为 31%～35%和 7.5%～10.0%,糖耐量异常转变为糖尿病的危险性比正常人群高 5～10 倍,发生糖尿病的危险性是非脂肪依赖性的。据估计,30%～50%的 PCOS 患者 30 岁之前发生糖耐量异常或 2 型糖尿病。

美国一家糖尿病研究机构报道,绝经前的 PCOS 患者 2 型糖尿病的发生率为 27%。英国的一家糖尿病临床机构报道,糖尿病妇女中卵巢解剖示多囊改变的占 82%。

以上观察提示,PCOS 患者是 2 型糖尿病的高发人群,适当的长期治疗将降低 2 型糖尿病的发生率。胰岛素增敏剂预防高危人群发展为糖尿病的保护作用在停药后能持续 8 个月,改变生活方式和药物治疗能改善胰岛素敏感性，能降低 IGT 或有妊娠期糖尿病史者发展为 2 型糖尿病的危险性。

（一）胰岛素增敏剂的应用

已经证实 PCOS 的许多临床症状，如无排卵性不孕、皮肤的改变与高雄激素血症、高胰岛素血症有关。通过减轻或消除高胰岛素血症可使这些症状改善、消退。由于肥胖能加重高胰岛素血症引起的这些症状，肥胖的 PCOS 患者通过减少热量的摄入、改变生活方式和降低体重，可逆转这些症状。大量的临床资料已经证实，胰岛素增敏剂主要是二甲双胍能够使所有肥胖的 PCOS 患者收到与减肥同样的疗效。尽管对这些药物的有效性和安全性有争议，但它们对不孕的近期疗效和远期并发症的作用是肯定的。

1.噻唑烷二酮类衍生物（thiazolidinedione，TZDs）

TZDs 是一种新型口服降糖药，它们选择性地提高或部分模仿胰岛素的某些功能，增加周围组织对葡萄糖的摄取，降低肝糖输出。这个作用实际上是通过激活一种特异性核·过氧化物增殖体活化受体（perixisomal proliferator-activated receptory，PPAPRγ）而实现的。Troglitazone 是一种最早投入使用的 TZDs 类胰岛素敏感制剂，通过激活胰岛素受体亚单位上的酪氨酸激酶，使酪氨酸磷酸化，从而改善胰岛素抵抗、降低胰岛素水平、提高 PCOS 患者排卵率，从而改善月经紊乱、增加妊娠机会，但是由于其肝毒性现已停止应用。新一代制剂已投入临床使用。目前，常用制剂是文迪雅（rosigliotizone）、匹格列酮（pigliotizone）也正在试用中。该类制剂有着依赖胰岛素的独特作用模式，它能降低肝糖原输出，提高骨骼肌对葡萄糖的利用；降低空腹及餐后 2h 血糖水平；显著降低胰岛素、总睾酮、游离睾酮、17-羟黄体酮及雄烯二酮水平，且上述变化不受性激素的影响；显著抑制血管平滑肌细胞增殖及迁移；降低 PAI-1 水平，改善纤溶活性，增加胰岛素敏感性，改善胰岛素抵抗，从而使部分患者恢复排卵。其抑制平滑肌细胞增殖和迁移的机制为：当该类药物与 PPARγ 结合后，阻断了胰岛素在内皮的 MAPs 信号转导途径，抑制原癌基因表达，抑制 DNA 合成，从而抑制 VSMC 的增殖及迁移，新生的血管内膜区域显著减少。该类制剂能有效改善 PCOS 患者胰岛素抵抗，无明显的副作用。因有报道本制剂能引起胎儿宫内发育迟缓，故孕期应停药。第一代制剂曲格列酮因其肝毒性已少用。

2.二甲双胍（metformin）

二甲双胍为双胍（dimethybiguanide）类口服降糖药物，是 PCOS 治疗过程中研究最多的胰岛素增敏剂。它具有降糖功能而不引起低血糖，其作用机制为：①抑制肝糖产生及输出，降低糖的吸收，在受体后水平提高周围组织对葡萄糖的摄取和利用。二甲双胍能增加胰岛素受体而不提高胰岛素浓度，所以，在血糖正常的患者不会引起低血糖。②增加胰岛素受体酪氨酸激酶活性，提高外周组织对胰岛素的敏感性。③减低高胰岛素血症的发生率，降低垂体 LH 及卵巢雄激素的分泌，增加性激素结合蛋白含量，改善高雄激素血症引起的一系列症状。④改善 PCOS 患者对氯米芬的排卵反应，降低自然流产率，降低远期后遗症。⑤降低糖尿病、心血管疾病、栓塞以及子宫内膜癌的发生率。

美国 NIH 研究了 3 234 例糖尿病高危人群（即妊娠糖尿病史、IGT、一级亲属糖尿病史）后发现：强化节食及运动以及单服二甲双胍减少高危人群发展为糖尿病的几率分别为 58% 和 31%。用法：国内用量为 500mg，3 次/d，服 3～12 个月，国外用量 1 500～2 550 mg/d。根据治疗目的不同决定用药时间。Glueck 等报道整个孕期服二甲双胍 15 00～2 550 mg/d，可降低早期流产率，且未发现任何胎儿畸形。Coetzee 研究发现，整个孕期服用二甲双胍治疗的 NIDDM 患者胎儿先天缺陷发病率较未用二甲双胍治疗的 NIDDM 患者无明显增高。

（二）雌激素应用

多项研究证明，小剂量雌激素可增加外周组织对胰岛素的敏感性，而较大剂量的雌激素或加安宫黄体酮等孕激素后,外周组织对胰岛素的敏感性降低。目前临床应用的药物中,达英-35效果较好,其雌激素的含量和种类对PCOS高雄激素和胰岛素抵抗均有明显的改善作用。

五、诱发排卵治疗

1.氯米芬

(1)氯米芬(clomiphene citrate,CC):属于非甾体类抗雌激素制剂,能与雌激素受体结合,具有弱雌激素作用。通过竞争内源性雌激素受体而减少细胞内受体。同时,又抑制下丘脑雌激素水平,解除雌激素对下丘脑—垂体的抑制作用,增强垂体促性腺细胞对GnRH的刺激反应(负反馈),使FSH水平升高并伴随LH水平的升高。所以,在促排卵过程中应注意LH的不正常升高。氯米芬是PCOS不孕患者促排卵的一线药物,排卵率为70%～85%,而妊娠率只有33%～45%。应用氯米芬促排卵时,卵巢过度刺激综合征(ovary hyperstimulated syndrome,OHSS)的发生率很小,多胎妊娠率为5%。氯米芬促排卵最大的弊端是由于它的抗雌激素作用使子宫内膜偏薄、宫颈黏液黏稠,影响精子的穿透和胚胎着床。小剂量HMG和雌激素序贯应用能使上述副作用得到一定改善,并提高受孕率。

(2)用药指征:FSH偏低而具有一定的雌激素水平,应用黄体酮撤退出血,泌乳素在正常范围者。对来源于卵巢的高雄激素患者,促排卵成功率较高。

(3)用法及用量:开始用量一般为100 mg/d,月经第4～5天开始,连用5d,于停药后第1天或第2天B超监测卵泡发育。对于停药后1～2d无>8mm的卵泡发育的患者,考虑本周期为无反应型。应根据用药目的决定是否加用HMG。若加用HMG,应从75 mg/d开始,密切监测卵泡发育的速度。对HMG反应不良者,应警惕继续加量可能导致卵巢过度刺激。对本周期促排卵失败者,下周期可加量至150 mg/d;对仍无反应者,最大剂量可达200mg;连续3个周期无反应者称为氯米芬抵抗。该类患者往往合并较高水平的雄激素和较重的胰岛素抵抗,卵巢体积较大,小卵泡数目较多,双侧卵巢均为典型的PCOS样改变。所以,应重新评估胰岛素敏感性,对存在胰岛素抵抗者应在改善胰岛素敏感性治疗后再考虑促排卵,或选择其他方案如未成熟卵穿刺治疗等。

(4)氯米芬试验:用于评估闭经者下丘脑—垂体—卵巢轴的功能。用法为100 mg/d,从月经第4～5天开始,连用5d,注意监测卵泡发育及激素水平的变化。服药3d后LH水平可增加85%,FSH可增加50%,停药后LH、FSH即下降。如果以后能再出现LH上升达排卵水平,诱发排卵,表示不为排卵型反应;如果停药后不再出现LH上升,即无反应型。应在用药的1d、3d、5d测定LH,FSH,第三周或经前抽血测黄体酮。如果对GnRH刺激有反应而对氯米芬刺激无反应,则提示病变在下丘脑。

2.二甲双胍

近年来大量研究已经证实二甲双胍治疗PCOS的有效性。所以,妇产科医生临床工作中应该熟悉二甲双胍的适应证和禁忌证。

(1)二甲双胍对促排卵的影响:R.L.Barbieri等认为,二甲双胍加氯米芬促排卵比单独用二甲双胍或单用氯米芬更有效。大部分PCOS患者经过4～6个月的二甲双胍治疗后,能恢复排卵性月经。S.S.George等对胰岛素抵抗的PCOS患者用胰岛素敏感剂治疗6个月后,应用氯米芬或HMG促排卵,结果发现:两组的怀孕率分别为16.7%和23.3%,氯米芬组治疗后月经周期和排卵率显著改善(40%,$P < 0.001$;46.7%,$P < 0.001$),其他生化指标无显著变化。HMG组的排卵率为43.3%。结论是二甲双胍和氯米芬序贯应用于PCOS患者促排卵是有效的。F.Michael

等研究认为,单独应用二甲双胍6个月,能使月经稀发或闭经的PCOS患者恢复月经和自然排卵,但对妊娠率无明显影响。二甲双胍加氯米芬无论对氯米芬抵抗还是未加选择的PCOS患者,均能提高其排卵率和妊娠率。至于二甲双胍对体外授精的影响,尚无定论。

山东省立医院生殖医学中心的经验是:对伴有胰岛素抵抗的PCOS患者根据胰岛素抵抗的程度给予一定疗程的二甲双胍治疗,并根据体重情况指导适当的运动或节食,能显著降低OHSS的发生率,并提高妊娠率,降低自然流产率。其确切机制以及临床效果有待于进一步研究。

(2)二甲双胍对BMI的影响:二甲双胍对BMI的影响虽然较小,但具有显著意义。对于有生育要求而无规律月经的肥胖PCOS患者,二甲双胍结合低热量饮食和有规律运动减肥,其效果比单独低热量饮食要好得多。

山东省立医院生殖中心对200名伴有胰岛素抵抗、IGT、NIDDM或代谢综合征的PCOS患者(包括既往体外授精失败、反复流产、行人工授精两次以上失败者)进行内分泌治疗。主要方案是口服二甲双胍,同时指导规律运动和控制饮食。患者对该方案的依从性很好,减肥效果明显,平均每月减少体重2kg、10kg,无1例发生低血糖。患者体力、精神状况较前明显改善。大部分于3个月内恢复月经,少部分患者恢复排卵并怀孕(5%)。另有5%的患者经过氯米芬、HMG促排卵指导同房或进行人工授精怀孕,无1例发生OHSS,多胎率1%。结果说明二甲双胍在PCOS治疗中的有效性和安全性。最近,我们对部分经过二甲双胍治疗后对氯米芬促排卵不敏感患者(于停氯米芬后1～2d B超监测无>10mm的卵泡),加用HMG和小剂量阿司匹林继续促排卵,发现妊娠率明显提高。注意:HMG应该从小剂量开始,根据卵泡发育的速度以及数量决定是否加量。HMG应用的时间延长并不影响妊娠率。阿司匹林的药理作用是抗炎、抗免疫以及抗血小板聚集作用,小剂量长期应用是安全的。对阿司匹林过敏、出血倾向、抗凝治疗、近期胃肠出血以及临床活动性肝病者禁用本药。

3.HMG

HMG每支含FSH和LH各75U,是从绝经期妇女尿中提取的,并非PCOS的首选药物。应用时从小剂量开始,避免初始剂量过高引起卵泡募集过多。注射过程中应密切监测卵泡发育和雌二醇水平,如发现卵泡发育过多或雌二醇过高,则有OHSS的可能。应及时采取相应的措施,如停用HMG(coasting)或不用HCG,使卵泡发育减慢或停止,有可能避免OHSS的发生率。也可以根据卵泡和子宫内膜的发育情况选择辅助助孕技术,可提高受孕率,并降低OHSS的发生率。我们的经验是经过1个月以上的胰岛素敏感剂治疗后,即使成熟卵泡发育较多,双侧卵巢多于10个,也不容易发生OHSS。

4.FSH

单纯给予FSH后,LH的释放受抑制,LH水平降低,卵巢的雄激素合成降低,胰岛素抵抗状态得到改善,同时,FSH直接促进卵泡发育。A.LaMarca等报道,二甲双胍能显著降低基础游离睾酮、基础胰岛素和服糖后胰岛素水平。卵泡发育有其FSH阈值,FSH水平达其阈值以上即可促进卵泡发育。应根据个体的阈值制定个体化方案。一般用于PCOS的有FSH小剂量渐增方案、FSH剂量渐减、coasting等方案。二甲双胍治疗后再使用FSH,雌二醇水平比未用前显著降低,表示芳香化酶对FSH反应的曲线下面积AUC(雌二醇)/AUC(A)、AUC(E_2)/AUC(T)较治疗前显著降低。因此得出结论:二甲双胍治疗效果与PCOS患者芳香化酶对FSH的反应有关。胰岛素能影响雌激素和雄激素的产生,在调节颗粒细胞和间质细胞中起重要作用。因此推测,对可能发生OHSS的患者,IVF治疗前用二甲双胍治疗,可预防OHSS的发生。本中心对部分曾发生OHSS的患者采用上述方案治疗后无1例发生OHSS。

5.GnRHa

生理情况下,下丘脑的GnRH释放脉冲频率为30～120min,用计算机控制技术制成的

GnRH 自动注射泵,每 90min 注射一次,临床上应用较少。由于 PCOS 患者的垂体对下丘脑分泌的促性腺激素释放激素反应过度敏感,可能是 PCOS 患者对脉冲应用的 GnRH 反应不良的原因。GnRHa 一般用于 IVF 降调节。根据 GnRH 应用时间的长短,定为长方案、超长方案、短方案和超短方案。

六、子宫内膜病变的治疗

PCOS患者因长期无排卵而缺乏孕激素,子宫内膜长期受雌激素刺激,而无黄体酮对抗,出现不同程度的增生过长,易发生子宫内膜癌。所以,对于近期无生育要求的 PCOS 患者,应用孕激素转化子宫内膜,可选择无雄激素活性的孕激素。但要注意:几乎所有的孕激素均具有降低胰岛素敏感性的作用(李秀钧)。对于子宫内膜癌的处理,应遵循以下原则:一期内膜癌的 PCOS 患者选择手术还是高效黄体酮治疗取决于年龄和生育状况。年轻或者有生育要求的患者,应选择高效黄体酮(如medroxyprotesteroneacetate)作为初始治疗,有生育要求者内膜转化后尽快妊娠,孕期严密随访,足月妊娠时可考虑剖宫产同时切除子宫或行淋巴清扫。如果治疗 4 ~ 6 个月无改善应考虑切除子宫。对于卵巢的处理,须根据病变的期别决定是否在进行手术之前促排卵,行体外授精后胚胎冷冻保存,在保守治疗成功后考虑胚胎移植。对于已经行子宫切除的患者,如果无肿瘤转移,可考虑子宫移植。

七、手术治疗

(一)腹 腔 镜
腹腔镜下手术方式:卵巢多点穿刺卵泡放液、卵巢多点活检样切除,以及电凝或激光疗法对 PCOS 的内分泌改善、恢复排卵、提高受孕率均有一定的效果。但术后粘连、卵巢功能早衰的问题有待于解决。手术前应进一步明确诊断,严格选择患者,根据患者年龄、内分泌以及代谢状态、卵巢的超声表现和腹腔镜下表现选择手术方式和处理卵泡的数目以及深度,术后及时指导患者怀孕。

(二)卵巢楔形切除
双侧卵巢楔形切除可使睾酮及雄烯二酮水平下降,但其对 LH、FSH 的影响意见不一致。本手术适用于睾酮水平过高,双侧卵巢过大,DHEA、泌乳素正常的 PCOS 患者。以上改变提示雄激素来源于卵巢,楔切卵巢能短期减少卵巢所产生的过多雄激素,并纠正下丘脑—垂体—卵巢轴的一系列恶性循环,但术后易发生粘连和相当比例的卵巢早衰。术前应根据患者的年龄、内分泌情况以及超声下卵巢的状况综合分析后谨慎选择;术中应根据卵巢的情况决定卵巢的去留比例;术后及时监测排卵情况,必要时促排卵或选择相应的辅助助孕技术,争取尽早怀孕。

(三)未成熟卵穿刺治疗
对典型的 PCOS 患者,可通过未成熟卵穿刺治疗,降低过高的雄激素,改善 LH/FSH 比例,恢复排卵,提高自然受孕率,预防 OHSS。目前常用的方法有以下两种。

1.促排卵法

促排卵法用HMG促排卵,密切监测卵泡发育情况,当主导卵泡发育至直径 12 ~ 14mm 时注射 HCG。于 HCG 注射后36h 取卵。取出的卵子经培养后体外授精。根据子宫内膜发育情况、内分泌水平或患者是否有生育要求决定是否进行胚胎移植。剩余胚胎冷冻保存。根据内分泌改善情况、卵巢情况决定是否再次进行体外成熟培养(IVM)。冷冻胚胎可寻找合适的时机进行胚胎移植。这种方法适用于所有促排卵治疗后卵泡发育过多的情况。这种方法仍然有发生 OHSS 的危险,但发生率大大低于卵泡发育成熟后取卵的情况。

2.自然周期法

自然周期法于卵泡期即患者月经周期或黄体酮撤退出血的第 7 ~ 13 天,监测卵巢情况。如无优势卵泡生长或卵巢的非赘生性囊肿,注射 HCG,36h 后取卵。由于该种状态下的卵巢体积较小、活动度大,穿刺较困难,应在静脉麻醉下进行。穿刺取出的未成熟卵在体外培养成熟后体外授精并胚胎移植,获得的临床妊娠率达 30%~ 35%。这种方法的优点是费用低,无 OHSS 的危险。

山东省立医院生殖医学中心在该项技术中积累了比较成熟的经验。山东省立医院生殖医学中心在进行体外成熟培养穿刺治疗时还发现,经过连续多次的未成熟卵的穿刺,能够显著改善患者的内分泌水平,并显著降低基础窦卵泡计数。初步用 HMG 周期对 37 例 PCOS 患者进行了 88 个周期的穿刺治疗。所有患者经过 2 ~ 3 次穿刺后,睾酮和 LH/FSH 比值转为正常,33例(89.2%)患者的基础窦卵泡计数降到 10 个/卵巢以下。之后再用 HMG 诱发排卵,在注射 HMG后都发生了排卵,只有 3 例发生了轻度 OHSS。随访 6 个月后,33 例(89.2%)患者通过 IMFP 后的 HMG 促排卵周期获得妊娠。但是由于还要用到 HMG 促排卵,在随后的治疗中,对 27 例患者进行了自然周期的体外成熟培养穿刺治疗,共 64 个周期。发现随着穿刺周期数的增多,LH/FSH 比值及睾酮水平呈进行性下降趋势,但是效果不如 HMG 刺激周期明显。窦卵泡计数在经过穿刺治疗后有明显下降。而且在这样的周期中进行体外成熟培养/体外授精—胚胎移植,妊娠率远高于 HMG 刺激周期。Child 比较了体外成熟培养和体外授精在治疗 PCOS 不孕中的作用。他将 107 例在自然周期中做体外成熟培养的患者和 107 例促排卵做体外授精的患者进行比较,发现体外成熟培养的妊娠率和活产率与体外授精周期没有明显差异,体外授精得到的胚胎着床率明显高于体外成熟培养,但是体外授精中有 12 例发展为中重度 OHSS,而体外成熟培养周期中没有发生 OHSS 者。因此,得出结论,对于需要采取辅助生殖技术治疗的 PCOS 患者,体外成熟培养可能是比传统的体外授精更好的治疗措施。

(四)辅助生殖技术

根据患者输卵管、精液、年龄、经济状况等情况选择不同的辅助生殖技术方案,目前常用的辅助助孕技术有以下几种:

(1)体外授精—胚胎移植或卵细胞质内单精子注射可根据患者的输卵管和其丈夫的精液情况以及经济状况具体决定,这个方案的优点是怀孕的成功率高,而且可能获得冻胚;其缺点是费用高。

(2)IVM 在卵泡没有达到成熟之前取卵,体外培养后受精,明显降低 OHSS 的发生率,并可能获得冻胚,同时也是有效的治疗措施。

(3)宫腔内配子移植。

适用于输卵管病变患者,多余卵子可以冻存,但目前的怀孕率还比较低。

(4)腹腔内人工授精。

方法是经阴道穿刺,将 2 ~ 3 个质量较好的成熟卵泡留于腹腔,多余的卵泡取出体外,以降低 OHSS 的发生率,取出的卵子可以考虑体外授精、卵子冷冻或根据患者的要求做其他处理,如供科研应用或卵子捐送。取卵完毕后,经穿刺针将经过严格处理的精子液注射于腹腔。该方法费用低、成功率较高。

(5)人工破卵后人工授精。

经阴道穿刺,质量较好的成熟卵泡留于腹腔,取出多余的卵子后,根据丈夫精液情况进行宫腔内或颈管内人工授精。

以上方法除体外授精—胚胎移植和卵细胞质内单精子注射以外,费用较低,并且避免了排卵障碍所导致的不孕。

八、对促排卵以及辅助生育过程中严重并发症的预防及治疗

由于PCOS长期无排卵而不孕,要解决生育问题需要药物促排卵。而有相当一部分患者对氯米芬不敏感,即氯米芬抵抗,需用HMG或FSH促排卵。但往往该类患者由于复杂的内分泌环境使患者对各种促性腺激素的反应不敏感,需要较大剂量才能促卵泡成熟,而较大剂量的促排卵药物易引起多卵泡发育而发生OHSS,使体内雌激素、血管内皮生长因子等激素水平增高,致血管通透性增加、血液浓缩、血液黏稠度增加、血流缓慢;血容量的减少使肾灌流不足,肾远曲小管对水钠的重吸收增加,同时肾素—血管紧张素—醛固酮分泌增加,引起血管收缩;当发生OHSS时,血循环中前列腺素浓度增加,促进组胺的释放,加重毛细血管的通透性,使血循环量更少。以上因素的存在,大大增加了血栓形成的可能性。

辅助生育对血液循环的影响:PCOS患者由于多数伴有排卵障碍,促排卵过程中,可能由于多卵泡同时发育,使卵巢体积过大,取卵时间长,对卵巢的损伤较大,手术损伤可造成反应性血液凝固性增高。胚胎移植后,长时间卧床使静脉壁受压,血液循环变慢;大剂量的黄体支持亦使血液黏稠度增高,具备了血栓形成的另一个条件。

由于胰岛素抵抗在PCOS中的重要地位极其复杂的病理改变,所以在PCOS的治疗过程中一定要重视胰岛素抵抗的诊断和治疗,尤其要注意以下事项。

1.准确评估胰岛素敏感性

由于绝大部分PCOS患者空腹血糖及胰岛素在正常范围,所以应常规测定糖负荷后血糖以及胰岛素的浓度,结合多时点的血糖、胰岛素、C-肽浓度以及血脂的变化进行全面评估,任何单时点、单因素的上述各值在评估胰岛素敏感性方面均存在一定的缺陷。

2.不能以OHSS的分度预测血管病变的程度

OHSS的程度不一定与心脑血管损害程度相平行。PCOS患者促排卵、胚胎移植均存在诱发血栓形成的因素:①超排卵使多个卵泡同时发育成熟,血循环中过高浓度的雌激素及IGF-Ⅰ系统的变化是血管渗出、血液浓缩的主要原因。因为过剩的雌二醇可刺激前列腺素(PG)的形成;HCG的应用可使体内花生四烯酸活化,并使其转变成环氧化酶,刺激前列腺素产生增加。②穿刺取卵致组织损伤,前列腺素产生增加,PG促进组胺的释放,加重毛细血管通透性,使循环血量更趋减少。③移植后大剂量黄体支持使血液黏稠度增高,胰岛素敏感性进一步降低,甚至发生IGT或血糖达糖尿病标准,血糖的升高会进一步加重血管的损害。④移植后长时间卧床使静脉受压,血液循环缓慢。

3.早期诊断并治疗中枢神经系统病变

OHSS时全身各组织器官均发生水肿,脑水肿的危害尤其严重。所以,一定要重视早期的脑部病变,PCOS患者术后腹胀、呕吐、头痛、头胀、不能进食者,应警惕脑水肿等脑部病变所致的颅内压升高。应静脉补液,维持有效的血液循环,及时纠正电解质紊乱,必要时给予甘露醇脱水,并严密观察病情发展。

4.慎用葡萄糖制剂

由于大部分PCOS患者合并胰岛素抵抗、糖耐量异常或糖尿病,血管本身已经存在一定的损害,高血糖环境可加重血管损害的程度。对于脑水肿患者,高血糖可加重脑水肿的程度,甚至引起脑疝。所以,对发生意识障碍的患者,在未明确诊断之前,不能盲目应用高糖制剂。

5.慎用糖皮质激素,以避免糖代谢异常的恶化

总之,由于PCOS患者合并胰岛素抵抗时本身即存在很大的血栓形成倾向,即血管的损伤、血流缓慢以及血液凝固性增高,某些病理情况如手术、避孕药、大剂量孕激素的应用使这种倾向加重,所以促排卵治疗过程中,应重视预防血栓形成等可能。

（于源源）

第七节　多囊卵巢综合征的远期并发症

Section 7

PCOS妇女是糖尿病、高血压、冠心病、代谢综合征和子宫内膜癌的高发人群。全面了解上述并发症,并做好积极治疗和预防,对PCOS不孕治疗方案的选择具有指导作用。

（一）糖　尿　病

大量证据提示,20%～40%的PCOS妇女在近40岁时发生糖耐量异常或糖尿病,少数糖耐量异常发生于青春期。有PCOS病史的绝经妇女2型糖尿病的发生率为13%,而对照组仅为2%。Legro报道,胰岛素抵抗在年长妇女持续存在,而高雄激素血症问题趋向于解决。PCOS妇女2型糖尿病的发病率随年龄增长而增高。由于怀孕是一种胰岛素抵抗状态,所以,PCOS患者发生妊娠期糖尿病的概率增高,但此结论尚需要进一步更大样本的证实。

（二）子宫内膜癌

流行病学研究表明,PCOS患者长期无排卵,缺乏孕激素对雌激素的对抗,糖及脂肪代谢异常使脂肪沉积,雄激素转化为雌酮的量增加,增加了子宫内膜癌的发病风险。PCOS妇女肥胖的高发率可能是子宫内膜癌发病的关键因素。对于功能性子宫出血和长期应用无孕激素对抗的雌激素患者,应严密监测子宫内膜的变化,必要时进行诊断性刮宫。

（三）心血管疾病

PCOS患者的肥胖能引起一系列的代谢异常,如游离脂肪酸、三酰甘油及低密度脂蛋白增高,而高密度脂蛋白降低。胰岛素抵抗和高脂血症是心血管病的危险因素。胰岛素对脂代谢的影响比雄激素更大,降低雄激素对血脂无影响,而胰岛素降低可改善血脂状况。另外,PCOS患者还伴有脂解活性异常以及API-1浓度增高。研究认为,API-1与胰岛素抵抗有关,并且API-1浓度的增高通过血管内栓塞构成心血管疾病的独立危险因素。因此,PCOS患者心血管疾病的发病风险(包括心肌梗死和动脉硬化)增高。

（刘卉）

第十一章

子宫内膜异位症与不孕

子宫内膜异位症(endometriosis,EM)是指具有生长功能的子宫内膜腺体和间质出现在子宫腔以外的身体其他部位所引起的疾病。以往的概念将子宫内膜异位症分为内在性子宫内膜异位症和外在性子宫内膜异位症两种。内在性子宫内膜异位症是指子宫内膜生长入子宫肌层，而外在性子宫内膜异位症是指子宫内膜生长在子宫以外的部位。随着对子宫内膜异位症认识的逐渐深入，发现二者的发病机制、临床表现以及处理原则均有所不同，因此，近年来将内在性子宫内膜异位症称为子宫腺肌病；外在性子宫内膜异位症称为子宫内膜异位症。子宫内膜异位症是一种起始于细胞水平，以盆腔疼痛和不孕为特征的病变。近年来已成为妇产科领域的常见多发病。Kistner把子宫内膜异位症描写为妇女尚未解决的、谜一样的疾病。其发病机制仍不十分明了，在治疗方面亦存在许多悬而未决的问题。

第一节 子宫内膜异位症的发病机制

Section 1

子宫内膜异位症的病因和发病机制至今尚未完全清楚。任何一种机制都不能解释所有病例的发病过程。不同患者的发病机制不同，每一发病机制参与的程度也不同，可以说是原因多种、机制叠加。

(一)子宫内膜种植学说

作为子宫内膜异位症发病机制的主导理论，子宫内膜种植学说认为，月经期脱落的子宫内膜碎屑随经血逆流，经输卵管进入腹腔，种植于卵巢表面或盆腔其他部位。如严重的后倾后屈子宫、先天性宫颈狭窄或阴道闭锁者子宫内膜异位症发生率较高。剖宫取胎手术时将内膜碎片带至腹壁伤口上，形成腹壁子宫内膜异位症等均为种植学说的有力例证。这一理论是Sampson提出的，但近几年来却面临挑战。早多年前就有人在子宫直肠陷凹中发现了倒流的红细胞和子宫内膜细胞，认为经血逆流是一种常见的生理现象，而黏附、种植和浸润发展却是非常重要的。这一理论需要强有力的证据加以证实和支持。

(二)体腔上皮化生学说

卵巢生发上皮、盆腔腹膜、直肠阴道隔等都是由具有高度化生潜能的体腔上皮分化而来，均具有潜在能力化生成为子宫内膜样组织。在胚胎期产生胚芽及中肾管时，有可能发生体腔上皮异位于其中，日后组织可化生而在该部形成子宫内膜异位症。这可解释青春前期幼女和无月经妇女亦可发生子宫内膜异位症的原因。

文献报道应用雌激素治疗的男子亦可发生子宫内膜异位症。由此认为，非特异性刺激可促进体腔上皮转化为子宫内膜样腺体而引起子宫内膜异位症，这也是所谓体腔上皮化生学说的一种表现。

（三）淋巴及静脉播散学说

子宫内膜碎屑可通过淋巴或静脉播散种植，如子宫内膜碎片可通过静脉和淋巴播散引起盆腔外子宫内膜异位症。临床常见的卵巢子宫内膜异位症，亦可通过子宫向卵巢的淋巴引流来解释。由此可以解释发生于远离盆腔部位的子宫内膜异位症病灶，如肺、胸膜病灶等。

（四）遗传诱导学说

遗传诱导学说是近年来提出的一种学说，认为子宫内膜异位症的发病是在遗传易感性的基础上由某些环境因素诱导发病。流行病学调查发现子宫内膜异位症发病有以下特点：①家族聚集性。②患者一级亲属发病率显著高于人群发病率。③家族史阳性患者痛经严重程度显著高于家族史阴性者。④家族中有多个患者时疼痛症状发作年龄趋于一致。Simpson 等发现子宫内膜异位症患者的直系亲属中，发病几率为 6.9%，而对照组仅为 1.0%。单卵双胎发生子宫内膜异位症概率相似。根据以上特点，推测子宫内膜异位症可能是一种多个基因位点致病作用累积，在环境因素激发下产生疾病表现型的多因子遗传性疾病。另外，子宫内膜异位症患者的体细胞常有染色体的异常及基因和基因表达产物的异常。

（五）免疫学说

子宫内膜异位症的发生、发展与免疫功能异常有关是近年来提出的一种理论。Dmowki 等观察发现，患子宫内膜异位症的猴子，对子宫内膜的细胞免疫功能减弱。提示特异性免疫功能缺陷可提高对子宫内膜异位症的易感性。子宫内膜异位症患者血清中，直接抗子宫内膜抗体和抗卵巢组织体液抗体明显增高，各种免疫反应也降低。因此，免疫机制在子宫内膜异位症的发生、发展各环节起重要作用。近年来研究表明，免疫异常对异位内膜的种植、黏附、增生具有直接或间接作用。经血逆流的子宫内膜只有在免疫反应发生改变的基础上才能发生子宫内膜异位症。Weed 等报道，异位内膜周围有淋巴细胞、浆细胞浸润，巨噬细胞内含铁血黄素沉着及不同程度的纤维化。他们认为是由于异位的内膜病灶作为异物激活了机体的免疫系统所致。此后，许多学者从细胞免疫、体液免疫等方面探讨子宫内膜异位症的病因及发病机制。

（张宁）

第二节　子宫内膜异位症的病理

Section 2

子宫内膜异位症的病理特点是多形性及不一致性。其主要的病理特点是异位内膜周期性出血及其周围组织纤维化。子宫内膜异位症最常发生在卵巢，由于周期性出血，可出现血性囊肿，为直径 6～7cm 大小，表面为一层原纤维囊壁包绕，内含棕黑色黏稠陈旧血液，又称"巧克力"囊肿，多与周围有紧密粘连。其次，子宫直肠窝之腹膜、宫骶韧带、直肠阴道隔甚至直肠前壁，常有散在紫褐色出血点或结节，使肠壁与子宫后壁、卵巢间形成致密粘连，术中很难分离。

早期病变多由内膜细胞及腺体组成，血管网丰富，故称为红色病变；随着病情的进展，病灶反复周期出血，并有色素沉着，称为棕色病变；以后出血逐渐吸收，瘢痕形成，血管网减少，称为白色病变。通常红色病变为病变的开始阶段，血管丰富，有丝分裂活跃，病变较为活跃；而白色病变血管少，有丝分裂缺乏，病变不活跃。子宫内膜异位症的进展可假设为分步进行，异位内膜种植或化生→不典型的非色素病灶→典型的色素病变→卵巢子宫内膜囊肿、粘连或深部浸润。子宫内膜异位症不同的病理表现是预测疾病进展、选择合理治疗方法的重要指标，对不同阶段的病变治疗应有所区别。

光镜下可见到子宫内膜上皮、内膜腺体或腺体样结构、间质和出血。但由于异位内膜反复出血，上述典型组织结构可能被破坏而难以发现。

（张宁）

第三节 子宫内膜异位症的发病率

Section 3

　　子宫内膜异位症发病率的相关报道差异很大。育龄妇女的发病率为 3%～ 10%。近年来由于对本病的认识水平及检测手段的提高，子宫内膜异位症的发病率明显增加。在子宫内膜异位症患者中不孕妇女高达 25%～ 35%，甚至更高，而不孕患者中 1/3 ～ 1/2 患子宫内膜异位症。子宫内膜异位症患者中不孕的概率几乎为正常人的 20 倍。国外报道 15 ～ 64 岁的妇女子宫内膜异位症的每年住院率为 0.4%，略高于乳腺癌住院率。青春前少女子宫内膜异位症的发生较低，其中多数与经血引流不畅和生殖道解剖异常相关。

（吴佩莼）

第四节 子宫内膜异位症的临床表现

Section 4

　　（一）症　状

　　1.痛经为一常见而突出的症状，多为继发性，进行性加重

　　既往无痛经和性交痛的妇女开始出现痛经和深部性交痛，多提示子宫内膜异位症。痛经可为弥漫性，或为局限性盆腔痛，多位于直肠周围。累及直肠、输尿管、膀胱的子宫内膜异位病灶可引起相应的症状和体征。子宫内膜异位症亦可引起腰骶部疼痛，并与经前期点滴流血相关。疼痛严重时需要卧床休息或用药物止痛。严重的痛经与异位内膜病灶的浸润程度及病变的位置有关，位于子宫直肠窝和宫骶韧带等处的病灶常引起严重痛经。痛经的发生机制有以下几点：①在月经周期中，异位的子宫内膜在卵巢分泌雌激素的影响下增殖、肿胀，月经后半期又受卵巢分泌孕激素的影响而出血，刺激局部组织导致疼痛。月经过后，异位内膜逐渐萎缩而痛经消失。②与前列腺素有关（PGs）。在位和异位的子宫内膜及子宫肌层均可产生 $PGF2\alpha$ 与 $PGE_{2\beta}$ 子宫受 PGs 的作用过度收缩，子宫血流量减少，局部缺血导致疼痛。此外，盆腔子宫内膜异位病灶可出现炎症过程，很可能局部的炎症过程伴有活跃的腹膜病变，从而产生前列腺素、激肽和其他肽类物质引起疼痛或触痛。

　　然而临床上约 25%的子宫内膜异位症患者并无痛经。疼痛程度往往不能反映出腹腔镜检所查出的病变程度，心理状况亦可影响痛觉。

　　另外，约 80%的子宫内膜异位症患者有慢性盆腔疼痛，而在慢性盆腔疼痛患者中 71%～87%有子宫内膜异位症，二者关系密切。因此对于慢性盆腔疼痛的患者应引起重视。

　　2.不　孕

　　子宫内膜异位患者常伴有不孕。任何不孕患者均可合并子宫内膜异位症，对于主诉痛经和性感不快的不孕患者更应高度警惕。

　　根据天津、上海两地报道，子宫内膜异位症患者占原发不孕的 41.5%～ 43.3%，占继发不孕的 46.6%～ 47.3%。不孕与子宫内膜异位症的因果关系尚有争论，严重的盆腔子宫内膜异位症常可引起输卵管周围粘连、管腔堵塞，从而影响精卵通过，或因卵巢病变影响排卵的正常进行而造成不孕。近年来注意到轻度子宫内膜异位症患者，输卵管和卵巢均未受累，且无其他不孕原因，也可导致不孕，说明不孕的原因绝非单纯局部解剖异常所致，可能与免疫因素导致的盆腔内微环境改变有关。另外，据 Jones 和 Naples 等报道子宫内膜异位症患者妊娠后流产率可高达 44%～ 47%。Naples 报道子宫内膜异位症患者经手术治疗后，流产率可下降到 8%。

　　3.大便时坠胀感

　　为子宫直肠窝及直肠附近子宫内膜异位症的典型症状。一般发生在月经前期或月经后，

患者感到粪便通过直肠时疼痛难忍，而其他时间并无此感觉。偶有异位内膜深达直肠黏膜则出现月经期直肠出血。子宫内膜异位病变围绕直肠形成狭窄者有里急后重及梗阻症状，与癌瘤相似。

4.膀胱症状

多见于子宫内膜异位症侵至膀胱者，有周期性尿频、尿痛症状；侵犯膀胱黏膜时，则可发生周期性血尿。

腹壁瘢痕及脐部的子宫内膜异位症则出现局部肿块及周期性疼痛。

（二）诊　断

除病史、主诉和体检外，腹腔镜检查仍然是子宫内膜异位症诊断的金标准。但腹腔镜检查未发现子宫内膜异位症，也不能排除隐蔽性子宫内膜异位症的存在。到目前为止，尚无对诊断及监测子宫内膜异位症病情进展十分有价值的标志物。

1.病　史

应重视病史的询问。包括家族史、月经史、妊娠史、流产史及分娩史。对于多年不孕伴有痛经的患者应高度警惕。

2.体　征

典型的子宫内膜异位症表现为子宫后倾、固定。三合诊可触及子宫直肠窝、宫骶韧带及子宫后壁的下段有触痛结节。有子宫内膜异位囊肿时，在一侧或双侧附件区可扪及不规则的囊性包块，与子宫粘连，活动性差。囊肿的大小常与月经周期有关，月经期增大、月经后缩小。宫颈和阴道壁的子宫内膜异位病灶可在检查阴道时发现。

3.子宫内膜异位症的辅助检查

（1）血清CA125测定：CA125是一种细胞表面抗原，来源于体腔上皮的衍生组织（包括子宫内膜），是监测上皮性卵巢癌的有效标记物。子宫内膜异位症患者血清CA125水平升高，并与疾病的严重程度、治疗反应相关，如药物治疗可引起CA125水平下降，停止治疗后可很快回升到治疗前水平，因此CA125可作为评估治疗反应和疾病复发的标记物。由于CA125测定的敏感性较低，不宜列为常规筛查试验，其临床应用价值有限。血清CA125值与阴道超声波检查联合时，可用于鉴别子宫内膜异位囊肿与其他良性附件囊肿。值得注意的是，早期妊娠、急性盆腔炎、平滑肌瘤及月经期的CA125的水平均可升高。

CA125值与子宫内膜异位症的病变分期有一定关系。根据R-AFS分期，I～II期子宫内膜异位症患者血CA125大多正常，III～IV期患者多为高值，但一般在100 IU/ml以下，只有IV期或子宫腺肌症的个别患者>100 IU/ml。而卵巢上皮性癌除I期外，大多数患者血清CA125>400 IU/ml。目前认为血清CA125的水平有助于子宫内膜异位症和卵巢癌的鉴别。腹腔液中CA125的浓度较血清高出100多倍，因此腹腔液中CA125浓度测定的意义比血清大，是诊断轻度子宫内膜异位症的一个重要手段，诊断敏感性达83%，特异性为64%，阳性预测率为57%，阴性预测率为88%。Aisaka的研究提供了一个CA125动态试验的新方法，即监测月经期（月经周期第2～4天，M）和非月经期（月经周期第10～15天，N）血清CA125水平，以M/NCA125增长比率（%）为指标，结果表明M/NCA125增长比率和R-AFS评分有明显相关性。

（2）抗子宫内膜抗体（EMAb）检测：抗子宫内膜抗体是子宫内膜异位症的标志性抗体。其产生与异位病灶的刺激及机体免疫内环境的改变有关。研究发现患者经达那唑及GnRHa治疗后，血清中抗子宫内膜抗体明显降低。故测定抗子宫内膜抗体有助于子宫内膜异位症的诊断与疗效观察。临床上常与CA125联合应用，提高诊断子宫内膜异位症的敏感性和特异性。

（3）芳香化酶检测：细胞色素P450芳香化酶（aromatase cytochrome P450，P450 arom）能催化C19雄激素转化为雌激素，是雌激素合成的关键酶之一。P450 arom位于细胞内质网，在体内多种雌激素合成部位表达,如卵巢颗粒细胞、脂肪组织、胎盘合体滋养层细胞、脑细胞等。近年的研究发现,P450 arom 在子宫内膜上也有表达,能促进子宫内膜局部雌激素的转化,用 RT-PCR 和免疫组化法测定在位子宫内膜芳香化酶细胞色素 P450 诊断子宫内膜异位症、子宫腺肌病和(或)子宫肌瘤的敏感性为91%,特异性为100%。

(4)超声检查:经阴道 B 超影像更为清晰,因此临床较普遍应用,主要用于探察卵巢有无子宫内膜异位囊肿。子宫内膜异位囊肿的回声图像特征为:①在子宫角旁或子宫直肠窝处探及边界模糊、壁较厚的无回声囊性包块,肿块一般有比较明显的分界。②囊肿呈圆形或椭圆形,囊内有点状细小回声,中央有衰减。③囊肿的大小随月经周期而变化。④囊肿固定。若腔内回声显示多样性,伴有多量腹腔积液时应与卵巢恶性肿瘤鉴别。虽然 B 超在临床应用广泛,但由于囊肿的回声图像并无特征性,也难于发现盆腔的粘连和局灶性结节病灶,故很少单独根据 B 超图像确诊。

彩色超声多普勒检查往往只能探及卵巢异位囊肿表面阻力较高的血管。子宫内膜异位症患者子宫动脉血流阻力指数(RI)增高,且随月经周期改变,经期 RI 降低,非经期 RI 增高。磁共振(MRI)系多方位成像,软组织对比分辨率高,可以弥补超声波检查的不足,但 MRI 对盆腔广泛性病变的诊断敏感性不高。

(5)腹腔镜检查:腹腔镜检查是诊断子宫内膜异位症的最好选择,称为金标准。腹腔镜可估计病变的范围、进行 R-AFS 分期、行活体组织检查及评估对生育力的影响。但对微小的、非典型的、腹膜外的病变或盆腔有严重粘连时易漏诊,造成假阴性。Gleicher 等介绍了一种泡沫试验方法。手术时用冲洗器向子宫直肠窝反复冲生理盐水,如出现大量泡沫,即为阳性。其敏感性可达100%,特异性达88%。阳性预测率及阴性预测率分别为94%、100%。对在腹腔镜下没有典型异位灶的患者,如正常盆腔和腹膜,或者盆腔充血和白色病变等,亦可通过热色试验(heateolourtest, HCT)帮助诊断。HCT 诊断子宫内膜异位症的原理是含铁血黄素效应,即含铁血黄素加热后变成棕褐色。内凝器内的热渗透深度(2～4mm)足以达到病灶。因此,对裸眼见病灶不明显的子宫内膜异位症,应用以上方法,可指导活检取材部位,从而提高诊断率。

Mailk 等根据子宫内膜异位病灶可选择性吸收光敏物质 5-氨基多羧左旋糖酸(ALA),在 D-Light 系统照射下会发出荧光的原理,将其用于子宫内膜异位症的诊断。37 例患者服用 ALA(30mg/kg)10～14h 后用普通腹腔镜和 D-Light 荧光诊断系统进行检查,并做多点活检。结果对子宫内膜异位症诊断的敏感性、特异性分别为普通腹腔镜69%、70%;荧光诊断100%、75%。

(6)子宫输卵管造影(HSG):一般轻度子宫内膜异位症很少侵犯输卵管的肌层和黏膜层,HSG 多表现为通畅。中度和重度的子宫内膜异位症可导致盆腔解剖结构破坏,造成卵巢输卵管局部粘连,正常解剖位置改变。但因其非炎症性病变,多不影响输卵管的通畅。HSG 显示输卵管可于子宫角或子宫侧壁处迂曲、粘连,造影剂在输卵管远端聚集,弥散较慢且局限或呈片状。因以上改变也可出现在患有盆腔炎的患者中,故对诊断子宫内膜异位症无特异性,需结合病史分析。

(李毓秋)

第五节　子宫内膜异位症的恶变

Section 5

子宫内膜异位症作为良性疾病具有许多恶性肿瘤的生物学特征及临床表现,具有潜在的恶性倾向。恶变的机制可能和代谢、遗传等有关,或者其本质就是个分子事件。Sampson 首次报道子宫内膜异位症恶性变,近年来国内外均有子宫内膜异位症恶变的报道。据统计,子宫内膜异位症患者中平均恶变率为 0.7%～ 1.0%。

子宫内膜异位症恶变需符合以下 4 个条件:①癌组织和异位内膜组织并存于同一病变中。②二者具有组织学上的相关性。③排除是其他原发肿瘤的存在。④显微镜下见异位子宫内膜向恶性移行的形态学证据。其恶变后的病理类型包括透明细胞癌、子宫内膜样癌、腺棘癌、浆液性乳头状癌、腺癌等。子宫内膜异位症的期别、外源性雌激素的应用与恶变的关系不明显。

子宫内膜异位症恶变治疗原则与恶性肿瘤相同,即行以手术治疗为主的综合治疗,术后激素治疗倾向于孕激素治疗和扩雌激素治疗,可提高 5 年生存率。对转移病例可试行化疗,如病灶局陷于盆腔者可辅以放射治疗。另外,绝经期妇女一旦发现子宫内膜异位症即应手术切除,以预防癌变。

(李修阳)

第六节　子宫内膜异位症的治疗

Section 6

子宫内膜异位症治疗的主要目的是缓解疼痛,去除或减少病灶,恢复盆腔正常解剖关系,改善生育功能。治疗原则是根据患者年龄、有无生育要求、症状、病灶部位及范围、是否伴发其他妇科疾病选择不同的治疗方法。

(一)期待疗法

适用于病变轻微、无症状或症状轻微者。子宫内膜异位症是进展性疾病,轻型子宫内膜异位症并不引起盆腔解剖改变,是否应给予治疗一直存在争议。不少作者提出不予任何处理的期待治疗(expectant treatment),观察 6 ～ 12 个月。若经期有轻微疼痛,可试给前列腺素合成酶抑制剂如吲哚美辛、萘普生、布洛芬或双氯芬酸钠等对症治疗。据报道,妊娠率与保守性手术及药物治疗效果相当,可达 55%～ 75%。文献报告未经治疗的微小或轻型子宫内膜异位症患者的 5 年累积妊娠率为 90%。其根据是不少患者经期待一段时间后可以自然妊娠。但也有报道认为经处理后的妊娠率高于期待者。我们认为对不孕患者,特别是对生育要求迫切的患者,应采取积极的态度,不宜等待。过分的期待可使患者丧失最佳受孕时机。应在行腹腔镜的同时将病灶清除,改变腹腔内环境,并用药物诱发排卵,使其尽早获得妊娠。

(二)药物治疗

1.孕激素类药物治疗

大剂量孕激素通过抑制下丘脑及垂本促性腺激素的分泌而抑制排卵,产生闭经,使异位的子宫内膜变薄,间质蜕膜样变进而退行性变,使异位的内膜萎缩。这种疗法对 50%～ 80%的子宫内膜异位症患者能减轻盆腔疼痛及改善月经失调,但副作用发生率高,治疗中易出现忧郁、腹胀、体重增加、突破性出血等,效果不持久,停药后易复发。适用于症状较轻、不宜采取其他治疗者。

(1)孕激素疗法:口服和肌内注射用醋酸甲羟黄体酮(安宫黄体酮),通过促进子宫内膜蜕膜化、引起异位病灶萎缩,可有效地治疗子宫内膜异位症。每日口服安宫黄体酮 30mg,可达到与达那唑治疗相同的效果,此法可用于对达那唑、GnRHa 禁忌者。临床应用表明,低剂量(10 ～ 20 mg/d)对缓解子宫内膜异位症引起的盆腔疼痛也有效。由于效果好、价格低、不良反应小,安安宫黄体酮是治疗子宫内膜异位症的首选药物。大剂量安宫黄体酮可能对脂蛋白造成不利影响,因此剂量不应≥30 mg/d。醋酸甲地黄体酮 40 mg/d,也有较好的治疗效果。醋酸甲羟黄体酮的疗效类似于达那唑,可减轻子宫内膜异位症的症状,但对不孕无效。前瞻性随机临床研究发现,醋酸甲羟黄体酮(100 mg/d)治疗后的妊娠率与安慰剂组比较无明显差异。

孕激素的不良反应,包括体重增加、体液潴留、突破性出血。突破性出血较常见。由于孕激素 LH 的分泌,引起低雌激素血症,因此某些患者可发生脊柱骨质丢失,但停药后可自然恢复,不会增加骨折的发生率。

(2)口服避孕药(OC):各种口服避孕药都可用于治疗子宫内膜异位症,其中以含高效孕激素类制剂效果较好。如左旋 18 甲基炔诺酮 0.5mg +乙炔雌二醇 0.05mg 等,1 片/d,连续服用 6 ~ 9 个月。如有突破性出血,可增加 1 片,按此剂量用至疗程结束。此法效果较达那唑、GnRHa 的效果差,其不良反应和禁忌证与口服避孕药相同。研究表明炔诺酮能通过竞争结合骨细胞表面的糖皮质激素受体发挥抗糖皮质激素作用,减少骨丢失。大多数研究证实,口服避孕药对骨量是有利的,但大剂量长期应用,对肝脏以及血脂、血糖代谢的不利影响必须引起注意。

2. 达 那 唑

达那唑(danazol)是 20 世纪 70 年代人工合成的一种 17-乙炔睾酮衍生物,由 Greenbett 首次应用于子宫内膜异位症的治疗。它能抑制下丘脑 GnRH 的脉冲式释放,通过抑制垂体促性腺激素的分泌和抑制卵巢功能,使子宫内膜萎缩出现闭经;也可直接作用于子宫内膜和卵巢,竞争雌激素受体,使雌激素不能对子宫内膜发挥作用。用药后血浆中的雌二醇和雌酮量明显减少,形成低雌激素的内环境,使异位的子宫内膜萎缩。但达那唑不能从根本上影响绝经前妇女的促性腺激素水平,体内 FSH 和 LH 属低值而非高值,和绝经迥异。近年来,达那唑的免疫调节作用受到人们关注。达那唑可通过雄激素、孕激素和糖皮质激素受体影响细胞内钙及 cAMP/cGMP 而发挥作用。经达那唑治疗后,体内自身抗体水平明显下降,同时体内免疫球蛋白 IgG、IgM、IgA 的含量也下降。体外研究进一步证实达那唑可直接作用于巨噬细胞,抑制其活性。达那唑可使子宫内膜异位症患者腹腔液中白细胞介素-1(IL-1)和 TNF-α水平显著降低。近年来研究表明,子宫内膜异位症患者外周血巨噬细胞能促进自身子宫内膜细胞的增生,在加入达那唑后,细胞增生作用受到抑制。

达那唑对卵母细胞质量影响尚无定论。但研究发现,达那唑对鼠体外授精—胚胎移植中卵母细胞或胚胎形态学质量有害。Teic 报道,子宫内膜异位症患者用达那唑治疗后行体外授精—胚胎移植,妊娠率明显高于对照组,而且 CA125 水平明显下降,说明达那唑治疗子宫内膜异位症后可增加其妊娠率,可能与达那唑提高了子宫内膜环境对胚胎的可接受性有关。用法:由于达那唑的不良反应明显,因此临床治疗多采用小剂量,即≤800 mg/d,3 ~ 6 个月为一疗程。若每天剂量≤800mg,则临床效果也降低。多数患者在治疗 2 个月后闭经。出现闭经与疗效间存在相关性。闭经多发生于剂量为 800mg/d 时。然而,也有人认为,闭经不是疗效的重要标志,因子宫内膜萎缩而可引起出血。在闭经开始后,剂量酌减为 400 ~ 600 mg/d。疗程长短取决于个体的反应和疾病的分期。

达那唑可使 66% ~ 100% 的患者症状消失,51% ~ 94% 的患者妇科检查的体征有好转,70% ~ 90% 的患者腹腔镜下病灶消失,复发率 10% ~ 12%。Dmowski 和 Cohen 对达那唑治疗 3 ~ 18 个月(平均 6 个月)的 99 例妇女,于结束治疗平均 37 个月后进行疗效的评估发现,治疗期间所有患者的病情均改善,85% 的患者临床症状改善。然而,再次评估时,约 1/3 患者症状复发,临床检查异位病灶复发,多出现于停药后第 1 年内。腹膜型子宫内膜异位症和小型卵巢病灶,达那唑治疗的效果最好,直径≥1.0cm 的卵巢巧克力囊肿反应性较差。

临床观察认为,在缓解症状方面,达那唑优于口服避孕药,而腹腔镜检查也表明达那唑的效果较好。以往报道达那唑治疗后妊娠率明显提高,但近年来的研究对此提出异议,用达那唑治疗后其妊娠率并不比对照组高。

达那唑的不良反应较明显,这与达那唑引起的低雌激素内环境,以及本身具有的雄激素活性相关。常见的不良反应包括体重增加、体液潴留、疲劳、乳房缩小、痤疮、皮肤脂溢、面部多毛、萎缩性阴道炎、潮热、肌肉痉挛和情绪不稳定。治疗期间的妇女,不良反应的发生率为80%,约10%的妇女因严重不良反应而停药。极少数出现不可逆的声音改变。因为达那唑与性发育异常发生相关,所以,可能妊娠者应禁忌服用。

达那唑主要在肝脏内代谢,部分患者可出现肝细胞损坏,因此肝病妇女应禁忌服用。并且在达那唑治疗期间应监测肝脏酶学变化。达那唑易引起体液潴留,严重高血压、充血性心力衰竭和肾功能损害的妇女应为禁忌。

迄今为止,有关达那唑治疗子宫内膜异位症对骨代谢影响的研究均表明能增加骨量或者无明显降低。这与达那唑的雄激素作用有关。

3. 他莫昔芬(tamoxifen TAM)

又名三苯氧胺,是三苯乙烯化合物,主要作用为在体内争夺雌激素受体,与雌激素受体结合后,开始表现为雌激素效应,以后由于靶组织不能继续增补雌激素受体,致使雌激素的净效应减少,故最终表现为抗雌激素效应。三苯氧胺可使垂体分泌促性腺激素增多,故可促排卵。

用法:每次10mg,一日2~3次,连续服用3~6个月。

不良反应:为潮热、恶心、呕吐、水肿、阴道炎和抑郁等反应,但反应比达那唑轻。长期应用可能对子宫内膜起雌激素的刺激作用而引起子宫内膜增生,甚至可导致子宫内膜恶变。故应严格选择病例。目前较少用于子宫内膜异位症的治疗。

4. 孕三烯酮(nemestron,R2323,商品名:内美通)

孕三烯酮为19去甲睾酮衍生物。20世纪80年代开始用于治疗子宫内膜异位症,具有较强的抗雌激素和抗孕激素作用。能抑制FSH及LH分泌,使体内雌激素和孕激素水平下降,作用持久,并可直接作用于异位子宫内膜,使异位病灶萎缩、吸收。

用法:于月经第1天开始,2.5 mg/d,每周口服2次,持续6个月。国外报道,孕三烯酮治疗子宫内膜异位症的效果与达那唑效果相同。副作用有阴道不规则流血、体重增加、潮热。因反应轻,一般均可忍受。与其他激素治疗一样,孕三烯酮治疗对子宫内膜异位症引起不孕的治疗效果仍有争议。

5. 促性腺激素释放激素激动剂(GnRHa)

由于GnRH在第5~6、6~7和9~10个氨基酸迅速裂解,如替换上述位点的氨基酸,可生成多种GnRH的类似物。

GnRHa为人工合成的9肽类化合物,其作用与下丘脑分泌的GnRH相同。由于GnRH在第5~6、6~7和9~10位氨基酸链稳定性差,易受肽链内切酶的作用而裂解,因此,GnRH的半衰期很短。如替换上述位点的氨基酸,可生成多种GnRH的类似物。

人工合成的GnRHa类似物则具有以下两种特性:即对垂体的GnRH受体有高度的亲和力,并可抵抗内肽酶的降解,因而增加了稳定性,使半衰期延长。GnRHa小剂量短期应用能促进垂体细胞释放LH、FSH;出现激发反应(flare response)或首过效应。长期连续应用,垂体GnRH受体被激素全部占满和耗尽后,能引起LH及FSH水平下降,出现垂体降调节(down-regulation)和脱敏(desensitization),最后引起低促性腺激素性性腺功能减退,导致卵巢激素水平下降至绝经期水平。

自首次应用于子宫内膜异位症的治疗后,已有大量研究证实,GnRHa对子宫内膜异位症患者有明显效果且安全。它在缓解症状、消除病灶和停药后的累积妊娠率方面与达那唑疗效相似,而低雌激素作用比达那唑的雄激素作用和合成代谢更易耐受,且很少因副作用而终止治疗。目前,临床应用的有亮丙瑞林、戈舍瑞林等数十种,治疗子宫内膜异位症的用法有皮下注射、肌内注射及喷鼻3种,这3种疗法能在用药期间缓解子宫内膜异位症相关的疼痛,3种制剂各有优点,与达那唑相比减轻子宫内膜异位症相关的疼痛同样有效,不良反应少。

治疗子宫内膜异位症时,从简便经济的角度考虑,一般选用长效制剂。注射长效 GnRHa,2～4 周后,雌激素水平可降至卵巢切除后妇女(相当于绝经期)水平。治疗期间可通过血清雌二醇水平的检测,指导和调整药物剂量。当雌激素水平≤73～146 pmol/ml(20～40 pg/ml)时将出现最佳治疗效果。因此,连续应用 GnRHa 引起的"药物性卵巢切除"(medical oophorectomy)作用,开辟了一条治疗子宫内膜异位症的新途径。

用法:从月经第 1 天起,每 28d 给药一次,疗程以 3～6 个月为宜。开始给予全量 GnRHa,在垂体功能完全抑制后改用半量,可以减轻因卵巢功能进行性抑制而引起的潮热和骨丢失,并能维持满意的治疗效果。据研究,半量 GnRHa 治疗子宫内膜异位症能维持血雌二醇在 110.1 pmol/L 左右,这一水平即可使异位的子宫内膜发生萎缩。GnRHa 引起的不良反应多为继发雌二醇水平下降所致,患者常诉潮热、阴道干涩、失眠、注意力减退。最令人担忧的是骨质丢失。因此,GnRHa 治疗通常限制在 6 个月之内,以免引起明显的骨丢失。尽管如此,GnRHa 治疗期间,脊柱骨密度仍降低 6%～8%,但这种短期骨丢失在停止治疗后可自然恢复。也有许多患者停止 GnRHa 治疗后 1 年,骨丢失仍未恢复。长期随访研究表明,接受 6 个月 GnRHa 治疗的患者,恢复骨密度需要 2 年的时间。骨丢失的程度与治疗的剂量、持续时间以及药物的潜能、释放途径有关。骨质丢失是可逆性的,采用"反加"疗法(addback therapy)可以成功地降低 GnRHa 使用后的不良反应,而不降低疗效。

"反加"疗法是通过适量添加雌激素使雌二醇水平维持在一个既能控制异位内膜病变,又能预防绝经相关问题的水平。Surrey 等报道,在治疗子宫内膜异位症时加用 25mg 炔诺酮及 0.625mg 倍美力,连用 6 个月能够有效减轻血管舒缩症状,但不能杜绝骨质丢失。而连续 12 个月单用 5mg 醋酸炔诺酮或加用小剂量雌激素能有效控制骨丢失。其他防治骨丢失的有效制剂,包括替勃龙[tibolone,甲基异炔诺酮;商品名:利维爱(liveal)和双磷酸盐(bisphosphonaate)]。目前尚无长期应用 GnRHa 治疗子宫内膜异位症的资料。

6.米非司酮(mifepristone,Ru486)

米非司酮是 20 世纪 80 年代人工合成的一种孕激素拮抗剂,它能干扰内膜的完整性及抑制排卵,被广泛用于终止早孕。20 世纪 90 年代中后期开始用于治疗子宫内膜异位症。Ru486 治疗子宫内膜异位症的作用机制主要是其抗孕激素作用,用药后造成闭经,使病灶萎缩、疼痛缓解。此外,还有抗糖皮质激素和抗雄激素作用,但对雌激素受体无亲和力,也不与血浆 SHBG 结合。国外学者使用米非司酮 50～100 mg/d,连续 3～6 个月,所有患者闭经、腹痛减轻。尿中雌、孕激素无周期性变化。血中雌激素水平相当于卵泡中期水平。治疗后腹腔镜 AFS 评分明显降低。一般停药后 20～60d 月经恢复。国内学者使用米非司酮多为 10 mg/d,连续应用 3～6 个月,效果尚可。不良反应很少,主要为抗皮质激素的反应。Keud 报道,当剂量在 50 mg/d 时,无抗皮质激素作用。其他不良反应有潮热、厌食、恶心、乏力及一过性转氨酶升高。

7.宫内节育器(IUD)及阴道环

放置释放药物的 IUD,如释放左旋 18-甲基炔诺酮的 IUD(LNG-IUD),用于治疗阴道直肠隔子宫内膜异位症可减少不良反应并提高安全性,适用于疼痛严重、需长期治疗的患者。LNG-IUD 主要通过释放激素对异位病灶直接起作用,减少子宫内膜间质和腺体的雌二醇受体,使其作用减弱导致异位的内膜病灶萎缩和缩小。同时使子宫肌层收缩加强而减少月经量和可能使子宫体积缩小。LNG-IUD 还通过减少子宫内膜中前列腺素的产生而缓解痛经,但不适用于有生育要求的患者。Igarashi 等报道使用直径 50mm,截面直径 9.5mm,含达那唑的阴道环治疗 35 例子宫内膜异位症的不孕妇女,全部病例盆腔子宫内膜异位病灶减少甚至消失,疼痛缓解,月经紊乱症状明显改善。13 例妇女妊娠,11 例已出生婴儿未发现畸形或阴蒂肥大。阴道环的局部作用使子宫内膜中的药物浓度高达 66.5ng/g,因而血清浓度极低不能测出,故没有达那唑的不良反应,也不会抑制排卵。

(三)手术治疗

对于子宫内膜异位症引起的盆腔粘连性疾病,或明显的子宫内膜异位病灶(≥2cm),最好实行手术,对此不存在争议。因而,手术治疗仍是治疗子宫内膜异位症的主要措施。其目的是根除病灶,重建正常的盆腔解剖结构,恢复盆腔环境,缓解或消除自觉症状及改善生育功能。近十年来,随着微创手术的不断进步和发展,子宫内膜异位症的治疗以腹腔镜下的保守性手术取代了大部分的常规开腹手术。子宫内膜异位症的手术治疗适用于:①药物治疗后症状不缓解,局部病变加剧或生育功能仍未恢复者。②卵巢内膜异位囊肿直径＞6cm,特别是迫切希望生育者。根据手术范围不同,可分为以下三种。

1.保守性手术

指保留生育功能的手术。手术目的是尽量完全和安全地消除所有可见的子宫内膜异位病灶,恢复盆腔内生殖器官的正常解剖结构。如切除卵巢巧克力囊肿时,应尽量保留正常的卵巢组织,即使保留1/10卵巢组织,也足以维持正常的卵巢功能和生育能力。术中应尽可能解决以下几个问题:切除异位病灶,分离卵巢,剥离巧克力囊肿,悬吊子宫卵巢,输卵管松解、造口并通液。研究指出,经保守手术治疗组生殖力较药物治疗或期待治疗组增加。同时,切除深部病变使患者盆腔疼痛明显减轻。对于轻度子宫内膜异位症不孕患者保守手术治疗效果的评价尚存争议。此手术适用于年轻、有生育要求的患者,特别是采用药物治疗无效者。因手术仍然保留了全部或部分卵巢功能,术后有复发可能。保守性手术的术后复发率为15%～45%。手术可经腹腔镜或剖腹直视下进行。选择腹腔镜还是剖腹术,不依赖疾病的分期,而应根据病变的程度及手术者的专业技术及经验。通过腹腔镜施行保守性手术,具有损伤小和术后恢复快等优点,其对各期子宫内膜异位症的治疗效果与开腹手术相近。

(1)腹腔镜手术目前已成为治疗子宫内膜异位症的主要手段,尤其是对不孕的治疗干扰小、粘连轻、恢复快。在腹腔镜下既可确诊子宫内膜异位症和判断分期,亦可进行各种手术操作。术中用生理盐水冲洗腹腔,从而改变腹腔内环境,减少或消除患者腹腔积液中诸如自身抗体、活性巨噬细胞、细胞分裂毒素、前列腺素等物质,有利于术后受孕。腹腔内留置右旋糖酐或生理盐水对预防术后粘连有一定的作用。

(2)随着腹腔镜手术的普及,剖腹手术逐年减少,但有下列情况者宜开腹手术:①腹腔镜下手术或药物治疗后不孕及疼痛无改善。②子宫直肠陷凹广泛严重粘连、硬结。③需要与卵巢肿瘤鉴别。④合并子宫肌瘤、子宫腺肌病。

2.半保守性手术

指保留卵巢功能手术。盆腔内病灶及子宫切除,以杜绝子宫内膜经输卵管逆流种植和蔓延的可能性,但要保留至少一侧卵巢以维持患者卵巢功能。此手术适用于年龄在45岁以下、无生育要求的重症患者。此种手术症状复发率较低,并且由于保留了患者的卵巢功能,避免了术后绝经期综合征的过早出现。

3.根治性手术

包括全子宫、双侧输卵管和卵巢切除。子宫内膜异位症是一种性激素依赖性疾病,当卵巢切除后,断绝了体内性激素的来源,即使体内残留部分异位内膜,亦将逐渐萎缩、退化以至消失。此种手术治愈率几乎是100%。但患者会出现绝经所有的不利症状,故该术式适用于45岁以上近绝经的重症患者。术后患者可使用最低有效剂量的雌激素替代治疗(ERT)。行根治性手术时,如能彻底切除或电灼未累及卵巢与子宫内膜异位症病灶,仍可保留未受累的卵巢,但也可能增加复发的概率。仅切除子宫而保留卵巢患者的复发率高于同时切除卵巢者6倍。

4.卵巢子宫内膜异位囊肿的处理

卵巢子宫内膜异位囊肿药物治疗效果不佳。单纯药物治疗时,症状虽有缓解,异位囊肿亦有所缩小,但少有消失者,偶有继续增大者,故仍需积极采取手术。卵巢子宫内膜异位囊肿的处理方法有三种途径,腹腔镜手术、剖腹手术和B超下卵巢内膜囊肿穿刺术。

(1)腹腔镜手术:①腹腔镜下可行囊肿穿刺术。此为最简单的手术,适用于小的和粘连紧密不能剥离的囊肿。②囊壁剥离。③卵巢部分切除。

(2)剖腹手术:由于子宫内膜异位症的病变特性,剖腹手术也难以将囊肿完整剥除。近年来多倾向于低创伤性的腹腔镜手术。

(3)B超介导下卵巢子宫内膜异位囊肿穿刺术:在B超介导下的经阴道穿刺卵巢子宫内膜异位囊肿,抽吸囊内液并冲洗后注入无水乙醇,使囊内壁内膜细胞硬化坏死,从而保留较多卵巢组织。此方法创伤更小,不需住院,尤其适用于不孕患者,但复发率较高(46.87%)。有人认为,此法与开腹手术的疗效几乎相等。孙大为等对60例患者随访1～2年,1年复发率为6.7%;2年复发率为10%。配合药物治疗是延缓复发的重要手段。据报道,在体外授精的治疗周期中,于取卵同时抽除EMA内液,其结果并不影响体外授精过程及胚胎移植数。

(四)药物与手术联合治疗

药物包括术前用药和术后用药。研究认为,腹腔镜和保守性手术前,应选择性使用药物治疗2～3个月,特别是病灶较大、疼痛明显的患者。手术治疗前用药的目的是使内膜异位病灶缩小、软化,从而有可能缩小手术范围,有利于手术操作。手术后是否应用激素治疗仍存在很大争议,应参考手术目的决定。保守性手术后第1年内,妊娠率最高,因此多数医生不主张给予激素治疗,因治疗可能妨碍妊娠,错失良机。术后2年仍未妊娠者,则以后妊娠的几率很小。文献报道,术后5年内,子宫内膜异位症的复发率为20%。一旦复发,再次手术后妊娠的几率也很低。如腹腔镜手术的目的仅为缓解症状而不是辅助妊娠,则术后至少应给予6个月的药物治疗,以降低复发率。

(五)子宫内膜异位症合并不孕的治疗

子宫内膜异位症合并不孕的治疗要立足于临床分期、患者年龄与不孕的时间制定个体化方案。不孕手术治疗的成功率与子宫内膜异位症的严重程度直接相关。中度病变患者的妊娠率可望达到60%,而严重病变者仅为35%。腹腔镜治疗可提高子宫内膜异位症性不孕的妊娠率,与轻型子宫内膜异位症期待疗法的妊娠率一致。目前,多数学者认为腹腔镜保守手术治疗优于药物治疗与期待疗法。期待疗法更适用于早期、不孕时间较短的年轻患者。因此,在不孕腹腔镜检查时,对微小或轻型的子宫内膜异位症,应立即给予电灼或切除。中度及严重的子宫内膜异位症确诊后应行手术治疗。手术后仍未获得妊娠者,适宜采用控制下超促排卵和人工授精(COH/AIH),仍未妊娠者再行体外授精辅助生育。

COH/AIH提高患者生殖率的机制可能是由于:①改善排卵及孕卵转运缺陷,改善黄体功能。②成熟卵子数量增加。③宫腔内人工授精使输卵管处精子浓度增加。对于重度子宫内膜异位症患者,其年龄与卵巢储备功能是较子宫内膜异位症病变本身更为重要的因素,多采用体外授精—胚胎移植方法。国外一项研究认为,体外授精—胚胎移植的妊娠率明显高于COH/AIH。体外授精—胚胎移植为子宫内膜异位症不孕患者提供了最多的妊娠机会和最小的复发危险。目前认为,辅助生殖技术是解决子宫内膜异位症患者不孕的积极、重要的措施。子宫内膜异位症对体外授精—胚胎移植妊娠结局的影响报道不一。多数研究认为,子宫内膜异位症削弱了体外授精妊娠结局,其原因是复杂的。

子宫内膜异位症对体外授精—胚胎移植的影响机制,可能是子宫内膜异位症患者卵泡发育障碍、卵子受精能力减弱或孕卵植入缺陷。尤其是卵巢形成巧克力囊肿时,颗粒细胞凋亡增加,妨碍卵泡的生长与卵子成熟。给予达那唑或 GnRHa 作为体外授精—胚胎移植的前期治疗,有助于改善其结局。据报道,子宫内膜异位症患者体外授精—胚胎移植前进行为期 3 个月的 GnRHa 的前治疗,可增加卵和胚胎的数量和优良胚胎的分裂,改善子宫环境,提高着床率。另外患者的年龄、不孕年限、是否合并有多种不孕因素也是影响因素之一。

因此,对子宫内膜异位症不孕治疗的规范建议是:行腹腔镜诊断和治疗性手术以解除解剖方面的不孕因素。轻、中度病例可短期期待,3 ~ 6 个月,进而行 COH/AIH,不成功则行体外授精—胚胎移植。严重粘连的重症病例, 可用 GnRHa 进行 3 个月的前期治疗,或直接行体外授精—胚胎移植助孕。

（张良）

第十二章

免疫与生殖

第一节　妊娠的免疫调控

妊娠是一个复杂的生理过程,功能完善的免疫系统是正常生殖功能所必须的,免疫细胞和细胞因子可以在下丘脑、垂体、卵巢、子宫水平起效。在卵子与精子的生成,卵泡的发育、闭锁及排卵,输卵管的胚胎发育调节功能,黄体的萎缩,子宫内膜着床等一系列生殖过程中,存在着诸多免疫调控因素。

一、卵子发生的调控

最近的研究发现,凋亡参与卵子和精子的形成过程,有许多物质通过促进或抑制凋亡来调控卵子和精子的形成。

肿瘤坏死因子α(tumor necrosis factorα,TNF-α)在凋亡的调控方面起重要作用。用无血清培养基培养大鼠窦状卵泡时,如果加入 FSH,则抑制凋亡,促进卵泡发育;如果再加入 TNF-α,则又可抑制 FSH 的凋亡抑制作用;如果 FSH 恢复到基础水平,则卵泡不再发育。

EGF 通过产生孕激素来抑制颗粒细胞的凋亡,颗粒细胞越集中的部位抑制作用越强。血管活性肠肽(vasoactive intestinal polypeptide,VIP)通过 cAMP 系统抑制凋亡。生长激素呈剂量依赖性的抑制凋亡。碱性成纤维细胞生长因子(bFGF),可以抑制分散的颗粒细胞凋亡。长 bcl-x,bcl-2 可以抑制凋亡,短 bcl-x,bax 可以促进凋亡。而 Fas 及其配体能够诱导颗粒细胞凋亡。

二、精子发生的调控

精子的发生有赖于 LH、FSH 和雄激素的调控。成人的睾丸内,在精子形成过程中大约 75% 的精原细胞发生凋亡而消失。给予未成熟大鼠 GnRHa 可以引起精原细胞凋亡;如再给予 LH、FSH 或雄激素,则抑制精原细胞凋亡,促进精子的发生。大鼠的睾丸还能分泌抑制垂体释放 FSH 的抑制素,精曲小管还可产生特异性抑制精原细胞有丝分裂的精原细胞抑素(spermatogonial chalone)。此外,年龄、局部温度、放射线及营养不良等因素都可对精子的生成产生影响。

三、卵泡发育与卵巢甾体激素产生的调控

卵泡的发育就是选择最好的卵细胞来排卵的过程。卵泡通过产生甾体激素来影响生殖现象。颗粒细胞和卵泡膜细胞产生各种各样的生长因子、细胞因子，这些卵巢局部的因子通过自分泌或旁分泌的机制促进或抑制卵泡的发育，与卵巢甾体激素的产生密切相关。

卵泡膜细胞产生IGF，可以促进卵泡膜细胞产生雄激素，增强芳香化酶的活性，促进甾体激素的产生。IGF-BP Ⅰ～Ⅷ可调节IGF的作用。EGF、FGF、GnRH类似物可降低芳香化酶的活性，抑制甾体激素的产生。颗粒细胞产生激活素（activin），可以促进FSH对颗粒细胞的作用；产生抑制素（inhibin），可以促进LH对泡膜细胞的作用。

四．卵泡闭锁的调节

卵巢分泌多种激素和生长因子，通过内分泌、自分泌、旁分泌的机制来抑制或促进凋亡，通过凋亡完成卵泡闭锁。

促性腺激素（gonadotropin，Gn）：窦卵泡体外培养24h后即发生凋亡。如果向培养液中添加FSH或HCG，可以抑制卵泡的凋亡，但是二者对窦状卵泡之前发育中的卵泡没有抑制凋亡的作用，提示在卵泡发育的不同阶段促性腺激素的作用也不同。

生长因子和生长激素：颗粒细胞体外培养24h会发生凋亡，但如果向培养液中加入EGF、TGF-α、bFGF，则抑制凋亡。已证实卵巢内存在上述生长因子及其受体，尤其是颗粒细胞上具有高亲和力的受体。卵巢上还有IGF-Ⅰ及IGF-BP，其中IGF-Ⅰ介导促性腺激素的凋亡抑制作用，在体外培养时加入IGF-Ⅰ可以抑制卵泡的凋亡。而且IGF-Ⅰ的凋亡抑制作用必须有泡膜细胞存在、传递信号才能起效。如果IGF-BP与IGF-Ⅰ结合，则其抑制凋亡的作用减弱。生长激素与促性腺激素类似，通过IGF-Ⅰ来介导凋亡的抑制作用。

其他细胞因子：IL-1β可以抑制卵泡凋亡，一氧化氮（nitric oxide，NO）可能是介导其作用的物质。性激素中，雌激素抑制凋亡、孕激素促进凋亡。

卵泡闭锁的细胞间作用假说。图12-1为大鼠卵泡培养试验中得到的结论。

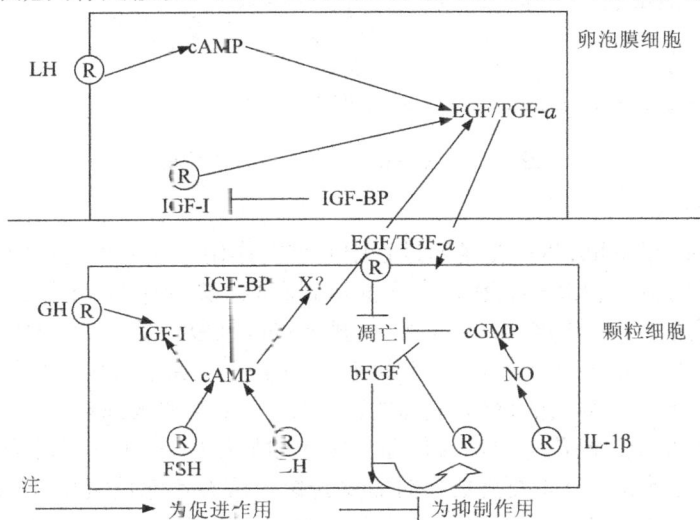

图12-1　卵泡闭锁的细胞间作用模式图

促性腺激素通过颗粒细胞膜上的受体促进 IGF 的合成，同时抑制 IGF-BP 的合成。未与 IGF-BP 结合的 IGF-I 作用于卵泡膜细胞，促进 EGF/TGF-α 的合成。这种 EGF/TGF-α 又作用于颗粒细胞，抑制凋亡。颗粒细胞合成的 EGF、TGF-α 通过旁分泌和自分泌的机制抑制凋亡。生长激素也通过 IGF-I 抑制凋亡。除了 IGF-I 还可能存在一种未知的信号传导物质（X）。LH 作用于卵泡膜细胞促进白细胞介素 1β（interleukin-1β，IL-1β）的合成，IL-1β 促进颗粒细胞内 NO 的合成，NO 又通过 cGMP 来抑制凋亡。

五、排卵相关的细胞因子

排卵相关细胞因子及其作用，如图 12-2。

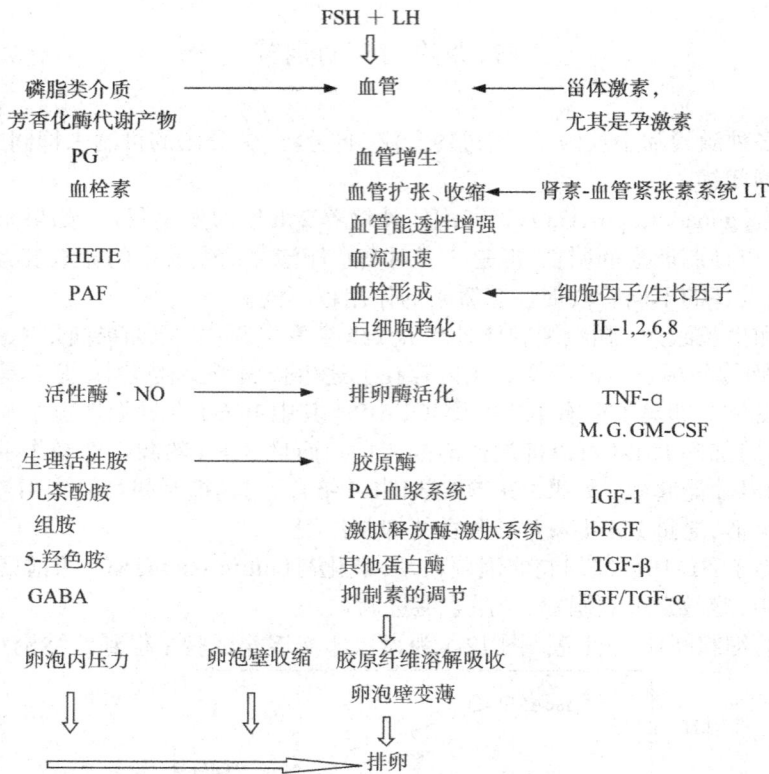

图 12-2 排卵相关细胞因子及其作用

1.花生四烯酸代谢产物

前列腺素（prostaglandin，PG）在排卵过程中起重要作用。在多种动物中，卵巢或卵泡液中 PGE、PGF 的量伴随排卵过程增加，在排卵之前达到高峰。无论体内、体外给予 PG 抗体均可以抑制排卵，如果再给予 PG 与 PG 抗体结合，则排卵可以恢复。花生四烯酸的另一代谢产物磷脂酶代谢产物（LT、HETE）在大鼠中随着排卵过程增加，在人卵泡液中则持续高浓度。PG 及磷脂酶代谢产物具有蛋白分解酶活化作用、血管增生作用、平滑肌收缩作用、白细胞趋化作用，并影响甾体激素生成以及其他花生四烯酸代谢产物代谢的作用，进而影响排卵。

临床上，给予大剂量非甾体类抗炎药时需要警惕未破裂卵泡黄素化（LUF）的发生，因为在排卵之前给予吲哚美辛可以使卵泡内血流减少、卵泡破裂时间延迟、在卵泡未破裂时颗粒细胞即黄素化，导致 LUF。

2.性 激 素

孕激素是通过活化胶原酶等的蛋白分解酶来介导排卵过程的。颗粒细胞存在孕激素自分泌调节机制。孕激素除了参与卵泡破裂,还能防止卵泡的过早退化。临床上,排卵之前孕激素上升的水平影响卵子的质量和体外授精—胚胎移植的结局。

3.胶原酶和胶原合成酶

排卵过程最终阶段为卵泡壁顶端组织分离,卵子排出。其中胶原酶、纤维蛋白溶酶原激活剂—纤维蛋白溶酶(PA-Plasmin)系统、血管紧张素—肾素系统等排卵酶括化,使卵泡壁结缔组织溶解、菲薄、破裂、卵子释放。LH峰后,上述排卵酶活性急剧上升也达到峰值。PA-纤维蛋白溶酶系统及血管紧张素—肾素系统使胶原酶活化,参与卵泡壁溶解。血管紧张素—肾素系统还具有血管扩张、通透性增强的作用。PG、细胞因子、孕激素与排卵酶活化密切相关:孕激素起刺激作用;组织型基质金属蛋白酶抑制物和纤维蛋白溶酶原激活剂抑制物-1(PAI-1)起抑制作用。卵泡壁破裂之后的修复过程里胶原合成酶起效,它在排卵前不增加,排卵后黄体形成时达峰值,受孕激素调节。所以,在卵巢局部通过胶原酶和胶原合成酶的平衡达到卵泡壁的溶解和修复。

4.肾素—血管紧张素系统

卵泡液中含高浓度的肾素和血管紧张素 II,主要存在于卵泡膜细胞和间质内。家兔卵巢灌流系统的体外研究发现,血管紧张素 II 可以刺激 PGE_2、$PGF_2\alpha$ 的产生。如果给予吲哚美辛,则刺激作用消失并且抑制排卵。因此,有学者认为血管紧张素促进卵泡破裂作用的一部分是通过PG介导的。

5.细胞因子和生长因子

人卵泡液中存在各种细胞因子。在大鼠卵巢灌流试验中发现,在排卵时分泌 $IL-1$、IL-6、TNF-α、GM-CSF等细胞因子。在LH峰值数小时后,IL-1 β达峰值,促进孕激素、PG、胶原酶的产生,从而促进排卵。IL-2对排卵有抑制作用。IL-6刺激甾体激素的合成,促进排卵。IL-8水平升高导致卵泡周围中性粒细胞聚集,与排卵密切相关。TNF-α促进颗粒细胞的增生、影响甾体激素的合成、PG的产生、PA的活性,与排卵相关。卵巢中可以检测到G-CSF、M-CSF、GM-CSF,并且伴随着排卵过程进展而增加。给予大鼠M-CSF可以呈剂量依赖性地增加排卵数目,而给予M-CSF抗体则抑制排卵。卵巢内还存在IGF-I及其受体和结合蛋白,给予大鼠IGF-BP则抑制排卵,说明IGF与排卵有关。bFGF、TGF-β等生长因子可以刺激蛋白分解酶的抑制物TIMP、PAI,从而起到抑制排卵的作用。临床上对HMG反应低下的患者联合应用生长激素,可能与生长激素可以在卵巢局部通过IGF-I介导发挥的作用有关,还有与M-CSF联合的促排卵的方法。

6.泌 乳 素

高泌乳素血症除了在中枢神经系统抑制促性腺激素分泌之外,在卵巢局部还有抑制卵泡破裂机制的作用。泌乳素在卵巢局部增加孕激素的分泌,从而使蛋白分解酶活性提高、抑制排卵。高浓度的泌乳素具有抑制排卵、抑制PA活性、抑制纤维蛋白酶活性的作用。

7.血小板活化因子(platelet activating factor,PAF)

排卵过程中伴随着PAF的变化,PAF通过活化蛋白分解酶和血管通透性下降的作用来参与排卵。给予大鼠PAF拮抗剂则抑制排卵。

8.活 性 氧

特异地除去大鼠 O_2^- 的SOD,则抑制血管通透性亢进、抑制排卵。提示活性氧通过介导血管通透性促进排卵,还有促进PG合成和蛋白分解酶活性,使卵泡细胞膜受损而引起卵泡破裂。活性氧通过PG、LT系统合成,同时还可以活化自身的磷脂酶 A_2,促进花生四烯酸的游离,所以存在自身增幅的机制。

9.NO

排卵过程中伴随着 NO 合成酶的变化，NO 是通过血管扩张作用影响排卵的，给予大鼠 NO 合成酶抑制剂则抑制排卵。

10.缝隙连接（gap junction，GJ）

卵子的排出必须通过卵丘从周围颗粒细胞游离出来，即颗粒细胞之间须分离，这与 GJ 密切相关。排卵之前 GJ 减少，是通过 PA 或甾体激素介导的。

临床上，卵子在卵泡内滞留不能排出（卵子残留综合征）或体外授精采卵时卵子未能被回收（空卵泡综合征）据推测都是与 GJ 失调有关。

六、输卵管功能的调节

输卵管具有伞端捕获卵子，提供精子成熟、受精、输送的场所，早期胚胎的维持、发育和输送至子宫内的功能，对妊娠成功有重要的意义。这一过程需要输卵管平滑肌的收缩、输卵管上皮的纤毛运动、促进受精卵发育的输卵管分泌物等来完成，通过卵巢的激素、PG、各种肽类共同调节。

1.甾体激素

输卵管组织中存在卵巢甾体激素受体，而且输卵管组织中卵巢甾体激素浓度比血中高。输卵管组织中雌激素和孕激素受体在增殖期最高。雌激素促进黏膜上皮细胞的细胞核、细胞质肥大，纤毛增生。输卵管各部位对雌激素的敏感性不一致，伞端最强、壶腹部和峡部最弱。在高水平雌激素时，孕激素可使受雌激素影响的黏膜上皮细胞萎缩、纤毛减少、分泌活动停止，即在排卵期、黄体期与雌激素的作用相拮抗。

2.PG 与环核苷酸

输卵管产生大量的 PG 影响输卵管的收缩运动。在人输卵管的体外试验中，PGE_2 降低输卵管内压力、$PGF_2\alpha$ 增加压力；PGE_2、PGI_2 使输卵管环形肌纤维舒张、纵行肌纤维收缩；PGF_2 使输卵管环形、纵行肌纤维收缩。细胞膜通透性环状核苷酸 dcAMP（dibutyryl cAMP）可以使输卵管平滑肌舒张，降低 $PGF_2\alpha$、NA 的平滑肌收缩作用。在大鼠试验中吲哚美辛抑制输卵管运动。

3.交感神经与儿茶酚胺

在排卵期 NA 使输卵管峡部的环形、纵行肌纤维收缩，其他时期则起舒张作用。NA 与交感神经的基本作用是舒张，NA、异丙肾上腺素使输卵管壶腹部环形、纵行肌纤维收缩力低下，使峡部的纵行肌纤维收缩。尽管交感神经调节输卵管的运动，也有切断交感神经，并不影响受孕、输卵管运动、胚胎输送的报道。

4.γ-氨基丁酸（gama-aminobutyri cacid，GABA）

GABA 是中枢神经系统主要的抑制性神经递质。输卵管内含大量的 GABA，在峡部特异的 GABA 受体结合能力强，可以改变峡部平滑肌的收缩。但输卵管平滑肌收缩需要非生理浓度的 GABA，所以 GABA 并不是主要的调节输卵管平滑肌的物质。

5.肽　　类

包括 VIP、神经肽（neuropeptide Y，NY）、P 物质（substance P）。在输卵管峡部的黏膜层和肌层发现含 VIP 的神经末梢，黄体期含量增加。壶腹部在月经周期没有变化。在灌流液中加入 VIP 使自发运动减弱，可能与输卵管括约肌作用有关，但至今尚无外源性 VIP 调节输卵管的运动和胚胎输送的证据。NY 是输卵管内含量最高的神经肽，NY 在电刺激之后抑制输卵管峡部交感神经末梢释放 NA，从而间接调节输卵管平滑肌的运动性。输卵管内还有含 SP 的神经末梢,外源性 SP 达生理浓度即可使输卵管平滑肌收缩,VIP 可以减弱这种收缩作用。

七、输卵管内的胚胎初期发育与生长因子

输卵管上皮内发现有 EGF、TGF-α 和 EGF 受体。体外培养输卵管上皮细胞,雌激素促进其增殖的效果可以被抗 EGF 抗体所拮抗;同时添加过量的 EGF 又能够解除这种抑制作用。EGF、TGF-α 还通过提高糖摄取能力来促进胚胎发育、精子获能,所以 EGF 与胚胎发育密切相关。其他生长因子如 IGF,TGF-β₁、TGF-β₂,ECF,HB-EGF 也在输卵管内发现,可能具有调节胚胎发育的作用。

临床上,将这些生长因子加入培养液中,可能成为体外授精中改善受精和培养条件的突破口。

八、黄体功能的调节

临床上不孕治疗中,黄体期着床失败的问题仍未解决,需要进行黄体功能及胚胎着床的基础研究以便应用于临床。黄体形成、萎缩、转化为妊娠黄体是通过种种机制调节的,其中促进黄体功能、形成和维持黄体的因子为黄体激活因子(luteotropin),包括垂体分泌的 LH 和胚胎组织分泌的 HCG;相反抑制黄体功能,使黄体萎缩的因子为黄体萎缩因子(luteolysin),如 PGF₂α。免疫系统的因子在黄体形成和萎缩期时所起的作用不同:在黄体形成期,IL-1α、TNF-α 促使颗粒细胞产生孕激素;在黄体萎缩期,TNF-α、IL-2、IFN-γ 均抑制孕激素的生成。细胞连接黏附因子(整合素)是黄体形成期颗粒细胞黄体化的局部制约因素,其与细胞外基质的相互作用也在局部调节黄体功能。

与黄体萎缩密切相关的细胞因子是抑制素(inhibin)和激活素(activin)、TNF-α。Inhibin/activin 的免疫染色在黄体初期到中期逐渐增强,在黄体末期逐渐减弱。有观点认为黄体萎缩类似卵泡萎缩都是通过凋亡实现的,其中 bcl-2 与 c-myc 起着重要的作用。

九、子宫内膜着床的机制

着床是受精卵经过早期发育、分化成的囊胚侵入到在卵巢激素的影响下处于准备着床状态的子宫内膜上皮中的过程。近年来的研究发现,细胞外基质、黏附分子、基质分解酶、生长因子和细胞因子均与着床有关。

1.细胞外基质

细胞外基质(extracelluar matrix,ECM)指在细胞周围蓄积的细胞分泌的生物高分子,包括胶原家族、蛋白聚糖家族、昆布氨酸和纤维连接素等细胞黏附蛋白家族的总称。它的功能是保护细胞、填充间隙,具有细胞附着、增殖、分化、游走、趋化等作用。胎囊的滋养层、子宫内膜间质、蜕膜细胞均合成昆布氨酸和纤维连接素等 ECM,昆布氨酸促进滋养层侵入基底膜,还具有基底膜分解酶的活性。

2.黏附分子

按结构分为整合素(integrin)家族,Ig超家族、钙调蛋白家族、血凝素领域家族、CD44 家族。黏附分子具有细胞黏附的功能,还能将外界的信息传递给细胞。在滋养层细胞表面发现与 ECM 的细胞膜结合部位黏附的整合素,滋养层通过整合素与 ECM 黏附、增殖、分化,同时分泌分解

ECM 的酶破坏 ECM,从而完成滋养层基底膜向蜕膜的浸润。

3.蛋 白 酶

基质金属蛋白酶(matrix metalloproteinase,MMP)的活性通过三方面进行调节:细胞因子、增殖因子调节其合成,无活性前体活化,TIMP 抑制活性。丝氨酸蛋白酶(serine proteinase)中关于 PA 的报道最多。PA 可分为尿激酶型(u-PA)和组织型(t-PA),纤溶酶通过 MMP 间接破坏 ECM。有两种抑制 PA 的物质(PA-抑制物)PAI-1、PAI-2,前者抑制 u-PA、t-PA 活性,后者选择性抑制 u-PA 的活性。蛋白酶在以蜕膜为中心的子宫内膜与滋养层通过 ECM 的相互作用中扮演着重要的角色。滋养层来源的 MMP;PA 分解基底膜与间质的 ECM。纤溶酶由纤溶酶原经过滋养层由来的 PA 作用产生,所以滋养层由来的 MMP 活性是纤溶酶依赖的。MMP 活性还有自分泌调节的机制,蜕膜细胞由来的 TGF-β、TIMP 可以抑制其活性。

4.细胞因子

生长因子、细胞因子通过自分泌、旁分泌机制控制多种细胞分化、增殖、实现功能。其中作用明显的是 TGF-β、IL-1 和白血病抑制因子(leukemia inhibitory factor,LIF)。

TGF-β具有促进或抑制多种细胞的分化、增殖,促进胶原、纤维连接素等 ECM 的产生、抑制分解,有血管增生作用,抑制介导细胞间、细胞与基质间黏附的整合素。在人早期着床部位的绒毛细胞和蜕膜以及 ECM 中均发现 TGF-β,绒毛细胞产生的 MMP、PA 分解基质、浸润蜕膜层,蜕膜细胞产生的 TGF-β抑制绒毛细胞增殖,蜕膜细胞又产生 TIMP 可以自分泌地抑制 MMP 蛋白分解作用。滋养细胞浸润的调节机制见图 12-3。

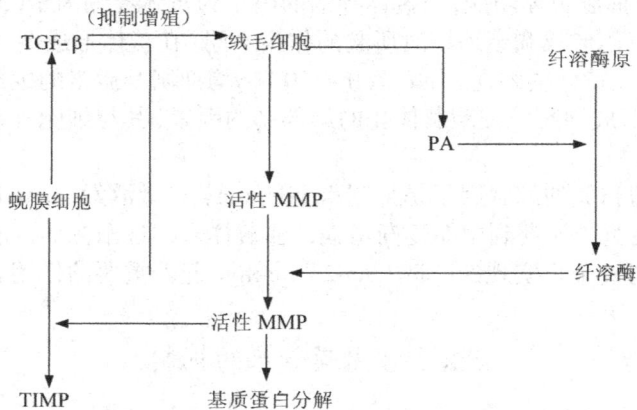

图 12-3　滋养细胞浸润的调节机制

着床过程需要子宫内膜与胚胎互相提供信号,胚胎由来的 IL-1 使子宫内膜上皮产生整合素增加,但具体功能不清;子宫内膜腺上皮分泌 LIF,参与滋养细胞分化。

IL-1 是由巨噬细胞、成纤维细胞、血管内皮细胞等产生的分子质量为 18 000Da 的蛋白质,在造血、炎症、感染中具有中心作用。在子宫内膜整个月经周期均发现有 IL-1 受体,黄体期明显上升,起到抑制间质细胞蜕膜化的作用,还可能是子宫内膜细胞、局部免疫细胞、胚胎、胎盘之间相互作用的制约因子。

LIF 基因敲除小鼠不能完成着床,但给予 LIF 可以使缺乏 LIF 的胚胎着床。在人子宫内膜中也发现 LIF,而且分泌期比增殖期内膜的 LIFmRNA 含量高,LIF 对着床及胚胎发育起着重要的作用。

总之,着床是需要 ECM、黏附分子、MMP、细胞因子等多个因子参与的过程,这些因子的相互作用还需进一步探讨。

十、生殖激素对免疫系统的调节

性激素也影响免疫系统的细胞因子和可溶性介质,可能在三个水平进行影响:在转录或转录后水平改变细胞因子的表达,调控细胞因子受体的表达,调控细胞因子在靶细胞的作用。

雌、孕激素降调节外周单核细胞 IL-1 的表达。卵巢切除术后外周单核细胞 IL-1 的产生增加,给予雌激素可以阻止这种增加;同样,生理剂量的雌、孕激素可以使单核细胞分泌型 IL-1 受体 mRNA 表达增加。性激素还在效应细胞上调控 TNF-α、IFN-γ、CSF-1、TGF-β、IL-8 的表达。人淋巴细胞表达 LH 受体,还可以产生 LH 和 GnRH。GnRHa 可以降低 NK 细胞活性、刺激 T 细胞增生、增加 T 细胞 IL-2 受体的表达。高泌乳素血症与自身免疫疾病有关,泌乳素调节大鼠 T 细胞的 GnRH 基因。

(朱淑惠)

第二节　免疫与不孕

Section 2

免疫是指生物体能够"识别异己"和"排斥异己"的功能。在生殖过程的各个环节均存在复杂的免疫反应问题,神经内分泌系统与免疫系统通过肽类激素、神经递质和细胞因子形成作用网络,调节人体的生殖功能。免疫功能失调与多种妇科疾病有关,如子宫内膜异位症、抗精子抗体导致的不孕、反复流产和卵巢早衰。

(一)抗精子抗体

1.抗精子抗体(antisperm antibody,AsAb)防御机制

因为精子不是由女性产生,而是由男性在青春期后产生的,所以,对男性和女性来说精子抗原都是异物。

在成年男性,血睾屏障阻挡了对精子抗原的自身免疫,抑制性 T 细胞也起到了防止自身免疫的作用。在男性有四种原因可能形成抗精子抗体:①抑制性 T 细胞的数目减少或活性减弱。②精液中招募抑制性 T 细胞的因子减少。③精子抗原活性改变导致免疫反应不适当的减弱。④血睾屏障破坏使精子抗原进入血循环。至少 50% 的输精管切除术男性血清中可以检测到 AsAb。研究显示输精管复通术之前 AsAb 的滴度越高,其恢复生育的希望越小。尽管每次性交都会排出数百万的精子,但大多数妇女并不对精子抗原发生反应。干扰精子表面抗原表达的原因可能为:精浆中的免疫抑制因素,如精浆中的 TGF-β 或前列腺素起到了保护作用;精子进入阴道后其表面很快被一层来自女性生殖道的蛋白所包裹,对精子有保护作用;性交后进入宫腔的只有少数精子,故其致敏作用不大;宫颈是女性生殖道中免疫活性最强的部分,宫颈黏液中含有免疫球蛋白,与精子携带的抗原发生免疫反应使精子制动;宫颈黏液又可保护精子免受排斥和吞噬,为精子提供能量以及防御性过滤作用。

2.AsAb 的产生及导致不孕的机制

宫颈管黏膜上皮固有层可与一种由黏膜上皮合成的蛋白结合,形成补体的分泌片段,称为分泌性 IgA(sIgA),具有很强的促凝集作用。当精子穿透宫颈黏液时,精液中所含的有核细胞成分,如淋巴细胞、巨噬细胞、副睾上皮细胞等,均具有抗原性,可使女性致敏。当精子与黏液中的致敏 IgA 结合后,被覆在精子表面,使精子制动,不能进入宫腔。IgG 则起补体固定作用,直接发挥细胞毒作用,使精子发生凝集。

由于外伤、感染、物理和化学等因素造成生殖道的生理屏障破坏,精子通过淋巴管进入血液循环或直接通过破损的黏膜上皮屏障进入上皮下的 B 淋巴细胞,导致 AsAb 的产生。其中,不容忽视生殖道感染与 AsAb 形成的关系。Cunningham 曾调查不同程度生殖道感染妇女,结果有 56%～69%妇女在宫颈分泌物中检出 AsAb,除了感染造成生殖道屏障破坏的原因外,感染使局部的非特异性反应增强也可能造成 AsAb 形成。

精子和精浆有许多抗原物质,阴道和子宫可以吸收这些抗原并分泌抗体。性交后反复进入阴道的精子抗原却未产生抗体,原因可能是精浆内含有免疫抑制物。如果此抑制物受到破坏或女性生殖道黏膜破损或出血时性交,则精子抗原通过上皮屏障进入上皮下的淋巴细胞产生抗精子抗体导致不孕,占 5%～10%。

有些妇女出现 AsAb 的原因还不清楚。将精子直接注入腹腔进行人工授精可能在一些妇女中会诱导免疫反应的发生。性传播疾病等生殖道感染的女性比对照组 AsAb 的阳性多。口淫或性交时在肛门内射精可能会增强对精子抗原的免疫反应。

已经在男性和女性的血清中、女性的宫颈黏液中、男性的精浆中和精子附着处发现 AsAb。许多研究均证实 AsAb 在众多环节抑制生育能力,包括在宫颈黏液和上生殖道中使精子制动及卵子受精障碍。在生育力正常的男性和女性中 AsAb 的阳性率为 2%,而在不孕夫妇中为 5%～25%。在精浆中,使精子制动的抗体为 IgG 抗体,凝集抗体是 IgA 抗体。在男性血循环中发现 AsAbIgM,但在生殖道中尚未发现。结合于精子头部的 AsAb 对生育力损伤较大,而结合于尾部的与生育力无关。AsAb 可以阻止精子穿过宫颈黏液。精液或宫颈黏液中存在 AsAb 使精子产生"颤动现象"。随 AsAb 滴度升高,精子穿透性下降,输卵管含免疫物质增多,并在此发生局部免疫作用,阻止精子的进入。AsAb 还可抑制精子的顶体反应,使体外授精及透明带下显微授精的成功率显著下降,但也有报道无明显差别。

3.AsAb 的实验室检查及临床应用

性交后试验,性交后 1h 以内检查宫颈黏液中的精子是否正常存活。精子黏液接触试验,将精液和宫颈黏液在玻片上混合,镜下观察精子有无颤动现象或凝集、制动现象。混合球蛋白反应试验或直接免疫球方法测定精液中 AsAb。酶联免疫吸附试验测定女方血液中 AsAb。

已经识别出一些与生育有关的精子抗原,如乳酸脱氢酶(latate dehydrogenase,LDH)、PH-20、精子蛋白-10(sperm protein-10,SP-10)、受精抗原(fertilization antigen-1,FA-1)、清除信号(cleavage signal-1,CS-1)、YLP12 肽、NZ-1、NZ-2 等。在临床上,可以用于免疫性不孕的特异诊断和治疗以及免疫源性、特异、有效、可逆的抗精子疫苗的免疫避孕方法。

4.AsAb 导致不孕的治疗

包括短期使用避孕套,对男性和女性进行泼尼松免疫抑制治疗,宫腔内注入处理后的精液受精,体外授精－胚胎移植。避孕套阻断疗法指短期使用避孕套使精子不接触宫颈黏液,长时间以后宫颈黏液抗体可自动消失,但并不增加妊娠率。免疫抑制疗法指肾上腺糖皮质激素可以降低 AsAb 的滴定度,如在排卵前 7d 服用泼尼松 20mg,每日 3 次连用 7d,有成功的可能。但免疫抑制治疗仍有争议,一些研究显示有效,而另外一些研究显示并不增加 AsAb 阳性男性的生育能力。

宫腔内授精(intrauterine insemination,IUI)指将精子洗涤后,在诱发排卵的条件下选择排卵时间进行,可以克服精子不能越过宫颈管,直接将其注入宫腔上端,提高受孕率。IUI 可以帮助 15%的 AsAb 阳性不孕夫妇妊娠。

体外授精—胚胎移植技术(in vitro fertilization and embryo transfer,IVF-ET)是在实验室里将取自女性的卵子与男性配偶的精子混合的过程,即配子在体外授精、培养成早期胚胎,转移到子宫内。关于 IVF-ET 时 AsAb 阳性影响的研究很多,一个大型的回顾性研究提示精子质量异常比 AsAb 阳性的成功率低,IVF 对 AsAb 阳性与精子质量异常妊娠的机会均等。其他小的回顾性研究也认为 IVF-ET 是一个良好的治疗方法。卵细胞质内单精子注射针对这类患者的疗效还不清楚。

(二)着床与免疫

子宫是免疫特许部位,因为它允许类似同种移植物的具有异种组织相容性抗原的胚胎生存,还能产生支持胚胎发育的环境,即胚胎附着的子宫内膜。已经明确一部分习惯性流产与自身抗体有关,自身免疫疾病是不孕或流产的原因,母体免疫应答对胎盘、胎儿发育起到促进作用的假说(placental immunotrophism)也逐渐为人们接受。母体免疫系统与妊娠关系研究的深入可以为临床提供帮助。

1.免疫细胞

子宫内膜分布的免疫细胞随着月经周期和妊娠而变化。T 细胞、巨噬细胞在排卵后逐渐增加,具有大颗粒淋巴细胞(large granular lymphocyte,LGL)形态的细胞在黄体中期(着床期)迅速上升,这种 LGL 具有 NK 细胞的特点,占妊娠初期子宫内膜淋巴细胞的 60% 以上。而 B 细胞占少数,没有周期性变化。所以,免疫细胞(T 细胞、LGL)的变化是妊娠的建立、维持所必须的。着床期前后 T 细胞、LGL 变化的意义很大。T 细胞、NK 细胞缺如的 TgE26 大鼠胚胎死亡、流产率高。

(1)T 细胞:排卵后激素的变化以及伴随着的子宫内膜微环境的变化,使局部 Th2 > Th1,对妊娠至关重要。在妊娠初期,子宫内膜内产生细胞因子是 IL-4、IL-5、IL-10 等辅助性 T 细胞(Th2)为主,在子宫内膜局部 Th2 > Th1。即在黄体期,损伤排斥细胞的 Th1 细胞(分泌 IFN-γ、TNF-α、IL-2)减少,分泌对胎儿有利的细胞因子,Th2 细胞占优势,限制局部杀伤细胞的活性,从而接受胚胎着床并使胚胎发育。如果因某种原因转变为 Th1 细胞占优势,就可能引起着床障碍或流产。

(2)LGL:在前列腺素及一些未知的因子作用下增殖、分化的 LGL,具有 NK 细胞防止绒毛细胞浸润子宫的作用,同时又分泌促进绒毛发育的细胞因子。着床前后急速上升的 LGL 是 CD56 抗原强阳性,而 CD16 抗原、CD57 抗原等一般的 NK 细胞的标志阴性,故与末梢血中大多数 NK 细胞不同,是一种特殊的抗原类型。其形态与 NK 细胞类似,并在体外证实具有 NK 细胞活性,但是很弱,这种子宫内膜 NK 细胞样作用能够防止母体被绒毛细胞浸润。这种细胞内发现有多种细胞因子的基因,提示它是分泌有利于维持妊娠的细胞因子的重要细胞。子宫内膜的 NK 细胞在妊娠免疫中的功能是最受关注的。

2.细胞因子

随着月经周期及妊娠变化的子宫内膜内细胞因子中,LIF、M-CSF、Ⅱl-1 在黄体期增加,是妊娠的建立和维持所必须的。

(1)LIF:主要由子宫内膜腺上皮细胞分泌。在人子宫内,黄体期 LIF 基因的表达比卵泡期明显增强。绒毛细胞里也发现 LIF 基因,可以促进绒毛细胞的增殖。不孕女性比对照组的卵泡期、黄体期 LIF 分泌均低,尤其是黄体期更明显。LIF 基因敲除大鼠受孕力低下,但将其胚胎移植到正常大鼠子宫后可获得正常妊娠,提示子宫内膜异常导致着床障碍。

(2)M-CSF:子宫内膜中也发现内膜细胞分泌的 M-CSF 基因,M-CSF 受体在免疫细胞、内膜细胞、胎盘(绒毛细胞)上广泛分布,是免疫系统和内分泌系统内自分泌或旁分泌因子之一。黄体期比卵泡期子宫内膜 M-CSF 基因明显增加,妊娠初期增加更明显。在胎盘绒毛细胞和着床前胚胎阶段均发现 M-CSF 受体,提示子宫内膜分泌的 M-CSF 对着床期胚胎发育起作用。M-CSF 缺乏的 op/op 雌性大鼠性周期和卵巢功能异常,但没有着床异常,提示存在受精前或着床后功能障碍,可导致妊娠能力低下。

(3)IL-1:子宫内膜中发现的主要为组织型巨噬细胞,在血管内皮细胞、子宫内膜细胞均发现 IL-1 基因。黄体期时子宫内膜中 IL-，基因增加，同时巨噬细胞也增加。IL-1 受体类似物（IL-1ra，ⅡL-1 recepter angonist）在血和组织中制约 IL-1 的功能。子宫内膜组织中存在 IL-1ra，在月经周期无变化。供卵体外授精周期中测定末梢血和子宫宫腔液体中 IL-10、IL-1p、IL-1ra，发现末梢血中无变化，在着床期子宫内液体中 IL-1 比 IL-19 水平增加。OHSS 时高水平雌激素导致着床率低，同时 IL-1 也低。给予大鼠 IL-1ra 可以干扰胚胎着床。

（三）抗透明带抗体

受精是一个复杂的过程，包括获能、顶体反应与透明带（zone pellucida，ZP）结合、穿透 ZP，与卵细胞的细胞膜融合。ZP 是一种成熟卵泡的细胞外透明基质，介导受精中的重要步骤：顶体反应、与精子结合、确保无多个精子受精。卵巢 ZP 作为器官特异性抗原具有很强的抗原性。最近，随着包括人等动物的透明带蛋白基因克隆成功，ZP 的结构与功能之间的关系、抗 ZP 抗体和不孕的关系逐渐明了。

Shivers 等利用人卵和猪卵透明带抗原的抗原交叉性的原理，用猪卵采取间接免疫荧光法从不孕妇女血中检测出抗透明带抗体。之后，很多研究者又采取放免法、酶联法、血清凝集反应调查了抗透明带抗体与不孕之间的关系。结果，不但在不孕女性，在对照女性和男性也检测出抗体，至今仍没有取得一致的意见。今后，有必要尝试用人卵透明带抗原检测抗透明带抗体。在治疗上，IVF-ET 中卵泡液里检测出抗透明带抗体的病例，受精成功率明显下降，对这种病例采用卵细胞质内单精子注射是否合适仍值得探讨。

（四）自身免疫性卵巢炎

将卵巢组织用同种或异种动物强化免疫，就会产生卵巢内大量淋巴细胞或单核细胞浸润的自身免疫性卵巢炎。血液中出现抗卵巢抗体或针对甾体激素生成细胞的抗体，破坏卵泡发育导致卵巢功能障碍、卵巢萎缩，发生卵巢早衰（premature ovarian failure，POF）。组织学上，中性粒细胞浸润集中在生长卵泡周围、初始卵泡明显减少。免疫组化分析显示浸润细胞主要为 T 淋巴细胞、少量 B 淋巴细胞、巨噬细胞、自然杀伤细胞以及大量浆细胞。Hoek 等总结了近 30 年来报道的 215 例 POF 患者卵巢活检结果，其中 11% 有卵巢炎的组织学证据，卵巢炎中 78% 类固醇细胞抗体阳性，在合并 Addison 病的 POF 患者中淋巴细胞性卵巢炎更常见。

临床上 40 岁以前发生高促性腺激素性闭经为 POF。Addison 病患者具有对肾上腺、卵巢甾体激素生成细胞的自身抗体，卵巢活检显示卵泡周围有明显的细胞浸润，符合自身免疫性卵巢炎的改变。其他如甲状腺炎、糖尿病、恶性贫血等自身免疫病患者中也有类似发现，证实 POF 为自身免疫性内分泌疾病，但是对不伴有其他疾病、有卵巢萎缩、自身抗体阳性患者也可能是自身免疫性卵巢炎。

自身免疫性卵巢炎的发病与局部免疫因子作用有关。某种原因刺激卵巢 T 细胞，产生 IFN-γ、IFN-γ 增强卵巢颗粒细胞识别 HLA Ⅰ 型和 Ⅱ 型抗原，诱导局部产生针对卵巢自身抗原的免疫应答，然后产生 IL-1，IL-1 刺激淋巴细胞、巨噬细胞产生 IL-2、IFN-γ、TNF-β、FGF。这些细胞因子又刺激 T 细胞，促进 T 细胞产生 ⅡL-1、IFN-γ，再导致卵巢颗粒细胞识别 HLA Ⅰ 型和 Ⅱ 型抗原的增强，如此产生恶性循环，针对卵巢抗原的免疫应答不断进行。

（五）抗子宫内膜抗体（EMAb）

子宫内膜异位症（EM）患者血清和腹腔积液中可以检测出高浓度的 EMAb，提示 EM 是一种器官特异性自身免疫疾病。EMAb 是 EM 的病因还是组织损伤产生的结果尚存在争论。目前，众多研究者认为它是 EM 的结果。但是，因为在非 EM 患者中也可检测到 EMAb，可能在 EM 发生之前就有明显的自身免疫现象，也不能完全否认它是 EM 的病因。异位于宫腔外的子宫内膜，在卵巢激素的作用下，周期性脱落、出血、不断刺激机体免疫系统，引起广泛性体液和细胞免疫反应而产生自身抗体 EMAb。有人认为，人工流产常导致宫腔血逆流，为 EM 的形成提供了条件,从而产生 EMAb。不孕妇女中,EM 占 30%~40%,成为不孕的重要病因。有报道指出 EM 中不孕患者 EMAb 阳性率高达 84%,而其他原因不孕组及对照组分别为 26%、16%,提示此抗体可能是影响 EM 患者生殖能力的重要因素。抗子宫内膜抗体与子宫内膜抗原的抗原抗体反应及其引起的补体活化均直接对子宫内膜产生免疫病理损伤,妨碍孕卵的着床以及着床后胚胎的发育。异位的内膜所激活的免疫反应可改变输卵管周围及子宫内膜局部微环境,影响精子活力及卵子穿透力而致不孕。目前可采用酶联免疫吸附试验(ELISA)检测血和(或)宫颈分泌物中的 EMAb。女性体内产生的 EMAb 在女性不孕中具有重要作用,应对育龄妇女给予避孕指导,尽量减少人流,并积极治疗生殖道炎症及 EM。也有报道应用免疫抑制剂、辅助生殖技术治疗成功病例。

(六)甲状腺自身免疫与不孕

Wakin 等证实颗粒细胞具有与 T3 受体相似的核结合部位,之后又在人卵泡液中检测到 T3、T4 的存在,卵巢间质细胞存在甲状腺受体的 mRNA,以上资料均提示甲状腺素可在卵泡形成,而且在间质细胞产生、分泌雄激素的过程中起效。在人黄体中发现了甲状腺素核结合位点。

临床上,Da Silva 提示血清中和卵泡液中 TSH 浓度在甲低范围的患者不能在辅助生育中妊娠。亚临床型甲低患者补充甲状腺素片之后妊娠率提高。但甲状腺功能正常、甲状腺自身抗体阳性患者妊娠率是否也低还不清楚。对 149 名不孕妇女检查甲状腺功能、甲状腺自身抗体,其中结果异常者检查甲状腺超声。结果 30 名(20.1%)有甲状腺疾病,17.4% 甲状腺自身抗体阳性。甲状腺功能正常、抗体阳性者,不孕时间无变化;甲状腺功能异常、排卵异常患者比对照者不孕时间长。所以,甲状腺功能异常的不孕患者不孕时间长,在排卵异常的患者中尤其明显。甲状腺自身抗体阳性,而没有亚临床型甲低或甲亢,则不影响怀孕。Shalev 等研究提示仅在排卵异常患者中有必要筛查甲状腺功能。

(七)生殖自身免疫失调综合征

大鼠等动物实验的资料提示正常妊娠需要辅助 T 细胞(Th-2)优势的免疫反应,人类不孕、反复流产及一些妊娠并发症提示存在异常的 Th-1 优势的反应。人类生殖自身免疫失调综合征(reproductive autoimmune failure syndrome,RAFS)可能不是特异性自身抗体异常或 NK 细胞异常的结果,而可能是范围更广的免疫反应失调的结果。Gleicher 报道 EM 患者中有多克隆 B 细胞活化,在不明原因不孕患者和复发性流产患者也可出现多克隆 B 细胞活化。

所以,Gleicher 等认为不明原因不孕、复发性流产、EM 以及引起生殖功能损害的自身免疫疾病均具有多克隆 B 细胞活化的特点,应列为 RAFS。这一概念的要点如下:①健康女性的自身抗体水平比健康男性的高。②自身免疫疾病在女性多见,而且在健康女性中也存在相当一部分亚临床的自身免疫状态(多克隆 B 细胞活化)。③自身免疫倾向可能对女性特有的生殖现象——妊娠的维持有利。④胎儿具有从父亲来源的 HLA 抗原与母亲来源的 HLA 抗原,所以必须对非己成分和自己成分都呈免疫宽容才能维持妊娠。⑤与男性相比,女性的高自身抗体水平是对胎儿这一最大的自身抗原的免疫耐受为目的的现象。⑥RAFS 是不同程度的多克隆 B 细胞活化的亢进,导致生殖现象不同程度的损害。

如果这一概念推广,必须回答以下问题:是否所有的刺激都能引起多克隆 B 细胞活化? 是否所有自身抗体通过所有途径都引起生殖损害? 是否亚临床型自身免疫状态的健康女性更易罹患自身免疫疾病? 但是这种免疫性生殖障碍的概念仍无定论,关于免疫功能异常能否导致不孕也有争论。关于 RAFS 的诊断、治疗仍需评价。

(朱淑惠)

第三节 子宫内膜异位症、免疫与不孕

Section 3

子宫内膜异位症(EM)是生殖年龄女性特有的疾病,轻度的EM患者也多合并有不孕、复发性流产。

健康女性腹腔内巨噬细胞去除随经血逆流的子宫内膜组织,如果免疫系统异常就会产生EM:细胞免疫功能低下,即巨噬细胞识别能力受损时,子宫内膜组织可以在异位生长。如果子宫内膜组织在腹腔内种植,巨噬细胞反应性地增加细胞因子(IL-1、IL-6、TNF)的生成,细胞因子使T细胞活化,产生T细胞功能的不均一,然后促使B细胞活化,产生各种异常的抗体。所以EM腹腔积液中发生局部炎症修复及外周血单核细胞浸润,这些异位内膜分泌的细胞因子及活化的细胞可以营造一个适合异位内膜种植和疾病进展的微环境。

EM从病因、病理以及其相关的不孕均与免疫系统有密切的关系,EM患者从卵泡形成障碍(不论年龄、期别均存在卵巢储备能力的降低)、受精不佳(EM卵泡液中培育的精子与透明带结合能力差)、种植缺陷(与子宫内缺陷、子宫外缺陷如腹腔积液、胚胎本身有关)、卵泡及腹膜和生殖道体液中感染因素即免疫应答(EM存在对内膜和卵巢抗原的自身免疫反应,从腹腔积液中提取的抗体在体外可以抑制精子活动能力)四方面导致不孕。

(一)细胞免疫

EM患者NK细胞明显减少,细胞毒性也减弱。细胞毒性T细胞对子宫内膜识别能力低下,巨噬细胞对子宫内膜识别能力也低下。异位内膜中的辅助及抑制T细胞浓度比在位内膜高,所以内膜细胞可以异位种植并生长。

(二)体液免疫

EM导致不孕的机制可能是异位子宫内膜引起自身免疫反应,产生抗子宫内膜抗体,这种自身抗体附着于子宫内膜,妨碍着床。患者子宫内膜腺上皮有C3、C4、IgG、IgA沉着,含量比正常对照高,血清、腹腔积液中屯、C与对照组比较结论不一致,可能与采样时间、对照组不一致有关。

(三)自身抗体

子宫内膜中已检测到抗子宫内膜抗体、抗卵巢抗体、抗颗粒细胞抗体、抗磷脂抗体、抗组胺抗体、抗肽类抗体,这些自身抗体是导致疾病进展的原因还是疾病的结果还不清楚。Gleicher认为这与自身免疫中的多克隆B细胞活化是同一现象,支持EM是自身免疫疾病的一种。

(四)腹腔积液中的炎症反应

腹腔积液中有巨噬细胞,其数目随月经周期而变化,在卵泡期最多。不孕EM妇女腹腔积液中巨噬细胞数量比正常无不孕妇女高,EM腹腔积液中巨噬细胞吞噬能力增强,分泌可溶性物质(蛋白分解酶、细胞因子、PG和生长因子)。腹腔积液中补体成分也增加,但其病理作用还不清楚。在EM腹腔积液中识别出单核—巨噬细胞(MCP-1)和中性粒细胞(IL-8)两种炎症趋化因子,随病情加重而浓度增加。

(五)生长因子和细胞因子

EM产生成纤维生长因子、血小板源性生长因子、EGF、TGF-β等生长因子使巨噬细胞活性增加,这些生长因子还能促使内膜细胞异位种植。腹腔内多种因子综合作用来维持异位内膜生长,出现EM临床症状。EM腹腔积液中IL-1、TNF-α、IL-2、IL-8、MCP-1、IFN-γ的浓度也增加,腹腔积液对精子活动、精卵结合、胚胎发育均有毒性作用,所以EM腹腔积液在诱导异位内膜生长的同时,还具有抑制早期胚胎的作用。

（六）妊娠后流产率高

其机制可能为抗磷脂抗体在血管内皮抑制具有舒张血管、抑制血栓形成作用的前列环素，而且对血小板有拮抗前列环素、促进 TXA2 产生的作用，从而在体内促进血栓形成，尤其是早孕期在绒毛间隙形成血栓，使胚胎、胎儿发育障碍，最终流产。EM 供卵周期的种植率和妊娠率都低，这可能是卵子、胚胎质量不佳或子宫内、子宫外缺陷的结果。

（七）达那唑的免疫调节作用

针对这种免疫异常可以起到免疫调节的作用，文献报道可引起多种免疫系统细胞因子改变，所以能够理解达那唑对 EM 的治疗效果。由此推断 EM 的发病机制可能是自身免疫疾病。

免疫系统与生殖系统互相影响，尽管已经有了一些证据，但还不足以完全解释其中的机制。必须明确妊娠的生理和病理情况，包括免疫系统组成成分的作用，这样可以对不孕进行更加科学、有效地诊断和治疗。

（朱淑惠）

第十三章
Chapter 13

卵泡的生成、发育与排卵

第一节　卵泡的生长和发育
Section 1

卵泡是卵巢的基本功能单位。Regnier 首次描述了卵泡可转化为黄体。卵泡的发育是从始基卵泡开始，经过一系列的变化，最终发育为成熟卵泡。

Lintern-Moore 首次发现婴儿的卵巢中存在三种不同的窦前卵泡：①原始卵泡（直径 30～60μm），含有处于双线期的卵母细胞（直径 9～25μm），其周围环绕着单层扁平前颗粒细胞。②初级卵泡（直径＞60μm），由中间的初级卵母细胞和周围单层立方形颗粒细胞组成。③次级卵泡（直径≤120μm），由多层立方形颗粒细胞（≤600 个细胞）包绕初级卵母细胞构成。Gougeon 认为可由观察到的颗粒细胞的数量决定卵泡所处的阶段，并以此确定卵泡是否发育成熟。尽管卵泡的发育存在个体差异，但是其主要的形态学特征相似，这就为确定卵泡的发育阶段提供了有力的模型。

一、原始卵泡

最初的原始卵泡，由卵母细胞及单层梭形前颗粒细胞组成，被一薄层基底膜包裹。孕 16 周时开始出现，产后 6 个月停止形成新的原始卵泡。尽管妊娠第 7 个月时卵原细胞的有丝分裂及减数分裂停止，但是，初级卵母细胞仍然继续不断地被颗粒细胞包绕形成原始卵泡。这一阶段卵泡的发育完全不依赖于促性腺激素。

二、窦前卵泡生长阶段

窦前卵泡生长阶段是指从原始卵泡（直径 30μm）发育成次级卵泡（直径 120μm）的阶段。这个过程延续整个生殖年龄段，直到绝经期终止。从孕 5～6 个月开始，原始卵泡向初级卵泡的转化过程加速，扁平的前颗粒细胞转变成立方形颗粒细胞。与此同时，颗粒细胞合成并分泌黏多糖，在卵子周围形成透明带。颗粒细胞穿过透明带，通过缝隙连接与卵母细胞的细胞膜相连，为卵子提供营养物质和传递信息。最后，初级卵泡中的颗粒细胞增殖成多层，体积增大，形成次级卵泡。由于颗粒细胞增殖与分化，卵泡膜细胞与卵细胞的增大，导致成熟卵泡的直径增加。其中卵子的生长和分化与透明带的形成是窦前卵泡的重要特征。伴随着卵泡膜细胞的发育，次级卵泡中的颗粒细胞数可达 600 个。这些次级卵泡组成窦前卵泡池，是下一步 FSH 依赖性的卵泡发育阶段中卵泡募集的来源。

当原始卵泡开始生长(生发泡直径>20μm)时,原始卵母细胞开始发生一系列生化和超微结构的改变,最终形成一个直径75～80μm、卵子已分化并被透明带和一层立方形颗粒细胞包绕的初级卵泡—伴随卵子与卵泡的同步增大,当卵子直径达到80μm时,初级卵泡便转变成次级卵泡;次级卵泡直径为110～120μm,颗粒细胞数可达600个,生发泡的直径达26～27μm;次级卵泡形成后,颗粒细胞上出现FSH、雌激素和雄激素受体,各细胞间形成缝隙连接—分化的次级卵泡进入卵巢髓质。随着卵泡的扩展,周围的基质成分受挤压,形成卵泡的外膜层,同时血管穿过卵泡膜最后到达基底膜周围形成毛细血管网;随后,外膜层细胞上出现LH受体,并开始具备合成类固醇激素的能力。

三、卵泡的快速生长阶段

卵泡的快速生长阶段包括从第1阶段卵泡(窦前卵泡,直径0.12～0.2mm)到第4阶段卵泡(窦卵泡,直径2mm)的时期(图13-1):颗粒细胞的数目增长了600倍,卵泡直径增长了15倍,卵泡的增大不仅由于颗粒细胞增生,而且还包括卵泡腔的增大;所谓的快速增长阶段是将从1级到4级卵泡发育期同5级到8级卵泡的指数增长期区分开,同后者一样,快速增长期的卵泡发育也依赖促性腺激素,事实上,卵泡发育一旦进入我们过去常说的早期窦前卵泡阶段,促性腺激素的支持必须存在,卵泡发育的快慢与循环血中促性腺激素的水平有关。促性腺激素水平低,卵泡发育的能力就会受到影响.相关文献报道很多。例如,青春期前的卵巢组织中能见窦卵泡;患有精神性厌食症的女性卵巢中同样可见窦卵泡,但Graafian卵泡极少在Kallmann综合征患者、口服避孕药和妊娠期妇女的卵巢中找到。

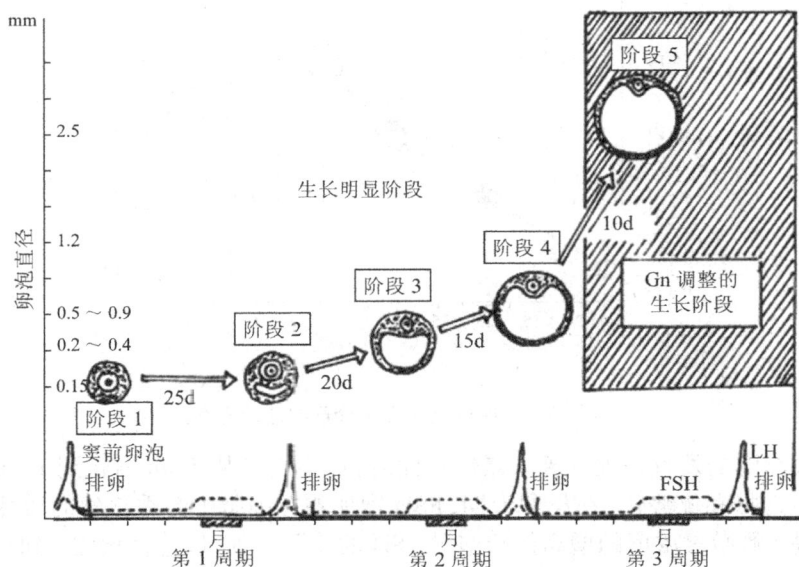

图13-1 卵泡生长发育的各个时期

卵泡内膜细胞出现后,卵泡开始对促性腺激素的刺激有了反应,卵泡膜的形成与卵泡的血液供应有关,与卵泡膜发育同步的是供应卵泡血液的小动脉末端形成环状血管网,同时有淋巴管形成,当微循环建立后,卵泡膜细胞开始出现不同的形态变化,出现LH受体,可以合成甾体激素,一旦卵泡膜细胞达到一定的数量,就开始分为两层,包绕着整个卵泡:卵泡内膜细胞呈梭形,细胞质增多,细胞多边形,可分泌甾体激素;外周细胞为卵泡外膜细胞,与间质分界不清。自从卵泡内膜细胞形成后,就形成了由颗粒细胞、膜细胞、间质细胞相互联系的功能性卵泡单位,膜细胞出现LH受体,颗粒细胞出现FSH受体,因此,认为从次级卵泡到窦前卵泡(1级卵泡)的发育发生在黄体期的早期,一般是在排卵后的几天,月经周期第15～19天。

当卵泡直径达到200～400μm时,颗粒细胞之间开始有液体聚积,慢慢形成卵泡腔,并且充满液体,使卵泡体积增大,成为Graafian卵泡(成熟卵泡)、卵子周围包裹着2～3层颗粒细胞,并处于卵泡偏心的位置,卵泡液中含有类固醇激素、蛋白质、蛋白多糖和电解质。

四、促性腺激素依赖性生长阶段

卵泡发育后期,促性腺激素的依赖性增强,卵泡需要促性腺激素的支持才能达到排卵前的成熟阶段。处于第3个周期黄体晚期的5级卵泡是要被募集的卵泡,并在第4个周期的卵泡期发育成熟(图13-2和图13-3)。

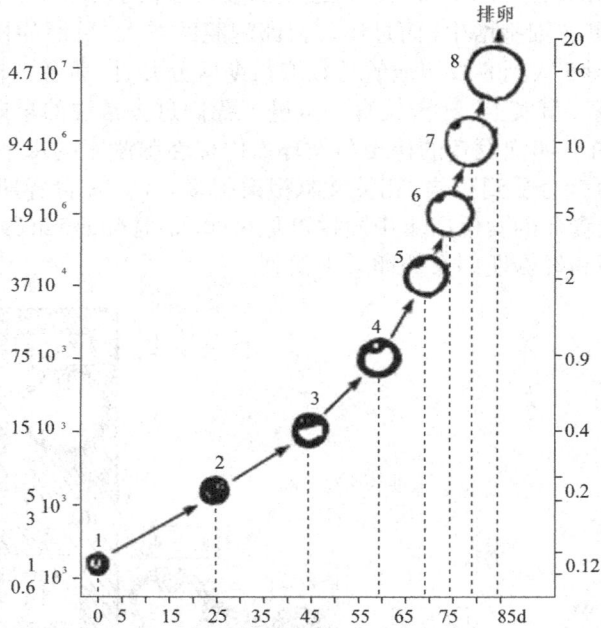

图 13-2 卵泡快速生长阶段卵泡的发育

这一阶段卵泡的发育是促性腺激素依赖性的,卵泡直径从5mm增长到20mm;在此期间,卵泡再次发生选择和优势化,在早卵泡期,FSH增加颗粒细胞中芳香化酶的活性,使卵泡内雌激素浓度增高。雌激素浓度的增高使卵泡对FSH的获取增加,敏感性增强。到卵泡中期,其中一个卵泡较其他卵泡分泌更多的雌激素,随后,窦腔增大,LH受体形成,卵泡期后期,血FSH水平下降,优势卵泡由于含有大量雌激素仍可继续生长,其他卵泡内由于雌激素水平低、雄激素含量高以及对FSH的敏感性下降则停止发育。随着优势卵泡的发育,卵泡膜细胞也发生相应变化:从周期第7天开始,即将发育成熟的卵泡周围开始出现卵泡膜细胞,以便获得更多的LH刺激;第9天时,该卵泡的血管化程度已是其他卵泡的2倍,从而大大增加了LH和低密度脂蛋白向卵泡膜细胞的转运以及FSH向颗粒细胞的转运。

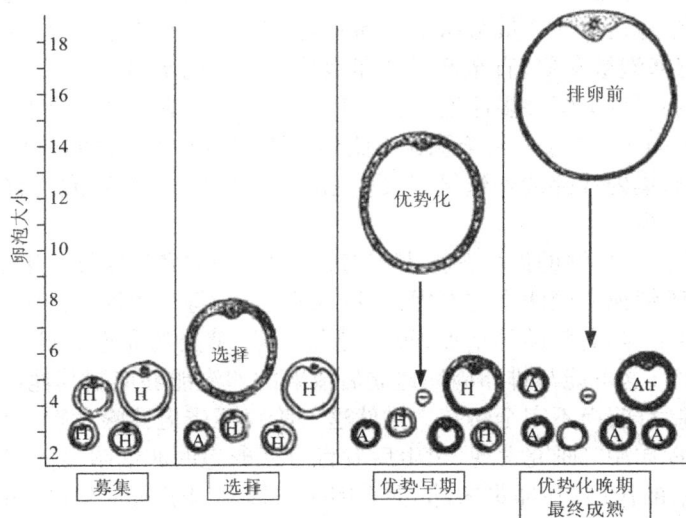

图 13-3 促性腺激素依赖阶段卵泡的发育从募集、选择到优势化阶段

五、卵泡闭锁

在卵巢组织中凋亡现象极为普遍,甚至在人出生前的胚胎组织中,卵细胞的凋亡即已大量存在;机体依靠凋亡控制着卵泡的发育和闭锁,使卵巢组织维持一定的成熟卵泡数,既保证了生殖的需要,又不至于过多排卵,卵泡闭锁的过程就是卵泡中颗粒细胞和卵细胞发生凋亡的过程—颗粒细胞的凋亡主要在发育晚期的卵泡闭锁中起主导作用,而卵细胞的凋亡61C主导了发育早期的卵泡闭锁。目前,人们已经发现了许多抑制或促进卵泡闭锁的因素:促性腺激素、表皮生长因子(EGF)、转化生长因子-α(TGF-α)、碱性纤维细胞生长因子、胰岛素样生长因子-I(IGF-I)、白介素 1β(IL-1β)、雌激素和抑制素等能抑制卵泡的闭锁,其中促性腺激素 FSH、LH 是卵泡成熟的必需条件,而肿瘤坏死因子-α(TNF-α)、Fas/FasL、GnRH、白介素 6(IL-6)、雄激素和激活素等能促进卵泡发生闭锁,研究卵巢颗粒细胞和卵细胞的凋亡对于临床具有重要的意义。如通过干扰卵巢细胞的凋亡来提高体外授精—胚胎移植(IVF-ET)的手术成功率;通过抑制卵泡的凋亡来延缓卵泡闭锁,从而延长妇女生育期,对于即将接受放、化疗的年轻肿瘤患者,抑制治疗过程中卵泡的大量丢失,既可以保护卵巢的内分泌功能,又能保护其生殖功能。

(张宁)

第二节 卵泡的循环周期

Section 2

一、卵泡的募集

卵泡的募集就是使原始卵泡进入生长周期的过程。首先表现为前颗粒细胞的缓慢增长,分泌透明带蛋白,卵母细胞增大。卵泡募集一旦开始,卵泡或是直接发育成熟,或是中途发生闭锁,不会再被阻滞在卵泡发育的某个时期。这一现象在卵巢生物学中最重要,但是人们对其了解的最少。原始卵泡是女性卵巢组织中全部卵泡最初经历的状态。青春期,卵泡开始募集;随后,连续不断的有卵泡被募集,直至绝经期卵泡被最终消耗殆尽。

每个月经周期要同时募集许多卵泡,但只有一个卵泡有幸成熟。除了要发生排卵的卵泡外,其余的卵泡都走向闭锁,这是由于颗粒细胞和泡膜细胞发生了细胞凋亡。实际上,进入生长期卵泡的数量与卵巢内残存的卵泡量有关。随着年龄增长,残存卵泡的数目减少,生长期卵泡的数量也会相应减少。

青春期前,由于没有足够的促性腺激素支持,大批的卵泡发生闭锁。年龄及卵泡所处的发育阶段是影响卵泡闭锁速率的两个主要因素。进入青春期,每个周期激活大约20个原始卵泡,但只有一个卵泡成熟。随着年龄的增加,卵巢储备下降,募集的卵泡数目减少。此外,卵泡发育过程开始变得迟缓,这可能与排卵周期建立后成熟的卵泡能够抑制其他卵泡的生长有关。

卵泡募集的机制目前尚不完全清楚。虽然这一阶段不受促性腺激素的影响,但是局部的促生长因子可能发挥作用。研究发现,出生后发育早期卵泡的卵细胞表面有 c-ht 的表达,说明 c-ki 真具有促进生长的作用。在卵巢内部,促进因子与抑制因子同时存在,如果两者失去平衡,卵泡募集过程就可能发生异常。临床上,超促排卵就是在打破这种平衡的基础上促使更多的卵泡进入生长期。

二、卵泡的选择和优势化

卵泡的选择是指成熟卵泡群数量减少至每一物种特定的排卵限额。因此,选择是完全的。此时健康的、能排卵的卵泡数量即排卵限额。与募集一样,选择并不能保证排卵,但是被选择的卵泡排卵几率最大。目前尚未证实选择并非随机的过程,但对于为何大量的卵泡中只有一个被诱导成熟,有种假说认为,在整个生育年龄,不同阶段卵巢的活动相对恒定,仅使得某一个始基卵泡能够成熟。随后提出"通道"理论,认为月经早期 FSH 水平升高使通道开放,对 FSH 反应敏感的卵泡几乎同时募集,成为初级卵泡群,有可能形成最终的优势卵泡。卵泡早期 FSH 继续上升,此时"通道"仍有短暂开放,只有那些在适当时间获得成熟能力的卵泡可以成为优势卵泡,还有些卵泡在月经周期的其他时间获得成熟能力,此时 FSH 处于低水平,"通道"关闭,卵泡不能继续生长,逐渐闭锁。

募集卵泡的数量与卵巢内始基卵泡的转换率有关。目前对调节始基卵泡转换率的因素一无所知,但可以确定,这一过程与内分泌如血中促性腺激素和甾体性激素的改变无关。Kallman 综合征和卵巢早衰证实了这一点。Kallman 综合征患者先天性促性腺激素分泌缺陷,促性腺激素水平重度低下,但卵母细胞的数量并不减少。约有30%卵巢早衰患者促性腺激素表现为绝经后的水平,雌激素水平低下且失去正常的节律性,但卵巢活检仍有大量的卵泡。长效促性腺激素释放激素抑制血中促性腺激素水平,但不能抑制排卵,也证明早期卵泡的生成与促性腺激素水平无关。此外,FSH 水平也可以影响募集卵泡的数量。在临床上,给予抗雌激素治疗或注射外源性 FSH 以延长卵泡募集的时间,可以诱导多个卵泡的发育。

在卵泡晚期,卵泡的大小并非选择优势卵泡的唯一标准。因为较小卵泡颗粒细胞的有丝分裂指数可能更高,即使出现生长延迟,几天后便可恢复。所以,只有那些体积大、颗粒细胞分裂指数高,卵泡液中 FSH、雌二醇水平高的卵泡,即使形态上与其他卵泡并无差别,最终会被确立为优势卵泡。

优势化是选择排卵卵泡、控制排卵数量的过程。优势卵泡即唯一可排卵的卵泡,在抑制其他卵泡生长的同时自身继续生长发育。被选择的卵泡排卵前1周出现优势化并保持此状态,不仅在形态上,而且在功能上占有支配地位,抑制双侧卵巢中其他竞争卵泡的发育。

在灵长类动物月经第 8～12 天已灼可见的最大卵泡,发现排卵前促性腺激素峰值出现延迟。于黄体中期即月经的第 16～19 天切除黄体,后一周期中促性腺激素峰值则提前出现。切除人的优势卵泡或黄体,到下次排卵的间隔约为 14d。以上研究表明,卵巢本身可能具有时间供给器(time giver)的作用,优势卵泡的周期性活动可增加其时间调控(time keeping)作用。

上述发现还提示排卵卵泡的选择在手术前即已发生(即月经第 8d),事实上,其他卵泡不能代替切除的卵泡形成月经中期的准时排卵。可见,优势卵泡与黄体通过抑制卵巢中任一有发育潜能的卵泡生长来控制排卵卵泡的数量。排卵卵泡在月经中期一经选择,黄体即成为卵巢的主要结构。切除与月经周期有关的结构后,通过黄体的自然退化或人为干预,开始下一周期的卵泡生长。灵长类动物黄体切除后给予孕激素替代治疗,发现黄体酮是抑制黄体滤泡生长的主要黄体激素。去除卵泡或黄体后,血促性腺激素水平仍可维持,卵泡开始募集,但促性腺激素水平并不升高。因此,卵巢的周期性结构对卵泡生长的抑制作用与促性腺激素水平下降无关,主要受卵巢内局部因素的影响。进一步研究发现:排卵卵泡在黄体退化之后 5～7d 出现优势化,而此时正处在月经周期的 5～7d,卵巢静脉血中雌二醇水平有明显差异,而卵巢中雌激素水平的差异是优势卵泡出现的最早激素标志。

小于 8mm 的促卵泡激素/雄激素比值相对较低,但卵泡中期以后该比值倒置。被选择的卵泡雄烯二酮芳香化酶的活性增强,可合成足量的雌二醇,通过适当的途径进入血循环,导致月经 5～7d 双侧卵巢的功能不同。卵泡晚期血雌二醇水平达到高峰时,卵泡液中雌二醇的浓度也最高。随着 LH 峰的出现,卵泡中雌二醇的浓度下降,雄烯二酮的浓度也平行下降。目前的研究认为,卵泡液内黄体酮和 17α-羟黄体酮水平能反映早期颗粒细胞的黄素化。

研究发现,窦卵泡中甾体激素水平随月经周期的不同、卵泡的大小而变化。小卵泡中雌激素/雄激素比值较大卵泡高,卵泡晚期大卵泡中黄体酮浓度升高,小卵泡雄激素高,而雌、孕激素低。窦卵泡中的高雌、孕激素和低雄激素是排卵前的卵泡特征。尽管尚未证实窦卵泡中甾体激素的特点决定是否成为排卵卵泡,但已证实不同的卵泡甾体激素各有其特点,也就是说,人类卵巢的不同卵泡中均存在调节窦卵泡卵泡液中甾体激素环境的机制。

甾体激素的分泌与促性腺激素的刺激有关,窦卵泡卵泡液中促性腺激素水平升高。研究发现,月经中期 16% 的小窦卵泡、70% 的大窦卵泡的卵泡液能检测到 FSH,大卵泡中 FSH 相对较高。伴随 FSH 的升高,卵泡液中的雌二醇水平也相应升高。但直径 8～10mm 的窦卵泡液中雌二醇较低,推测窦卵泡卵泡液中是否存在可检测到的 FSH 与不同的雌激素/雄激素比值有关。此外,体外培养条件下的颗粒细胞由于缺乏 FSH 的刺激,合成的黄体酮也减少。所以,不同卵泡内的微环境调节卵泡中的激素水平,而卵泡中不同激素的组成又反过来影响卵泡功能。

三、排　　卵

月经中期,雌激素水平急剧升高,随后出现 LH 峰和 FSH 峰,触发优势卵泡排卵,其原因目前尚不清楚,可能与排卵的卵泡能够完全适应卵巢内的微环境进而能发育成熟有关。LH 和 HCG 均促进入类成熟卵泡的破裂,在垂体切除的大鼠,给 FSH、LH 促卵泡成熟后可用高纯度的 HCG 促排卵。LH 的促排卵作用可能与前列腺素合成增加有关,全身或窦卵泡腔局部用前列腺素抑制物可抑制大鼠和兔的排卵,LH 可以促进卵泡前列腺素的合成。排卵过程包括:卵泡迅速增大,逐渐向卵巢皮质表面突出,最终卵泡破裂、卵—冠—丘复合物排出。人类的排卵过程从 LH 峰出现前 5～6d 开始,卵泡突出标志着卵泡期的结束,36h 后卵泡破裂。

近排卵前内镜下观察,随着卵泡向卵巢表面不断突出并破裂,圆锥形的斑点数量增加

（Doyle）。斑点破裂时卵泡液缓慢流出，提示卵泡液内压力不高，直接测量也发现排卵前卵泡液内压力很低。

关于卵泡体积迅速增大和卵泡的破裂机制存在以下几种观点：①卵泡的迅速增大与卵泡液的成分改变有关，但两者间的因果关系有待证实。②可能是卵泡液内胶体渗透压的增加导致了卵泡的破裂，但具体调节机制尚不明确。多数学者支持是酶对基底膜的蛋白水解作用导致了斑点的形成与卵泡破裂。窦卵泡液中注入蛋白酶抑制物可抑制排卵证实了这一点。在排卵前大鼠的卵泡壁上蛋白溶解酶纤溶酶原激活物增多，纤溶酶原激活物是一种丝氨酸蛋白激酶，促进纤溶酶原转化为有蛋白溶解作用的纤溶酶，后者可激活胶原酶，胶原酶在排卵中可能参与基底膜和卵泡周围基质的溶解。因此，纤溶酶原激活物使纤溶酶原转化为纤熔酶，对卵泡壁的溶解、消化起重要作用，而卵泡壁的溶解、消化是卵泡破裂的前提条件。另外，纤溶酶原激活物可能破坏缝隙连接，阻断卵母细胞与周围卵丘细胞之间的信号传递。纤溶酶原激活物的作用有待于进一步研究，但可确定卵巢细胞在激素作用下产生大量的蛋白酶，FSH与颗粒细胞酶纤溶酶原激活物的产生有关，已有大量文献报道。

多种内分泌激素可调节促性腺激素峰值，参与排卵的过程。

（一）促性腺激素峰值的调节

引起排卵的一系列变化是人体内几种经典的正反馈级联反应之一。来自卵巢和中枢神经系统的信息在垂体前叶整合，触发促排卵激素 LH 的大量释放。LH 峰前后卵泡内发生 3 种生理变化：①继续减数分裂 I 期，从间期进入 MI 期，排出第一极体后进入 M II 期，卵母细胞逐渐成熟。细胞核与细胞质、透明带同步成熟，卵母细胞获得受精能力。②当卵泡颗粒细胞停止分泌雌二醇、开始合成和分泌孕激素时，黄素化开始。黄素化开始可能受卵巢内旁分泌机制的调控，与 LH 脉冲的频率和振幅无关。③排卵时卵巢表面上皮破裂意味着凋亡的发生，可能是局部合成前列腺素诱导产生促性腺激素峰值，同时卵泡液和颗粒细胞中凝血酶原激活物增加，最终使卵泡壁酶解，卵泡液和卵母细胞—卵丘复合物得以释出。

很明显，成熟卵泡分泌雌激素增多，正反馈作用于下丘脑和垂体，使 LH 峰出现。研究证实，GnRH 脉冲的频率在 LH 峰出现时并无迅速增加，随后的研究发现，雌激素水平升高，使下丘脑 GnRH 增加，GnRH 的脉冲释放增加，以振幅增加为主。LH 峰前雌激素通过多种方式对下丘脑—垂体轴进行正反馈调节，使外周血中 LH 水平急剧升高。只有卵泡正常发育时 LH 峰才是即将排卵的最明显标志。雌二醇的正反馈调节 LH 峰，其他内分泌信号也参与排卵的调控。

（二）孕激素在 LH 峰形成中的作用

许多研究发现，外周血孕激素水平在 LH 峰前开始上升。雌激素促成熟之前给予孕激素引起促性腺激素峰提前出现，并且峰值和持续时间均增加。因此，孕激素参与月经中期促性腺激素峰的出现。应用孕激素拮抗剂可以更好地评价孕激素在卵泡期的作用。低剂量的米非司酮 2 mg/d 即可引起 LH 峰的衰减，但排卵前的雌激素水平并不降低。因此，雌激素和孕激素对下丘脑—垂体的正反馈作用相互独立。卵泡晚期给予更低剂量的米非司酮则 LH 峰出现延迟，同时给予孕激素则可逆转这一作用。这些实验也证实孕激素参与排卵前 LH 峰的形成。孕激素在下丘脑—垂体轴的作用部位尚不明确。给予米非司酮 10～100 mg/d，可直接抑制卵泡生长，明显降低血浆 LH 浓度，但主要改变 LH 脉冲的振幅，频率改变较小。米非司酮直接影响垂体对 GnRH 脉冲的反应，或者降低下丘脑 GnRH 脉冲释放的振幅，引起 LH 水平下降。低剂量米非司酮对卵泡、子宫内膜、下丘脑—垂体的作用与剂量有关。5～10 mg/d 可使优势卵泡停止合成和（或）分泌雌二醇，阻止排卵前雌二醇峰值出现而抑制排卵。1 mg/d 的剂量可有排卵和黄体形成，但影响子宫内膜成熟。2 mg/d 的剂量可使卵泡生长，分泌足量的雌二醇，通过正反馈机制触发 LH 峰，证实排卵前孕激素水平升高可以始动 LH 峰，该剂量时不产生正反馈调节机制,说明正反馈机制产生需要孕激素协同作用。

(三)抑制素的作用

抑制素是黄体分泌的糖蛋白,人类黄体期血抑制素水平升高。目前认为抑制素作为旁分泌的调控因子在卵巢内发挥作用,以旁分泌的形式作用于卵巢,参与垂体 FSH 分泌的调节。

早期的研究认为,卵泡期抑制素水平上升与排卵前 FSH 下降一致,现已确定排卵前抑制素处于低水平。卵泡晚期抽取卵巢静脉血监测抑制素值,发现优势卵泡是抑制素的主要来源,除去优势卵泡的分泌,双侧卵巢分泌抑制素的量大致相同。在 LH 峰出现时,抑制素可能不参与优势卵泡与下丘脑—垂体之间的信号传递。Mclachlan 等发现围排卵期血抑制素水平有所上升,持续至 LH 峰出现后 36h 约优势卵泡消失后 17h。Campbell 等研究发现,LH 峰出现时黄体酮和有免疫活性的抑制素均增加,6 名受试者中有 3 人孕激素水平在 LH 峰开始出现之前即已上升,同时抑制素水平也存在个体差异,其中 4 人至少在 LH 峰出现之前 3h 未改变。

(四)阿 片 肽

阿片类物质作用于下丘脑抑制促性腺激素的分泌,以卵泡晚期和黄体期最明显,卵泡早期不明显,提示内非肽发挥作用需要相对较高的卵巢甾体性激素水平。但是,卵泡早期发生的睡眠特异性促性腺激素分泌是阿片类物质介导的,甾体性激素通过阿片类物质参与发育卵泡对 GnRH 分泌的调节。排卵前或长期应用拮抗剂的整个月经周期中,不同个体对阿片类物质拮抗作用的反应存在很大的差异。阿片系统到底在多大程度上参与排卵的生理过程尚不清楚,但发现阿片受体拮抗剂纳曲酮可以诱导下丘脑性闭经患者恢复排卵,表明这一系统在无排卵的发病机制中发挥重要作用。

阿片类物质并非参与卵巢周期中某一过程的调节,而是从总体上维持整个卵巢周期的活动。因此,健康妇女对阿片受体拮抗剂的反应存在个体差异,阿片类物质抑制促性腺激素分泌诱导无排卵的作用有一个变异范围,在过度应激、体重减轻等情况下,阿片类物质病理性地过度激活。

(五)GnRH 的作用

对 GnRH 缺陷患者的研究表明,下丘脑—垂体功能在卵巢周期的调节中占有支配地位。促性腺激素脉冲释放缺乏或减少可影响卵泡成熟,导致无排卵或闭经,同时血雌二醇水平很低,引起性腺功能减退,可为 GnRH 脉冲式给药所逆转。下丘脑性闭经除 Kallman 综合征外,还见于下丘脑—垂体柄损伤、神经性厌食和应激有关的疾病。持续给予长效 GnRH 激动剂诱导促性腺激素分泌的去敏感状态后,再以 GnRH 脉冲式给药,可出现生理状态下促性腺激素和甾体性激素水平和分泌模式。此后,GnRH 脉冲式给药治疗获得成功,使患者排卵并妊娠。给 GnRH脉冲缺陷的患者 GnRH 1.25 ～ 2.5μg 静脉脉冲式给药,60 ～ 90min 一次,可诱导排卵,恢复正常月经并妊娠。应用小型输入泵可以实现 GnRH 静脉或皮下脉冲式给药,成功用于许多下丘脑性闭经的患者。GnRH 脉冲式给药诱导排卵避免了应用人绝经期促性腺激素(HMG)引起的多胎妊娠,因为前者可以使 GnRH 脉冲恢复类似正常生理的脉冲状态,维持雌激素升高对 FSH 分泌的负反馈调节,减少多个卵泡发育的可能。同时也维持了雌二醇对下丘脑垂体的正反馈作用,GnRH 诱导的多数月经周期可自然形成 LH 峰、自发排卵,不需要注射 HMG。与 HMG 相比,GnRH 可能会自发排卵,多胎妊娠的发生率低,监测次数减少,花费少。

(六)年龄影响排卵

随着年龄的增长,生育力下降。最近 IVF 及其相关技术的应用,可以排除性交频率和精液质量的影响,更好的评价年龄对生育力的影响。超过 40 岁即使月经规律,IVF 的预后仍不好,生育力下降与基础状态下 FSH 的升高相一致,FSH 基础值 > 25 IU/L 即预后不好。高龄不孕夫妇接受年轻妇女卵子行 IVF,可更好地反映年龄对卵子质量和子宫内膜的影响,结果发现,卵子质量对供卵周期的成功率影响最重要,卵子质量下降是高龄妇女生育力下降的重要因素。

围绝经期开始时最早可以监测到的内分泌变化是 FSH 升高,通常在未绝经时 FSH 即已升高,与 LH 升高无关。随着年龄增长,卵泡释放抑制素减少,导致 FSH 与 LH 的不一致性。因此,22～29 岁与 40～44 岁两组月经规律的妇女,卵泡期雌二醇水平无差别,但高龄组 FSH 高,有免疫活性的抑制素减少。随着年龄增长抑制素水平下降,说明卵巢中始基卵泡数目减少,颗粒细胞合成抑制素及其他多肽的能力下降。研究发现,月经规律的卵巢功能衰竭早期的不孕患者,FSH 持续上升,雌二醇处于正常的卵泡期水平,而免疫活性的抑制素水平下降,说明这些患者颗粒细胞合成甾体激素的能力不变,但合成抑制素的能力可能会继续下降。关于年龄对染色体异常发生率的影响,假说认为:由于卵泡发生和排卵的正常机制破坏,抑制素分泌减少,FSH 分泌增多,可使生育力下降;由于卵子异常,流产和胎儿畸形的发生率增加。

四、黄体的形成和退化

排卵后优势卵泡重新组织形成黄体,卵泡破裂后,周围基质中毛细血管和成纤维细胞增生浸润基底膜。黄体内血管迅速生成可能与血管生成因子的调节有关,卵泡液中也存在一些血管生成因子。从黄体中分离出血管内皮生长因子(VEGF),与碱性成纤维细胞生长因子一样,VEGF 可能是黄体血管生成的促进因子。腔壁颗粒细胞发生的形态学变化统称为黄素化,这些细胞连同周围的卵泡内膜细胞一起,与入侵的血管互相融合产生黄体。这些细胞通过缝隙连接使黄体细胞之间可进行一部分信号传递,如连接素-43 即是黄体缝隙连接的形成蛋白。排卵后卵巢甾体激素主要来自内分泌腺体。其作用主要是侵入卵泡基底膜,为颗粒细胞提供低密度脂蛋白(LDL)。以往认为 LDL 胆固醇是黄体孕激素合成的底物。LH 是调节甾体激素合成的关键因素,有人证实 LH 受体存在于整个功能黄体的过程中,确定妊娠时亦未下调。除 LH 外,I 型胰岛素样生长因子(IGF-I)也可以调节黄体功能,促进人类黄体细胞雌激素和孕激素的产生。人类的黄体中也有雌激素和孕激素受体,有人推测雌激素和孕激素也可能调节黄体的功能。

黄体功能可维持 14±2d,此后黄体自然退化,如果没有妊娠则为血管瘢痕即白体替代。黄体寿命长短的形成机制不明,其调节因素有激素、免疫细胞,如 HCG 可以维持黄体血管的形成。LH 无疑对维持黄体功能最重要,实验中去除 LH 支持均导致黄体退化。孕期妊娠滋养细胞分泌的 HCG 可以维持黄体功能,产生孕激素,有利于维持早期妊娠,直至胎盘形成代替黄体功能。孕 6 周前由于血管、结缔组织、黄体化的颗粒细胞及卵泡膜细胞增生,黄体的体积较孕前增加 1 倍。黄体于孕早期增生,孕晚期逐渐退化,足月妊娠时黄体的体积仅为月经中期的一半。激素如雌激素、前列腺素可能是促进黄体退化的重要因素,黄体中还有许多促进血管生成的多肽类生长因子。关于黄体寿命长短的免疫调节,已证实黄体退化时伴有进行性淋巴细胞和巨噬细胞浸润。

关于黄体退化机制,凋亡可能是黄体退化的主要原因。Shikone 等证实黄体在早期无凋亡的 DNA 片段,中期和晚期可见凋亡的 DNA 片段,孕早期的黄体也无凋亡征象。Rodger 等发现凋亡相关蛋白 BCL-2 存在于颗粒黄体细胞、卵泡膜黄体细胞、内皮细胞和血管中,但在正常的黄体期或注射 HCG 后 BCL-2 水平不变。这些研究结果是理解黄体溶解过程中细胞消失机制的基础。

(张宁)

第三节 排卵的内分泌调节
Section 3

哺乳动物的受精是卵子与单个精子的结合形成合子的过程。成功的配子无论是雄性还是雌性都是从数以百万计具有受精潜能的配子中产生，但是在两性间达到受精点的方式是不同的。精细胞是从睾丸中连续产生的，提供了雄性配子一个稳定的环境。与之相对应，卵巢中所有的原始卵泡包括卵子在胎儿 7 个月内已经产生。在胎儿晚期，卵巢中有一两百万个卵子，但至多有 500 个被排出并受精。

一、卵泡早期阶段

在始基卵泡内的卵子处于停滞阶段，其染色体处于第一次减数分裂双线期，在青少年时期直到月经来潮这些卵泡在促性腺激素的作用下继续生长，脱离停滞阶段。尽管每个优势卵泡的来源经过选择，但它不是一个随机过程。有假说解释了仅有一个卵泡从众多卵泡中发育成熟。在卵巢有连续活动的水平不同的始基卵泡不同生殖时期有不同的成熟能力，可见在一定水平的 FSH 的刺激下，在卵泡早期阶段，通道机制一直处于开放状态，只有那些在适当时间获得成熟能力的卵泡才具有发育成优势卵泡的机会。而在周期其他时间能够成熟的卵泡在使通道关闭的低水平的 FSH 作用下，将停止发育并闭锁。这个过程与卵泡内始基卵泡数量有一定关系，现在我们对初级卵泡转化率的认识还一无所知，但随着对这一过程认识水平的提高，对过早闭经和一些不孕症的病因提供一些线索。这个过程与内分泌的改变有关。这种自主性在两绌患者中清楚的表现出来。那些 Kallman 综合征患者有先天性促性腺激素分泌缺乏和不足。然而，尽管这些人处于促性腺激素分泌不足状态，其初级卵泡仍在发育。与此相对应，30%卵巢早衰患者卵巢活检时有许多卵泡处于绝经期后的促性腺激素水平。用长效的 GnRH 激动剂并不能恢复原来的排卵能力，再次表明促性腺激素在卵泡发育最早期的独立性作用。

二、卵泡中期阶段

卵泡选择的门控通道理论，是在月经周期的早期，在 FSH 作用下通道处于开放的状态，那些准备对 FSH 起反应的卵泡被同步募集，它们将有机会发育成优势卵泡。卵泡的大小取决于卵巢内始基卵泡对促性腺激素的反应能力、转归率及 FSH 持续的时间，而后者已被应用于临床。通过应用抗雌激素或注射外源性 FSH 以延长 FSH 的持续时间从而获得更多的卵泡生长。

当某个优势卵泡出现的时候，卵泡的早期阶段就结束了。尽管这被称作卵泡的选择但并不说明一个卵泡成熟其余被募集的卵泡停止发育或闭锁是随机的。被选择的优势卵泡释放雌激素人血循环导致血中 FSH 水平下降，一旦出现一个优势卵泡其余卵泡就退变萎缩。在此过程中，对侧卵巢处于静止状态，优势是一个真实存在的内分泌现象。至于每个月中哪个卵巢被选择作为优势卵泡的来源通过监测卵泡生长发现是随机的过程。而且一侧卵巢被切除了另一侧会不停的排卵，这表明优势卵泡的选择机制存在于卵巢本身不是由中枢控制的。优势卵泡对卵泡周期各阶段发育控制程度可以通过外科切除优势卵泡的实验来观察。结果是使排卵延迟大约 14d 即一个卵泡期。说明优势卵泡限制其他一起被募集的卵泡的生长，但一旦被切除，其余的卵泡也能替代它获得成熟。

随着卵泡的生长发育，卵泡腔增大，颗粒层可分辨。颗粒细胞分泌大量的雌二醇进入血液循环。在卵泡中期随着雌二醇水平的提高引起一系列内分泌的变化如子宫内膜增生，激发垂体下丘脑为中期促性腺激素高峰做准备。这样优势卵泡就和将来的生殖现象如排卵、受精和着床同步了。

三、促性腺激素释放的调节

排卵过程是生物界不多的正反馈现象之一。来自卵巢和中枢神经系统的信息在垂体整合，从而引发了 LH 的大量释放。在动物世界中，LH 的大量释放控制排卵，无论是自发排卵还是因交配诱发排卵的动物都是这种情况。在 LH 峰期卵泡内发生了三个生理过程：①第一次减数分裂继续进行，卵子释放第一极体从 MI 到 MII 期，细胞核与胞质透明带同步发育成熟，卵子此时能够受精。②卵泡周围的颗粒细胞合成、分泌大量孕激素，开始黄体化。黄体化的发生主要据 LH 峰值的幅度和频率的变化，也可能受卵巢内旁分泌途径的调节。③排卵本身。排卵时卵巢表面上皮破坏代表程序化细胞死亡的过程即凋亡，可能是由于前列腺素合成导致的。随着促性腺激素的大量释放，卵泡液和颗粒细胞释放大量纤维蛋白酶原激活物，卵泡酶解体，卵泡液和卵—冠—丘复合物一起排出。研究表明促性腺激素释放调节机制在啮齿类有蹄动物及灵长类中都存在。很明显，LH 峰出现是由于下丘脑—垂体成熟卵泡释放雌激素的正反馈作用的结果。在鼠类，GnRH 释放入门静脉的量在下午时增多，有学者通过灌注垂体前叶来监测意识清楚的动物 GnRH 的变化，实验表明在 LH 峰值时 GnRH 并没有明显的增加，随后的实验表明随着雌二醇水平的增加，下丘脑释放 GnRH 的量增加。在对老鼠和羊进行更深入的研究表明在发情前，随着细胞内合成 LH 的增多，不论 GnRH 受体的数量还是促性腺激素对 GnRH 的反应性均有所增加。垂体促性腺激素通过 C 蛋白偶联磷酸酯酶 C 与 GnRH 受体复合物相互作用，激活了三磷酸肌醇和细胞内的 Ca^{2+}，已经证明雌二醇能够调节 Ca^{2+} 和蛋白激酶 C 介导的信号传递系统，增加了促性腺激素受体对 GnRH 的敏感性。研究表明在 LH 峰之前，雌二醇对下丘脑—垂体—性腺轴的正反馈作用引发了外周 LH 水平的急剧增加。尽管 LH 峰是排卵的重要标志，但仅限于卵泡生长过程正常的周期。很明显雌二醇的正反馈作用引发了 LH 峰的形成，但在排卵过程中其他的内分泌途径也起作用。

四、孕激素在 LH 峰形成中的作用

对一些受试者单独给予孕激素，其血中促性腺激素如 LH、FSH 浓度均增加，表明在妇女正常周期中，孕激素参与了促性腺激素峰值的形成。大多数的研究表明，在峰值产生前几小时外周血中孕激素开始升高，并且在雌激素开始升高后给予孕激素，将会使峰值提前产生，而且，其强度增强，持续时间延长。由此可以看出，孕激素参与了周期中峰值的形成。最近采用孕激素拮抗剂可更好的评价孕激素在后期卵泡中的作用。还发现应用极小剂量的米非司酮（2 mg/d）在不减少排卵前雌激素升高的情况下减缓 LH 的释放，而且能有效分离雌二醇和孕激素对下丘脑和垂体的正反馈作用。在卵泡后期使用低剂量的米非司酮（1 mg/d）会延缓 LH 峰的形成，同时给予孕激素此过程是可逆的。通过对猴子的实验也表明在排卵前孕激素参与了 LH 峰的形成。现在对孕激素作用于下丘脑、垂体的具体位置还不清楚。应用 10 ～ 100 mg/d 的米非司酮对妇女进行治疗可能会产生直接的抗卵泡营养的作用，明显的降低了血浆中 LH 的幅度对频率少有影响。机制可能是通过垂体的作用从而降低了对 GnRH 脉冲的反应性，或是降低了从下丘脑释放脉冲的幅度。除了对下丘脑和垂体，小剂量的米非司酮对卵泡和子宫内膜的作用因剂量的大小而异。5 mg/d 或 10 mg/d 的米非司酮抑制优势卵泡中雌激素的合成和分泌，从而避

免排卵前促性腺激素峰值的产生,抑制排卵。应用 1 mg/d 的米非司酮能够允许排卵和黄体的生成,但是干扰了子宫内膜的成熟。应用 2 mg/d 的米非司酮没有掩盖排卵前孕激素水平的升高,对允许卵泡生成和分泌的雌激素正反馈作用产生的 LH 峰值形成有一定作用。实际上,用此剂量对患者进行治疗并不能达到上述的效果,因为去除了孕激素的协同作用。

五、抑制素的作用

抑制素是一种糖蛋白,在黄体期浓度升高,在卵巢中作为一个旁分泌调节因子参与了垂体分泌 FSH 的调节。早期有学者提出在排卵前随着 FSH 浓度的降低,抑制素水平升高,但现已明确,排卵前的抑制素一直处于低水平状态。通过测量卵泡后期阶段卵巢静脉血中抑制素的水平发现,除了主要来源优势卵泡外,两侧卵巢的分泌量是同等的。在 LH 峰时,抑制素不可能参与优势卵泡与下丘脑—垂体—性腺轴之间的交流机制。然而,连续监测排卵前妇女外周血中的抑制素水平发现有所升高,而且一直持续到 LH 峰值后 36h。相应的通过超声检测的优势卵泡消失后 17h。然而,此次研究收集的标本集于 LH 峰期,没有从 LH 刚释放开始。有学者通过超声连续监测卵泡直至破裂期间,每 3h 采血样收集标本做实验,以明确促性腺激素、甾体激素、抑制素在周期中的作用。在这个实验中,6 位自然周期正常的志愿者连续 3 个月通过使用尿 LH 试纸确定 LH 峰的时间,在预测下次 LH 峰出现前 48h 加入实验取来标本分析 LH、FSH、孕激素、雌二醇和免疫激活抑制素的量。每 6h 有 7.5mHz 探头通过阴道超声监测卵泡的大小。在 LH 峰刚开始时取样,此时 LH 浓度增加了一倍,随后 LH 保持增长的水平。我们将 LH 起始时的数据标准化,明显可见血循环中孕激素和免疫激活抑制素水平升高。然而,仔细检查每个妇女我们会发现,6 例中有 3 例在 LH 峰出现时孕激素有一个上升期。抑制素也一样,6 例中有 4 例在 LH 峰开始后至少 3h 内没有什么变化。综合卵泡后期阶段由非优势卵泡分泌的抑制素来看,其在 LH 峰的发生过程中或控制性排卵中不可能有重要的内分泌作用。在中期阶段,孕激素的作用更明显。通过观察应用孕激素拮抗剂支持假说,即在排卵前至少有一部分妇女的孕激素水平升高,在下丘脑—垂体水平上参与了正反馈的调节。

六、鸦　片　肽

通过药物的方法将鸦片μ受体拮抗剂纳洛酮和环丙甲羟二羟吗啡酮注入动物或人的下丘脑,能够实现中枢性的脉冲释放。鸦片通路可以被其拮抗剂如吗啡、β-内啡肽所激发。鸦片似乎可以在卵泡后期和黄体期通过下丘脑来抑制促性腺激素的分泌。这种抑制效应在卵泡早期阶段不明显,表明内啡肽在有相对高的卵巢胆固醇激素的环境中起作用。然而在卵泡早期阶段,促性腺激素分泌的睡相抑制是由鸦片介导的,通过甾体激素介导鸦片的转换来解释发育的卵泡调节下丘脑 GnRH 的分泌机制。在排卵前阶段和应用拮抗剂的周期后对鸦片的反应水平明显不同。鸦片介导的对排卵的生理调节机制还不清楚。最近,有用鸦片拮抗剂环丙甲羟二羟吗啡酮来诱发下丘脑性闭经之非卵取得了一定效果,说明它在暂时性无排卵中起重要的作用,而且并不是在卵巢循环的局部而是贯穿于整个周期。健康的妇女对鸦片拮抗剂的反应有个体差异,在压力过大、体重大幅下降时,会抑制促性腺激素的分泌,从而导致暂时性的无排卵。

七、下丘脑垂体功能的模型临床 GnRH 的缺乏

通过对 GnRH 缺乏患者的研究表明，下丘脑—垂体—性腺轴在对卵巢周期的调节中起主导作用。促性腺激素的减少或缺乏将影响卵泡的成熟，血液中 E_2 水平的降低会导致暂时性的无排卵和闭经，Kallman 最先描述了这种表现。随后脉冲式的给予一定量的 GnRH 来治疗，可使患者恢复正常。下丘脑性闭经除了见于嗅觉缺失和中枢先天畸形的患者外，还见于下丘脑垂体干的损害、神经性厌食及精神紧张的妇女。最初，试图应用合成的 GnRH 诱发闭经的妇女排卵，但结果不理想。后来用破坏了弓状核缺乏 GnRH 的猴子来做研究，连续给予长效的 GnRH 拮抗剂能诱发促性腺激素的分泌。而脉冲式给予 GnRH 将会形成生理水平的促性腺激素和甾体激素，一旦真正理解了脉冲式给予 GnRH 的必要性将会提高治疗的成功率。对一些完全缺乏 GnRH 的患者，每 60～90min 经静脉给予，1.25～1.5μg/次的米非司酮，可诱发排卵，恢复正常的月经周期和生育能力。我们对这种技术进行改进，包括通过皮下包埋和静脉以脉冲泵自动释放 GnRH 的形式已经成功的运用于对大量下丘脑性闭经妇女的治疗。脉冲式给予 GnRH，同每天注射 HMG 诱发排卵相比，其优点是避免了多胎妊娠的高发生率，模仿了正常的生理周期，保留了高水平的雌激素对 FSH 的负反馈作用，降低了许多卵泡同步发育的机会。大多数用 GnRH 促排卵周期在不用 HCG 的情况下都能自动形成 LH 峰并排卵。同用 HMG 促排卵相比，用 GnRH 能降低多胎妊娠率，增加自发排卵的可能性，对患者来讲便于治疗，且降低了费用。然而用脉冲式释放 GnRH 来治疗下丘脑性闭经也有其不足之处，连续几天携带着脉冲泵给患者生活带来了不便。最重要的是持续性的静脉开放增加了感染、脓毒血症的机会，而且皮下包埋的效果似乎不如通过静脉。正因为我们对垂体促性腺激素的生理调节机制的了解，可以采用作用于下丘脑鸦片肽受体的药物来调节 GnRH 的分泌。这种方法提供了一个 GnRH 脉冲治疗的新途径，避免了上述的弊端。已经知道鸦片肽对人和动物的下丘脑有抑制脉冲式性激素分泌的复杂作用。最初的研究是对那些有严重的继发性下丘脑性闭经的妇女用特殊的鸦片受体拮抗剂环丙甲羟二羟吗啡酮来恢复正常的月经周期，现在已经应用于大量的原发和继发闭经患者的临床治疗。在研究组的 66 例患者中有 16 例妊娠，另外 33 例恢复了正常的月经周期。

环丙甲羟二羟吗啡酮对继发性闭经的患者更有效，分析那些对此药无效者的病例表明，鸦片肽抑制促性腺激素的分泌有其独立的机制。然而，对那些患继发性下丘脑性闭经的不孕妇女，通过口服鸦片拮抗剂能够获得高的妊娠率，而且副作用很少。

八、年龄因素对排卵的影响

毫无疑问随着年龄的增长妇女的生育能力下降，甚至在绝经（排卵停止）前就开始了。20 世纪末，有人在北美的一个部落进行了一个经典的研究，这个部落谴责避孕，且是一个高产的人群。研究表明，随着年龄的增长生育力下降。在他的人口研究中，妇女平均最晚怀孕年龄是 40.9 岁，大约在绝经前 10 年。近来，随着辅助生育技术的应用，通过排除性交频率和精子质量的影响来更详尽的评价年龄对生育力的影响。超过 40 岁的患者即使有正常的月经周期，IVF 的成功率也降低，这种生育力的降低同时伴随有 FSH 基础水平的升高。当 FSH 水平超过 25 IU/L 时，妊娠率极低。通过对 IVF 中，年轻妇女和高龄捐献卵子者的比较表明，随着年龄的增长卵子质量和内分泌水平下降。很明显卵子的衰老决定了供卵 IVF 的结局。这就证明了老年妇女生育力的下降，卵子是主要因素。

FSH 的升高是围绝经期开始的首要标志,当月经周期延迟时 FSH 就会升高,并且与 LH 的升高无关。随着年龄的增长,FSH 和 LH 的分离抑制了卵泡中抑制素的释放。因此,尽管在 20 ~ 29 岁和 40 ~ 44 岁两组有正常月经周期的妇女,其卵泡期雌激素水平没有区别,但在后者中 FSH 水平高而免疫激活抑制素水平偏低。随着年龄的增长,血循环中抑制素水平的降低反映了卵巢内初级卵泡数量的减少和颗粒细胞合成抑制素和其他肽类能力的降低。

(张宁)

第四节　卵巢功能的旁分泌调节
Section 4

旁分泌是指一种细胞通过产生生物活性物质影响相邻细胞的活性。自分泌是指细胞产生的活性物质作用于本身调节其活性。这些活性物质通过细胞上的受体发挥作用。作为旁分泌的活动场所,卵泡含有卵母细胞、颗粒细胞和卵泡膜细胞,还有两种体细胞。卵巢产生的雄激素和雌激素通过旁分泌机制调节卵巢功能。除类固醇外,生长因子、细胞转移因子和大量的其他物质也通过旁分泌调节卵巢功能。

（一）类固醇的自分泌和旁分泌

雌激素合成过程中的"两种细胞,两种促性腺激素"学说是典型的卵泡旁分泌调节的例子。颗粒细胞合成的 17β-雌二醇,通过一些类固醇合成酶,直接作用于颗粒细胞与卵泡膜细胞,其之间的作用相似于上皮与间质之间的作用。颗粒细胞产生的雌激素,通过抑制卵泡膜细胞中雄激素合成,引发 LH 峰,来调节卵泡膜细胞的功能。颗粒细胞产生的雌激素是卵泡内分泌调节物质,它可以刺激颗粒细胞的增殖,并提高颗粒细胞对 FSH 的敏感性。雌激素还加强 FSH 介导的类固醇合成酶 P450aro 和 P450scc 的活性,以及刺激抑制素及其代谢产物的表达。类固醇结合单位不同于以往传统意义上的雌激素受体,它还可以调节卵巢的自分泌活动。卵泡膜细胞产生的雄激素作用于颗粒细胞上的雄激素受体来调节 FSH 介导的颗粒细胞的分化。卵泡内膜细胞在 LH 的作用下产生雄激素,后者能够穿透基底膜和颗粒细胞层进入卵泡液中。雌激素促进颗粒细胞的增殖,卵巢局部产生的雄激素则诱导颗粒细胞的闭锁。

尽管普遍认为类固醇是卵巢卵泡旁分泌调节机制的主要物质,但它们在正常排卵中的作用机制仍有争议。几项研究一致认为排卵前卵泡孕激素合成增加对于排卵有重要意义,例如,鼠体内的排卵过程可以被一种抗孕激素抗体或一种 3β 羟基类固醇脱氢酶的抑制剂所抑制。体外鼠的排卵过程可以被 3β 羟基类固醇脱氢酶抑制剂的类似物抑制,体外鼠的卵巢灌注孕激素可以恢复排卵,这表明孕激素在局部起到调节排卵的作用。孕激素受体拮抗剂,RU486 体内可以抑制鼠的排卵。卵泡孕激素通过增加局部血管纤溶酶原激动剂的活性、激肽释放酶的活性和一些具激活胶原酶或缓激肽作用的物质来影响排卵过程。体内和体外实验均已证实雌激素在排卵过程中的作用。

（二）胰岛素样生长因子（IGF）

IGF-I 和 IGF-II 存在于许多细胞中,包括卵巢的卵泡膜细胞和颗粒细胞,胎儿卵巢中也存在。高雄激素伴有高胰岛素状态是胰岛素通过其受体或 IGF-II 受体作用的结果。在人绝经期卵巢和颗粒细胞中存在 IGF-I 和 IGF-II 受体 mRNA。IGF-I 通过内分泌、旁分泌和自分泌机制调节卵巢活动。在人的卵泡液中存在 IGF-I 和 IGF-II。IGF-I 在血中的浓度高于卵泡液中表明其是在卵巢外合成的。无论自然周期还是用药周期,优势卵泡中 IGF-II 的浓度高于其他卵泡,子宫切除患者卵巢静脉和外周静脉中 IGF-II 浓度下降而 IGF-I 和胰岛素浓度无变化,这表明 IGF-II 是卵巢源性的。人颗粒细胞仅含 IGF-II mRNA,体外分离培养颗粒细胞增殖后可分泌

IGF-Ⅱ。研究发现 IGF-I 多肽是由卵泡膜间质细胞产生的,它通过内分泌和旁分泌的方式调节人颗粒细胞的增殖,并刺激自然周期和用药周期中颗粒—黄体细胞 DNA 的合成。IGF-Ⅱ在小窦卵泡的卵泡膜细胞和优势卵泡的颗粒细胞上合成,通过自分泌和旁分泌作用调节卵泡成熟。生长激素可以增加卵巢内 IGF-I 的合成。在人类,生长激素可增加血浆中 IGF-I 的浓度。

（三）抑制素与激活素

抑制素与激活素抑制垂体促性腺激素,尤其是 FSH 的分泌。人卵泡液中抑制素以两种形式(抑制素 A 和抑制素 B)存在。体外人和非人类初级颗粒细胞中抑制素的分泌受到促性腺激素和性类固醇激素的调节。FSH 刺激卵巢抑制素的生成。抑制素抑制垂体 FSH 的分泌,激活素刺激其分泌。抑制素和激活素在卵巢卵泡发育中起局部调节作用。已发现颗粒细胞上有激活素结合单位。抑制素可以增加 LH 刺激下的雄激素的分泌,而激活素对其起抑制作用。抑制素抑制而激活素增强 FSH 刺激下芳香酶的活性。激活素抑制孕激素分泌,而抑制素刺激 LH 介导的卵泡膜细胞分泌雄烯二醇。抑制素抑制卵细胞的成熟。直到月经中期 LH 峰前,人排卵前卵泡都不分泌大剂量的抑制素。这就说明抑制素峰在黄体期出现。抑制素对分泌的调节主要在黄体期发挥作用。在黄体阶段,LH/HCG 刺激颗粒—黄体细胞,抑制素在性腺内通过旁分泌机制调节雄激素的分泌。激活素通过增强未成熟卵颗粒细胞对 FSH 作用的敏感性而在卵泡的募集中起作用。而抑制素更有可能在排卵前卵泡选择和维持优势卵泡中发挥作用。

（四）血小板源性生长因子（PDGF）

在 EGF 和 IGF-I 的协同作用下,PDGF 剂量相关性的促进增殖,刺激颗粒细胞的有丝分裂。PDGF 使细胞表面对 EGF 有高亲和力的受体减少,而促进 EGF 受体的磷酸化。PDGF 和低密度脂蛋白对于生长因子刺激的颗粒细胞的增殖起到一定的促进作用。

（五）白细胞族和细胞因子

体外将白细胞灌注到卵巢中可促进 LH 诱导的排卵过程,表明这些白细胞在卵巢的生长活动中起积极作用。大部分单核细胞/巨噬细胞表达主要为组织相容性抗原Ⅱ,说明它们处于激活状态。对鼠的研究发现单核细胞/巨噬细胞是妊娠黄体的主要细胞成分,并且在黄体溶解时活性细胞的浓度增加,表明这些细胞可促进黄体溶解。对人卵巢组织的研究表明从排卵、黄体形成到黄体溶解这一段时间内卵泡壁上一直存在着大量的巨噬细胞。巨噬细胞在卵巢中的作用与排卵、黄素化和黄体溶解过程中的组织重建有关。通过分泌细胞因子、二十烷类、血管胺类和组织重建酶而发挥作用。

单核细胞/巨噬细胞促进排卵的证据是:它们能够迁移到卵泡内层并在 IVF 取卵的卵泡液中出现。研究表明巨噬细胞源性的物质可以促进入颗粒—黄体细胞产生孕激素。这种作用有利于排卵。此外,几种巨噬细胞源性物质如纤溶酶原激活因子、胶原酶、二十烷类、血小板激活因子和细胞因子可直接促进排卵过程。

巨噬细胞对黄体功能也有影响。在超促排卵周期中,人外周血中单核细胞与巨噬细胞可以促进排卵前卵泡中黄素化颗粒细胞的孕激素合成。这表明腹膜巨噬细胞对颗粒细胞有黄素化作用。巨噬细胞在黄体溶解时的组织降解和重建中起重要作用,这一点与前述的结果一致。中性粒细胞产生的胶原酶、细胞因子、二十烷类、血小板激活因子等物质与排卵和黄体形成中的组织重建有关。在人排卵期卵泡壁上出现大量的中性粒细胞,而在排卵前卵泡液中可以看到中性粒细胞的化学活动。研究发现在孕鼠的早期黄体中存在大量中性粒细胞,在人月经周期的黄体中也含有大量该细胞。

肥大细胞及其产物组胺也可影响排卵过程。排卵时,发现鼠卵巢中肥大细胞数量增加,组胺释放增加,在卵巢黄体组织中尚未发现肥大细胞。动物实验发现嗜酸粒细胞在排卵和早期黄素化中起作用。它们能促进卵泡壁相关组织的降解。用黄素化剂量 PGF-2α 治疗可以使黄体中嗜酸粒细胞数量增加,嗜酸粒细胞释放的细胞毒素能引起黄体溶解。

(六)前列腺素和白三烯

大量资料表明前列腺素是排卵过程中的重要物质。已发现颗粒细胞和卵泡膜细胞在 LH 的作用下能产生前列腺素。而前列腺素合成抑制剂能通过卵巢卵泡的局部作用机制抑制卵泡破裂。对于哪一种前列腺素对排卵最重要目前尚有争议。前列腺素促进排卵的机制尚不清楚。前列腺素在刺激排卵中可以引起几种作用变化,如对卵泡微循环的影响,对白细胞的影响,对卵泡类固醇合成的影响,对纤溶酶原、胶原破裂和神经肌肉活动的影响。最近已有学者对前列腺素在排卵中的作用进行进一步研究。

在鼠和人的卵巢中发现白三烯发挥活性作用。尽管白三烯在排卵中的作用尚不清楚,但以下几方面需引起注意:在鼠中,脂肪氧合酶抑制剂可抑制 HCG 诱导的胶原溶解,可减少卵巢中中性粒细胞的量;此外,白三烯 C4 和 D4 可以刺激人内皮细胞合成血小板活性因子,而后者在鼠排卵过程中是重要物质;白三烯 B4 在炎性组织中可以诱导白细胞趋化因子。已发现其他脂肪合成酶产物可以促进内皮的增殖和血管的生成。最近已经出版了关于脂肪合成酶产物和排卵间关系的著作。

(七)缓 激 肽

研究发现,排卵时激肽合成酶活性增加。体外对兔卵巢灌注缓激肽发现血管缓激肽可以诱发排卵,并可以提高 LH 对促排卵的作用。由于激肽激活磷脂酶 A_2 并刺激卵巢产生前列腺素 $F2\alpha$,因此,可认为缓激肽影响排卵的作用机制受到前列腺素的调节。

(八)组 胺

促性腺激素刺激卵巢排卵时,排卵前卵泡可出现类似炎症的反应。此时,在卵巢血管周围的肥大细胞可以产生组胺。通过体外对兔和鼠的研究发现,组胺可以诱发排卵。对鼠卵巢的研究发现,抗组胺物质(H1 和 H2 受体拮抗剂)能抑制排卵。这些结果表明组胺通过旁分泌调节排卵过程。而这些结果与对兔和羊的观察结果有出入。在后者中抗组胺物质不能抑制排卵。此外,对于组胺在排卵中的作用机制还需进一步研究。

(九)黄体功能

已证明黄体的类固醇合成功能明显依赖于 LH/HCG 的刺激,但不能简单地认为性腺的自然衰退是由于促性腺激素刺激不足所至。前列腺素 $F2\alpha$ 与黄素细胞对 LH 的反应异常有关。研究表明黄体溶解是黄体催产素作用下的雌激素分泌的前列腺素 $F2\alpha$ 和非妊娠子宫分泌的前列腺素 $F2\alpha$ 诱发的。前列腺素 $F2\alpha$ 通过封闭 LH 的促黄素化作用而发挥溶黄体作用。前列腺素 $F2\alpha$ 封闭 LH 促黄素化作用的方式包括诱导 LH 受体的丢失或阻碍促性腺激素到达黄体细胞,或干扰后受体的信使作用。在女性和非人类灵长目中,黄体溶解过程不依赖于子宫。一种理论认为人类功能性黄体溶解是细胞水平的前期程序化死亡。黄体消退是由于早孕时黄体不足而又缺乏 HCG 的补充所引起的。

其他证据表明,人类黄体消退存在旁分泌和(或)自分泌机制。卵巢局部产生前列腺素 $F2\alpha$,黄素化细胞含有这种前列腺素 $F2\alpha$ 的受体。无论在体内还是在体外前列腺素 $F2\alpha$ 可抑制基础的和 HCG 诱导下的黄体孕激素的合成。已报道人黄体能分泌催产素,并含有催产素受体。最近研究表明催产素和前列腺素 $F2\alpha$ 通过自分泌和(或)旁分泌机制调节人黄体的衰退。对正常月经周期的女性,将催产素局部注射到黄体中发现,催产素引起前列腺素 $F2\alpha$ 代谢增加,而血浆孕激素水平下降。上述作用可以被前列腺素合成抑制剂完全阻断,这表明催产素的溶黄体作用是受前列腺素调节的。其他的旁分泌(自分泌)因子也可能与黄体溶解有关。如 LH 作用下黄素化细胞产生的反应性氧合物,这种局部产生的氧基团可直接抑制黄体孕激素的合成和黄体对 LH 的反应性。

（十）其　他

1.松弛素

有两种松弛素基因 H1 和 H2。在人黄体中转录 H2 松弛素基因，而 H1 松弛素基因在蜕膜中表达。几项研究发现，排卵前松弛素有抗卵巢作用：猪排卵前卵泡分泌松弛素，LH 可以刺激培养的猪颗粒细胞分泌松弛素。此外，近期一项研究发现卵泡膜细胞可释放松弛素，并且这种释放作用在排卵前升高。松弛素在排卵时对卵泡壁组织重建起重要作用。松弛素在体外增加胶原降解酶的活性，促进颗粒细胞的增殖，促进纤溶酶原激动剂和胶原酶的活性。在人卵泡壁上，松弛素可以刺激卵泡膜溶胶原活性。体外对鼠卵巢的灌注研究也发现人松弛素可以诱发排卵。

2.α2 - 巨球蛋白（α2 - M）

排卵前的颗粒细胞中不存在α2-M mRNA，而在注射诱发排卵剂量 HCG 后 12h，可在黄素化卵泡中检出α2-M mRNA，并且在整个黄体期一直都存在。卵泡或黄体形成发育过程中α2-M 的变化不能反映出卵泡中α2-M 的数量，正如存在小的窦卵泡和排卵前卵泡中的蛋白即使其 mRNA 存在也不能检出。

3.前肾素

在排卵前卵泡液中存在高浓度的前肾素，它在卵巢中的生物合成和分泌受到促性腺激素的调节，肾素可能是颗粒细胞源性的。

（张宁）

第十四章

排卵障碍

女性生殖系统最显著的特征就是没有一个固定不变的状态。由于其形态、生化及功能状态不断变化的特点,女性生殖周期应被看作是一个具有长周期(每月一次)与短周期(以分钟计)节律的动态系统。如果此系统达到一个长期的稳态,就会发生排卵障碍。

第一节　多囊卵巢综合征

多囊卵巢综合征(PCOS)是育龄妇女中常见的由内分泌异常所致的疾病,是高雄激素性排卵障碍的主要原因。虽然早报道了此种疾病,但到目前为止对其确切发病原因尚不明了,多认为与神经内分泌代谢紊乱以及卵巢自分泌/旁分泌调节失衡有关。临床表现以月经稀发或闭经、多毛、不孕、肥胖、卵巢增大与多囊性改变为特征,激素测定主要表现为雄激素、雌激素、LH、LH/FSH 升高和(或)胰岛素抵抗等。有的患者具有典型表现,有的只有部分症状。

一、PCOS 与排卵障碍

PCOS 患者无排卵的原因可分为两方面:①卵泡发育障碍;②排卵障碍。

(一)卵泡发育障碍

卵泡发育障碍与多种内分泌失调有关。

1.雄激素过高

过高的雄激素来源于卵巢和肾上腺。PCOS 患者雄激素合成酶 P450C17α 活性增强,使肾上腺与卵巢来源的雄激素皆升高;高水平的 LH 刺激卵泡膜细胞及间质细胞,产生过多的雄激素,同时抑制性激素结合球蛋白(SHBG)的合成,使游离雄激素增多;肾上腺对 ACTH 反应敏感,由于皮质醇清除率加速,ACTH 代偿性分泌,致肾上腺分泌雄激素过多;肾上腺来源的雄激素有 DHEA 与 DHEAS。DHEAS 又可作为 PCOS 合成甾体激素的前体,使卵巢合成雄激素增加;高胰岛素(INS)血症可通过几方面造成卵巢合成雄激素过多:①高胰岛素直接作用于卵泡膜细胞,刺激雄激素合成;②胰岛素可增强卵泡膜细胞内细胞色素 P450C17α雄激素合成酶的活性,加速黄体酮转化为雄激素;③高胰岛素使游离胰岛素样生长因子(1GF-1)增加,并增强 IGF-I 的活性,使之增强 LH 刺激卵泡膜细胞分泌雄激素的作用。

2.基础雌激素水平升高但缺乏周期性变化

PCOS 患者有较高的雌激素来源,小部分来自卵巢中卵泡的少量分泌,大部分由卵巢与肾上腺分泌的过多的雄激素在腺体外转化而来。

3.促性腺激素分泌不协调

持续上升的雌激素使 LH 对 GnRH 的敏感性增强,致 GnRH 分泌频率增高,LH 随之上升;PCOS 患者的雌激素水平在早卵泡期未降低,其负反馈作用使 FSH 处于低水平,但并未完全抑制。可以刺激卵泡不断生长,却不能刺激卵泡发育至成熟,从而形成不同阶段的多个小卵泡;而过多的小卵泡又合成过多的抑制素,使 FSH 进一步降低,造成卵泡发育障碍的恶性循环。

(二)排卵障碍

LH 持续分泌处于过高状态,但无峰值形成,难以诱发排卵;加上卵巢间质组织增生,包膜增厚,可能也造成机械性的排卵障碍。由于长期无排卵、肥胖及多种内分泌失常,多数患者初潮后即逐渐出现月经失调,从月经稀发、月经过少逐渐至闭经。少数患者月经周期虽然规律,但无排卵发生,属无排卵性月经。

二、PCOS 的诊断

PCOS 的诊断根据患者的症状、B 超检查、内分泌检查确诊,还需要注意与多囊卵巢(polycytic ovary PCO)、卵巢间质性卵泡膜增生、卵巢男性化肿瘤等相鉴别。

三、PCOS 的治疗

PCOS 的治疗目的在于建立排卵性月经周期,甚至达到妊娠目的,并预防子宫内膜癌、乳腺癌、心血管疾病、糖尿病的发生。

(一)降低体重

减重为 PCOS 肥胖患者的首选治疗。体重下降可降低胰岛素水平及 P450C17ct 活性,从而降低雄激素与 LH 水平,有利于恢复正常月经。

(二)对抗雄激素

由于高雄激素是 PCOS 的主要基本病变,所以应根据雄激素来源采用不同的抗雄激素药物。对需要促排卵治疗的患者,应首先使高雄激素状况得以纠正,可增强促排卵用药的效果。降雄激素的药物主要有:醋酸环丙氯地黄体酮(达因-35)、口服避孕片(如妈富隆)等,应根据雄激素来源、升高程度以及是否合并其他症状选择药物。

(三)治疗胰岛素抵抗与高胰岛素血症

如二甲双胍、文迪亚等,有利于恢复月经与排卵。

(四)促排卵及人工助孕

对要求生育的 PCOS 患者需积极进行促排卵治疗。如体内有一定雌激素水平的可选用舒经酚,如舒经酚无效或体内雌激素水平低者可考虑用 FSH 促排卵。通过上述治疗仍不能怀孕者需要接受人工助孕。

(朱淑惠)

第二节 黄素化未破裂卵泡综合征

Section 2

黄素化未破裂卵泡综合征(luteinized unruptured follicle syndrome,LUFS)指卵泡生长至一定时期并无排卵,但其内部发生黄素化(luteinizing)而不破裂引起一系列现象,是无排卵月经的一种特殊类型,也是女性不孕原因之一,属于卵巢性不孕。LUFS 首先由 Jewelewicz 首次报道,后经 Marik 经腹腔镜直接观察卵巢,证明有些早期黄体表面无排卵裂孔,提示黄体形成并非均经过排卵过程,从此引起人们的重视。

黄素化未破裂卵泡(LUF)不仅发生在不孕妇女,也可发生在正常妇女。在进行 B 超周期监测时,妊娠妇女仍有 2.7% 发生了 LUF,周期正常妇女 LUF 的周期发生率为 4.9%。不孕患者中 LUF 的发生率为 6.67%~26.7%,原因不明性不孕患者的 LUF 发生率可高达 57%。

一、病　　因

LUFS 的发生是由于卵泡的发育与排卵异常造成的,其具体机制尚不清楚。目前的研究认为与以下因素有关。

(一)月经周期激素变化异常

1.卵泡期激素变化

对健康志愿者的研究表明,自然周期中发生 LUF 者卵泡期血清雌激素浓度与非 LUF 周期无区别、宫颈评分亦无显著性差异。LUFS 的动物模型研究亦发现,LUFS 组与对照组相比,雌激素水平无差别。氯米芬促排卵周期导致的 LUF 可能与晚卵泡期雌激素水平下降有关。部分患者应用氯米芬后雌激素迅速上升,于月经的第 7~8 天达高峰,然后下降,从而导致不排卵与卵子质量降低。

2.排卵期激素变化

LUF 的形成还与排卵时 LH 分泌不足有关。血清 LH 峰延迟,且低于正常。LH 分泌不足,会影响到卵巢内环磷酸腺苷的增加,使黄体酮分泌减少、局部纤维蛋白溶酶原激活剂活性低下,降低纤维蛋白的溶解和卵泡壁自身消化作用,使卵子的成熟、破裂及卵子排出受到阻碍。动物实验研究表明,若在内源性 LH 峰出现前几小时注射少量(0.5~1.0mg)LH 形成一个较低的 LH 峰,则 100% 发生 LUF;若给予 LH 4h 后再给 GnRH1mg,以诱发内源性 LH 峰值,则部分 LUF 形成受抑;但若 8h 后再给 GnRH 诱发 LH 峰,就会因间隔太久而造成大部分卵泡仍然形成 LUF。

3.黄体期激素变化

对正常妇女进行卵泡监测时发现,若卵泡不破裂则黄体前半期黄体酮浓度较低,但黄体期的长度无变化。LUFS 患者黄体期孕激素分泌不足。对不孕妇女进行的超声与激素测定研究显示:自然周期中黄体中期孕激素水平低于 32 nmol/L(10ng/ml)者,71.1% 发生 LUF,高于 32 nmoL者 7.9% 发生 LUF;促排周期中孕激素水平低于 32nmol/L 者,50% 发生 LUF,高于 32 nmoL 者,4% 发生 LUF;自然 LUF 周期中黄体中期平均孕激素水平为 32.5 nmoL,显著低于自然排卵周期的 55.2 nmol/L。所以黄体功能不全者 LUF 发生率较高。黄体期的激素测定结果显示,正常周期 LH 峰值后发生孕激素值升高。但在 LUF 周期,没有伴随 LH 峰的原发性孕激素上升,而是出现迟发性孕激素上升。LUFS 的动物模型研究发现,LUFS 组与对照组相比,黄体酮水平未达峰值且持续时间缩短,雄烯二酮与睾酮在 HCG 注射 48h 后上升且很快回到基础水平。恒河猴模型发现 LUF 周期黄体期孕激素分泌不足。

(二)卵泡自身发育异常

1.卵泡内激素水平

LUFS 患者月经周期中期卵泡内雌激素水平不足,故而对 FSH 的负反馈比正常周期弱,使 FSH 升高 2d 后仍维持高水平,4~5d 后才缓慢降至基础水平。

2.卵泡发育速度与大小

对正常周期与 LUF 周期的卵泡发育速度有不同的观点,有的认为 LUF 时卵泡期主导卵泡生长缓慢,LH 峰后生长加速,超声显示出壁层细胞分离现象。有的认为 LUF 与正常卵泡在卵泡期生长曲线与最大直径无区别,但同样出现 LH 峰后生长加速。动物实验研究表明,HCG 注射后不同时期卵巢组织学与血甾体激素检查显示,卵泡愈成熟,排卵可能性愈大,孕激素分泌量越大;每克 LUF 组织与黄体组织中黄体酮含量相同,在体外培养时 LUF 与黄体细胞受 HCG 刺激后孕激素分泌皆增多,且以 LUF 细胞为甚。从而提出,LUF 周期黄体期孕激素分泌不足是由于其体积较小的缘故。

3.卵泡激素受体水平

LUFS 患者的卵巢黄体 LH 受体浓度比正常妇女平均低 60%,提示 LH 作用于发育卵泡的作用机制出现异常。

4.卵泡的血供

在采用阴道超声多普勒估计黄体功能时发现,正常排卵组优势卵泡侧的卵巢阻力指数(R1)在卵泡期及黄体期皆低于对侧,而在 LUFS 患者两侧 RI 无区别,说明 LUF 卵泡的血供不如正常卵泡丰富。进一步的研究观察了促排卵周期中卵巢内动静脉血流,测定卵泡期与黄体期的阻力指数、搏动指数 PI、收缩期峰值流速、最大静脉速率及血清黄体酮水平。正常排卵者黄体期收缩期峰值流速、最大静脉速率显著高于卵泡期,而阻力指数、搏动指数显著降低;黄体缺陷者黄体期最大静脉速率低于正常者且与血清黄体酮水平呈正相关;LUF 者卵泡期与黄体期各数值无明显转变,黄体期最大静脉速率亦与血清黄体酮水平呈正相关。

5.细胞因子

目前研究较多的有前列腺素、基质金属蛋白酶-2(matrix metalloproteinose,MMP-2)等。前列腺素对排卵过程起重要作用。LUF 周期卵泡液中 PGE_2、PGF_2 及白三烯水平皆显著低于对照组,从而提出由非甾体类抗炎药引起的 LUFS 与卵巢合成雌激素下降有关。体外试验还发现,PGE_2 可抑制 LUF 细胞对 HCG 的反应,使孕激素分泌不足。非甾体类抗炎药的使用与 LUF 的发生相关,停药后排卵障碍转为正常。

组织溶解、重塑与排卵、黄体形成有关。MMP-2 属于分解细胞外蛋白链内切酶家族,其主要底物是支持内皮与内皮细胞的基底膜IV型胶原。动物实验中,优势卵泡于注射 GnRH 后 24h 破裂。注射 GnRH 后 0h、20h、40h 分别测定 MMP-2,发现有生物活性的 MMP-2 升高,40h 的酶免疫定位于入侵黄体实质的结缔组织中。若排卵前向优势卵泡内注射 MMP-2IgG 或单克隆抗体,则将形成 LUF。其周围黄体组织缺乏小梁结构与血管形成,孕激素水平低下。而正常黄体含有大量结缔组织有利于细胞移行与血管形成。所以 MMP-2 与排卵及黄体形成有关。此外,卵泡中注射 TNFα亦可抑制排卵,TNFα与黄体形成有关。

(三)影响 LUFS 发生的其他因素

1.年　　龄

随着年龄的增加,患者的内分泌功能逐渐衰退,同时盆腔因素的发生率也有所升高,所以随年龄的增长,LUFS 的发生率增高。

2.子宫内膜异位症

子宫内膜异位症所致的内分泌异常包括黄体缺陷与 LUF。有研究认为 LUFS 与子宫内膜异位症同属于内膜病变。子宫内膜异位症患者 24.7%发生 LUF。

3.PCOS

PCOS 患者的促性腺激素分泌不协调,LH 分泌持续处于过高状态,但无峰值形成,FSH 分泌呈低水平,LH/FSH 比值上升,加上卵巢被膜增厚,从而造成无卵泡发育或不排卵。PCOS 患者 37.5%发生 LUF。

4.黄体功能不全(luteal phase defects,LPD)

研究表明,每克 LUF 组织中的黄体酮含量与黄体组织相同,但由于 LUF 较黄体组织少,所以黄体酮分泌不足,会导致 LPD。但已有报道 LPD 患者发生 LUFS,经静脉抗生素治疗后排卵与黄体期转为正常。所以 LPD 究竟是 LUFS 的原因还是结果尚不明确。

5.盆腔炎症或盆腔手术

炎症或手术造成的盆腔及卵巢粘连,使局部组织形态学发生变化,卵巢表面增厚,有时还会影响卵巢的血运,这都是导致 LUFS 的原因。有盆腔手术史者 26.2%发生 LUF。有学者认为发生 LUF 的患者有 63.3%存在盆腔因素,且此类患者 LUF 复发率高达 52.6%,称为机械性卵泡未破裂综合征。

6.促排卵用药

在各种促排卵药物的应用中,氯米芬(CC)的 LUF 发生率较高,分析原因是由于氯米芬的抗雌作用使诱发的 LH 峰值不足而导致 LUF,不孕患者用氯米芬促排卵时有 31.8%发生 LUF。

二、临床表现

LUFS 患者一般表现为月经周期规律,基础体温典型或不典型双相(高温相上升缓慢、延迟、持续时间缩短),经前诊断性刮宫子宫内膜呈分泌期改变,黄体期雌、孕激素基本在正常范围或略低,约一半被诊断为原因不明性不孕,另外还常诊断为输卵管性不孕、子宫内膜异位症、盆腔炎、黄体功能不全等。除此之外,患者可无其他症状。只有在行 B 超或腹腔镜检查时可表现出与正常排卵者的区别。进行 B 超连续监测时,在预测排卵日未见卵泡破裂、缩小、消失征象,子宫直肠窝未见液性暗区;之后卵泡持续存在或增大,卵泡内出现点状均匀的中强回声,或呈张力较大的囊实性回声。LUFS 的自然发展趋势主要有三种:①持续存在至黄体末期,于下次月经来潮后消失。②以液囊样结构存在直至下次月经的卵泡期或排卵期消失,或变小后逐渐消失。③少数可持续存在 3 ～ 6 个月才逐渐消失。LUF 的复发率可高达 63.6%,约有一半患者于 LUF 消失后的周期,又有新发育的卵泡仍发生不排卵,再次形成 LUF。非 LUF 周期时 70.6%卵泡发育有异常。

一般情况下正常排卵后在卵巢被膜处会出现一小孔称为排卵口(stigma),腹腔镜发现排卵口最早可发生在基础体温下降的那一天,最晚发生于基础体温上升后 10d,最容易发现排卵口的时间是预测排卵日后 2 ～ 4d。LUFS 患者在基础体温上升后 2 ～ 4d 腹腔镜检查看不到排卵口,腹腔液量较少,迅速凝固,且孕激素浓度明显低于正常值。需要注意的是,单纯腹腔镜检查未见排卵口并不能确诊为 LUF,因为正常妇女排卵后约 47%未见排卵口,而且还有某周期未见排卵口而发生妊娠的报道。

三、诊　　断

(一)病　　史

患者多有不孕病史,在未进行完整的周期监测前,部分诊断为原因不明性不孕。对 PCOS 患者或曾有盆腔炎或盆腔手术史者也应考虑是否伴有排卵障碍。

(二)辅助检查

LUFS 的诊断主要依据 B 超监测,腹腔镜检查与内分泌测定也可作为一种诊断手段。

1.B 超监测

自然周期监测自月经第 8 ～ 10 天开始,每日或隔日检查一次,直至血 LH 峰后 3d。促排卵周期自用药前就开始 B 超监测,直至注射 HCG 后 48h。正常排卵 B 超征象为:排卵前卵泡平均直径为 21.3mm，排卵后卵泡消失、缩小或边界模糊、皱褶、失去张力，子宫直肠窝有积液。LUF 者 B 超检查显示：排卵前卵泡生长曲线多与排卵卵泡无区别，只是在预测排卵日后未见排卵征象，卵泡继续存在或增大，常出现网格状回声或变为囊实性，张力增强，子宫直肠窝无积液。采用 B 超监测简便、易行、无损伤，可连续进行并随时随访，是助孕治疗中常用检查之一。

2. 腹腔镜检查

检查时间选择在预测排卵后 12～48h 为佳。若在基础体温上升 2～4d 时未见排卵口或黄体，则 LUF 诊断可基本成立。若做卵巢活检确诊意义更大。腹腔镜检查同时还可将 LUF 与卵巢囊肿明确鉴别。腹腔镜还可对 B 超监测发现 LUF 的原因不明性不孕患者进一步检查与诊断，约有 1/3 的患者合并有轻度的子宫内膜异位症与盆腔粘连。而且 LUF 在这些患者中并不是固定不变地出现，只有 34% 的患者连续 3 个周期出现 LUF。但是腹腔镜检查需麻醉、腹部做切口，损伤较大，不宜反复应用。

3. 腹腔液与血液检测

对腹腔液的研究显示了 LUF 与正常排卵的区别。正常排卵时早黄体期腹腔镜探查，测定腹腔液量、17β-雌二醇浓度与孕激素浓度，平均分别为 2.6ml、679 pmol/L、64 nmoL。有排卵者腹腔液量较排卵前约增加 1 倍，其中孕激素浓度是血清孕激素浓度 3 倍以上，雌二醇浓度可高出血浓度的 5～10 倍；而 LUF 者排卵前后腹腔液量及雌二醇、孕激素浓度无显著差别，甚至黄体早期腹腔液量会减少，雌二醇、孕激素浓度显著低于正常排卵者。

于排卵后，黄体早期行后穹窿穿刺抽取腹腔液，观察其量及形状，并测定雌二醇、孕激素。可以将腹腔液中雌二醇 ≥68.12 pmol/L 和孕激素 ≥11.08 pmol/L 作为排卵标准诊断 LUF，也可以将腹腔液雌二醇、孕激素浓度与同期血液雌二醇、孕激素浓度比值 ≥5 作为排卵标准诊断 LUF，二者符合率为 80%。

四、治　　疗

（一）病因治疗

对于病因明确的，首先应针对原发病进行治疗。如 PCOS 患者需调整内分泌失调状态；子宫内膜异位症患者存在巧克力囊肿时要及时处理；盆腔炎患者应用抗生素等抗感染治疗；LPD 患者补充黄体功能。原发病缓解后排卵状况会有所改善。

（二）促排卵治疗

原发病治疗后，自然周期监测仍不排卵者可于卵泡成熟时给予 HCG 或直接应用促排卵药物如氯米芬、HMG 与 HCG。单用氯米芬可使 12%LUF 患者排卵，HCG 可使 46%～64.1%LUF 排卵，HMG 加 HCG 使 96%LUF 排卵。有资料显示，单用 HCG 不排卵者，33.3%～71.4% 用 HMG/HCG 可诱导排卵；氯米芬促排后发生 LUF 者，81.2% 单用 HCG 可排卵；单用 HMG 后发生 LUF 者，63.6% 用 HMG/HCG 可排卵。

（三）穿刺卵泡

对输卵管通畅、无明显盆腔因素的 LUF 患者，可于预测排卵日经阴道卵泡穿刺后行人工授精或指导同房。

（四）体外助孕技术

对于反复药物促排卵或穿刺卵泡治疗后都不能排卵或受孕患者，应考虑借助体外辅助生殖技术治疗不孕。

（朱淑惠　任健）

第三节　闭　　经

Section 3

闭经是指一种月经停止或无月经的临床症状。目前尚无关于闭经诊断的统一标准。经典的闭经定义为：女性满 18 岁后仍无月经，称为原发闭经。原有月经，超过 6 个月经周期无月经者为继发闭经。现在一般认为，对过去有周期性月经者，不管周期是稀发、频发还是规律，3 个月或以上无月经来潮即为闭经。另外，无论有无第二性征，年满 16 岁而未建立月经者即为闭经。因此，闭经是指已达性成熟年龄但下丘脑—垂体—卵巢轴（hypothalamus-pituitary-ovarian axis, H-P-O 轴）尚未建立其正常的功能。

一、闭经与排卵障碍

根据闭经的病理生理学进行分类，以区分是否有中枢神经系统—下丘脑—垂体—卵巢功能异常。

解剖学因素指造成经血外流受阻的解剖学异常，包括生殖道发育异常或子宫内膜粘连。由于 H-P-O 性腺轴并未受影响，所以排卵功能仍然正常。

原发性卵巢衰竭，常见为性腺发育不全和由于自身免疫功能失调或促性腺激素受体缺陷导致的卵巢早衰。由于卵巢处于不活动状态，所以无卵泡发育与排卵。患者通常有高促性腺激素水平，并且 FSH 与 LH 比例升高。

下丘脑与垂体障碍引起的无排卵及闭经表现为促性腺激素水平低或正常。

二、诊　　断

根据定义闭经并不难，关键是诊断闭经的类型。原发闭经患者首先要检查染色体以排除性发育异常。过去认为区分原发与继发闭经有重要意义，一般认为原发闭经比继发闭经要严重得多。虽然原发闭经中遗传或解剖异常的发生率高于继发闭经，但二者的区别并没那么重要。青春期后闭经的患者首先要看有无第二性征，若发育不良则提醒临床医师注意有无 H-P-O 系统衰竭。查血清 FSH 与 LH 水平即可确定或排除卵巢性闭经。若促性腺激素水平低或正常，应进一步检查评价垂体或下丘脑功能。

三、治　　疗

首先针对引起闭经的原因进行治疗。单纯性腺发育不良、卵巢早衰给予雌、孕激素序贯周期替代治疗。对于有生育要求的患者，在法律允许的情况下可采用赠卵 IVF-ET。下丘脑、垂体功能低下的患者，采用促性腺激素促排卵治疗。无子宫或子宫内膜无功能者可采用代孕 IVF-ET（但目前我国尚不允许）。

（朱淑惠　郭颖）

第四节　外周性激素生成过多

Section 4

外周雌激素转化增多在正常月经周期妇女，绝大部分雌激素来自卵巢。卵巢内卵泡，主要是优势卵泡分泌的雌激素占总生成量的 95%。但仍有一部分来自雄激素的腺外转化,如在脂肪、肝脏、皮肤、肌肉、脑、骨髓等外周组织中。雄激素(主要是雄烯二酮)通过 P450 芳香化酶的作用转化为雌酮。虽然转化比例很小,但由于体内雄激素产量高,所以腺外转化量仍然很大。当雌激素的腺外生成量增高时,反馈性抑制 FSH、LH 的正常分泌,就会造成不排卵。

(一)病　　因

雌激素前体增多、P450 芳香化酶活性增强、腺外转化增多可导致雌激素生成增多,使循环中雌激素水平持续升高。

(1)雌激素前体增多:即雄激素增多。如先天性肾上腺增生、PCOS、产生肾上腺皮质激素的肿瘤、Cushing 综合征等。

(2)芳香化酶活性增加:妇女年龄增高可使雌酮的产量增加 2 ～ 4 倍。主要由于芳香化酶活性增加的缘故。

(3)腺外转化增多:如单纯肥胖患者。肥胖合并 Cushing 综合征者既增加了脂肪组织又提高了皮质醇水平,后者使脂肪基质细胞中芳香化酶活性升高。

(4)甲状腺功能低下与甲状腺功能亢进患者由于改变了甾体激素的代谢,也导致雄激素向雌激素转化增多。

(5)芳香化酶过剩综合征是导致雌激素生成增多的一种特殊情况。主要表现为青春期男子出现女性型乳房、血清雌雄激素比值升高。耻骨皮肤成纤维细胞体外培养显示,芳香化酶活性增高。这是一种遗传性疾病,属于常染色体显性遗传。不但在男性造成异性性早熟与女性型乳房,而且在女性形成同性性早熟与巨乳。体外细胞培养显示芳香化酶活性增高,据推测该基因缺陷可能位于 P450arom 基因 5' 末端。

(二)外周雌激素转化增多与排卵障碍

雌激素(主要是雌酮)水平升高后,由于其负反馈作用使FSH处于低水平,不能刺激卵泡发育至成熟,造成卵泡发育障碍与不排卵。

正常卵泡中雌激素的产生:当窦卵泡发育到一定程度时,颗粒细胞与卵泡膜细胞的相互作用加速雌激素的生成。但是窦前卵泡的颗粒细胞由于只具有 5α-还原酶的作用,所以不能使雄烯二酮转化为雌酮,而是转化为二氢睾酮。当窦卵泡发育到一定大小时,其颗粒细胞才具有芳香化酶活性,从而使雄激素向雌激素转化。在无排卵状态下,卵泡不能发育成熟,雌二醇生成减少,卵巢微环境由正常的周期性的雌激素变化转为线性的雄激素变化。在这种高雄激素状态下,卵巢内小卵泡增多,是卵泡正常募集与发育受抑制的结果。由于雌酮(E_1)是腺外生成雌激素的主要形式,所以,血清中 E_1：E_2 比值增高,反映雌激素的腺外转化增多。当然部分也可能是由于卵巢雌二醇生成减少,此比值提示无排卵或功血。

(三)治　　疗

针对病因进行治疗,目的是减少雌激素的腺外转化,建立起正常的排卵周期。

二、产生异位激素的肿瘤

(一)产生性激素的肿瘤

多种肾上腺或卵巢的肿瘤可自动产生雄激素,造成不排卵与男性化。这些肿瘤包括门细胞瘤、间质细胞瘤、良性囊性畸胎瘤、黄素化卵泡膜细胞瘤、两性母细胞瘤、卵巢的肾上腺残余细胞瘤、卵巢性索肿瘤及肾上腺瘤或癌。男性化程度与血清雄激素水平依肿瘤类型及其分化程度而不同,去除肿瘤后能恢复排卵。

颗粒—卵泡膜细胞瘤是最常见的产生激素的卵巢肿瘤,占卵巢实性肿瘤的 15%～ 20%。主要产生雌激素,亦产生少量雄激素。若于性成熟前发生,会导致青春期提前;若于绝经期发生,会导致绝经后出血。

（二）异位产生泌乳素与糖蛋白激素的肿瘤

异位产生泌乳素的肿瘤较少,主要是支气管癌和肾上腺样瘤等。应用酚噻嗪、甲基多巴、氟哌啶醇等药物也可导致泌乳素升高。若泌乳素水平明显升高,会导致泌乳、月经失调与性欲改变。

具有明显的甲状腺刺激的肺或乳腺肿瘤可产生 TSH,但临床上较少见。在女性可导致月经失调,男性可导致女性型乳房。

胃、胰腺、肝脏、性腺的肿瘤最可能分泌异位 HCG。这些肿瘤患者中,17%～40%有异位 HCG 分泌,但多数患者分泌量较少。卵巢或睾丸的绒癌、畸胎瘤、滋养细胞瘤都分泌 HCG,10%～30%的精原细胞瘤患者与 2/3 的胚胎细胞癌患者 HCG 水平升高。

（三）治　疗

切除肿瘤即可恢复正常激素分泌。

三、激素受体基因突变

（一）LH 受体基因突变

已有几种关于 LH 受体（LHR）基因错义与无义突变的报道。在女性,LH 受体缺陷虽然导致原发闭经,但是有正常的青春期乳房发育。这说明 LH 对青春期的发育并不是必需的,但 LH 对卵泡的发育与排卵是必需的。此类患者卵巢中有正常的原始、窦前及窦卵泡,说明卵泡的早期发育不需要 LH。实验室检查显示 LH 水平升高,FSH 水平处于正常上限,雌二醇与孕烯醇酮水平降低,雄激素、睾酮、雄烯二醇水平极低。LH 受体基因突变是原发闭经的原因,与卵巢衰竭明显不同。

（二）FSH 受体基因突变

FSH 受体基因由 695 个核苷酸组成,包括 18 个核苷酸的信号肽;成熟的 FSH 受体（FSHR）包括 678 个氨基酸,其中细胞外部分占 49 个氨基酸。在对 XX 性腺发育不全、20 岁前原发或继发闭经的高促性腺激素性卵巢衰竭患者的研究中,发现 FSH 受体基因第 7 外显子第 566 位核苷酸发生 C→T 突变,使 FSH 受体蛋白第 189 位氨基酸丙氨酸代替了缬氨酸。此突变使 FSH 受体失活,导致卵巢发育不全与卵泡不发育。

（三）治　疗

由于目前尚无法针对病因进行治疗,所以只能对症治疗。

（于源源）

第五节　肾上腺功能失调

Section 5

肾上腺功能亢进或减退都可导致慢性无排卵与闭经。肾上腺产生的雄激素与皮质激素,对包括大脑在内的所有全身组织都有影响。继发于肾上腺激素功能异常的 H-P-O 轴功能失调可能是多因素的。

一、肾上腺皮质功能的调节

（一）糖皮质激素分泌的调控

下丘脑、垂体和肾上腺皮质组成一个密切联系、协调统一的功能活动轴,以维持血中糖皮质激素浓度的相对稳定和在不同状态下的适应性变化。

ACTH 分泌的调节:分泌肾上腺皮质激素的束状带及网状带,受腺垂体促肾上腺皮质激素 ACTH 的控制。无论是糖皮质激素的基础分泌,还是在应激状态下的分泌,都受 ACTH 的调控。切除动物的垂体后,束状带与网状带萎缩,糖皮质激素分泌显著减少;如及时补充 ACTH,可使已发生萎缩的束状带与网状带基本恢复,糖皮质激素分泌回升。ACTH 调节糖皮质激素的分泌,而 ACTH 的分泌受下丘脑促肾上腺皮质激素释放激素(CRH)的控制与糖皮质激素的反馈调节。下丘脑 CRH 神经元又受脑内神经递质的调控。下丘脑 CRH 的节律性释放决定 ACTH 的分泌呈现昼夜节律波动,糖皮质激素的分泌也出现相应的波动。

(二)盐皮质激素分泌的调节

醛固酮的分泌主要受肾素—血管紧张素系统的调节。另外,血 K^+、Na^+ 浓度可以直接作用于球状带,影响醛固酮的分泌。

(三)肾上腺来源的雄激素的分泌调节

肾上腺皮质分泌了大部分的雄激素,如 DHEA、DHEA-S 及雄烯二酮。在女性,67%的游离睾酮、50%的 5α-双氢睾酮来自雄烯二酮,剩余的由卵巢产生。在月经周期中期,由于卵巢雄激素的分泌增多,雄烯二酮及睾酮水平升高。

肾上腺分泌雄激素的调节机制与糖皮质激素、盐皮质激素的分泌调节机制相比尚未明确。ACTH 有调节作用。血浆中 DHEA、雄烯二酮及睾酮浓度的昼夜节律与皮质醇的节律相似,给予地塞米松可降低血浆中肾上腺来源的雄激素水平。由于一些高泌乳素血症的患者其循环中肾上腺来源的雄激素升高,在给予溴隐亭治疗后可下降。所以,ACTH 及泌乳素在刺激 DHEA、DHEA-S 分泌时有协同作用,但是对皮质醇及睾酮的分泌无协同作用。

在体外实验中已经证实 IGF-I 是一种刺激肾上腺分泌雄激素的因子。另外,在肥胖的患者中,IGF-I 水平升高可致雄激素水平升高从而导致神经性厌食。

(四)肾上腺来源的雌激素

肾上腺皮质分泌雌酮及雌二醇,主要是由雄烯二酮在脂肪及肌肉组织转化而来的,但其分泌的量比卵巢分泌的少。

二、肾上腺皮质功能亢进与排卵障碍

Cushing 综合征是各种因素引起的糖皮质激素增多表现的总称。其内分泌的实验室异常表现为:皮质醇分泌增多、24h 尿排出游离皮质醇及其代谢产物增多、血清皮质醇水平失去正常昼夜分泌节律、糖皮质激素负反馈抑制相对或绝对抵抗。

Cushing 病指垂体 ACTH 分泌过多引起的高皮质激素血症。Cushing 综合征可分为 ACTH 依赖性与非依赖性两种,前者包括肿瘤或非肿瘤引起的垂体 ACTH 分泌过多、分泌 ACTH 的异位肿瘤、分泌 CRF 的异位肿瘤;后者包括肾上腺腺瘤、肾上腺肉瘤、肾上腺结节增生、卵巢肾上腺肿瘤及应用皮质激素。

(一)ACTH 依赖性 Cushing 综合征

(1)ACTH 异位综合征:异位 ACTH 样肿瘤,如肺癌(约占 50%)、胸腺癌、胰腺癌和前列腺癌等可以分泌类 ACTH 样活性物质,使肾上腺增生及功能亢进,血清皮质醇水平增高,抑制 CRF 的合成与分泌。

(2)CRF 异位综合征:类似于 ACTH 的异位分泌,只是非下丘脑肿瘤分泌的 CRF 使垂体前叶增生及 ACTH 分泌增多,ACTH 刺激肾上腺增生与皮质醇分泌增多,从而抑制下丘脑 CRF 的分泌。有时 ACTH 并未受到高皮质醇水平的抑制,这与肿瘤本身分泌 ACTH 有关。

（二）ACTH 非依赖性 Cushing 综合征

（1）原发性肾上腺皮质功能亢进多由病变组织（如肾上腺肿瘤、ACTH 非依赖性微结节增生）分泌的皮质醇增多造成。它抑制 CRF 的合成、分泌与作用，从而使 ACTH 分泌降低。

（2）医源性 Cushing 综合征由于大量使用合成的糖皮质激素造成，抑制 CRF 的合成、分泌与作用，抑制 ACTH 分泌，导致肾上腺萎缩与血清 ACTH 与皮质醇降低。

（三）偶然发现的肿块

随着 CT 与 MRI 的发展，偶然发现的包块成为一个新的问题。多数包块为良性，不会产生引起临床症状的激素量。但是当其由感染因素引起，分泌过多的糖皮质激素、盐皮质激素、雄激素、雌激素，或有原发或转移性肿瘤的表现时应进行治疗。肾上腺皮质功能亢进时往往伴有肾上腺雄激素分泌增多。

肾上腺癌患者雄激素分泌常显著升高，垂体ACTH瘤患者轻度升高，肾上腺皮质腺瘤者一般不高，主要为 DHEA、雄烯二酮等弱雄激素分泌过多。高雄激素造成多毛、痤疮、雌激素增多，通过反馈抑制 FSH、LH 的分泌，造成月经紊乱、不排卵甚至闭经。重者表现为女性男性化（乳房萎缩、胡须增多、喉结增大、阴毛男性分布、阴蒂肥大等）。

（四）治　　疗

切除肿瘤或破坏病灶，减少或停止糖皮质激素的应用。去除病因后即可改善。

三、肾上腺功能减退与排卵障碍

由肾上举皮质破坏造成的肾上腺功能减退称原发性肾上腺功能减退。由于垂体 ACTH 或下丘脑 CRF 缺乏造成的肾上腺功能减退称继发性肾上腺功能减退。

（一）原发性肾上腺功能减退（Addison 病）

75%由于自身免疫性疾病、20%由于结核引起肾上腺皮质的破坏而造成本病。约 50%患者常伴有 1 个或多个其他器官特异性自身免疫疾病。如迟发性甲状腺功能减退、卵巢功能过早衰退、胰岛素依赖型糖尿病、恶性贫血及白斑病等，从而组成多腺体自身免疫综合征。

临床表现多为糖、盐皮质激素不足引起的症候群。主要包括色素沉着、乏力、胃肠道症状、心血管症状、生殖系统症状、低血糖表现、脱发及精神症状等，有时可出现肾上腺危象。

（二）继发性肾上腺功能减退

继发性肾上腺功能减退可见于下丘脑—垂体功能低下患者，由于 CRF 或 ACTH 的分泌不足，以致肾上腺皮质萎缩。临床特点为糖皮质激素与雄激素缺乏，但盐皮质激素由于还受肾素—醛固酮的调节所以通常保持正常水平。约 25%的肾上腺皮质功能低下的患者伴有卵巢功能低下，FSH、LH 升高，影响排卵，继而造成月经失调或闭经。

（三）治　　疗

可给予肾上腺皮质激素替代治疗。卵巢功能低下时可给予雌、孕激素周期治疗。

（王杰琼）

第六节　甲状腺功能失调

Section 6

甲状腺功能活动主要受下丘脑与垂体的调节。下丘脑、垂体和甲状腺三个水平紧密联系，组成下丘脑—垂体—甲状腺轴。此外，甲状腺还可进行一定程度的自身调节。

一、甲状腺功能的调节

腺垂体分泌的 TSH 是调节甲状腺功能的主要激素。TSH 的作用是促进甲状腺激素的合成与释放。TSH 的长期效应是刺激甲状腺细胞增生,腺体增大。这是由于 TSH 刺激腺泡上皮细胞核酸与蛋白质合成增强的结果。切除垂体之后,血中 TSH 迅速消失,甲状腺发生萎缩,甲状腺激素分泌明显减少, 而腺垂体 TSH 分泌受下丘脑 TRH 释放激素的控制。血中游离的 T_4 与 T_3 浓度的升降, 对腺垂体 TSH 的分泌起着负反馈调节作用。当血中游离的 T_4 与 T_3 浓度增高时,抑制 TSH 分泌。

另外,有些激素也可影响腺垂体分泌 TSH,如雌激素可增强腺垂体对 TRH 的反应,从而使 TSH 分泌增加,而生长素与糖皮质激素则对 TSH 的分泌有抑制作用。除了下丘脑—垂体对甲状腺进行调节以及甲状腺激素的反馈调节外,甲状腺本身还具有适应碘的供应变化、调节自身对碘的摄取以及合成与释放甲状腺激素的能力。

二、甲亢与排卵障碍

甲状腺功能亢进即甲状腺功能过强,简称甲亢。甲亢可分为多种,最常见的有毒性弥漫性甲状腺肿,也称 Grave 病,这是一种与遗传、精神因素和自身免疫均有关系的疾病。一般认为,本病患者体内由于存在甲状腺刺激抗体,作用于甲状腺细胞上促甲状腺激素受体,从而使甲状腺对血中碘的摄取明显增多,因而产生过多的甲状腺激素,这些过多的激素向血中释放而发病。除这种类型以外,甲亢还有毒性结节性甲状腺肿、功能自主性甲状腺腺瘤、甲状腺炎引起的甲亢以及碘剂引起的甲亢等等。临床主要表现除了代谢增高和多系统功能的兴奋性增高外, 多数患者常以甲状腺肿大为特征,不少 Grave 病患者伴有不同程度的突眼。

甲亢患者甲状腺激素可刺激肝脏使 SHBG 生成增多,导致血清睾酮、二氢睾酮、雌激素增多, 但其非结合部分水平正常甚至有暂时的降低。睾酮与双氢睾酮的结合水平增高是由于其代谢清除率下降,而雌激素的代谢清除率正常,提示激素的组织代谢水平增高。雄烯二酮向睾酮、雌酮与雌二醇及睾酮向双氢睾酮的转化率增加。雄激素向雌激素的转化增加可能是男子女性化乳房及女性月经不规律的原因。临床表现为月经过多、经期延长、月经频发、痛经、经前紧张综合征等。但大部分有排卵,中期有 LH 峰值,内膜有分泌期改变。少部分为不排卵伴月经过少。甲亢晚期由于 GnRH/Gn 及 TRH/TSH 分泌失调,导致排卵障碍和性激素分泌紊乱,从而引起月经稀发、月经过少、卵泡闭锁、闭经与不孕。甲亢的绝经前妇女可表现为 FSH 与 LH 正常,但对 GnRH 的刺激反应增强。甲亢发生在青春期前会影响性成熟,但身体发育正常,骨骼发育还可能加快。青春期后发病会影响生殖功能,月经周期可延长或缩短,经量可减少,生育力下降,流产率增高。甲状腺自身抗体及流产与甲状腺功能无关,但甲状腺自身抗体的存在表明自身免疫状态不稳定,可能造成流产。

对于甲亢引起的不孕患者,应在治疗、控制甲亢的基础上进行雌、孕激素人工周期治疗或促排卵治疗。

三、甲低与排卵障碍

甲状腺功能减退即甲低系甲状腺激素合成与分泌不足, 或甲状腺激素生理效应不好而致的全身性疾病。可出现男性阳痿;女性性欲降低,排卵障碍,黄体酮分泌不足而内膜增生正常,造成月经不规则与月经过多。有时甲低可导致垂体功能低下而致闭经,生育力降低,可自然妊娠但流产率增高。

甲低患者雌、雄激素代谢有所改变:雄激素分泌减少,睾酮向本胆烷醇酮转化而不是向双氢睾酮转化,雌激素通过 6-羟化而不是通过 2-氧化途径代谢,使 2-羟雌酮及 2-甲氧雌酮降低,雌三醇增高。SHBG 水平降低,血清雌、雄激素水平降低,非结合部分水平升高。甲低影响性发育与生殖功能。未治疗的胎儿期甲低不能性成熟,儿童期甲低造成青春期延迟及无排卵周期。肾上腺皮质功能偏低,血和尿皮质醇降低。原发性甲低有时可同时伴有自身免疫性肾上腺皮质功能减退和(或)1 型糖尿病,称 Schmidt 综合征。甲低应进行替代治疗,并及时检测激素水平以调整药量。

(刘卉)

第七节　下丘脑—垂体功能障碍

Section 7

女性中枢性生殖功能紊乱是由于下丘脑控制生殖的激素及垂体激素的分泌紊乱所致。实际上,由于下丘脑损伤而导致的闭经与垂体前叶及后叶的激素分泌也有关。另外,垂体后叶对生殖的影响还包括昼夜节律、睡眠节律及生物钟。这些动力学过程的特点是一个下丘脑调节中枢,其可以调节几乎所有的生理节律。这也反映了大脑的腺体功能。已经发现,这些节律的去同步化与生殖紊乱有关。所以,排卵障碍与下丘脑—垂体的功能紊乱有关。

(一)Kallmann 综合征

所有垂体前叶的细胞都可能会由一单细胞系的增生而导致腺瘤。激素分泌紊乱及蝶鞍病变可导致生殖功能紊乱。

Kallmann 综合征是 GnRH 缺乏,而继发性腺功能减退,同时伴有嗅觉丧失或减退的一种疾病。病变在下丘脑,因为胚胎期 GnRH 神经元起源自脑外鼻基板,在胎儿发育过程中,其自鼻基板迁移至下丘脑。由于迁移失败,神经元部分或完全不发育,就会导致低促性腺激素性性腺发育不全。近年来研究发现 KAL 基因突变或缺失导致的神经元移行异常或突触缺陷可引起发病。

临床表现为嗅觉丧失或嗅觉减退;卵巢发育不全,常为原发性闭经,但轻者有稀发的月经,卵巢内含早期发育阶段的卵泡;第二性征不发育或发育差,内外生殖器均为幼稚型;血垂体促性腺激素及雌二醇水平明显降低或测不到,GnRH 兴奋试验反应往往低下或无反应;智力正常或稍差。

可用雌、孕激素终身替代治疗,可有撤药性出血,希望生育者可用 HMG/HCG 或 GnRH 脉冲治疗,嗅觉减退则无特殊治疗。

(二)席汉综合征

由于产后大出血,影响垂体前叶的血循环,易在腺体内部或在漏斗柄处形成血栓,引起缺血性梗死而造成垂体缺血坏死,纤维性萎缩。继发垂体前叶各种激素分泌减退或缺乏而引起一系列临床症状称席汉综合征。当垂体坏死面积达 50% 时,临床才出现症状;坏死面积为 75% 以上,则症状明显;坏死面积 > 90%,则症状严重。临床表现以激素缺乏为主,表现为性腺功能减退,产后无乳汁分泌与闭经,继而性腺功能减退,第二性征减退以及甲状腺、肾上腺皮质功能减退等。

(三)空泡蝶鞍综合征

空泡蝶鞍综合征多见于中年妇女,临床可以无症状。有些患者有头痛、视野改变、脑脊液鼻漏和颅内高压，以及并发下丘脑垂体功能失调，引起内分泌紊乱如闭经、泌乳和不孕。内分泌检查显示促性腺激素减少，部分患者泌乳素轻度升高。对闭经泌乳者可给予溴隐亭对症治疗。

（四）垂体肿瘤

垂体肿瘤约占全部颅内肿瘤10%。不同性质的肿瘤患者可出现不同症状，但多有闭经的表现。

1.泌乳素瘤

泌乳素瘤是垂体前叶有功能性腺瘤，属良性，生长速度缓慢。该瘤是引起闭经最常见的器质性病因之一。

泌乳素瘤产生高泌乳素血症的原因可能是：①泌乳素瘤细胞自主分泌泌乳素，而不受泌乳素抑制因子（PIF）的抑制；②肿瘤增大压迫垂体柄，阻断门脉血供，使下丘脑产生的PIF进入垂体减少，以致垂体分泌泌乳素过多。高泌乳素血症可直接引起泌乳，间接通过干扰GnRH的脉冲分泌而导致闭经。

典型的临床症状主要为闭经、泌乳，以及压迫症状和低雌激素症状。闭经时间的长短与血清泌乳素升高程度相关。泌乳是本病的重要症状，泌乳量多少不等。高泌乳素能减弱或抑制GnRH的脉冲性分泌，并抑制雌激素对下丘脑的正反馈作用，因而阻碍了排卵前LH高峰的产生，引起无排卵性不孕。

2.ACTH腺瘤

肾上腺皮质增生型皮质醇增多症中约有半数患者为ACTH腺瘤。该腺瘤分泌ACTH致使皮质醇分泌大量增加。临床表现为库欣综合征。

3.生长激素腺瘤

生长激素腺瘤（GH瘤）为脑垂体前叶嗜酸细胞瘤，细胞分泌过多的生长激素而引发一系列的异常表现。发病在未成年前可表现为巨人症，伴有性腺发育不全和原发闭经。发病在成年后表现为肢端肥大症，可有继发闭经与高泌乳素血症表现。对垂体肿瘤可根据具体情况行药物、手术或放射治疗。

（刘卉）

第八节　精神性与营养性的下丘脑功能失调

Section 8

一、假　孕

这是一种典型的精神神经内分泌疾病。患者渴望生育而抑郁，出现闭经、乳汁分泌、基础体温持续处于高温相而不降，自认为已怀孕；还可出现食欲缺乏、恶心等早孕样反应。内分泌测定发现血内LH、泌乳素脉冲分泌幅度增高，雌二醇、黄体酮维持在黄体期水平而不下降。但是一旦向患者否定了妊娠的诊断，LH、泌乳素及雌二醇、孕激素水平等将急剧下降，月经可来潮。

二、功能性下丘脑性闭经

功能性下丘脑性闭经（FHA）是一种无器质性病变的可逆的疾病。FHA综合征主要有两种类型，一种是精神性的，另一种与运动有关。最近研究证实，营养缺乏是FHA综合征最常见的原因。这些患者中神经内分泌代谢异常最常见。运动的迅速兴起使人们逐渐认识到过多的运动可影响生育能力。运动可诱导进行性的月经不调，包括黄体功能不全、无排卵月经和闭经、青春期前女性初潮延迟。月经周期正常的运动者 LH 脉冲释放异常，表现为频率降低、振幅增加。虽然有周期性的出血，但卵巢功能的完整性受损，表现为黄体功能不全。促性腺激素分泌的脉冲节律改变使卵泡发育减慢，是黄体功能不全、无排卵月经、闭经的始动因素。运动强度进行性增加（尤其伴有体重减少者）及超时运动者黄体功能不全（63%）及无排卵（81%）的发生率明显上升。随着时间的延长，可引起下丘脑—垂体—卵巢轴的功能完全停滞，出现低雌激素性闭经。长期高强度的运动抑制下丘脑 GnRH 的分泌功能，在临床上出现月经改变前即可发现。精神性闭经时 GnRH 脉冲发生改变，LH 振幅和频率均下降，重度患者很少有类似脉冲的LH，实际上卵巢活动停止并恢复到青春期前的状态。相比之下，LH 脉冲振幅轻度降低但脉冲明显下降的患者卵巢实际上乃分泌雌二醇，雄激素水平正常，部分可有正常月经。

　　精神性闭经患者持续性下丘脑—垂体—卵巢轴功能失调，反映了 GnRH 脉冲发生器的活动，也反映了促性腺激素对外源性 GnRH 刺激的反应，低、正常或反应过度均可见。适当频率和剂量的脉冲给药可促进排卵和妊娠，进一步表明随机无规律的 GnRH 分泌是 FHA 的直接原因。FSH 水平对 FHA 无影响。GnRH 脉冲减慢可降低 LHmRNA，增加 FSHmRNA，使 FSH/LH 比值升高，与青春期前相似。下丘脑性闭经综合征患者明显的精神异常可影响摄食行为，营养摄取不平衡引起这些患者月经紊乱以及多种代谢异常，如低血糖和低胰岛素血症、低甲状腺素血症、高皮质醇血症、低泌乳素血症。成功治疗精神性闭经需要医生和患者建立良好的关系，认真详细地询问病史，多加鼓励。了解其饮食，如果发现摄食不足，就需要营养学家指导。仔细排除器质性病变后，再次确诊并给予适当、及时、积极的治疗措施。如果经过 6 ~ 8 个月的营养和心理指导治疗后，月经自然恢复而未再复发，仍需加强治疗，如给予雌、孕激素替代治疗。要求生育时给予氯米芬促排卵。氯米芬无效时，GnRH 脉冲式给药成功率很高。

　　治疗运动性闭经必须考虑到有规律的运动是这些人生活的重要组成部分，应给予适当处理，与患者交换信息，调整运动，建立最合适的营养需求。补充雌、孕激素及多种维生素、钙质，指导患者合理运动和饮食。

三、神经性厌食症

　　神经性厌食症是一种很严重的甚至可以致死的进食行为。一般认为由于生物、社会或精神因素所致。发病原因尚不清楚，但是几种特殊的下丘脑调节失常已被确认，包括下丘脑—垂体—卵巢轴、下丘脑—垂体—肾上腺轴与下丘脑—垂体—甲状腺轴等。

（一）下丘脑—垂体—卵巢轴

　　神经性厌食者，静止的卵巢分泌雌二醇减少，但是睾酮水平正常，雌二醇和睾酮的代谢都异常。雌二醇代谢从 16α-羟化变为 2-羟化。结果雌三醇生成减少及 2-羟雌酮不成比例的增加。2-羟雌酮是内源性抗雌激素物质，能与雌激素受体结合而无雌激素作用。这种代谢途径改变可直接引起雌激素缺乏的表现。神经性厌食者雌二醇代谢的改变是非特异性的，但是与体重和营养结构改变有关。神经性厌食患者的低雌激素状态使其易患骨质疏松。骨质减少的程度与闭经时间呈正相关，体育锻炼可降低其程度。

　　正常女性睾酮的代谢是还原反应的过程，包括 5α 还原形成雌酮和本胆烷醇酮。神经性厌食患者尿雄酮/本胆烷醇酮比值下降，说明 5α 还原酶活性降低。毛发变软可能与雄激素对毛囊的作用降低有关。睾酮形成双氢睾酮依赖 5α 还原酶，雄激素作用于毛囊必经 5α 还原酶。这种异常也见于甲低时，这两种情况下 T_3 治疗均可使雄酮/本胆烷醇酮比值恢复正常。由此可见，神经性厌食者睾酮代谢的改变可能继发于甲低状态。

(二)下丘脑—垂体—肾上腺轴

神经性厌食者血浆皮质醇水平24h内均上升，但仍有昼夜节律。皮质醇分泌增加而肾上腺雄激素分泌下降。外周皮质醇代谢率下降可能与T_3缺乏有关，给予T_3后恢复正常。皮质醇增多症可能由下丘脑CRF驱动增加引起。在体重恢复后所有这些异常消失且症状缓解。

(三)下丘脑—垂体—甲状腺轴

神经性厌食者较正常女性血清T_3、T_4水平下降，T_3较T_4下降比例更大，说明T_4在外周脱碘变为T_3减少，形成无代谢活性的T_3增加。如前所述，低T_3引起的皮质醇和睾酮代谢异常可用T_3治疗。

营养不良最早引起T_3的降低。有证据表明，外周T_3的形成与体重有关，进食过量时T_3升高，体重减轻或饥饿时T_3下降。具有低甲状腺素的临床与实验室表现，而却无TSH分泌增加，并且对TRH刺激的反应延迟，提示内源性TRH调定点的改变是整个下丘脑功能失调的部分。体重恢复后T_3正常。重度营养不良所伴随的甲状腺素作用减弱可使机体产生保护性的低代谢状态，在持续的分解代谢中赖以存活。

(四)生长激素轴

神经性厌食者的生长激素轴在下丘脑、垂体、外周水平均可表现为异常。成年的神经性厌食者生长激素生长激素水平普遍升高，且与体重减轻程度及闭经时间无关；症状持续时间较短的青春期患者生长激素水平可降低、正常或升高。生长激素分泌增加可能与其脉冲频率增加有关。体重恢复后，升高或降低的生长激素均恢复正常。

神经性厌食者下丘脑对生长激素分泌的调节明显异常。生长激素对几种刺激的反应改变，包括对地塞米松、胰岛素诱导的低血糖、α_2肾上腺素能的刺激不发生反应。

临床表现为体重减轻的同时发生闭经、乏力、皮肤干燥、性格内向、忧虑等。

处理精神神经性厌食时重要的是先给予精神鼓励。可适当更换环境，使之慢慢改变旧习惯，逐步促进饮食由少至多，使体重增加，并可适当使用抗抑郁药。饮食营养与生殖功能有一定的关系，青少年时期营养有助于生长发育。少女月经初潮的出现必须有一定的体重以及脂肪组织为基础，维持正常的月经周期，至少需有20%的体脂。此外食物的品种也很重要，偏食会使促性腺激素脉冲分泌频率减少，能使中枢神经递质如去甲肾上腺素、五羟色胺、CRF调节促性腺激素释放的功能发生改变。因此，调整饮食结构，注意搭配，保证足够的蛋白质十分重要。

可给予人工周期治疗，当一般情况与体重已渐渐好转时，如要求生育再给予诱发卵泡发育与排卵。

（王杰琼）

第十五章
Chapter 15

超促排卵

超排卵是使用促排卵药物促使多个卵子同时成熟,又称为控制性超促排卵(controlled ovarian hyperstimulation,COH),是治疗女性不孕症的一个重要手段。超促排卵用于辅助生殖技术(ART)治疗周期,目的是增加获取的成熟卵子的数目,通过选择优质胚胎移植而提高妊娠率,并提供多余的胚胎冷冻供以后使用。针对排卵障碍性疾病,如多囊卵巢综合征、未破裂卵泡黄素化综合征等,在应用促排卵治疗前,必须明确不排卵的原因、输卵管情况并除外男性因素,从而明确不育的原因。对先天性卵巢缺如、绝经后及卵巢早衰的患者,促排卵治疗无效。超促排卵的不良反应主要有卵巢过度刺激综合征(OHSS)、多胎妊娠等。而多胎妊娠则易导致流产、早产等孕产期并发症,对母婴不利。

第一节 常用的促排卵药物
Section 1

一、氯米芬

氯米芬(clomiphene citrate,CC)是一种安全、简便、应用广泛的口服药,价格便宜。其化学结构式与雌激素相似,能占据下丘脑的雌激素受体,与之结合使内源性雌激素对下丘脑的负反馈作用消失,从而使下丘脑发信号给垂体使其刺激卵巢卵泡发育。GnRH分泌进入门脉系统,刺激垂体分泌FSH和LH;FSH升高促使一批卵泡生长并成熟。CC治疗并非直接刺激排卵,而是诱导了一系列类似正常月经周期的作用。药物的有效作用主要依靠其促使FSH的分泌和释放,但过度延长使用这类抗雌激素制剂,将会降低子宫内膜对胚胎的接受性,增加自然流产率。

1.适 应 证

体内有一定内源性雌激素水平的无排卵或稀发排卵的患者。

2.用　　法

自然月经或人工诱导月经周期目第3～5天开始,50～150 mg/d,连用5～7d。停药2～4d后,可以用尿LH试条监测,或通过B超监测卵泡发育情况。当出现LH峰,或优势卵泡达到18～20mm时,加用HCG10 000 IU肌内注射,以促排卵并延长黄体期。嘱患者在第2天和第3天晚上性交或实施人工授精。如果促排卵效果不理想,CC可与其他促排卵药物联合应用,如HMG(每支含FSH75 IU,LH75 IU),于月经第3天或第5天开始给药,从低剂量开始,隔日或每日1支。给药越早,启动募集的卵泡越多,应当在严密监测下使用,同时要高度警惕发生OHSS。

3.应用中常见的问题

CC促排卵不能改善卵母细胞质量,因此对月经周期规律或排卵正常的妇女并不能改善其妊娠率。CC同时有抗雌激素作用,与子宫颈管的雌激素受体结合,使宫颈黏液变黏稠,不利于精子穿入;也会降低子宫内膜甾体激素受体,影响子宫内膜发育,不利于胚胎着床。因此,在单纯使用CC未能怀孕的患者,可考虑同时加用少量雌激素,如戊酸雌二醇(补佳乐)1～2 mg/d,7～10d,以改善子宫颈黏液的质量,增加内膜厚度,利于精子进入及胚胎着床。

4.不良反应

副作用与用量有关,最常见的有面潮红、腹胀、乳房不适、恶心、呕吐、视力障碍、头痛、脱发等。停药后症状会自然消失,不需处理。CC无致畸作用。

二、人类绝经期促性腺激素

人类绝经期促性腺激素(human menopausal gonadotropin,HMG)是从绝经妇女尿中提取的糖蛋白促性腺激素。每支含75 IUFSH和75 IULH,刺激卵巢中窦卵泡发育,也可促进睾丸的生精过程。

1.适 应 证

排卵功能障碍、继发性闭经及人工助孕时。

2.用 法

可单独应用或联合CC、FSH或GnRHa。单独应用从月经第5天开始,每日1～2支。联合用药CC/HMG是目前较普遍使用的方案,从月经第3天起每日给CC100mg,连用5d,之后加用HMG1～2支/d。当1个优势卵泡直径达到18mm或2个以上达到16mm时,肌内注射HCG5 000～10 000 IU,36h后实施助孕,或嘱患者在注射后2d性交。

3.不良反应及注意事项

主要为OHSS,表现有:下腹不适或腹胀、腹痛、恶心、呕吐、卵巢增大,严重者可致胸闷、气急、尿量减少、腹腔积液、动脉血栓形成,甚至危及生命。理论上HMG诱导排卵比CC卵巢反应顺应性好,所致发育的卵泡数目要比单用CC多。因此,应在有经验的医生指导下应用,并且在B超下观察卵泡发育的速度及数量,最好同时监测血E_2水平的变化。若有出现OHSS的倾向,应立即停药,不能注射HCG。如发现E_2水平过高,还可以采用"滑"(coasting)的方法,即在注射HCG前的2～3d停用HMG,E_2水平不会升高太多,而卵泡直径仍在增长,此时并无LH峰,这样可以避免或减少OHSS的危险。对患有子宫肌瘤、卵巢肿瘤、原因不明的子宫出血者应慎用或禁用,高血压患者慎用。HMG不宜长期使用,以免产生抗体和抑制垂体促性腺功能。

三、卵泡刺激素

卵泡刺激素(follicle stimulating hormone,FSH)是由垂体的腺垂体细胞分泌产生的(这些细胞也分泌黄体生成激素)。从结构上讲,FSH是由α和β两个蛋白亚单位共价形成的一个糖蛋白二聚体,由4个碳氢链把两个亚单位连接起来,成为完整的FSH分子。其主要功能是调节卵泡生长。在卵巢,FSH的靶细胞是颗粒细胞。激素与颗粒细胞膜上的特异性受体结合,产生以下四个主要作用:①激活腺苷酸环化酶系统,促进卵泡膜细胞中的雄激素转化为雌激素(雌酮和雌二醇)。②促进颗粒细胞增殖,使卵泡生长。③诱导颗粒细胞中LH和PRL受体的大量增加。④活化合成黄体酮所必需的类固醇合成酶。

(一)FSH 制剂

1.FSH

应用免疫层析法从绝经妇女尿液中提取出 FSH。20 世纪末首次获得仅含 FSH 活性的产物,它几乎不含 LH 活性,与 FSH 生理作用相似,刺激卵泡生长和发育,增加雌激素的水平,并促进子宫内膜的增殖。但其中 FSH 的量仅占 5%,95% 为混杂蛋白质。

2.高纯度 FSH

高纯度 FSH 是进一步的纯化产品。通过生物技术,包括运用免疫亲和性色谱仪与单克隆抗体,即用 FSH 单克隆抗体通过免疫吸附层析过程将 FSH 从 HMG 原料中吸取出来,并生产出了高纯度的人类 FSH,其纯度 > 95%。高纯度的 FSH 使用的安全性更高,不良反应少,用药方便,患者可自行皮下注射。

3.重组 FSH(human recombinant FSH,FSH)

目前有果纳芬和 Puregon 2 种。鉴于以往促性腺激素制剂的缺点,伴随重组 DNA 技术的发展,诞生了人类重组 FSH,它是用中国仓鼠卵巢细胞经遗传工程产生的。中国仓鼠被认为是产生重组糖蛋白的理想的宿主细胞。因此,可把含有编码 FSHβ 亚单位的全部基因序列的基因克隆(有时还含有亚单位基因序列),注入仓鼠的卵巢细胞。重组 FSH 的多肽链与天然 FSH 相同,碳氢结构也相同或类似,但是重组 FSH 的半衰期长,使其在临床应用中的需要量减少,而且由于其高纯度的特性,使皮下注射成为可能。重组 FSH 纯度更高,产品更加稳定。与以往尿制剂相比,其主要优点有:①批次间稳定性好。②高纯度,使自己进行皮下注射成为可能,而且化学性能稳定,利于质量控制。③完全没有 LH,使研究对卵巢的控制成为可能。④可产生短效和长效的重组 FSH 分子,使其更有效地应用于促排卵治疗。

(二)FSH 的作用机制

在卵泡早期,FSH 可刺激一群窦状卵泡生长。每一个卵泡都有自己的 FSH 阈值,超过此阈值则卵泡生长,否则卵泡将闭锁。FSH 主要作用在颗粒细胞的 FSH 受体,使之生长分裂,产生 E_2。FSH 同时使抑制素(inhibin)上升,与少量的 LH 协同产生雄激素,并在芳香化酶的作用下形成 E_2。单用 FSH 而不用 LH 的情况下,可以使卵泡发育,但与用 HMG 比较,E_2 浓度很低,则排卵率较低,因此有人建议,在促排卵过程中,先用 FSH,后加 HMG,但要注意防止 LH 过早升高。

(三)适 应 证

(1)对下丘脑一垂体功能紊乱表现为月经稀发或闭经的患者,应用 FSH 加 HCG,以刺激卵泡发育和排卵。

(2)对行 COH 或 ART,如体外授精、配子移植等的患者,用 FSH 可刺激多卵泡发育。

(四)用 法

1.COH 或 ART

超排卵方案从月经周期第 3 天开始,每日注射 FSH150 ～ 225 IU,以血清雌激素浓度和(或)超声监测,直到卵泡发育充分时止。根据患者反应调整剂量,通常不高于每日 450 IU。目前常联合使用促性腺激素释放激素激动剂(GnRH-agonist,GnRHa)降调节,以达到抑制内源性 LH 峰、控制 LH 水平的目的,二者同时使用直至卵泡发育充分。

2.重组 FSH 的临床应用

在过去的几年中,有大量的文献报道了重组 FSH 的临床应用,以观察其与过去的尿制剂的不同及其应用的长期安全性和有效性。

高纯度 FSH 的应用有利于临床及科研。给低促性腺激素性卵巢功能低下的妇女应用重组 FSH 后发现,虽然有多个卵泡发育,但是卵泡液和血清中 E_2 的浓度持续在低水平,仍然需要哪怕是极少量 LH 来促进卵泡膜细胞产生足够的雄激素,才能在外周组织中在 FSH 的作用下转化成雌激素。另外,生殖道需要雌激素的刺激,用来准备接受胚胎的着床。但是在 WHO 分型为 Ⅱ 型的多囊卵巢患者中应用重组 FSH 和 FSH-HP 没有发现明显差别,说明体内存在的 LH 就足够 FSH 诱导的卵泡发育所需,更进一步地支持了雌激素产生的两细胞理论。

最初 2 例在应用重组 FSH 促排卵后 IVF-ET 获得妊娠的妇女证明,重组 FSH 能够促进正常健康的卵泡发育并使妇女妊娠。她们恰巧分别用的是 Gonal-F 和 Puregon。

随后又有许多研究针对在 IVF 周期中应用 GnRHa/重组 FSH 的安全性和有效性,证明在诱发排卵中,重组 FSH 与 FSH 的尿制剂同样有效。而且重组 FSH 组得到的卵子的数量及质量都优于 FSH 尿制剂组,继续妊娠率前者也优于后者,重组 FSH 的用量还有所下降。虽然取卵数和注射 HCG 日血清雌激素水平重组 FSH 组均较高,但是 OHSS 的发生率并没有明显增加。由于重组 FSH 的效价较高,因此需要在用药过程中更加严密的监测,防止 OHSS 的发生。

3.下丘脑—垂体功能紊乱

目的是使单个成熟卵泡发育,在注射 HCG 后卵子能从此卵泡释放。FSH 每日 1 ~ 2 支,有月经的患者应在月经来潮 5d 内开始使用。通过超声波检查卵泡大小,当达到满意的反应时,在末次注射 FSH 24h 后注射 HCG10 000 IU,并建议患者在注射 HCG 当日和(或)次日性交;如果反应过度,应停止用药,并停用 HCG,且应在下一个周期以较低剂量重新开始治疗。

(五)不良反应及注意事项

同 HMG。

四、促性腺激素释放激素激动剂及拮抗剂在不孕治疗中的应用

在 IVF 治疗早期,经常使用氯米芬及(或)促性腺激素促排卵,但促性腺激素可以通过正反馈刺激雌激素分泌,过早地出现内源性 LH 峰;而 LH 水平的升高会影响 IVF 周期的成功率。持续给予 GnRHa 可导致垂体脱敏,则解决了该问题。

GnRH 是一种十肽类物质,由下丘脑弓状核分泌。Green 及 Haee 首先假设其存在;Schally 及 Guillemin 分离提纯并确定其结构。天然 GnRH 的 2、3 位的氨基酸可刺激促性腺激素分泌,6 位的氨基酸可被酶破坏,1、6、10 位的氨基酸主要维持其空间结构并与受体结合。GnRHa 通过降低 GnRH 受体的水平,进而完全阻断 GnRH 受体而抑制垂体分泌促性腺激素。已经有很多文献报道,在 IVF 周期中联合使用促性腺激素及 Gn-RHa 可提高妊娠率。但也有相反的意见,认为使用 GnRHa 有可能对卵子及胚胎质量有影响,并有可能直接影响卵巢的功能。

在 GnRHa 的应用中,人们发现除了过度抑制外,超排过程中有垂体激发效应、促性腺激素用药时间长、用药量大、费用高等缺点。于是,人们致力于寻找一种易于被接受的替代品。因此,又出现了 GnRH 拮抗剂,并已经应用于临床。使用拮抗剂有以下优点:在促卵泡成熟过程中可小剂量短时使用,无初期的刺激作用;出现黄素化囊肿的几率下降;治疗花费及经济压力小;OHSS 发生率降低。使用 GnRH 拮抗剂及 HMG 可维持垂体应答功能,并且在 IVF-ET 周期后不需要过多的黄体支持。

(一)GnRHa

1.作用机制

在明确天然 GnRH 结构后,很快就发明了 GnRHa(GnRH-agonist)。GnRHa 是将 GnRH 某些位置上的氨基酸(主要是 6 位及 10 位的氨基酸)置换,使其稳定性提高,与受体的结合更加紧密,GnRHa 与受体的亲和力提高了 100 ~ 200 倍。

GnRHa 首先刺激垂体大量释放 LH 和 FSH(即 flare up 作用)。使用 12h 后,FSH 升高 5 倍,LH 升高 10 倍,雌激素升高 4 倍。持续(不是脉冲式)给予 GnRHa 可以导致相反的作用:垂体

细胞表面可结合 GnRH 的受体减少，使垂体不能对内源性或外源性 GnRH 进一步发生反应。其结果就是垂体的 LH 和 FSH 分泌显著减少，呈药物性去垂体状态（垂体脱敏），这种情况被称为垂体的降调节（即 down regulation 作用），使促性腺激素分泌处于低水平，这是临床使用 GnRHa 的理论基础。在使用 GnRHa 的过程中，垂体被持续阻断，在治疗周期结束后可完全恢复；21d 后雌激素水平可完全恢复；大约 6 周后可恢复正常的月经周期。

2.ART 中促性腺激素与 GnRHa 的联合应用

促排卵过程中内源性 LH 峰的出现会造成自发排卵，而且持续出现的高水平 LH 可能对卵母细胞的质量有不良影响，从而影响妊娠率。提前使用 GnRHa 可以避免或减少 LH 峰的出现。在 GnRHa 用于超促排卵之前，使用药物促排卵的 IVF 周期中，约 20% 因内源性 LH 峰的出现而被迫中止，使用 GnRHa 后降至 2%，且受精率及着床率升高。

联合使用 GnRHa 及促性腺激素有不同的方案：长方案用于完全抑制垂体功能；短方案及超短方案则利用了 GnRHa 的刺激作用。在 IVF 周期中长方案是最有效、最常用的，但是为了达到垂体抑制，治疗周期长，FSH 和 HMG 用量较多，费用较高。由于垂体被抑制，在使用 HCG 诱发排卵后需要黄体支持。

3.种类及用法

目前，国内已应用的制剂有 Buserelin（Hoechst）、曲普瑞林（达必佳）（Ferring）、Enantone（Takede），国产制剂有达菲林、阿拉瑞林。曲普瑞林（达必佳）有 0.1mg/支 和 3.75mg/支 两种，其结构的改良是将天然分子结构物中的第六位左旋氨基酸（甘氨酸）以右旋色氨酸取代，使其活性作用更为显著，并延长其血浆半衰期。注射曲普瑞林后，最初会刺激垂体释放 LH 及 FSH。垂体随后进入不应期，此时促性腺激素释放减少，并使性类固醇激素（睾丸酮和雌激素）降低至去势水平，停药后可以逆转。GnRHa 适用于子宫内膜异位症、子宫肌瘤和 ART。

用法：若治疗子宫内膜异位症、子宫肌瘤，可用 3.75mg 注射，每月一次，连用 3 个月；在 ART 中的具体用法见用药方案。

4.不良反应及注意事项

潮热、潮红、阴道干燥、性交困难、出血及由于雌激素血浓度降低至绝经后水平所引起的轻微小梁骨基质丢失，还有少数患者出现变态反应，头痛、疲惫及睡眠紊乱，但是停药后均可完全恢复正常。

5.GnRHa 在 ART 应用中的问题

（1）优点：①避免出现内源性 LH 峰，有效地防止卵泡过早黄素化。②促进卵泡发育的同步性，减少卵泡发育的差异，增加 14～19mm 卵泡的数目。③改善卵子质量，增加优质胚胎数目，提高妊娠率。④改善子宫内膜种植环境。⑤控制周期，便于安排工作时间。⑥长效制剂可治疗严重的子宫内膜异位症，随后进行促非卵治疗，有助于提高卵子质量及妊娠率。⑦降低了放弃周期率。

（2）缺点：①延长给药时间，并增加促性腺激素的用量。②黄体功能不全是由于 GnRH 对垂体所产生的抑制作用，在短期内不能恢复，卵巢缺乏足够的内源性促性腺激素的作用，特别是对 LH 的抑制。因此，必须进行黄体支持。③OHSS 发生率为 1.93%～13.8%，由于早期给药阶段的"flareup"作用，引起大批的卵泡募集、发育，导致 E_2 水平增高所致。④囊肿形成与 GnRH 的种类无关，与月经周期的不同时期开始用药有关，即卵泡期开始应用，囊肿形成的风险大于黄体期，总发生率 10%～29%。⑤黄体期开始应用 GnRHa 有发生妊娠的可能，故治疗期间应避孕。如发生妊娠，立即停用 GnRHa，并给予黄体支持，应用长效制剂者，要严密观察。⑥安全性：动物实验结果未发现致畸现象，至今也未有增加先天性畸形或影响胎儿发育的报道。

（二）促性腺激素释放激素拮抗剂

促性腺激素释放激素拮抗剂（GnRH-antagonist）与 GnRHa 同时发现。第一代拮抗剂使用后，可导致组胺释放，使其发展受阻。拮抗剂可与垂体、GnRH 受体紧密结合，不引起促性腺激素的释放，可迅速阻断 GnRH 受体，抑制内源性 GnRH 的作用。使用拮抗剂后应维持雌激素水平，以避免激素过低所导致的症状，如阴道干燥、潮热等。在治疗中止后，性腺功能恢复到正常水平所需的时间取决于治疗周期的长短。由于 GnRH 拮抗剂不会导致垂体脱敏，垂体细胞可以马上对刺激产生应答反应。

第一代拮抗剂置换了 2、3 位氨基酸，在体外实验中可有效抑制，但需要较大剂量。第二代拮抗剂把 1 ～ 6 位氨基酸全部替换，6 位的甘基酸被 D-精氨酸置换。早期的拮抗剂的不良反应有：局部红斑、硬结、全身水肿及变态反应。这些不良反应是由于肥大细胞上存在 GnRH 受体，与 GnRH 拮抗剂或天然 GnRH 结合后，肥大细胞去颗粒，使组胺释放，导致变态反应。

第三、四代拮抗剂是较好的产品，是在寻找高效作用时间长的理想拮抗剂的过程中发现的。1、2、3、6、10 位的氨基酸全部置换。antarelix 已经在前期临床实验中使用，ganirelix 及 antide 在一期临床实验中使用。在卵巢切除的猴子体内研究 antide，发现其可长时间抑制促性腺激素的释放，在人类也有相同的作用。

1.Cetrorelix

在动物模型中已经很好地证明了 cetrorelix 可逆的药理学作用，在猴子实验中未发现致畸作用，是目前最有效的 GnRH 拮抗剂，在实验中尚未发现不良反应。Cetrorelix 的作用是剂量依赖性的，3mg 可维持 4d，第 4 天的抑制作用约为 70%。每 24h 注射一次 cetrorelix0.25mg 可使抑制作用持续。动物实验及人体试验均显示，停止注射 cetrorelix 后，LH 及 FSH 的分泌可迅速恢复。在不同剂量的实验中注射 1 ～ 2h 后，血浆中 cetrorelix 的浓度最高。在人类，大约 85% 与白蛋白结合，男性与女性没有明显差别。

Klingmaller 研究了血浆平均 LH 水平。在女性志愿者中连续 3 个周期在皮下注射 3mgcetrorelix，8h 后 LH 水平下降。在另一个实验中，雌激素降至绝经期水平，与基础水平相比 LH、FSH 分别下降 19.1% 及 63.5%，治疗后的月经周期与治疗前相似。

2.拮抗剂在 ART 中的应用

拮抗剂在 ART 中有很大的应用潜力。Diedlrich 发现从周期第 7 天开始直至排卵，每日使用 cetrorelix 平均获卵数 8.1 个，受精率 61.5%，优质胚胎率 42%。42 个使用者中有 6 人妊娠，已分娩 3 个健康婴儿。每人平均使用 27 支 HMG，在长方案中平均使用 40 ～ 59 支。cetrorelix 治疗后 HMG 的使用量与超短方案相同，而到目前为止超短方案是最便宜的方案。Albano 比较了在 COH 中使用不同剂量拮抗剂的作用，在使用 HMG 第 6 天加用 cetrorelix，使用剂量为 0.25 ～ 0.5mg 的患者中未出现内源性 LH 峰。

Felberbaum 通过 GnRH 实验研究 cetrorelix 使用后垂体的应答反应。在研究中发现自月经第 2 天使用 HMG，第 7 天皮下注射 cetrorelix，在注射 HCG 前 3h 注射 25μgGnRH，注射后 30Q90min 测量 LH。使用拮抗剂后 LH 初始水平极低，30min 后 LH 升至 10m IU/ml 之后下降。由于在给予 cetrorelix 后垂体应答呈现抑制反应，可用 GnRH 代替 HCG 诱发排卵，对于 PCOS 患者可降低 OHSS 的发生率。

没有证据表明使用拮抗剂后黄体期受到影响。Lin 报道在使用 cetrorelix 后，妇女颗粒细胞中的类固醇激素水平（睾酮、HCG）比使用 GnRHa 的妇女升高。其他临床研究并未表明在使用拮抗剂后是否需要进行黄体支持。

3.用　　法

在促排卵的第 5 天或第 6 天（相当于开始促性腺素治疗后 96 ～ 120h）每天注射 cetrorelix0.25mg 直至诱发排卵，注射时间选择早上或晚上。如果选择在早上，则最后一支 cetrorelix 应在诱发排卵当日早上注射;如果选择在晚上,则最后一支 cetrotide 应在诱发排卵前一日晚上注射。

五、绒毛膜促性腺激素

在正常月经中期,LH 峰对发育中的卵泡结构与功能产生重要的影响,可能通过抑制了卵母细胞成熟抑制因子,刺激卵子恢复减数分裂使之达到最后成熟。具体包括卵细胞核、胞质、透明带的成熟以及颗粒细胞黄素化与黄体形成,均对以后受精、妊娠有重要作用。由于绒毛膜促性腺激素(human chorionie gonadotroPhin,HCG)具有类似 LH 作用,注射 HCG 可模仿 LH 峰,启动卵子最后成熟与黄体形成。

(一)剂 量

5 000 ~ 10 000 IU,肌内注射。

(二)确定 HCC 的注射时间

在 ART 的 COH 过程中,决定何时注射 HCG 是至关重要的。在正常的自然周期中,LH 峰一般在周期第 12 天左右,此时出现羊齿状结晶的宫颈黏液,超声监测卵泡直径≥15mm,血 E_2 水平在 1 000 pmol/L 左右。在促排周期中,宫颈黏液对排卵预测的指导意义不大,不宜通过宫颈黏液评分来指导 HCG 的应用时间。临床多根据超声决定 HCG 注射时间。人工授精时要求优势卵泡直径≥18mm,IVF 时要求优势卵泡直径≥18mm,并且其他卵泡至少 2 个直径≥14mm。还可以参考 E_2 水平,一般是一个排卵前卵泡对应的 E_2 值是 1 000 pmol/L。

六、黄体期支持治疗

研究表明,黄体期应用 HCG 支持可以改善黄体功能。尽管有一些学者不支持黄体支持治疗,但是配子移植术后,患者应用黄体支持治疗后其妊娠率、着床率及分娩率均有提高。这是黄体支持治疗有效的有力证据。通过建立模型研究发现,对于胚胎质量差者黄体支持治疗的价值最大。可以用 HCG 和孕激素(黄体酮)进行黄体支持。一些资料表明在妊娠最初的 10 ～ 12 周需持续应用黄体酮,因为在此阶段黄体功能低下,对着床的胚胎分泌的 HCG 无反应。还有资料表明,如果联合应用 HCG 和黄体酮进行支持治疗,则随后的早孕阶段可不必再用支持治疗。对于那些反复着床失败或激素水平差者应采用该方法。正如前面所提到的,单用 HMG以及那些合用 GnRHa 降调或激发的患者黄体功能不足发生率大大增加。上述提到的三种支持方法中任何一种都是有效的。

(张宁)

第二节 体外授精周期中常用超排卵方案

Section 2

纵观辅助生殖超排卵技术,从 20 世纪 80 年代初至今已有二十余年,人们一直致力于探讨各种超排卵技术以更适应个体化的获卵方案。

要得到理想的妊娠率,首先要获得足够的高质量卵子,而获得足够的高质量卵子,必须要有合理的超排卵方案。回顾 CardWood 及 Bruno 等首先将 HMG + HCG 超排卵方案应用到 IVF中,比过去自然周期获得了较多的卵子,使 IVF 技术获取卵子得到了保障,从而使妊娠率大幅度地提高。可以说,在 20 世纪 80 年代,以 HMG 为主的超排卵方案带来了妊娠率的突破。但亦存在不少缺点,如 HMG 刺激方案导致多卵泡发育引起早发 LH 峰,使卵子质量下降。由于早发LH峰而取消的周期占总治疗周期的5%～20%,是辅助生育治疗中需要考虑克服的问题。人们对超排卵关注的焦点逐渐趋向于如何防止早发LH峰,避免卵子过早黄素化。

Porter首先将GnRH的类似物GnRHa应用到超排卵方案中,对垂体进行降调节,抑制内源性促性腺激素的释放,有针对性地抑制了内源性早发LH峰。GnRHa的应用是超排卵方案的一个里程碑。到20世纪90年代,长方案已经被临床医生所广泛接受并成为常规方案,使临床医生有充分的时间灵活安排治疗方案和日常工作程序。用GnRHa进行降调节降低了取消周期率,使卵泡发育同步化,提高了卵子质量。同样,为了避免卵子过早黄素化,人们趋向于应用高纯度的FSH及重组FSH来替代HMG,并认为卵泡的募集和发育至排卵前只需要非常微量的LH甚至不需要LH的作用,单独使用重组FSH与联合使用重组FSH与LH两组的获卵数、受精率、胚胎形态与妊娠率均无差别。

在GnRHa的应用中,人们发现除了过度抑制外,超排卵过程中有垂体激发效应、促性腺激素用药时间长、用药量大、费用高等缺点。于是,人们致力于寻找一种易于被接受的替代品,这就导致了GnRH拮抗剂的问世。GnRH拮抗剂可竞争性结合GnRH受体,阻断内源性GnRH对垂体促性腺激素细胞的刺激作用,快速和剂量依赖性地抑制LH的生成,在超排卵治疗后期应用即可达到垂体抑制作用。目前生产的可被广泛应用于临床的GnRH拮抗剂有以下两种:cetrorelix和ganirelix。一些研究推荐cetrorelix有效剂量为0.25 mg/d,ganirelix的有效剂量为0.25 mg/d。从月经周期第7天开始每天注射,或在主导卵泡直径＞14mm后(周期第8～9天)单次注射3mg的ganirelix,可在注射后4d中有效抑制LH峰。

由于治疗目的、个体反应性和使用的药物等各种因素的不同,使超排卵方案在选择上有很大差异。因此,强调治疗个体化,并根据以下问题加以考虑:①患者的年龄。②治疗目的。③各种药物的差异。④病因及其他病理情况。⑤以往用药情况。⑥患者卵巢储备功能等。

一、长 方 案

适于年龄＜35岁、卵巢功能较好的患者。

(一)黄体期长方案

适于月经周期规律者。

(1)促排卵的前一周期月经第10天开始监测卵泡发育,直至确定排卵日。排卵后一周(相当于月经来潮前了天)开始给GnRHa,如曲普瑞林(达必佳)0.05 mg/d或0.1 mg/d(月经第2天改为0.05 mg/d),至应用HCG之前。也可单次用曲普瑞林、达菲林或亮丙瑞林(抑那通)3.75mg(全量)、1.8mg(半量)或1.3mg(1/3量)等。还可以采用双降调方案,即从治疗前一周期开始口服避孕药,如妈富隆等,在月经第21天,B超检查后双侧卵巢没有直径超过10mm的囊泡时,开始注射GnRHa。用法同上。这样可以减少患者在监测排卵过程中的复杂过程,并且一般在月经第21天复诊时,不需要因为卵巢囊泡而穿刺。

(2)月经第2～3天测血清FSH、LH和E_2的值,根据垂体降调节的结果[垂体降调节的标准:阴道B超检测卵泡直径≤5mm,子宫内膜＜5mm;LH、FSH＜10 IU/L,E_2＜109.8 pmol/L(30 pg/ml)],于促排周期第3～5天应用FSH/HMG,每日2～4支,如果未达到降调标准,再等3～7d给予FSH/HMG。在用促性腺激素的最初3～7d,E_2不上升,卵泡生长不明显,这一时期称为潜伏期;此后,卵泡发育,E_2升高。用药第5天,阴道B超监测卵泡发育并测血E_2水平,若卵泡发育及E_2上升正常,则维持原剂量。此后,隔日或每日B超监测卵泡发育和测血E_2、孕激素、LH水平,直到注射HCG日,36h后取卵;若卵泡生长及E_2上升过慢应加量,反之则减量。女方年龄＜35岁者,促性腺激素开始剂量应为150 IU/d,＞;35岁者225 IU/d,＞40岁者300 IU/d为宜。

在选择促性腺激素用药种类上,首先根据患者的经济状况,讲明各种促排卵药物的特点及成功率,让患者来选择药物。可以用国产的 HMG,于月经第 3 ～ 5 天给予 HMG 2 ～ 3 支,直到卵泡至 18 ～ 20mm 时注射 HCG10 000 IU。此方案可为患者节省费用 1/3 ～ 1/2,减轻患者的经济负担。在超排卵中只有应用适当剂量的 FSH 后卵巢才会出现反应,这个量我们称为每日有效剂量(阈值)。如果低于该剂量,即使延长用药时间,也不能促使卵泡发育。因此,在超排卵中促性腺激素的开始剂量不能过小,一般 2 ～ 4 支启动。随着有效剂量的应用,卵泡开始生长发育并趋于成熟。

(二)卵泡期长方案

适用于月经周期不规律者。

(1)月经周期第 1 ～ 2 天用 GnRHa,至应用 HCG 之前。

(2)垂体降调节后,于用 GnRHa 旁 14 天左右开始用 FSH/HMG,监测方式同前。

二、短 方 案

适用于 35 岁以上或卵巢储备功能较差(卵泡数目 < 5 个)者。几个主要的评价指标是:患者的年龄(> 35 岁)、阴道 B 超下测定卵巢的基础窦卵泡数目(≤5 个)、血清 FSH 和 E_2 的基础值升高。随着年龄的增加,卵巢储备功能逐渐下降,常规促排卵用药后的取卵数目明显减少。因此、使用促性腺激素的剂量要适当加大,并可以同时加用生长激素。月经周期第 2 天开始注射 GnRHa0.1 mg/d,第 3 ～ 4 天注射 FSH/HMG2 ～ 4 支至应用 HCG 日。

三、超短方案

适用于卵巢反应不良的患者。月经周期第 2 天开始注射曲普瑞林 0.1mg/d,用 3d 后停药;周期第 3 天注射 FSH/HMG2 ～ 4 支至应用 HCG 日。

四、超长方案

适用于重度 PCOS、高 LH 及子宫内膜异位症的患者。月经周期第 1 天开始用长效 GnRHa,第 28 天视患者病情加用第 2 支 GnRHa,直至达到完全降调节,即 E_2 < 73 pmok/L(20 pg/ml),内膜 < 4mm 时,开始用 FSH/HMG 促排卵。监测过程同前。

(张宁)

第三节　超排卵问题

Section 3

用于促排卵治疗的各种药物都是有一定危险性的。由于过度促排治疗而导致的危险包括:多胎妊娠、异位妊娠、卵巢过度刺激和由于卵巢增大而引起的并发症。

一、超排卵治疗的合并证

(一)卵巢过度刺激综合征

卵巢过度刺激综合征(OHSS)是促排卵过程中引起的严重威胁生命的医源性疾病。WHO

将本病分为三度,重度OHSS表现为卵巢增大、腹腔积液、胸膜渗出、血液浓缩、少尿、电解质紊乱和血凝过快。这些变化可以引起严重的呼吸抑制、肾衰竭和弥散性血管内凝血等危及生命的情况。本病的病理生理机制尚不清楚,研究主要集中在血浆肾素的活性上,考虑是肾素—血管紧张素—醛固酮系统异常引起。

1.根据其临床表现和实验室检查可以将OHSS分为以下三度

(1)轻度:临床上表现为腹部坠胀、下腹部疼痛;由于多个黄体囊肿的存在,卵巢增大,但直径＜5cm;血雌激素水平在5 490 pmol/L(1 500 pg/ml)左右;卵泡总数10个左右。这种情况可以自愈,无需处理。见于大部分进行超促排卵的患者。

(2)中度:腹部疼痛剧烈、恶心、呕吐;卵巢增大＞5cm,可见少量腹腔积液;雌激素增高,超过10 980 pmol/L(3 000 pg/ml)。

(3)重度:临床上表现为腹腔积液、胸腔积液、循环血容量减少、血液浓缩、血栓形成,甚至有可能造成死亡;雌激素每天成倍增长,达到21 960 pmol/L(6 000 pg/ml),卵巢增大＞12cm,每侧卵巢囊泡＞30个。Asch发现,当患者取卵数目＞30个时,发生重度OHSS的概率达到23%;当注射HCG日的雌激素水平达到21 960 pmol/L(6 000 pg/ml)时,发生概率为38%;如果两者都存在,发生重度OHSS的概率高达80%。如果严密监测,及时采取措施,发生OHSS的概率能降到5%以下。

2.预示可能发生OHSS的危险因素

(1)在卵泡早期应用大剂量促性腺激素。因为在卵泡早期发生卵泡的募集,如果早期应用大剂量促性腺激素,就会使较多的卵泡启动,开始发育,容易造成OHSS。

(2)瘦小的妇女:这些妇女在用促性腺激素的时候,每公斤体重接受的药物剂量远大于体重较重的患者。因此卵泡募集数目较多,易发生OHSS。尤其是年轻、瘦小的患者,雌激素水平较高,在应用较小剂量的HMG后即有多个小卵泡发育者更容易造成OHSS。

(3)多囊卵巢病(polycystic ovarian disease,PCO)患者:PCO患者表现为高LH、高雄激素,雌激素水平正常,卵巢上有多个小囊泡(Franks)。这种疾病往往表现出胰岛素抵抗和高胰岛素血症,从而增强了FSH和LH的作用。胰岛素与胰岛素样生长因子(insulinlike growth factors,IGFS)与促性腺激素的这种协同作用,使治疗变得极为困难,也增加了OHSS的危险。

对于可能发生OHSS的患者,要减少促性腺激素的用量。当发现雌激素水平急剧增高,或大量的卵泡开始发育时,应当减少用药量。不能再用HCG作为黄体期支持治疗;相反,应当应用黄体酮以防止高雌激素状态下黄体期缩短现象的发生,可以静脉应用白蛋白以减轻OHSS的严重程度。在极危险的病例,应当将得到的胚胎冷冻保存起来,不在当月进行移植;也可以放弃该周期,不注射HCG促排卵,一般不会发生OHSS。应当注意到,过度刺激的患者妊娠率高于普通患者。

最近的研究热点转向了一种在OHSS的发生中起重要介导作用的因子——血管内皮生长因子(vascular endothelial growth factor,VEGF)。研究发现,在发生OHSS的妇女的血液中,VEGF水平显著升高,成为比血雌激素浓度和卵泡计数更准确预测是否会发生OHSS的指标。单独应用氯米芬时,OHSS很少发生;应用HMG时其发病率是1.5%～3%。年轻的PCO患者和卵巢反应性高的患者易发病;相反,那些需要高剂量HMG的患者则很少发病。此外,在应用GnRHa的周期中其发病率略高一些。在并发OHSS的患者着床率和妊娠率是升高的,与未发生OHSS的促排周期相比其多胎妊娠率也升高。治疗包括静脉输液、纠正水、电解质紊乱和穿刺放腹腔积液。这种患者如果黄体功能不足可以应用黄体酮而不能用HCG。腹腔积液可以在3～5d内增加7～12L,为淡黄色液体,内含大量丢失的蛋白。静脉应用人体白蛋白有治疗作用。患者如果没有怀孕，则在下次月经周期前病情会自然缓解；如果怀孕，则症状要到妊娠 8 周才会慢慢消退。预防方法包括对有发生 OHSS 倾向的患者在取卵后的黄体期持续应用 GnRHa，将胚胎冷冻保存，于另一个自然周期或治疗周期再进行移植。这种方法可将 OHSS 的发生减少到最小程度，并且即使发生也不必穿刺放腹腔积液。

（二）多胎妊娠

辅助生殖中的促排卵治疗可以提高妊娠率，同时多胎妊娠的概率也增加。当一次移植 4 个卵子或胚胎时，多胎妊娠率是 22%，并且在 1 000 例妊娠中有 1 例四胞胎。如果移植 5 个胚胎则妊娠率可达 56%，多胎妊娠率是 28%，每 1000 例妊娠中有 4 个四胞胎和 1 个五胞胎。一个世界性的 IVF 总结报告表明，全世界 IVF 的多胎率平均为 15%，远高于自然妊娠。因此，每次移植时最多移植 3 个胚胎或卵子，对于预后较好的年轻女性可以减少到 2 个。

接受助孕治疗的患者即使是单胎妊娠，其发生死胎的风险也较高（为 14%，一般产科中为 7%），而双胎或三胎妊娠的死胎率会更高。与正常足月分娩相比，胎儿围生期死亡和出生脑瘫儿的概率在双胞胎和三胞胎中分别增加 7 倍和 45 倍。在接受促排卵治疗的患者中，上述情况的发生率更高。

那么如何防止多胎妊娠的发生呢？

（1）控制移植胚胎的数目。从事生殖医学不孕治疗的医生们总是在权衡可接受的妊娠率和可接受的多胎率。因为随着胚胎数目的增多，妊娠率会上升，多胎率随之也会上升。那么移植几个胚胎可以保证一定的妊娠率，又使多胎率可以接受呢？在英国就有明文规定：在辅助生殖治疗中，胚胎移植数目一般 ≤3 个，个别情况下可以移植 4 个；还有的地区甚至规定只准移植 2 个；其他许多国家也相继出台了规定，对移植胚胎数目进行了行业规范，使多胎妊娠率，尤其是 ≥3 胎的多胎率明显降低。

（2）加强对受精和胚胎发育过程的监控，挑选发育最好的胚胎进行移植，或者是将胚胎培养至囊胚阶段再进行移植。这样就能在只移植 1 ～ 2 个胚胎的情况下还能保证一定的妊娠率。

（3）选择性减胎术。经过多年的研究，认为在 7 ～ 8 孕周时经阴道在超声引导下行胚胎抽吸术最为合适。过早实施会错过一些可能发生的自然流产；过迟实施则会增加技术难度，并使流产率增高。

（4）可以通过一些基础研究寻找能够显示卵子和胚胎发育潜能的生化指标，以此来减少移植胚胎的数目，降低多胎的发生率。

（三）异位妊娠

异位妊娠在助孕治疗患者中的发生率接近 5%，主要是由于输卵管异常引起。在正常人群和由于男性因素不孕接受供精治疗的患者中，异位妊娠的发生率是 1%。在存在输卵管异常而进行配子输卵管内移植治疗的患者中，发生率是 20%。对于那些输卵管异常的患者进行 IVF 治疗时，移植时在较低的压力下仔细缓慢的将胚胎送入宫腔，可以使异位妊娠率降低到 2%。但是，一些情况下还是会出现异位妊娠，原因不明。偶尔会出现宫内和宫外同时妊娠的情况，宫内和宫外同时妊娠在自然妊娠人群中的发生率是 1 ∶ 30 000，在助孕治疗的患者中，每 300 例妊娠中就有 1 例是宫内和宫外同时妊娠。

（四）卵巢增大的并发症

这些并发症包括卵巢扭转、黄素囊肿破裂等。

（五）恶变的问题

反复促排卵治疗有发生乳腺癌和卵巢癌的潜在危险。

1.乳 腺 癌

乳腺癌是女性常见的恶性肿瘤，在 50 岁人群中的发病率是 2%，在 80 岁人群中的发病率是

10%。调查资料显示，某些在生育年龄接受过促排卵治疗的患者后来患了乳腺癌。同时也发现乳腺癌在"亚临床不孕"患者中，尤其在 PCOS 的患者中发病率更高，因为 PCOS 患者雌酮水平高。临床中并没有发现促排卵治疗与乳腺癌间有直接的因果关系，但一项长期的前瞻性研究提示对此应引起高度重视。

2. 卵巢癌

两篇独立的报道已引起注意，促排卵药物可以引起卵巢癌。一篇报道从流行病学研究的角度发现，在卵巢上皮性癌患者中有一部分既往有促排卵治疗史；另一篇报道了 12 例曾用氯米芬促排卵治疗的卵巢颗粒细胞瘤患者。但两篇报道中，关于治疗和卵巢癌的关系都不是很清楚。亚临床不孕的患者，由于不断的刺激卵巢排卵而易于患卵巢癌。但是关于促排卵药物与卵巢癌间关系的问题还需要进一步的前瞻性研究来解决。

3. creutzfeld-jacod disease（CJD）

1960—1985 年人垂体激素来源于尸体（通常是年轻的，表面上健康的车祸死者）。这些激素提供了大量的生长激素和促性腺激素。当美国报道了 CJD 群体性发病后，世界范围内停止应用上述方法来源的激素。CJD 是一种罕见的中枢神经系统疾病，在正常人群中其发病率是 1 ：1 000 000。在 3 000 例应用 HGH 治疗的患者中发现 45 例 CJD。在澳大利亚，1 500 个治疗患者中有 4 人死于 CJD。垂体通过分泌腺的作用来清除任何感染的病原微生物，包括细菌和病毒。但 CJD 是通过一种感染的蛋白质微粒传播的疾病，这种微粒可以像病毒一样影响神经细胞的 DNA，导致脑的淀粉样变性和海绵状脑瘤。从感染到发病的潜伏期是 15 年，并且没有方法检出该病的携带者。人垂体激素在 1985 年被停止使用。尽管还不能确定本病是否经血液传播，但曾经用人垂体激素治疗的患者不允许捐赠器官或组织。

二、促排卵药物的直接影响

氯米芬的直接影响不明显，并与剂量相关。抗雌激素药物引起的血管收缩症状（如潮热）和视觉异常（如黑蒙），在停药后可以消失。但是，作者见过一例导致永久性部分视野缺失的患者，尚不能确定这是由于氯米芬引起的还是血压上升所致。其他一些口服促排卵药物对宫颈黏液和内膜形态的影响各不相同。

溴隐亭在刚开始用药时常引起恶心、眩晕和头痛等症状，其他少见的包括鼻塞、疲劳和直立性低血压等。这些症状通常不是很严重，随着用药时间的延长会逐渐消失。偶见的严重并发症包括自杀和抑郁。

HMG、HCG 和生长激素一般对机体不引起直接影响，尽管后者大剂量应用可能会干扰糖代谢。生长激素长期大剂量应用可以引起肢端肥大症。促性腺激素释放激素的激动剂和拮抗剂，除了由于其生理作用引起的不良影响，如长期应用引起低雌激素而导致骨质疏松外，一般无明显影响。

三、卵巢反应不良

任何一种助孕技术的成功首先都要依赖于患者的仔细选择和可以获取足够数目的卵子，而要获取足够数目的卵子，又取决于仔细的筛选患者、个体化用药和良好的控制性超促排卵（COH）方案的选择。大部分患者对于一般的 COH 方案都会表现出良好的反应。但是，也有一些患者不能对常用的 COH 方案做出相应的反应，从而使卵子获取的数目不够，周期取消率升高,这些患者被认为是卵巢反应不良。但是,卵巢反应不良的标准,现在尚未统一。大部分中心在判断卵巢反应不良时都是依据超声下成熟卵泡的数目,如果少于 2 ～ 5 个,就认为是反应不良。那么如果出现了卵巢反应不良,如何在进一步的治疗中加以改进呢? 总结目前可能的途径,有以下几种:

(一)应用大剂量促性腺激素

应用大剂量促性腺激素是最常用的处理卵巢反应不良的措施。Crosignani 认为在 COH 中应用大剂量 FSH 可以对 70% 的反应不良患者有效。Hofman 提出将 FSH 剂量从每天 300 IU 提高到 450 IU 可以有效降低周期取消率并提高妊娠率。但是,也有作者提出加大 FSH 用量,甚至高达 600 IU/d 仍不能改善这类患者的卵巢反应。因此,作者们提出 FSH 的用量不应 > 450 IU/d,因为超出这一剂量也不会有好的结果。现在,有人提出应用纯化的或基因合成的 FSH 可以提高卵巢的反应性。

(二)生长激素

另外一种增加卵巢反应的措施是应用生长激素(growth hormone,GH)或生长激素释放激素(growth hormone-releasing hormone,GH-RH)。有一系列的研究证实,GH 可以通过对局部胰岛素样生长因子- Ⅰ(1GF- Ⅰ)的升调节作用增加颗粒细胞对 FSH 的反应性。在用 FSH/HMG 的基础上,隔日应用 GH12 IU/d 或 24 IU/d,或每天应用 GH-RH500μg 可以减少应用促性腺激素的剂量和天数,增加卵子回收数目,提高妊娠率。但是,同样有作者提出反对意见。通过一些前瞻性的研究,他们提出应用 GH 或 GH-RH 并不能对卵巢反应不良者发挥相应的作用。因此,目前还不能将 GH 或 GH-RH 纳入常规促排卵方案。

(三)GnRH 类似物(GnRH agonists,GnRHa)的应用

有许多人认为在 GnRHa 长方案中,由于 GnRHa 的降调节作用,使卵巢反应不良的患者对促性腺激素的反应进一步降低。因此,应当在月经来潮后将 GnRHa 的用量减半,或停止应用GnRHa。实际上,GnRHa 的短方案和超短方案用法是利用 GnRHa 应用初期的升调节作用,同时加用促性腺激素,共同促进卵泡的募集,对于卵巢反应不良的患者有较好的效果。但是如前所述,短方案的应用会使闭锁卵泡增加,降低周期治疗的效率。因为在卵泡早期应用 GnRHa,会使血清 LH 水平升高。这在应用 GnRHa 长方案的患者中是不存在的。这种 LH 的升高会一直持续到注射 HCG 时,这样就会使卵泡期孕激素和雄激素水平升高,影响卵子发育,使闭锁或退化的卵子数目增加。还有的作者提出可以利用微剂量 GnRHa 的升调节作用来克服短方案的这些不足。到目前为止,能够应用的最小的可以使促性腺激素得到释放的 GnRHa 剂量还未能确定。Scott 在给患者用口服避孕药抑制 21d 后,用促性腺激素促排卵前,先用 leuprolide(一种 GnRHa 制剂)20μg,每日 2 次,共 2d,就可以达到减少促性腺激素用量、缩短用药天数、获得更多卵子的目的。还有的作者用到 40μg,每天 2 次皮下注射,一直用到注射 HCG 日,对于卵巢反应不良的患者同样取得了较好的效果。有趣的是,应用这种微剂量 GnRHa 方案后,血清 LH、黄体酮和睾酮水平并没有明显变化,这与以往用 1mg leuprolide 时发生的现象完全不同。这可能与应用微剂量 GnRHa 有关,也可能与应用口服避孕药有关,或许与两者均有关系。

(四)地塞米松的应用

近年有研究报道认为,从用促性腺激素日开始加用地塞米松 0.75 mg/d,直至注射 HCG 日,能够改善反应不良患者对促性腺激素的反应性。

(张宁)

第十六章
Chapter 16

排卵监测

　　排卵是女性生殖的主要环节,成熟卵母细胞自卵泡中逸出的过程称排卵。这一生理过程依赖于中枢神经系统下丘脑—垂体—卵巢轴的正常功能及其良好的反馈调节。近年来,由于生殖内分泌研究的进展,大部分病例可得到病因和病变部位的诊断,药物诱发排卵也取得了较前更为满意的效果。卵巢排卵功能的检测是检查不孕和月经失调病因的重要步骤;预测排卵则在指导不孕夫妇易孕期性生活、安排人工授精及辅助生殖技术决定卵泡穿刺时间等起关键作用。排卵监测的基础是生殖周期卵泡发育和排卵的形态学变化及伴随的生殖激素变化,靶器官对激素反应的症状和组织学特征,已作为排卵监测的指标或参数。

第一节　监测排卵的目的
Section 1

　　监测排卵的目的如下:

　　(1)了解卵巢的功能。

　　(2)准确地测定排卵时间,使患者掌握最佳的受孕时机。

　　(3)在进行人工授精和体外授精时,选择最适当的人工授精或抽吸卵泡手术时机。

　　(4)自然周期监测排卵,进行冷冻胚胎的移植,可以减少患者的费用,提高移植妊娠率。

　　(5)超排卵用药后的监测对指导促排卵药物的选择、药物使用的剂量及提高成功率都具有重要意义。用促性腺药物诱发排卵时,可以了解患者对药物的反应。同时,可选择适宜时间给予 HCG,以避免产生卵泡黄素化未破裂综合征及卵巢过度刺激综合征。对于不孕症的诊断和治疗,排卵监测具有十分重要的意义。

(朱淑惠)

第二节　排卵监测
Section 2

　　目前,监测排卵多用间接的方法判断排卵是否将要发生(预测)及排卵已经发生(检测)。主要包括:基础体温测定(BBT)、宫颈黏液质量的变化、子宫内膜组织学检查、外周血或静脉血激素浓度的变化,如 LH、E_2 及黄体酮、超声波监测卵泡等。目前,国内外最常使用 B 超和激素测定来监测排卵。超声扫描可以直接观察卵泡的生长发育过程及排卵前后的声像图改变,从而估计卵泡成熟度,预测排卵。超声扫描的应用大大提高了监测排卵的可靠性和精确性,并且无损伤,患者易于接受。伴随排卵活动的生殖激素变化为排卵监测的激素指标。以下就几个监测排卵的具体方法加以说明。

一、基础体温测定

基础体温测定（BBT）是指睡眠 6～8h 后，起床活动前用体温计测试舌下体温，是机体在最基础状态下的体温，因而称为基础体温。测定 5min，每日记录体温值。BBT 受卵巢所分泌的性激素的影响而呈现规律性的变化，是一种判断排卵功能的简便监测方法。BBT 可以比较准确地反应卵巢的排卵功能及排卵后的黄体功能，但受诸多因素的影响，故不能确定排卵的准确日期。

根据每天测得的体温绘制成 BBT 曲线是一种简单、易行的方法，能够反映卵巢的周期性活动。对于有规律月经周期的妇女，只要测定 2～3 个月经周期的基础体温后，就可以根据 BBT 曲线判断排卵规律。设 BBT 最低点或低温最终日为假定排卵日，实际排卵发生在假定日者约占半数；在假定日前 1d、2d 者，或在假定日后 1d、2d 者约占半数。故 BBT 不能反映排卵的准确日期，必须与 B 超检查、宫颈黏液评分及激素测定等联合才能确定排卵。BBT 曲线分双相型和单相型（图 16-1、图 16-2）。

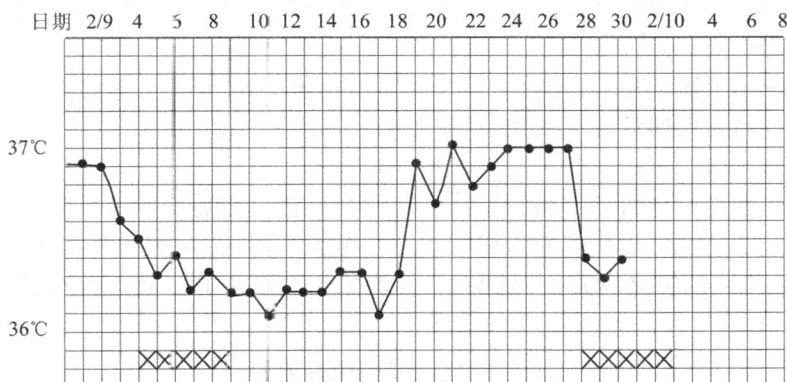

图 16-1　BBT 双相

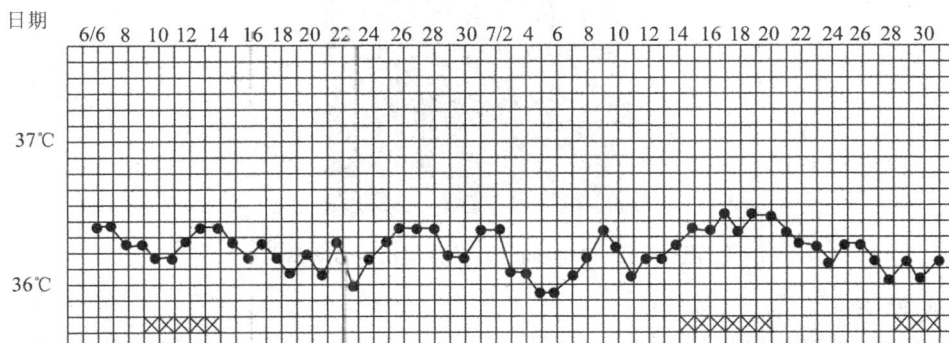

图 16-2　BBT 单相

孕激素通过对中枢神经系统即下丘脑的作用使基础体温升高 0.2℃～0.8℃，有排卵的体温为双相型。但目前对单相型 BBT 的排卵有新的提议，从内分泌学动态观察，认为该型 BBT 也有明显排卵者。BBT 还会受到气温、个体身体状况等因素影响而不准确。

二、宫颈黏液检查

宫颈黏液是由颈管内膜的分泌细胞产生的,宫颈黏液的量、透明度、黏稠度、结晶形成及细胞数等都受卵巢分泌的雌激素量的影响,随卵巢周期的变化发生特征性变化:若结合其他检查(如 B 超、激素测定)对判定卵巢功能有一定的价值。因此,宫颈黏液的检查不仅能监测排卵,而且对研究卵巢的功能有一定的价值。

(一)宫颈黏液的采集

以窥器插入阴道、暴露宫颈,用干棉球擦干宫颈外口周围的分泌物,以干燥消毒的塑料或玻璃导管或针管轻轻插入宫颈管内,以负压抽吸,操作时应避免出血。

(二)观察项目及内容

1.外　　观

月经净后宫颈黏液量少、稠厚、混浊;越接近排卵期宫颈黏液分泌的量越多,质越稀薄、透明;排卵后又恢复到原状。

2.量

宫颈黏液的量在体温升高前一天达峰值,约 0.3ml 以上,体温上升后 1 ～ 2d 迅速减少。

3.拉丝试验

将黏液涂于一干燥玻片上,用另一玻片的一角接触黏液,再向上轻轻牵拉,观察拉丝的最大长度—拉丝度自月经净后逐渐增加,在排卵期可长达 8 ～ 10cm。

4.宫颈黏液结晶

将黏液涂于载玻片上自然干燥,低倍镜下观察,黏液呈现典型的羊齿状或叠瓦状结晶,且有较多的分支(图 16-3);不典型的为树枝状与较粗的羊齿状;一般结晶在体温升高前 8 天开始形成,越接近排卵期结晶越典型、越明显,雌激素促进结晶的形成,而孕激素和雄激素呈抑制作用。

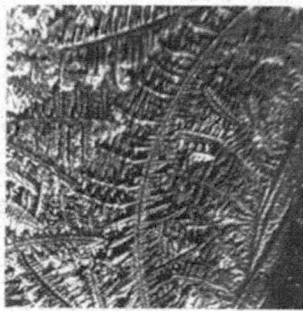

图 16-3　宫腔黏液结晶(典型的羊齿状结晶)

5.细　胞　学

排卵期宫颈黏液内细胞数很少,每高倍视野 0 ～ 3 个白细胞,如此时白细胞数较多,应怀疑宫颈管及其以上部位有炎症存在。

6.抗精子抗体

对部分免疫忤不孕的患者,宫颈黏液内可检出抗精子抗体。

7.化学成分分析

宫颈黏液的 pH 值、蛋白、糖、黏蛋白、氯化物等含量也都呈周期性变化。

（三）宫颈黏液评分及临床意义

宫颈黏液评分是一种简单、半定量的监测月经周期的方法，受主观因素影响较少，较传统的检查方法规范。排卵时期宫颈黏液的分泌量增多，清亮、透明，其拉丝可长达 10cm 以上；细胞成分（上皮细胞）少或者无；黏液涂片后干燥，镜下观察可见典型的羊齿状结晶排卵之后宫颈黏液性质很快改变，黏液量变少，浓稠，拉丝减少至 1cm 左右，有细胞，羊齿状结晶不典型或消失。另外，排卵期由于雌激素的作用宫颈口发生扩张，直径可达 3mm；排卵后，孕激素的作用使宫口闭合。很多人都对宫颈黏液运行了量化评分（包括黏液的外观、羊齿状结晶的程度、黏液的拉丝度、宫颈管外口的扩张度和宫颈黏液的细胞成分），以期寻找最合适的受精时间。

三、子宫内膜组织学检查

子宫内膜是孕卵着床的部位，与不育密切相关。在雌激素影响下，子宫内膜呈增生期改变，在雌、孕激素的影响下呈分泌期改变。孕激素对子宫内膜的影响只有在增殖期的基础上才能使内膜变为分泌期，有足量的孕激素才能使子宫内膜达分泌晚期。

子宫内膜活检的目的是了解有无排卵及分泌期的程度，有无器质性病变。取内膜时间需根据检查目的。如了解有无排卵及黄体功能，可在经前 1～2d 行诊断性刮宫取子宫内膜。如果病理检查结果为晚期分泌期，间质有蜕膜样变者为黄体功能良好，一般是有正常排卵的表现；如所检内膜与周期内膜结果差异 2 天以上者属黄体功能不足；如为增生期则无黄体功能；如为除外器质性病变，则随时可取子宫内膜组织检查。

四、血激素测定

（一）卵泡刺激素（FSH）

（1）用于评估卵巢功能及药物对卵巢的反应性，强调在卵泡早期月经 1～3d 测定血清 FSH 水平，当 FSH≥15 IU/L 时，提示卵巢功能下降，超排卵过程中反应差；有时 FSH 水平虽未达到 15 IU/L，但由于 FSH/LH 比值增大，超过 2～3 倍时超排卵的结果也会出现低反应或无反应。因此，早期的 FSH 测定不可忽视。

（2）在超排卵中，应用 GnRHa 降调节后，卵泡早期的 FSH < 10 IU/L。

（二）黄体生成激素（LH）

1.LH 的周期变化

卵泡早期 LH 波动在 0～10 U/L，黄体期较卵泡期低，排卵前有一峰性分泌（LH surge）。LH 峰的上升支陡峭，升高幅度大，为排卵前变化最为明显的激素。当 LH 开始升高较基础值增加 1 倍时称起始峰，从开始升高到达峰顶（Peak）约 16h。峰值（40～200 U/L）为基值 8 倍以上，达峰顶后缓慢下降。

2.LH 峰与排卵的关系

采用快速、敏感精确的方法检测 LH 峰，确定 LH 起始峰及达峰顶的时间可预测排卵。

（1）血 LH：在排卵前，连续测定血 LH 值并确定 LH 上升的起始点，这是预告排卵最准确的标志。世界卫生组织（WHO）许多研究中心认为，LH 统计学模型表明，90% 的妇女排卵发生在激素浓度两次明显升高后 16～48，在高峰前 3h 到高峰后 36h。

（2）尿 LH：因其无创伤和方便的特点被越来越多地使用。尿 LH 峰比血 LH 峰迟出现 6～7h。若每隔 3h 收集尿标本做测定，则避免了血 LH 波动造成的误差。近年来采用 LH 酶联免疫标记法(ELISA)显示定性检测尿LH峰,方便、快速,已广泛用于家庭自测。该法虽为定性,但连续留尿,可根据指示剂颜色深浅变化了解LH峰起落及达峰顶时间的全部情况。另外,采用LH试纸法测定LH峰也简便、易行,其方法为当B超监测卵泡发育至15mm时,每4h留尿1次。测试时将箭头所指的一端浸入尿液30s后取出,待干燥后观察试纸中段是否出现一条或两条红线,根据所附色标上色带的结果来判断有无峰值。一般于尿LH峰后24～48h内发生排卵。但在测试过程中应有严格的判断标准,否则假阳性率较高,最好结合阴道B超来监测排卵。

3.在超排卵中的应用

应用GnRH降调后,卵泡早期的LH < 5 IU/L,如果过高或过低(LH≤1.5 IU/L),都不要急于用促性腺激素,可以等待一段时间,使LH水平在理想范围内再使用促性腺激素。在应用GnRHa降调节及高纯度FSH的同时,部分患者出现了垂体过度抑制,体内LH水平过低以致雌激素合成障碍,导致超排中患者反应不良,妊娠结局差。这些研究使人们从在超排方案中尽量消除LH到重新重视并评价LH在卵泡发育中的作用,并认识到循环LH浓度过低对IVF结果有损害效应。在体内需有一定水平的LH值,恰当的LH水平才能维持正常的卵泡生长和发育,特别是中晚期卵泡的发育。对由于使用GnRHa后过度抑制导致超排卵治疗中反应不良的患者,加用含LH的制剂是有益的。促进卵泡发育的最佳LH水平仍是值得探讨的问题。

(三)血 E_2 测定

(1)雌激素的周期性变化。E_2 一般在LH峰前6d(4～11d)开始上升。随卵泡发育,E_2 以每天1.3～1.4倍的对数级递增,于排卵前24～36h达峰值。排卵后,E_2 迅速下降,3d降到最低值,约为峰值的50%;数天后黄体形成,E_2 再度上升形成第二峰。

(2)测定雌激素的意义。连续测定血 E_2 可发现卵泡早期呈低水平,卵泡晚期逐渐上升。在LH峰前夕,E_2 可达732～1 464 pmol/L(200～400 pg/ml)。促排卵周期可达4 026 pmol/L(1 100pg/ml)或更高。E_2 水平与卵泡大小(> 1.0cm)和卵泡数量呈正相关。随着卵泡生长,外周血 E_2 的水平不断升高。在自然周期中,E_2 水平与优势卵泡的生长率相关,而在超排卵周期中,不仅受最大卵泡直径影响,而且与所有卵泡数量和卵泡液体积相关。

Trounson 等报道,当LH峰启动时,每个直径> 17mm的卵泡最高的 E_2 水平为1 500～1 800 pmol/L(400～500 pg/ml)。如 E_2 总水平过高或上升过快,应注意卵巢的过度反应。

(3)在超排卵周期中,应用降调后卵泡早期的 E_2 值应≤146 pmol/L(40 pg/ml)。Licciardi 等报道当卵泡早期的 E_2 > 275 pmol/L(75 pg/ml)时不会妊娠。根据降调节 E_2 水平,指导促性腺激素的启动剂量,用药5d后,开始监测 E_2 和卵泡发育。E_2 水平增加,每日不超过前1d的1/3量,卵泡直径每日增加1～2mm,说明促性腺激素的用量恰当;若 E_2 水平每日成倍增加,应该减量,甚至停药,以免发生OHSS;如发现 E_2 水平增长缓慢,卵泡发育速度亦慢时,应增加促性腺激素的量。

(四)孕激素(P)

1.孕激素周期性变化

卵泡期黄体酮水平低,波动小;排卵前LH峰时,黄体酮开始上升形成小峰;排卵后黄体形成,黄体酮分泌量迅速增加,于LH峰后的6～8d达高峰,以后逐渐下降。

2.测定孕激素的意义

排卵前的黄体酮上升与测到LH峰具有同样意义,具有预测排卵的价值。注射HCG前若发现黄体酮上升,LH上升,预示有LH峰过早出现,应提早取卵。有作者排卵前血清黄体酮升高(注射HCG日P≥1.0ng/ml,相当于3.2 nmol/L视为升高)会降低妊娠率和种植率;近几年认为黄体酮的升高与否,对种植率和妊娠率无影响。这一问题有待进一步积累资料进行研究。

五、超声监测

卵泡大小是判断卵泡发育及卵母细胞是否成熟的重要指标。因此,通过超声连续观察卵泡发育,也可了解血中 E_2 水平是否连续上升,并且可以确定注射 HCG 和取卵的时间。超声监测的目的还可以预测患者对超排卵的反应。于月经周期第 3 天进行 B 超检查,了解基础状态下的卵泡数,以决定长、短周期的超排卵方案,并可以预测该患者是否有 OHSS 的倾向。

超声监测排卵可用腹部探头或阴道探头。腹部探头监测时需要充盈膀胱,且腹壁脂肪及手术后盆腔粘连,使得卵巢不易被发现。如今在辅助生殖技术中,阴道超声的应用取代了腹部超声。阴道 B 超不仅能够直接监测到卵泡的生长、破裂、排卵过程及子宫内膜的厚度,还可以观察卵巢、子宫及盆腔中的病变。阴道超声具有直观性好、重复性强、便于连续观察、不需充盈膀胱、分辨率高、无损伤性等特点。并且,可发现与激素水平变化不一致的情况,对不孕症的临床和研究以及超排卵的监测指导治疗均有重要作用。

(一)卵巢中卵泡发育的监测

在月经的整个周期中都可以进行卵泡监测,但不同时间进行监测的目的是不同的。对于排卵的监测,兴趣主要集中在卵泡期的后期。卵泡的直径大约每天增长 2mm。连续几个周期的连续超声监测,可以区分是否在正常的月经天数内有正常的卵泡优势化及生长。在一些不明原因性不孕的患者中,进行卵泡发育的监测通常能够发现一些细微的异常,可以解释不孕的原因。

血清中雌激素水平与卵泡直径的增大通常是同步的。因此,如果血清雌激素的连续检测与卵泡发育的连续超声监测不能吻合,也说明卵泡发育的异常。例如,有时妇女的血清雌激素水平已经达到排卵前的正常水平,但是超声监测却发现双侧卵巢有 10 ~ 20 个直径 5 ~ 10mm 的小卵泡,并没有优势化卵泡的发育。另外,在晚卵泡期有可能发现卵泡直径已经很大,如 22mm,而患者的血清雌激素水平可能仍然很低。这些都是不正常的表现,很可能卵泡不能排卵随后会闭锁,或卵母细胞质量欠佳。

1. 排卵前卵泡

处于排卵前期的优势化卵泡与其他卵泡大不相同,优势化卵泡具有丰富的毛细血管网,而且血管的通透性也较强。循环中的足性腺激素更多的聚集在该卵泡周围,支持该卵泡的优势化,并且促使其他卵泡闭锁。因此,卵泡的毛细血管化不仅是优势化的原因,也是优势化的一种表现。用阴道多普勒超声可以清晰的分辨出优势化卵泡周围的血流。

2. 排 卵

排卵是一系列复杂变化积累到一定时机,由一次突然而急剧的 LH 峰诱发,引起优势化卵泡破裂、卵泡液流出和卵子从卵泡中排出的过程。这几个步骤相互协调,才能顺利完成排卵过程。随后,卵泡的其他细胞就会发生功能和形态的变化,从而形成黄体。用超声或腹腔镜来观察排卵必须是动态的过程,因为排卵是一系列卵泡组织很长的生化、生理和形态学变化过程的结果。因此,如果要完成对排卵的监测,需要从卵泡刚开始生长时就开始,根据卵泡生长的规律,定期观察卵泡发育,才能真正得出卵泡是否能够正常发育,是否能够正常排卵的结论。对于月经周期是 28d 的女性来说,排卵多发生在月经第 14 天。采用实时超声可以观察到排卵的全过程,平均大约持续 10min,最短可至 1min,最长可达 20min。卵泡从卵巢表面破出的位置马上在腹腔镜下就能看到,而且在今后的 7d 内仍然可以发现。至下次月经来临黄体在超声下也一直能够观察到。

3.排卵异常

（1）卵泡发育不良或无卵泡发育：卵泡生长缓慢或未见卵泡发育，或两侧卵巢内仅见直径＜5mm的小圆形无回声区，监测过程中不见卵泡逐渐增大。卵泡较早停止发育，卵泡壁厚且不规则，形成卵泡闭锁，亦称小卵泡周期。

（2）无优势卵泡形成：无一卵泡直径＞15mm，且常有形态欠规则、张力偏低等表现。一般认为卵泡直径必须＞17mm，其排出的卵母细胞才有受孕的可能，否则排出的是未成熟卵子，子宫内膜缺乏"三线"征。

（3）未破裂卵泡黄素化综合征（luteinized unruptured follicle syndrome，LUFS）：优势卵泡形成后卵泡持续增大，达到排卵前卵泡直径时，卵泡不能破裂，即不能排卵，卵子在卵泡腔中老化，失去受精的能力。卵泡的包膜增厚或界限模糊，囊内渐变为不均匀低回声，常常呈网格状；但是也有囊壁薄、张力大，内部呈典型的无回声区。LUF在月经周期中可能持续存在，一段时间后会减小或消失。基础体温测定会发现双相体温。黄体中期黄体酮检查也在正常范围内，月经周期可能正常或稍短。

（二）自然周期的排卵监测

1.卵泡早期

高分辨率的阴道超声能分辨出直径小至2mm的卵泡，为液性无回声区。测量卵泡径线的方法有两种：①测量卵泡的最大径线；②在纵横两个切面图上分别测量卵泡的长、宽和厚径。

2.卵泡中期

卵巢内卵泡逐日递增、张力加大，圆形，排卵前6～7d形成优势卵泡，直径10mm左右；根据月经长短，于月经第8～10天开始监测，隔日一次。卵泡直径达14mm后每日一次直到排卵。

3.排卵晚期及排卵前期前

卵泡生长速度加快，B超可看到的卵泡最大直径范围可达17～24mm。外形饱满呈圆形或椭圆形，内壁薄而清晰，透声好或可见内壁卵丘形成的高回声，多在排卵前24～30h易于显示。

（三）超排卵周期中超声监测及其意义

1.CC/HCG

一般在月经第3～5天用药，连用5d，停药3～4d开始监测。

2.HMG/HCC

在开始HMG治疗前对盆腔进行一次超声检查，了解子宫和双侧卵巢的轮廓、大小、结构以及卵泡生长的基本情况。一般在月经第5天用药，连用5d，第6天开始监测，此时卵泡直径达8～10mm，卵泡的生长数目比正常周期的卵泡数目多，呈圆形薄壁小囊，相互推挤，并在药物的作用下卵泡相继出现，因此其体积相差较大。常在一个卵巢内出现两个以上的主导卵泡。根据卵泡的生长速度及卵泡数目增加或减少用药量，并于卵泡直径）17mm时，给予HCG注射；如出现卵泡过多，有发生OHSS倾向，则停止用药。据文献报道，主导卵泡在排卵前第3天平均径线为14.3mm，第2天为17.8mm，第1天为20.5mm，排卵当日为22.3mm，与正常自然周期的优势卵泡径线相仿。当1～2个优势卵泡径线达17～20mm，卵泡腔内出现稀疏小光点时，是HCG给药的合适时间。一般在HCG给药后30～36h发生排卵。精确掌握HCG给药时间十分重要，过早给予会导致卵子不成熟，延迟给药则可能造成卵子过熟、老化和排卵困难。在HMG治疗中，如HMG药量不足，可出现卵泡生长缓慢或停止生长。因此，在逐日超声监测中，卵泡径线值增长缓慢或不增长，应注意调整HMG的剂量。如调整HMG剂量后卵泡生长仍未见有进展，则应放弃这些卵泡的监测，而注意开始发育的新卵泡的生长。因为发育不良的卵泡往往达不到排卵的要求，却增加了HMG的总剂量。但发现卵泡数目发育过多或生长快,应注意控制 HMG 剂量并慎用 HCG。在给药后,结合临床表现和实验室检验,密切进行超声检查,避免发生 OHSS。

3.GnRHa/Gn/HCG

应用 GnRHa 降调后,卵泡早期超声的标准为:卵泡直径≤5mm,子宫内膜厚度≤5mm,达到这个标准,就可以用促性腺激素(Gn),余同 HMG。①如果卵泡径线值增长缓慢或不增长,结合 E_2 值,考虑减少 GnRHa 的量或者停用。②卵泡数目发育过多或生长快,当 30% 的卵泡 > 15mm 或 3 个卵泡 > 17mm 时,可以单用 GnRHa,不用 Gn,维持 2 ～ 3d(即所谓 coasting),避免 OHSS 的发生。③如果子宫内膜过薄,可以加用阿司匹林、外源性雌激素,如戊酸雌二醇和 17β-雌二醇。

六、其他监测手段

(一)腹腔镜检查

1.排卵前卵泡

位于卵巢表面,直径最大(> 14mm)、新生血管最为丰富的卵泡。

2.排卵孔

排卵后最初的 3 ～ 4d 见暗红色血体,表面可见一个 1 ～ 2mm 的排卵孔,为排卵的直接证据。

(二)阴道细胞学检查

阴道脱落细胞主要来源于阴道上段及宫颈阴道部的上皮,分为表层、中层和底层,细胞由底层至中层再至表层逐渐成熟,与卵巢分泌的激素密切相关,故亦呈周期性变化。正常月经周期中,如连续观察阴道脱落细胞涂片,能了解雌激素水平,可推测卵巢的排卵功能,是一种简便、经济的辅助方法,但有时阴道涂片结果受炎症影响。排卵期阴道涂片的特点是嗜伊红、致密核的表层细胞比例增高,细胞平坦、肥大,排列分散,涂片背景清洁,白细胞少;排卵后阴道涂片出现多数核呈网状而胞质嗜碱的上皮细胞,细胞有皱褶,排列成堆,白细胞增多,背景不洁。

(朱淑惠)

第十七章

精子获取技术

第一节 常规取精

常见的精液标本采集方法如下。

（一）手 淫 法

这是最常用的精液标本采集方法,应在安静、相对无菌的取精室内进行。注意室温保持恒定,尤其冬天注意保暖。采集标本前医生可以给予适当的指导和解释,有困难者可允许其妻子在场。精液射入无菌塑料瓶或专用培养皿中,瓶口不要太小,而且要将精液全部射入瓶内,否则会给诊断带来困难。在医院取精室留取精液有困难者可以在附近的家中或旅馆中留取,但要注意防止污染,且半小时内要送到实验室。冬天在送标本的过程中注意保暖,以免影响精子活力。

精液的若干指标与性生活频率有密切关系。因此,一般要求患者至少禁欲5d,但也不宜过长,最长≤15d,否则精子会老化。如果科研需要或者评价某一药物对精子的作用效果,每次精液检查禁欲时间应该相同,这样得到的结果才有比较价值。需要向患者讲明禁欲的重要性,以便取得患者的配合。

（二）避孕套法

用避孕套在性交时收集精液。缺点是避孕套从阴茎上拉下时可能发生精液外流,且避孕套内含有杀精子的滑石粉成分,可杀死精子,影响精子的活力,因此这种方法不理想。如需使用避孕套,应该洗净、晾干,去除滑石粉和油才可使用,另外操作不当会引起精液细菌污染。

（三）体外排精或性交中断法

这种方法是在性交至即将射精前的一瞬间将阴茎抽出,将精液收集于无菌容器内。缺点是容易导致精液收集不完全,尤其是第一部分精液的遗漏,而第一部分的精液中精子密度最高。助孕治疗时,此法取精易引起精液受阴道分泌物污染,阴道分泌物内含有大量细菌。

（四）性交后用生理盐水冲洗阴道取得标本,或直接收集阴道或子宫颈黏液检查

这种方法只能观察精子的活动情况,不能测定精浆。

（于源源）

第二节 逆行射精精子的收集

在性交时可以达到性高潮并有射精快感,但尿道口无精液射出,而是精液从后尿道射入膀胱腔内，此现象称逆行射精。其发病的主要原因是膀胱颈关闭不全或尿道膜部阻力过大。因精子与尿液接触5min其活力下降50%，如果时间延长精子的死亡会增加，所以要求碱化尿液，并提高其渗透压。收集前口服碳酸氢钠0.3～1.0g，每日4次，使尿液pH值达7.5；收集时插尿管排空尿液，用Ringer葡萄糖液冲洗膀胱后排出，仅留少量(约2ml)于膀胱腔内；拔除尿管后，嘱患者手淫射精后立即用排尿法或插尿管法收集尿液，离心沉淀获取精液。也可嘱患者仅于收集精液前一晚将4g碳酸氢钠溶于水中服下，在取精前1h再饮一杯含有4g碳酸氢钠的水，排净尿液后立即射精并收集到装有培养液的培养皿中。

（刘卉）

第三节　附睾穿刺取精术

Section 3

一、附睾的生理功能

（一）吸收功能

从睾丸流来的液体一般习惯称为睾丸液，除含有精子外，还有睾丸支持细胞所分泌的浆液。大约90%睾丸液可在附睾头被上皮细胞重吸收。

（二）分泌功能

实验证明附睾体部以下吸收功能减弱，主要趋向以分泌功能为主。附睾产生的分泌物很多，主要有甘油磷酸胆碱（GPC）、肉毒碱（eamitine）、唾液酸糖蛋白、酸性糖蛋白和类固醇等。甘油磷酸胆碱既可以造成附睾尾管腔的高渗微环境，又可以在女性生殖管道内生成乙酰基作为精子的能源。肉毒碱可能是经上皮自血液透入而浓集，不是附睾上皮合成，管腔内含量是血液的500倍，它与附睾精子的代谢及成熟有关。糖蛋白种类繁多，均由附睾上皮分泌。其中唾液酸糖蛋白最引人注意，这是一种含有羟基的糖蛋白，在唾液酸转移酶的作用下可附在附睾精子表面，与表面糖基结合，从而使精子带有负电荷，在运行过程中互相排斥不会发生凝集；也可以遮盖精子固有抗原以改变精子的抗原性，免受自身免疫活性细胞识别产生免疫反应。

（三）精子储存环境

附睾腔尤其尾段pH值低，渗透压高，有利于精子处于静息状态，延长成活时间以储存等待射精。精子在此处的存活期甚至可达数月。

（四）高激素环境

附睾正常发育和功能的发挥，取决于雄激素的水平。附睾体雄激素含量最高，故精子主要在此段完成功能性成熟，待达到附睾尾，精子已经完全成熟，仅有低水平雄激素量维持精子的基本代谢即可，故附睾尾雄激素含量降低。雄激素主要来源于循环血及睾丸液的雄激素—雄激素结合蛋白复合物，最近认为附睾管主细胞可能也有雄激素分泌功能。

（五）免疫屏障功能

主要与以下因素有关：①精子表面固有抗原被附睾分泌液的唾液酸糖蛋白遮盖；②精子表面及附睾上皮细胞微绒毛表面均带有负电荷。由于静电同性相斥，所以附睾上皮的静止纤毛起到排斥精子穿出上皮的屏障性作用；③变性死亡的精子残体可被附睾上皮细胞或上皮内的淋巴细胞以及偶见于腔内的巨噬细胞消化，起到局部消灭抗原的作用，防止精子抗原外逸与机体免疫系统接触后引起自身免疫反应。

（六）收缩功能

附睾管外含环行平滑肌层，白头至尾逐渐增厚。头段、体段的平滑肌纤维较细较薄，不受神经调控，平时即有节律性收缩以推动精子向尾段输送。尾段平滑肌较厚，神经供应丰富，平时不收缩，只在交感神经兴奋时作强烈收缩，将储存精子驱入输精管。附睾取精的原理和适应证作为精子的储存场所，附睾为精子提供了良好的内部环境。精子在附睾运行和储存的 19～25d，逐渐获得了运动和受精能力，这一过程称精子成熟。附睾中待射的成熟精子与射出的精液中的成熟精子同样具有受精能力。因此，由于各种原因（如输精管结扎术、附睾肿物切除术等）引起的输精管堵塞导致不育的患者，可以通过获取附睾中的成熟精子进行人工授精或试管婴儿操作获得受孕机会。另外，前列腺切除术、直肠癌根治术、膀胱、尿道、盆腔、腹膜后手术等均能引起射精障碍，这类患者也可以通过附睾取精进行精子检测和人工助孕。

二、附睾取精的方法、步骤和并发症

包括显微穿刺和经皮穿刺两种。显微穿刺一般选取一侧，局麻切开，显微镜下小心分离附睾，双凝电极止血。显微剪刀打开附睾管，注射器抽取液体。由于要为下次治疗周期保留附睾的头体部，通常首先从附睾远程抽取精子。注射器预先要装有含 10%代血清的改良人输卵管液（MHTF），一旦在显微镜下看到活动的精子，即无需再做进一步的附睾切开。分离的精子要多次漂洗，用含 10%代血清的人输卵管液（HTF）重悬，放入 CO，培养箱中备用。附睾穿刺精子 IVF 受孕率很低，与精子的活动性低有关，而近端附睾精子比远程要好些，孵育培养后精子活动性能有所恢复。卵细胞质内单精子注射的介入使附睾精子的受孕机会大大提高，目前已替代常规 IVF 成为需附睾穿刺精子患者最有效的治疗手段。

经皮穿刺简单易行，但选择穿刺部位对成功与否有很大关系。常规消毒外生殖器皮肤，双侧精索阻滞麻醉，左手寻找附睾头体部，用手指捏紧，右手持装有含 10%代血清的改良人输卵管液（MHTF）的注射器，穿透皮肤进入附睾，抽取全部附睾液，同上洗涤备用。

常见并发症有牵涉痛，偶有穿透附睾，阴囊血肿。注意操作时轻柔，防止误入血管，术后按压 5～10min，常规给予口服抗生素抗感染。

三、附睾取精的应用

附睾取精在生殖医学领域有着广泛的用途，各种原因导致的输精管不通或无法勃起和射精以及严重少精、弱精患者，均可以附睾取精获得精子来进行人工授精或试管婴儿显微操作（第二代）进行人工助孕，为广大男性不育患者的治疗开辟了新的途径。

（于源源）

第四节　睾丸穿刺取精术

Section 4

一、睾丸的生理功能

睾丸是男性生殖系的主要器官，与附睾共居在阴囊内。睾丸实质表面包有三层膜，由表及里依次是鞘膜、白膜和血管摸。睾丸中的精曲小管是产生精子的部位。精曲小管壁由生精上皮构成，为4～8层细胞组成的复合上皮，细胞有形态和功能完全不同的两型，即支持细胞和生精细胞。支持细胞的功能有形成血睾屏障、合成和分泌雄激素结合蛋白、分泌睾丸抑制素、释放精子，也可以分泌雌激素。相邻精曲小管间的疏松结缔组织称睾丸间质或间质组织，睾丸间质内含有交织成网的胶原纤维和弹性纤维，丰富的血管和淋巴管，以及成纤维细胞、少量巨噬细胞、偶见肥大细胞和未分化的间充质细胞，尤其可见特异性的睾丸间质细胞。睾丸间质细胞的主要功能为合成和分泌睾酮以及雄烯二酮和脱氢表雄酮，维持和促进男性的性分化和生殖器的发育。

二、睾丸取精的原理和适应证

睾丸精子的检查主要用于体外射精或附睾穿刺失败、原发性睾丸无精症或坏死性无精症的患者。可以鉴别梗阻性无精症和睾丸发育不全的无精症，也可以应用于临床，通过特殊的穿刺切割针抽吸睾丸组织或者组织活检剥开寻找精子，以备检测和应用。

三、睾丸取精的方法步骤和并发症

睾丸精子的获取有两种方法：针刺和组织活检。前者比较简单但操作盲目，如果一次抽取不成功常需反复，容易造成睾丸损伤及术后并发症。动物模型显示睾丸穿刺后可引起5%的睾丸萎缩。睾丸活检时可在睾丸内选取多处样本，能较好地控制出血，减少睾丸血肿形成。通常在局麻下小切口切开阴囊皮肤、睾丸白膜，切下外溢的睾丸组织，将组织转到装有含10%代血清的改良人输卵管液（MHTF）的试管内，送培养室。取出，加入少量含10%代血清的人输卵管液（HTF）培养基浸泡。切碎组织、分离精子并用相同的培养基重悬，放入CO_2培育箱内贮存3～4h。一般情况下睾丸抽取的精子浓度、活动度都非常低，孵育培养3～4h后精子活动度会有所提升。

四、睾丸取精的应用及与附睾取精的比较

睾丸取精在体外排精和附睾取精失败后作为一种获取精子的方法，有一定的临床意义。在鉴别原发和继发无精症，以及选取较成熟精子为患者进行显微试管婴儿操作，有很大应用价值。与附睾取精相比，技术操作上稍有困难，取出的精子多是不活动的，远远达不到附睾取精的数量和活率（附睾中有精子的情况下）。但是，睾丸取精作为附睾取精失败的补救措施，也是可行的。

（于源源）

第十八章

辅助生殖技术中人类精子优选技术

　　不孕症的发病率为 10%～ 15%。其中有 30%左右是由男性因素造成的，男女双方共同因素所致的不孕症大约占 10%。而男性因素所致不孕症通过药物或手术治疗的效果较差，其中 3%～ 5%的难治性不孕症必须通过辅助生殖技术（ART）进行治疗。ART 中需要尽量多地选择形态正常、活动力高的精子进行受精。这种在体外运用多种方法对精液进行适当的处理，去除精浆、不活动精子、畸形精子、细胞碎片及其他有害物质，尽量多地保留活动力强、质量高的精子，同时使这部分精子在体外获能的过程，就是人类精子优选技术（human spermatozoa selection technology）。目前，优选精子的方法很多，常用的有精子游动法（sperm migration method）、密度梯度离心法（density gradient centrifugation method）、玻璃纤维过滤法及人血白蛋白过滤法等。各种方法都有自身的优点和缺点，选择时要根据实际情况综合考虑。

第一节　精子优选技术的目的
Section 1

　　精液由精浆及精子组成。精浆中含有前列腺素、蛋白质、异常和死亡的精子、抗精子抗体（AsAb）、细胞成分及有害的微生物等。以上物质能抑制或影响精子的活动及其受精能力，诱发子宫痛性痉挛，引发盆腔感染，还有可能损伤细胞及组织早期胚胎发育，甚至通过精浆传染一些疾病：如 STD、AIDS 等。所以，目前在世界范围内一致认为应该禁止将未经处理的新鲜精液直接用于人工授精。精子优选技术的目的：①获得高质量的精子；②在体外通过各种人工方法对精液进行处理，去除精浆及其所含的有害物质，选择形态正常、活动力强的精子，并使精子在体外获能。

（吴佩芫）

第二节　精液的收集与检测
Section 2

　　在施行 ART 的过程中，收集精液前男方要禁欲 3 ～ 5d。对于行体外授精—胚胎移植（in-vitro fertilization and embryo transfer, IVF-ET）及卵细胞质内单精子显微注射（intra-cytoplasmic sperm injection, ICSI）的夫妇，男方取精时间要根据取得卵子的成熟程度来决定，可于取卵的同时或取卵后数小时内进行。患者清洁外阴及双手后，在比较安静及相对无菌的环境中，通过手淫的方法，将精液留取在一无菌、无毒、带盖的广口容器内，留完精液后应当尽快送入实验室准备处理。注意：①不建议通过性交或体外排精来收集精液。②也不可使用普通避孕套来收集精液,必要时可向医生索取经过特殊处理的避孕套。③留取精液时,阴茎及手指不要碰及容器内壁,以免污染。④尽量将全部精液都排入容器内。⑤部分有可能在特定取卵日期取精困难的男性患者,可在女方取卵前适当时机留取精液并冷冻保存,待取卵日解冻复苏后使用。⑥取精困难者,可在医师指导下,通过按摩器等特殊器具来帮助取精,但应注意避免污染。⑦留完精液后的移送过程要适当保温,温度范围在20℃～37℃为宜。

收集到的精液应在37℃下保温30～60min,充分混匀后行常规精液检查,包括禁欲时间、精液量、液化时间、液化情况、pH、精子密度、活动率、活动力分级、畸形精子率、各种细胞计数、凝集情况等,并以此作为选择精子处理方法的依据。

(张良)

第三节 不同助孕技术中精子的处理方法
Section 3

宫腔内人工授精(intrauterine insemination,IUI)和IVF中精液的处理方法是比较相似的。一般而言,适合IUI的精液处理方法多半也适用于IVF,但一些在IVF中使用的精液处理方法却不一定适用于IUI。在IUI的操作中,最基本的一条原则是在相对少的精液中尽可能多地提取活动的精子;而在IVF中,无论所提供的精液量有多少,其最终所需要的活动精子数基本上是一定的(大约1×10^6条活动良好的精子)。另外,在IVF中还需要人工诱导精子获能。在ICSI中,需要根据精子的来源采用不同的处理方法。

(李毓秋)

第四节 常用的精子优选技术
Section 4

(一)精子游动法(sperm migration method)
本方法主要利用活动精子的游动能力。在通常状态下,相对于不动的以及形态不佳的精子,活动良好的精子可以很轻松地从一种介质游动到另一种介质,从而与死精子、活动力差的精子、凝集精子、畸形精子、各种细胞及其他有害成分及杂质自行分离。这种方法通常在精子数量较大时使用。

1.上游法

此法所利用的是精子逆自身重力而游动的特性。它是在精液原液或者离心后的精子沉渣上加一种透亮的、密度比较低的介质,活动精子通过逆自身重力的游动而与其他精子分离。本方法是ART程序中最常使用的精子优选方法。以下的操作步骤可供参考(注:以下步骤中的精子洗涤液为含10%血清的培养液,如HTF,Ham'sF-10,Earle's液等)。

(1)一次上游法:①洗涤精液,去除去获能因子以及其他的有害物质。在液化后的精液内加入4～5倍的培养液,充分混匀后加到数个离心管内,最好用螺旋口的盖子封口。②离心,$300 \times g$,15～20min。③弃上清,用无菌吸管轻轻吸取,注意保持吸管底部始终恰在上清界面之下一点,从上往下吸取上清,勿碰离心管底部的精子沉渣。④在精子沉渣上分别加入0.5～1.0ml培养液,动作要缓慢,操作要轻柔。⑤置培养箱内孵育。孵育时间的长短取决于最初精子的密度和精子的动力情况,密度高、动力好的精液孵育时间可以适当缩短,而密度低、动力不好的精液孵育时间要相对延长,最长可达1h。另外,孵育时将试管倾斜45°,可以加大精子与培养液的接触面积,有利于精子上游。最后,孵育时的温度也决定孵育时间的长短,温度越高,孵育所需要的时间越短。而目前我们常用孵育环境的为37℃、5%CO_2培养箱。⑥从培养箱内小心取出试管，可见培养液—精子交界线模糊，试管内整个液体的中上层呈云雾状，即为含有较高活力精子的液体。⑦吸取上清液中云雾状明显的部分，放入一离心管内，离心浓缩精子。⑧重新混悬精子沉渣，根据需要调整受精液的体积，培养箱内备用。⑨受精液使用前需要再次进行精子的质量分析。

上述方法精子的回收率比较低，假如在第一次上游前不离心，精子的回收率可以有所提高。

（2）二次上游法：以下介绍先上游后离心、再上游的二次上游法。具体方法如下，可供参考：①在多个小试管中按1：1的体积比例将培养液与精液原液（经过吹打混匀后）分层，精液原液置于下层，培养液在上层。②小心将小试管置于培养箱（37℃、5%CO_2环境）中，让精子上游。③40～60min后从培养箱中取出小试管，吸取上层混浊状液体于另一小试管中。④离心，300×g，15～20min。⑤弃上清，在精子沉渣上加培养液0.3～0.5ml。⑥再次将标本置于培养箱中使精子上游。⑦30min后取出小试管，轻轻吸取上层液体，即为所要的精子。⑧将所获精子置于培养箱内，使用前镜检，进行精子的质量分析(sperm quality assessment)。

一般认为，上游法能明显提高精子的活动率、存活率、正常形态百分率，增加具有正常浆膜的精子数，显著提高精子的运动速度。由以上的步骤可以看出，上游法主要利用活动精子的泳动能力游过液体界面进入不同的培养液，即利用纯物理作用而达到使精子分离的目的，故理论上不会影响精子的生物学特性；但精子在游动活动中需要克服自身的重力同时消耗能量。如上所述，上游法精子的回收率较低。据Stovall报道，上游法的精子回收率仅在10%～20%，而回收精子的数量与体外授精率与妊娠率有很大的关系。故上游法只适合于正常的精液标本，而并不太适用于严重异常的精液及冷冻后复苏的精液，尤其是精子密度≤20×10⁶个/ml，活动率≤40%者。Cabril及Sapienza等报道，应用上游法处理正常精液，可使精子的活动率增加29%～32%，形态正常精子增加20%～24%，但精子数量减少了80%～88%；而对少精子症、弱精子症者，活动率增加35%～42%，形态正常精子增加25%～28%，但精子数量减少了90%～93%。

在上游法中，精子培养箱内的孵育时间较长，其在两种介质中的移进移出最终也将达到一个平衡，这种平衡是由精子所受的重力、浮力以及培养液与精液之间的相对黏度梯度差所决定的。相对于低黏度梯度的介质，精子更容易进入黏度高的介质。这可能也可以部分地解释上游法中精子回收率差的原因。假如将用于上游的培养液的黏度梯度提高，或者上游期间定时回收上游用的培养液并不断添加新的培养液，那么精子的回收率将会相应提高。另外，还需要选择适当的精子洗涤液、合适的pH及温度条件，适当增加培养液与精子的接触面积，降低精子洗液的高度（因考虑重力作用，上游的大部分精子会分布在精子洗涤液的下层）。

有报道显示，精子运动状况较差的精液标本经过上游以后，精子的活率、精子直线运动率、直线速率以及a级精子较处理前明显改善。同时发现上游精子呈高运动性，尾部弯曲幅度大，精子头部摆动幅度广，这样能搅拌卵子周围的液体，促进顶体反应，而精子顶体内的顶体酶能水解卵细胞的透明带，从而增加精卵结合机会。

2. 下游法

此法所利用的是精子在自身重力的作用下游向另一介质的特性。顾名思义，本方法是将精液放在一种较重、较黏的培养液之上，精子自上往下游动，运动方向和其所受重力作用的方向一致，活动精子向下集中到下层的培养液中，从而与不活动精子、精浆中的细胞碎片等分离。以下的操作步骤可供参考。

（1）洗涤精液，在液化后的精液内加入4～5倍的培养液，充分混匀后，用螺旋口的盖子封口。

（2）离心，300×g，15～20min。

（3）弃上清，用无菌的吸管轻轻吸取，注意保持吸管的底部始终恰在上清界面之下一点，从上往下吸取上清,勿碰离心管底部的精子沉渣,用手指轻弹试管底部,使沉渣松开。

（4）准备4ml含7.5%小牛血清或者10%人血白蛋白的培养液,将培养液平均放入两个离心管内。

（5）分别取0.5ml洗涤后的精液置于离心管内的培养液之上,动作要缓慢,操作要轻柔。

（6）将离心管垂直置于培养箱内孵育,有关孵育时间和孵育时的温度同上游法。

（7）从培养箱内小心取出试管,吸取并丢弃覆盖在上层的部分,将每一管底部的部分集中到另一新的离心管中。

（8）离心,300 × g,10min。

（9）弃上清,重新混悬精子沉渣,根据需要调整受精液的体积,置培养箱内备用。

（10）受精液使用前需要再次进行精子的质量分析(sperm quality assessment)。通过下游法,通常可以得到比较干净的受精液,但文献报道使用这种方法之后的妊娠率要低于其他方法,其原因还不是很清楚。目前的实际工作中下游法使用的较少。

以上介绍了上游法和下游法的常用步骤,具体的操作步骤可根据各自工作中的实际情况进行适当调整。

（二）密度梯度离心法

这种方法因其可以回收绝大部分的活动精子而被广泛普及和使用。操作中使用的多是硅胶类物质,其毒性和致畸性还没有得到证实。以前人们常用Percoll,一种用聚乙烯吡咯烷酮包被胶体硅形成的介质,对精子有悬浮作用,可减轻离心对精子的损害,具有分离活动精子的作用。

Percoll液的配制如下,供参考:①90%Percoll液:取含10%血清的Earle's液1ml与9ml Percoll混匀,以超纯水调整其渗透压为280 ～ 285mOsm/kg,最后用22μm的微孔滤器过滤备用。②45%Percoll液:取90%Percoll液5ml与含10%血清的Earle's液5ml混匀,过滤后置4℃冰箱可保存1周。③其他密度梯度的Percoll液配制方法依次类推。继Percoll之后,又有很多厂家生产了多种其替代品:PureSperm,Isolate,PureCeption,SpermGrad,EnhanceSPlus。

密度梯度离心法可分为两种:连续密度梯度离心法和不连续密度梯度离心法,后者通常为两层(40%和80%)或者三层(45%、70%和90%)甚至四层。

（1）连续密度梯度离心法的步骤如下,可供参考。①将90%的密度梯度液1.0ml置于离心管底部,然后将液化后的精液1.5 ～ 2.0ml加在其上。注意加样的时候要保持二者界面的清晰,当精液量 > 2.0ml时,可多用几个离心管。②离心,600 × g,20min。当精液黏稠度较高或精子密度较低时,可适当延长离心时间10 ～ 20min。③去除在离心管上部的精浆和密度梯度液,小心收集底部的精子沉渣,即可得到活力及形态均好的精子。若离心后在离心管底部见不到明显的精子沉淀物,保留在离心管底部的0.4ml密度梯度液。④在离心管中加入3 ～ 5ml培养液,重新混悬精子。⑤离心,600 × g,5min。⑥重新混悬精子沉渣,根据需要调整受精液的体积,置培养箱内备用。⑦受精液使用前需要再次进行精子的质量分析(sperm quality assessment)。连续密度梯度离心法多用于正常的精液标本,其效果不如不连续密度梯度离心法,后者多用于精子计数低下和(或)动力低下时。

（2）不连续密度梯度离心法的步骤如下,可供参考:①取2ml80%密度梯度液加入到一支离心管底部,再沿管壁缓慢加入2ml40%密度梯度液,注意勿混匀,两液体间应有清晰的界面。②在两液体上面缓慢加入已液化的精液1.5ml,注意也应保持其与40%密度梯度液之间的界面清楚。③离心,至少(200 ～ 400)× g,30min。当精液黏稠度较高或精子密度较低时,可适当延长离心时间10 ～ 20min。④去除在离心管上部的精浆和密度梯度液,小心收集底部的精子沉渣,即可得到活力及形态均好的精子。若离心后在离心管底部见不到明显的精子沉淀物,保留在离心管底部的0.4ml密度梯度液。⑤将精子沉渣移入一新离心管中,加入10ml培养液,重新混悬精子。⑥离心,(200～400)×g,10min。⑦弃上清,重新混悬精子沉渣,根据需要调整受精液的体积,置培养箱内备用。⑧受精液使用前需要再次进行精子的质量分析(sperm quality assessment)。

现已证实,与精子游动法相比较,密度梯度离心法能回收更多的形态正常的精子,并明显增加精子的活力和体外生存能力。尤其对于精液严重异常者(少精子症、弱精子症以及畸形精子症等)及冷冻复苏后的精液,更能体现其回收率较高的优越性。但是当精子密度很低或者黏稠度非常高时,此方法也不是非常适用。

为了解 Percoll 所含成分可能对精子生物学功能产生的有害影响,Iborales、Sapienza 等对动物精子及人类 IVF-ET 过程中的精子处理方法进行研究发现,与上游法相比应用 Percoll 密度梯度离心法其精子回收率明显增高,但两种方法在精子的活动率、顶体反应率及 SPA 阳性率方面均无明显差异;另外,其体外授精率明显增高,特别是在精液质量差时更显著(46.7%对 11.6%)。VanderZwalmen 等在同样的离心速度下,对上游法与 Percoll 进行比较。结果显示:在正常精液,两种精液处理方法的受精率没有区别;但在精子有缺陷的精液,Percoll 处理法可使受精率明显提高。Percoll 处理方法不仅对精子损害小,且能有效去除淋巴细胞及杂质。Collue 等进一步研究发现,经 Percoll 处理过的精子含有更多的核蛋白 P(鱼精蛋白),因此,更容易在卵细胞内浓缩,具有更高的受精能力。

但是,目前尚不知道在用此类硅胶类物质处理精液的时候,是否会在精子膜上残留一些硅胶颗粒。IUI 中,用 80%硅胶密度梯度液洗涤精子后给予受精,有些女性会感觉到疼痛和不适。所以,在 IUI 中尽量使用常规的精子优选方法。

(三)玻璃纤维过滤法

玻璃纤维具有滤过作用,精液以一定的速率通过时,可以清除精液中的不活动的精子、其他细胞及杂质。特别是对黏滞性较大的标本,可除去大量的凝集精子,增加精子的活动率。玻璃纤维过滤法是用一个 5 英寸长的 Pasteur 吸管,管内填入一定数量的玻璃纤维丝,填入的玻璃纤维应松紧适当,若太紧,即使活动力再好的精子也不能通过;太松,则不能阻挡精液中的死精子、细胞碎屑、细菌、白细胞及其他微生物。将玻璃纤维丝填满后,用培养液反复冲洗滤过,直到滤过液中无玻璃纤维碎屑存在。然后将 Pasteur 吸管垂直固定于试管架上,将液化后的精液加在玻璃纤维柱的顶端,在其下用一个无菌无毒的玻璃容器收集滤出的精液。在收集到的精液中,虽然损失了相当多的精子,特别是质量较差的精子,但几乎保留了所有的活动精子。因此显著提高了活动精子、前向活动精子及有完整功能性膜的精子的百分率,尤其对精液质量较差的标本效果更佳。

多数学者认为,通过此法收集到的精子,较其他方法更能有效地除去非活动及形态异常的精子,且回收率较高。但也有人认为,虽然其精子的回收率高,但其单精子的直线运动速率低于上游法,可能与本方法引起的精子超微结构损害有关。因此,本方法在临床应用较少。

(四)人血白蛋白过滤法

本方法是利用不同浓度的人或牛人血白蛋白对精子产生滤过作用的原理来分离优选精子。不仅可以用来选择高质量的精子,还可以用来有目的地选择性分离含 X 或 Y 型染色体的精子,对防治与性别有关的遗传性疾病具有较重要的意义。有报道,在富集 Y 精子的效果方面,用鸡蛋白蛋白柱可取得与人血白蛋白(human serum albumin,HSA)相似的效果。

人血白蛋白过滤精液的方法多种多样,可使用单层一步法、双层一步法、多层多步法等多种方法。这几种方法均可提高精子的活动率以及前向运动精子的百分率,降低畸形精子的百分率。对于精子的回收率,以上三种方法依次降低。通常使用的方法是将精液和缓冲液按一定的比例混合后放在 7.5%～10%的人血白蛋白分离柱上方,经过一定时间以后,从下面收集穿过分离柱的精子，再放置到另一含两层人血白蛋白分离柱的上方。第二次分离柱的白蛋白浓度通常是：上层 7%～10%，底层 17%～20%。经过一定时间过滤，从底部收集穿透到底层的精子。文献报道，通过此法可以回收 20%～30% 的活动精子，但精子数量明显减少，对精液质量较差者，精子数量减少更明显。

至于对性别的选择，目前尚无肯定的结论。Ericsson 等利用 HSA 分离人 Y 精子，经临床证实生育更多男婴。有人报道运用白蛋白过滤方法行人工授精，在选择男性的病例中，有 72% 为男婴，38% 为女婴；在选择女性的病例中，女婴占 69%，男婴占 31%。因此认为通过白蛋白过滤分离的精子能影响出生婴儿的性别比例。但另有人应用染色体探针和荧光原位杂交技术对白蛋白过滤法分离的精子进行分析，发现通过白蛋白过滤并不能增加 Y 型染色体精子的数量。由此可见，运用此法能否有目的地有效分离 X 或 Y 型染色体精子尚有待进一步证实。

（李修阳）

第五节　精液处理中的几个问题
Section 5

（一）离心对精子的影响

离心是精液洗涤中经常使用的步骤之一，但无可否认，离心对精子有一定的损害。Mottimer 认为对精液离心后再用上游法优选精子可能是导致受精失败的原因。Aitken 报道，将精子离心可使活性氧急剧增高，人类精子膜含有大量不饱和脂肪酸，易于在活性氧作用下发生过氧化，导致细胞膜流动性降低或丧失。有缺陷的精子是活性氧的主要来源，由异常精子产生的高浓度活性氧可使正常、异常精子细胞膜均受到损害。若先将液化后的精液进行上游，然后再将上游到培养液中的运动精子进行离心，可大大减少活性氧的产生，该种方法的受精效果已经有报道证实。

为避免离心对精子的损害，有人使用改良的上游法，所使用的特制试管分为内外两层，且两层试管具有同一圆心。使用时将液化后的精液置于外层试管底部，上面加入培养液，培养液充满外层试管后可进入内层试管并充满，部分活动精子可通过外层试管进入内层试管。3～6h 后，取内层试管中的精子混悬液，调整浓度后使用。

（二）精液处理与人精子 DNA 完整性

目前关于精液体外处理对精子 DNA 完整性影响的研究较少，仅有少数学者研究了精液经过 2 层和 4 层 Pereoll 密度梯度离心处理前后精子活力及染色质结构的变化，最后认为精液经过上述处理后，精子活力的提高与精子 DNA 完整性的提高之间无关，并且建议重新考察目前所用的精子处理技术，以减少精液处理过程中精子 DNA 的损伤及潜在的基因突变。

（三）不液化精液的处理

精液不液化是实际工作中经常遇到的问题。前列腺素分泌精液液化因子即一些酶类，其中 α-淀粉酶是一种主要的液化酶。精液的不液化通常是前列腺分泌功能低下使这些液化因子缺乏而造成的。对于精液液化异常，临床上一般以形态学来确定，但也有报道显示通过测定精液中纤维蛋白降解产物（FDP），可为液化异常的精液提供一个客观的检测方法。通常可在精液中加入 α-淀粉酶（500U/ml），一般可使精液在 20～30min 内液化，然后经过适当的处理可提高精子的质量。

（四）关于精子形态的有关问题

众所周知，精子的形态与精子的功能密切相关。一般而言，精子的畸形率越低，精液中正常形态精子数越多，精子与卵子结合受精的可能性也越大。Check 等研究中认为，当正常精子

44%时可认为男性生育能力严重受损，而正常精子 > 14%时即为生育力正常。大量的研究都提出了精子形态在各种助孕技术中的预测作用，如 IUI 中，许多学者强调了精子形态与 IUI 结果的关系。另外 Ombelet 指出，IUI 中最后的受精液中活动精子总数 < 1×10^6 个时，精子的形态就成为预测 IUI 结局的一个非常有用的指标了。世界上第一个描述精子形态异常与 IVF 关系的文献是在对小样本患者（10 个）的研究中得出了精子形态异常组受精率正常但是双原核形成延迟的结论。早期的一些文献中认为精子形态对 IVF 结局的预测意义不大，但后来的文献大部分都肯定了精子形态对 IVF 预测的重要性。Oehinger 等就提出在 IVF 中严重的精子头部畸形将导致妊娠率低下。运用严格的 Tygerberg 定义来评价的精子形态不仅可以在 IVF 中预测受精率，而且可以预测个体妊娠率。Kupker 等的文献中指出，严重的精子头部畸形是长期不育与经典 IVF 中不受精的主要原因。但是精子畸形的严重程度似乎在 ICSI 成功与否的预测上没有什么太大的价值。即使是严重的精子畸形，ICSI 后仍能获得正常的受精率，提示只要精子能达到卵母细胞质，其形态的影响也就不怎么大了。Nagy 等在一个大样本的研究中发现，用不同形态精子行 ICSI 后，受精率、胚胎发育、移植和妊娠率都没有太大的差异，但染色体和中心体畸形是 ICSI 后受精率低下的一个原因。至于在 IVF 或 ICSI 中用畸形精子受精后的胚胎质量，Cohen 报道，形态不正常的精子通过 ICSI 注射到卵子内部后，可以获得受精卵，但之后的胚胎植入率低。但另有一些学者认为一旦受精完成，所形成胚胎的质量并不受影响。

体外精液的处理有助于选择形态正常的精子。有学者认为，上游法处理精液时，如果缩短上游时间，将有利于防止活动力较差的精子进入上层培养液。使用 Percoll 密度梯度离心法处理精液时，据报道若降低离心转速有利于去除头部密度较低的异常形态的精子。

总之，人类精子优选技术的具体方法较多，各有优缺点，应用最多的还是上游法及密度梯度离心法。究竟使用哪一种，要根据患者精液检查的结果、实际的条件和习惯以及所优选精子的用途等进行综合考虑。

（张宁）

第十九章
Chapter 19

人工授精

　　人工授精是目前人类辅助生殖技术中常用的技术之一。John Hunter 为严重尿道下裂患者的妻子行丈夫精液人工授精获得成功,此为世界上第一例成功的人工授精;William Pancoast 报道首例供精人工授精成功;Dulenson 将人工授精应用于临床获得成功;Bunger 等首例冷冻精子供精人工授精成功。随着时间的推移,这一技术得到了广泛的应用。我国湖南医科大学人类生殖工程研究室改用冷冻精液实施人工授精获得成功。上海医科大学用洗涤过的丈夫精液实施人工授精,亦获得成功。

第一节　人工授精的定义及种类
Section 1

　　人工授精即是收集丈夫或供精者的精液,通过非性交方式,即由医生操作注入妻子内生殖器官,达到受孕目的的一种技术。其出发点是为治疗不孕症及达到优生,也是生育调节的重要组成部分。

　　根据精子来源的不同,人工授精可分为:夫精人工授精(artificial insemination by husband semen,AIH)和供精人工授精(artificial insemination by donor semen,AID)。根据授精部位的不同可以分为阴道内人工授精(intravaginal insemination,IVI)、宫颈内人工授精(intracervical insemination,ICI)、宫腔内人工授精(intrauterine insemination,IUI)和输卵管内人工授精(intratubal insemination,ITI)等。

(张宁)

第二节　人工授精的适应证与禁忌证
Section 2

　　(一)AIH

　　1.适应证

　　(1)男性因少精、弱精、液化异常、性功能障碍、生殖器畸形等不育。

　　(2)宫颈因素不育。

　　(3)生殖道畸形及心理因素导致性交不能等不育。

　　(4)免疫性不育。

　　(5)原因不明不育。

　　2.禁忌证

　　(1)男女一方患有生殖泌尿系统急性感染或性传播疾病。

（2）一方患有严重的遗传、躯体疾病或精神心理疾患。

（3）一方接触致畸量的射线、毒物、药物并处于作用期。

（4）一方有吸毒等严重不良嗜好。

（二）AID

1.适应证

（1）不可逆的无精子症、严重的少精症、弱精症和畸精症。

（2）输卵管复通失败。

（3）射精障碍。

（4）适应证（1）（2）（3）中，除不可逆的无精子症外，其他需行供精人工授精技术的患者，医务人员必须向其交代清楚：可先通过夫精卵胞质内单精子显微注射技术也有可能使其有自己血亲关系的后代，如果患者本人仍坚持放弃通过夫精卵胞质内单精子显微注射技术助孕的权益，决定采用 AID 时，则必须与其签署知情同意书后，方可采用该技术助孕。

（5）男方和（或）家族有不宜生育的严重遗传性疾病。

（6）母儿血型不合不能得到存活新生儿。

2.禁忌证

（1）女方患有生殖泌尿系统急性感染或性传播疾病。

（2）女方患有严重的遗传、躯体疾病或精神疾患。

（3）女方接触致畸量的射线、毒物、药品并处于作用期。

（4）女方有吸毒等不良嗜好。

（张宁）

第三节　人工授精技术的管理

Section 3

（1）实施授精前，不育夫妇必须签订《知情同意书》及《多胎妊娠减胎术同意书》。

（2）AID 只能从持有卫生部批准证书的人类精子库获得精源。

（3）机构必须及时做好不育夫妇的病历书写并按《医疗机构病历管理规定》严格管理，对每一位受者都应进行随访。

（4）实施 AID 的机构，必须向人类精子库反馈妊娠、子代以及受者使用冷冻精液后是否出现性传播疾病的临床信息等情况，记录档案应永久保存。

（5）严格控制每一位供精者的冷冻精液，最多只能使 5 名妇女受孕。

（6）除司法机关出具公函或相关当事人具有充分理由同意查阅外，其他任何单位和个人一律谢绝查阅供、受精者双方的档案；确因工作需要及其他特殊原因非得查阅档案时，则必须经授精机构负责人批准，并隐去供、受者双方的社会身份资料。

（7）人工授精必须具备完善、健全的规章制度和技术操作手册并切实付诸实施。

（8）机构必须按期对人工授精的情况进行自查，按要求向卫生行政审批部门提供必要的资料和年度报告。

（张宁）

第四节　施术前准备工作

Section 4

（一）施行人工授精前主管医生应向接受人工授精的患者交代的内容

（1）人工授精的治疗原理及适应证。

（2）人工授精的程序。

（3）实施人工授精技术后的成功率。

（4）实施人工授精后有可能的并发症。

（5）实施人工授精后接受随访的必要性。

（6）实施人工授精所需要的费用问题。

（7）对进行AID的夫妇，主管医生还应向其介绍供精者筛选、检查以及与患者匹配的过程。另外，医生还要给患者以心理上的疏导，充分安抚患者，给患者以信心。

此外，不孕夫妇还必须签署一种协议文件——《人工授精知情同意书》。我国目前的法令已经明确规定了AIH/AID中，受方夫妇以及通过此技术出生的孩子的权利和义务。以前的某些涉及法律诉讼的案件往往是因没有明确供、受双方以及后代的权利和义务而造成的。

（二）男方检查项目

（1）明确丈夫的生殖能力，排除器质性病变，常规行外生殖器检查，是否有静脉曲张等。

（2）收采精液标本并在1h内送化验室做精液分析，必要时要重复检查数次，并做睾酮值测定。

（三）女方检查项目

（1）一般情况。姓名、年龄、身高、体重、职业、结婚年龄、不孕年限、避孕方法、时间、再婚史。

（2）月经情况。初潮年龄、月经周期、经量、经期持续天数、经期腹痛、阴道流血、分泌物量等。

（3）生育史。流产、早产、死胎、难产、产后出血、人工胎盘剥离等。

（4）遗传性疾病、传染病及性病史、生育能力、性生活情况。

（5）既往不孕的检查及治疗经过，包括用促排卵药物的情况以及是否进行ART治疗。

（6）生殖器官炎症、手术史、输卵管通畅试验（输卵管通水或子宫输卵管造影，至少有一条输卵管是通畅的）。

（7）体格检查。第二性征、体态、畸形情况。

（8）妇科检查。生殖器官发育情况、排除炎症和肿瘤、基础体温测定、宫颈黏液检查。

（9）各项辅助检查。基础内分泌、血常规、肝脏功能、肝炎6项、抗HIV、梅毒抗体、TORCH及宫颈分泌物培养等。

（张宁）

第五节　人工授精的临床步骤

Section 5

（一）选择适应证并排除禁忌证
（二）自然周期或药物促排卵周期

1.自然周期

自月经第10天开始监测卵泡发育，做尿LH测定。

2.药物促排卵周期

到目前为止，已提出了许多用药方案，包括单用氯米芬（CC）、氯米芬加促性腺激素及HCG、促性腺激素单用、促性腺激素结合促性GnRHa及HCG等。CC为一种非类固醇性雌激素，每日服50mg，75%的患者效果良好。它不促进正常周期妇女的生育，但能改进排卵不规则，使不排卵妇女受孕。常见的两种用药方法如下。

（1）CC＋HMG：自月经第3天开始每日口服CC100mg至月经第7天停止，同时从月经第5天开始每日肌内注射FSH75 IU。该方案的机制是：CC可以轻度促进垂体促性腺激素的分泌，分泌的激素可以募集小卵泡,使用 HMG 维持这些募集来的小卵泡的生长和发育。

(2)单用 HMG 自月经第 3～5 天开始,每日肌内注射 HMG75～100 IU。

以上两种用药方案均在优势卵泡的平均直径≥18mm 时注射 HCG5 000～10 000 IU,使卵泡达到最终的成熟和破裂,即用 HCG 诱发排卵。有些女性患者在单独使用 HMG 时卵泡会发生提前黄素化,而选择性地给这些妇女使用 GnRHa 及 HMG 后,妊娠率有了明显的改善。

先使用药物超排卵后再施行 IUI,可以适当改善治疗周期卵子与精子的质量;部分药物(如 HMG)还可以纠正某些不利于卵子发育的内分泌异常;经过处理后的诸如宫腔内的精液,精子得到了优选并已获能,减少了精子受精过程中的某些环节。从以上几点可以看出,药物促排卵后人工授精可以提高妊娠率。许多报道都提出药物促排卵结合人工授精可以提高妊娠率,因为使用药物后可以得到相对多的卵子用于人工授精。另外,药物还可以增加甾体类激素的生成,这从另一个方面促进了受精和胚胎的着床。但是,看到了药物促排卵人工授精妊娠率提高的同时,以下两个问题也应该受到足够的重视:①患者使用药物势必将使花费增加。②所使用药物对人潜在的副作用的监测。后者包括 OHSS、患者多胎妊娠后所带来的精神、身体方面的不适。超促排卵与远期卵巢恶性肿瘤之间的关系等问题,虽然到目前为止还没有有力的证据,但也应该慎重考虑。使用药物促排卵详细的介绍可以参见第四篇《辅助生殖治疗学》中的《超促排卵学》。

(三)监测卵泡的生长及子宫内膜的发育

若为药物促排卵周期,应根据卵泡发育情况调整药物用量。对发育卵泡个数多者,应注意是否有 OHSS 的可能,预防 OHSS 的发生。

仔细监测卵泡发育,观察有无多个卵泡生长,以便及早预防 OHSS 和多胎妊娠。卵泡的检测主要通过 B 超以及血清雌二醇(E_2)、黄体生成激素(LH)以及黄体酮的水平。原则上,B 超检查应该和 FSH、LH 和 E_2 检查一起在月经的第 2 天或者第 3 天完成。B 超检查的目的是为了排除卵巢囊肿和子宫内膜疾病的存在。LH 与 FSH 的比例可以预测卵巢的功能:比例增高,可能为多囊卵巢,卵泡对药物的反应性较强;反之,卵泡的反应则会较弱。于月经周期第 8～10 天,每天常规做 B 超检查及 LH、E_2 和黄体酮检查。B 超检查可以直观地观察到卵泡的个数、大小以及子宫内膜的情况。LH 的检查可以预测卵泡成熟前可能的 LH 峰,E_2 可以直接反映卵泡的成熟情况,黄体酮的值可以检测到卵泡成熟前的黄素化。

(四)确定 HCG 注射时间

根据 B 超显示卵泡大小及尿 LH 检测结果,适时注射 HCG。在促排卵周期中,当优势卵泡的平均直径达 18mm 时,此时注射 HCG,排卵将发生在注射后的 34～46h 内,这段时间平均为 38h。具体方法可参见第四篇《辅助生殖治疗学》中的《超促排卵》。

(五)注射 HCG24h 后再行宫腔内人工授精

48h 后复查 B 超,观察有无排卵。已排卵者,可再次行宫腔内人工授精;未排卵者,可酌情追加一次 HCG,但要警惕有无发生 OHSS 的可能。

(六)支持黄体功能

黄体酮 20 mg/d。

(七)随　　访

严格执行随访制度。

(张宁)

第六节　人工授精时间的选择

Section 6

人工授精成功与否最重要的因素是确定排卵时间。授精日期应选择在接受者的排卵时间附近，而且越接近排卵时间，成功率越高。随着检测技术的提高以及人们经验的累积，目前预测排卵时间的准确性已较以前有较大程度的提高。现在常用的监测方法如下。

（一）基础体温的测定

基础体温（BBT）为机体处于静息状态下的体温。具有正常卵巢功能的妇女基础体温随着月经周期而变化。典型的体温变化表现为月经期及卵泡期（排卵前）基础体温比较低，至排卵日最低。其后，由于黄体分泌的孕激素对体温中枢的作用，体温又升高（幅度为 0.2℃～0.5℃），至下次月经前或月经第一天，体温又开始下降。由此可以看出，排卵日大致在低温相转为高温相的前一天。对行人工授精前几个月经周期 BBT 的观察和记录，可能对预测排卵日期有所帮助。相对于其他几种方法而言，用这种方法来检测排卵是最不可靠的。

（二）宫颈黏液的观测

排卵前后子宫颈黏液分泌物的性质，可作为有价值的选择人工授精时期的辅助信号，但也不是非常准确。有人报道，在 35% 的周期中最高宫颈黏液值是在 LH 峰的前一天观测到的；在 44% 的周期中最高宫颈黏液值是在 LH 峰的当天观测到的；在 18% 的周期中最高宫颈黏液值是在 LH 峰的第 2 天观测到的；而有 3% 发生在 LH 峰之后的第 3 天。

（三）B 型超声扫描仪检测

最好是用阴道探头连续观察卵泡发育情况。排卵的特征为卵泡突然消失或明显缩小，此种方法检测排卵最直观。卵泡直径达 18～20mm 以上，且宫颈黏液评分较高时予以肌内注射 HCG10 000 IU，之后 24h 和 32～36h 各做一次人工授精。

（四）血清 LH 值及 E_2 值测定

月经中期，LH 的突然升高引起了卵泡的破裂并发生排卵，排卵往往发生在 LH 峰值后 24～30h。所以，每日快速测定尿、血 LH 值，对预计排卵日有一定价值。LH ＞ 30U/L，为黄体高峰的前一天，可于当日进行一次授精。LH ＞ 40U/L（为基础值的 2.5 倍）时，可继续给予一次人工授精。

血液中 E_2 的峰值先于 LH 峰值的出现，当 E_2 值 ＞ 366 pmol/L 后的 1～2d 进行授精。

（张宁）

第七节　人工授精中精液的处理

Section 7

根据我国卫生部的文件，实施人工授精技术机构的人工授精实验室面积应该不少于 20m²。至少应该具备以下的设备条件：生物显微镜 1 台、小型离心机 1 台、百级超净工作台、二氧化碳恒温箱、液氮罐 2～3 个、冰箱。同时，以上设备要求运行良好、专业检验合格。机构最少有两名具有精液分析和精子处理能力的实验室工作人员。

用于 AID 的冷冻精液可在 37℃ 环境中快速复苏，镜检复苏后冷冻精液的密度和动力等情况，然后采用 ICI 的方式授精。冷冻精液编号、复苏后的密度、动力情况应与受者病例编号一起做好严格登记，并永久保存。AIH 多采用 ICI 和 IUI 两种授精方式。

同其他辅助生殖技术一样，AIH 的精液是通过手淫的方式采集的。射精的最初阶段，精子的浓度是最高的，所以这一部分的精液最有价值。在有的报道中，如果事先已经了解了患者的精液情况,可以在收集精液的无菌容器内加入适量的培养液,这样可以提高精子的动力。另外,精液如果因免疫因素而存在凝集的话,可以在收集精液的无菌容器中加入 50%的白蛋白 5(Albuminar5,A5),这样凝集情况将会有所改善。

未经处理的精液是不可以直接注入宫腔的。精液处理的目的是选择形态正常、活动力高的精子进行授精,这就要求在体外对精液进行适当的处理,去除精浆(尤其是其中的前列腺素)、不活动精子、畸形精子、细胞碎片及其他有害物质,保留活动力强、质量高的精子,同时精子在体外获能。人工授精中使用处理过的精子大大降低了未经洗涤的精液直接进行人工授精而带来的副作用,如子宫痛性痉挛以及感染等。人工授精中精液的处理常用二次洗精法、上游法及密度梯度离心法。

（一）二次洗精法

二次洗精法是最常用的简单方法,本法可以用于精子数目正常、动力情况较好而且比较清洁的精液标本。具体的步骤如下。

（1）患者的精液在 37℃下液化 30 ～ 60min。

（2）液化后的精液用无菌的吸管轻轻吹打混匀。

（3）按照 WHO 的要求取样镜检并认真做好实验室记录。

（4）按照精液与培养液 1∶2 ～ 1∶3(体积比)的比例加入培养液,充分混匀。

（5）离心,200 × g,5min。

（6）弃上清,用等量培养液重新悬浮沉淀,充分混匀。

（7）离心,200 × g,5min。

（8）弃上清,沉淀用 0.5ml 培养液悬浮。

（9）取样镜检并做好记录,剩余精液置培养箱备用。

（二）上 游 法

人工授精中精液处理的上游法包含有一个精子上游的过程,活动精子与不动精子以及精浆中的细胞碎片自动分离,是精子自身的一种纯化,所以可以用于精液较脏的标本。相对于二次洗精法,此法最后所获得精子活动率较高且比较干净,是 IUI 中常用的方法。具体方法如下:

（1）患者的精液在 37℃下液化 30 ～ 60min。

（2）液化后的精液用无菌的吸管轻轻吹打混匀。

（3）按照 WHO 的要求取样镜检并认真做好实验室记录。

（4）按照精液与培养液 1∶2 ～ 1∶3(体积比)的比例加入培养液,充分混匀。

（5）离心 10min。

（6）弃上清,用手指轻弹试管底部或用吸管轻轻吹打,使沉淀松散。

（7）沿试管壁缓慢加入培养液约 0.5ml,使二者分界清楚。

（8）试管置 37℃,含 5%CO_2 的培养箱内。

（9）30min 后从培养箱内取出试管,吸取上层云雾状的液体 0.3 ～ 0.5ml 于另一小试管内,注意勿吸取试管底部的精液。

（10）取样镜检,记录处理后精子的密度、动力等情况,然后置培养箱内备用。

也可以将精液标本离心两次后再上游处理,即在二次洗精法的基础上再上游处理。一般而言,若操作规范,一次离心后上游所得的精子标本在形态、动力以及受精液的清洁程度上即可满足一般要求,可以放心用于各种人工授精方式。

另外,还可以使用密度梯度离心方法,相对于单纯的洗涤和上游法,此法可以获得更多形态正常的精子。经常用的有 Percoll 法,详细的方法在《人类精子优选技术》章节中有介绍。

整个精液的处理过程要注意在 37℃保温的环境中完成,动作应快速、轻柔、避免振荡精液,并且要严格无菌操作,避免污染。

对于逆行射精的患者,可先给予 5% 葡萄糖生理盐水冲洗膀胱,继而经导尿排空膀胱后,注入林格液 3ml,再嘱其射精,射精后立即解尿或导尿,此即为所要的精液标本。也有的取样方法是在取精的前一晚及取精前 1h,分别口服 4g NaHCO₃,射精前多饮水,排尿后立即射精,再次排尿得到精液标本。标本可置于带有 HEPES 培养液的无菌容器内。所得标本立即处理后做人工授精。

(三)精液液化不良

精液液化不良是工作中经常遇到的问题。治疗前男方可试用 SMZ 2 片,每日 2 次,口服 10 日,或红霉素 0.25g,共 10 日。同时给予糜蛋白酶 5mg,隔日 1 次,肌内注射,共 7 ~ 10 次。另外,手术当天,在实验室内用滴管充分吹打可以使部分精液的液化情况有所改善,有时也可在精液中加入一些药物使其液化,如α-淀粉酶(500U/ml),一般可使精液在 20 ~ 30min 内液化,然后按照液化精液的处理方法处理后行人工授精。对于一些密度以及动力情况均较好的不液化精液,可以使用下述的方法:

(1)患者的精液在 37℃ 下液化 30 ~ 60min。

(2)按照 WHO 的要求取样镜检并认真做好实验室记录。

(3)将精液标本置于试管底部,小心沿试管壁在精液的上方加入约 2ml 的培养液,注意分层。

(4)试管置 37℃,含 5%CO₂ 的培养箱内。

(5)依精子的动力情况,约 1h 后从培养箱内取出试管,注意勿振荡。

(6)吸取上层云雾状的培养液,注意勿吸取试管底部的精液。

(7)离心 10min。

(8)弃上清,沉淀用 0.3 ~ 0.5ml 培养液悬浮。

(9)取样镜检,记录处理后精子的密度、动力等情况,然后置培养箱内备用。根据我国卫生部的文件,用于人工授精的精子必须经过洗涤分离处理,行 ICI,其前向运动精子总数≥20 × 10⁶ 个;行 IUI,其前向运动的精子总数≥10 × 10⁶ 个。AID 中的冷冻精子,复苏后前向运动的精子≥40%。实验室工作人员应该掌握好此项质量标准。在行输卵管内人工授精及卵泡内人工授精时,上述的上游法及密度梯度离心法同样适用,但要更加注意无菌操作的原则。最后用于人工授精的精液应尽量浓缩、精液量不要太多,约 50μl 即可(大约含 20 000 条活动精子)。

另外,实验室工作人员一定要严格将不同患者的精液区分清楚,不可互相污染或用错精液。

(张宁)

第八节 人工授精的并发症及其处理方法

Section 8

自然周期人工授精的并发症较少,用药促排卵周期的并发症主要有以下几种:

1.卵巢过度刺激综合征(OHSS)

严重 OHSS 发生率约为 1%,可通过 B 超监测卵泡发育与测定 E₂ 水平进行监测,并针对病者年龄、体重及卵巢基础状况调整用药剂量。年轻患者以及多囊卵巢患者发生 OHSS 的危险性较高,在使用 GnRHa 的周期尤应注意。

2.异常妊娠

异常妊娠包括多胎妊娠、异位妊娠和自然流产。在使用促性腺激素的 IUI 中,当患者年龄 < 30 岁,有多于 6 个的成熟卵泡,并且 E₂ 水平 > 3 660 pmol/L 时,尤其要小心多胎妊娠的可能性。

3.盆腔感染

盆腔感染较少见,据 Youleh 报道,800 例 IUI 中只有 1 例发生输卵管炎。精液处理是预防此并发症的重要环节,有报道 Percoll 法与上游法可有效减少精液中的细菌,培养液中加入青霉素和链霉素对预防感染亦可有效。另外,为了预防因人工授精而导致的感染,医务人员进行 IUI 时还应注意以下几点:患者生殖道感染的急性期不可行 IUI;在操作中应尽量避免将阴道宫颈分泌物带入宫腔;尽量减少插管次数,IUI 导管的选择上不可过硬,避免损伤患者的阴道及子宫。

4.痉挛性下腹痛

前列腺素对子宫的刺激可引起痉挛性下腹痛,故在精液洗涤的过程中要尽量将精浆中的前列腺素除去。另外,适当控制注入宫腔内的精子悬液的量及速度,可以达到预防痉挛性下腹痛的目的。

5.产生抗体

实施 IUI 后有可能使患者体内产生抗精子抗体。

(张宁)

第九节　有关人工授精的安全性问题

Section 9

大多数人对于 AIH 的安全性是认可的,但对于 AID 的安全性有些人提出质疑。如果冷冻精液来自已经通过国家卫生部审批,并且已经获得审批证书的正规的人类精子库,那么冷冻精液在质量、遗传病以及性传播疾病等方面应该是已经经过严格检查的,可以放心使用。有关低温冷冻及复苏过程对精子遗传方面的影响,到目前为止研究报道不多。有人认为冷冻复苏过程不会损伤精子的 DNA,冷冻储存 75 周以上的精子的 DNA 未发现有重大改变。大多数的学者认为,在使用卵黄缓冲液作为保护剂时,染色体的畸形率不会增高。Martin 等报道中认为,冷冻前后精子的染色体畸变率无明显差异。冷冻前第十一节有关人工授精的安全性问题大多数人对于 AIH 的安全性是认可的,但对于 AID 的安全性有些人提出质疑。如果冷冻精液来自已经通过国家卫生部审批,并且已经获得审批证书的正规的人类精子库,那么冷冻精液在质量、遗传病以及性传播疾病等方面应该是已经经过严格检查的,可以放心使用。有关低温冷冻及复苏过程对精子遗传方面的影响,到目前为止研究报道不多。有人认为冷冻复苏过程不会损伤精子的 DNA,冷冻储存 75 周以上的精子的 DNA 未发现有重大改变。大多数的学者认为,在使用卵黄缓冲液作为保护剂时,染色体的畸形率不会增高。Martin 等报道中认为,冷冻前后精子的染色体畸变率无明显差异(冷冻前 10.5%,冷冻后 8.5%),而数目畸变有所降低(冷冻前 5.2%,冷冻后 3.0%)。而且,他们的研究还证实冷冻不会影响到性染色质的比例,还是大体上维持在理论值(50%)左右。用冷冻精液行人工授精出生的婴儿的畸形率不高于正常妊娠的先天异常的发生率。据 Sherman 报道,10 年中出生的 571 例经冷冻精液人工授精出生的婴儿中,只有 7 例伴有先天异常,其先天异常的发生率为 1.2%,远低于自然妊娠的先天异常发生率(3%)。同时还报道,经冷冻精液人工授精后妊娠的患者中有 8.7%的自然流产率,也不高于正常人群的自然流产率(15%)。

所以到目前为止,也可以认为 AID 和 AIH 一样是一种安全的人类辅助生殖技术。

(张宁)

第二十章

第二十章
Chapter 20

体外授精—胚胎移植

第一节 总 论

Section 1

人类体外授精和胚胎移植（in vitro fertilization and embryo transfer，IVF-ET），俗称"试管婴儿"，该技术的发展曾经过艰苦而曲折的道路。

美籍华人生物学家张民觉先生和 Pincus 合作，开始做兔子的体外授精研究；同年澳大利亚学者奥斯汀（C.R.Austis）也在兔子和大鼠的实验中发现相同现象并称为精子获能（sperm capacitation），国际生殖界把他们研究的成果命名为"张—奥斯汀原理"：即从兔子交配后回收的精子和卵子在体外授精结合，而且还将受精卵移植到其他兔子的输卵管内，借腹怀胎，生出正常的幼兔。张民觉成为体外授精研究的先驱，他的动物实验为日后实现人的体外授精和胚胎移植奠定了基础。

尽管以家兔为模型的胚胎移植试验最早获得成功，但体外授精的历史却较短，因为兔子不是理想的体外观察精子获能过程的模型。体外授精这一难题很快通过其他哺乳动物模型得到解决。现在 IVF 在哺乳动物中广泛应用，包括非灵长类动物和家畜。虽然 IVF 已被证明是相对简单的，但目前的应用主要还是在鼠模型的基础上。

1940～1950 年，在人身上成功地进行了最初的 IVF 技术。但直到在 Robert Edwards（生理学家和胚胎学家）和 Patrick Steptoe（妇科学家）及 Barry Bavister 和 Jean Purdy 的努力下胚胎才能够正常分裂。Edwards 最早是从外科手术获取的卵巢组织中的卵泡进行体外培养和 IVF 的。HMG 在促排卵中的应用提高了体外授精的治疗有效率。待卵泡发育成熟后，利用腹腔镜将排卵前卵泡吸出，在体外进行授精和培养即可获得高质量的胚胎。据报道，1976 年第一例人类 IVF 妊娠获得成功，但却是接近输卵管伞端部位的异位妊娠。

一项针对临床妊娠 32 个周期进行的研究，通过应用免疫生物分析方法测这 32 个周期尿中 LH 峰，来监测未用药物刺激的卵泡的发育、成熟直至胚胎移植阶段。4 例获得成功分娩，Louise Brown，一个出生于 1978 年 7 月的健康女婴，是诞生的第一例试管婴儿，数月后一个健康的男婴也出生了；但是另外两个都流产了，一个是在妊娠最初的 3 个月内，为三倍体核型，另一个是在妊娠中期，为遗传性染色体异常。另一个报告成功妊娠的研究组来自澳大利亚，在那里，不孕的研究已进行了 20 余年，其一例成功妊娠是在自然周期实施的。事实上，自然周期的妊娠率较低，刺激周期（COH 周期）的成功率则较高。到 1983 年，大部分国家都开始 IVF 的临床研究，但成功的报道较少。在随后的 5 年内，临床报道的妊娠率是 12%～25%。1987 年，来自世界各地权威机构的资料表明，每一个 IVF 治疗周期的活产率平均是 9%～10%。

1987～1992 年，治疗方法的改进、技术的提高和对一些药物应用的新认识，使那些能够完成治疗周期的夫妇的妊娠率得到提高。每一个胚胎移植周期的活产率是 20%～25%。到 1992 年底,世界范围内约有 100 000 个试管婴儿出生,这是过去 20 年人类辅助生殖技术发展的成就。除 IVF 外,其他一些新的方法也有效用于治疗不孕症,亦使遗传性疾病的治疗有很大的进展。我国试管婴儿技术的发展始于 20 世纪 80 年代。1985 年 4 月,我国台湾省有 1 例试管婴儿诞生;1988 年 12 月,香港 Tucker 等也报道 1 例;北京医科大学于 1987 年 6 月和 9 月分别获得 2 例临床妊娠成功,并于 1988 年 3 月 10 日诞生我国大陆首例试管婴儿;随后湖南医科大学和广州第二医院相继有成功的例子;1992 年,山东省立医院完成了世界首例宫腔配子移植技术,填补了国际空白;1995 年 1 月 5 日山东省立医院出生了山东省首例试管婴儿。由于全国各地医院互相学习及交流经验,多次全国性学习班的开办以及患者的需要,在全国有条件的医院都已将 IVF 技术应用于临床,近十余年进展迅速。随着体外授精、胚胎子宫内移植的操作步骤标准化,目前已将 IVF-ET 列为治疗某些不孕症的常规措施和手段。

(吴佩莼)

第二节　体外授精的适应证和禁忌证
Section 2

凡患者前来就诊检查后决定采取 ART 助孕技术时,是首选 IVF-ET 还是其他技术无疑是要经过男女双方详细检查后,根据女方或男方所致不孕的原因及就医单位的技术能力与设备等综合因素决定。无论女性因素还是男性因素导致的不孕,凡需辅助生殖技术者均应认真对待。根据患者各自不同的情况选择各自不同的治疗方式,能用简便技术成功者不用复杂的技术。

一、适 应 证

1.输卵管性不孕

女方因输卵管因素造成精子与卵子相遇障碍,如输卵管梗阻、粘连、缺失及女性输卵管绝育术后,尤其是经手术治疗失败或无望者。

2.排卵障碍

如多囊卵巢、排卵异常(包括 LUF)等,经过促排卵治疗未能妊娠者。

3.部分子宫内膜异位症

4.男性因素(男方少、弱精子症)

男性生育力低,例如精子过少、精子活力低或精液少等,由于体外授精培养时所需的精子悬液浓度较低,故 IVF 可能有益。但精子数极少($< 2 \times 10^6$ 个/ml)的 IVF 成功率亦较低。

5.免疫因素

宫颈性不孕和免疫性不孕,在其他方法无效后也可考虑 IVF。

6.原因不明性不孕

近年来发现,原因不明性不孕夫妇间的 IVF 成功率明显低于输卵管性不孕和输卵管内配子移植(GIFT)者,由于 GIFT 更合乎生理状况,且较简便,成功率高,故原因不明性不孕治疗中似有优先选择 GIFT 的趋势。但国外有学者认为,若有条件宜术前做输卵管镜检查,如果输卵管内腔发现有粘连、纤维化、息肉等病变仍应选择 IVF-ET。

二、禁　忌　证

（1）提供配子的任何一方患生殖、泌尿系急性感染性和性传播疾病，或具有酗酒、吸毒等不良嗜好。

（2）提供配子的任何一方接触致畸量的射线、毒物、药品并处于作用期。

（3）接受卵子赠送的夫妇女方患生殖、泌尿系急性感染性和性传播疾病，或具有酗酒、吸毒等不良嗜好。

（4）女方子宫不具备妊娠功能或严重躯体疾病不能承受妊娠。

（吴佩莼）

第三节　术前准备

Section 3

在进行 IVF-ET 治疗前，患者应具备以下条件。

（1）符合国家计划生育政策。

（2）女方身体健康，精神正常，能够承受妊娠及分娩。

（3）常规检查结果基本正常或经治疗后符合做 IVF 者。常规检查包括：①女方基础内分泌检查（月经来潮第 3 天的内分泌检查），包括 FSH、LH、E_2、PRL、T 和 TSH。②夫妇双方检查 AsAb。③必要时行子宫输卵管造影（月经干净 3～7d）。④夫妇双方肝功能、乙肝、丙肝等相关检测及 HIV 抗体、梅毒等性传播疾病的检查。⑤丈夫精液常规检查。⑥阴道 B 超检查了解盆腔情况。⑦其他检查：必要时宫腔镜、腹腔镜、染色体、血型、TORCH 等检查。

（4）除接受卵子赠送外，估计促排卵能够获得足够数量的卵子（≥3 个）。

（5）子宫正常，估计能接受胚胎着床、生长。

（6）男方有足够的精子（计数＞20×10^6 个/ml，活动率≥30%），必要时行精子受精能力预测，充分估计受精能力。

（7）夫妇双方充分了解体外助孕技术的治疗过程及可能发生的风险，并能够积极配合各种操作，签署知情同意书。手术可能发生的意外包括：①在超促排卵过程中提前出现 LH 峰，会影响手术结果而终止治疗，或卵泡过旦破裂而无法取卵，无法继续体外授精过程。②用药物促排卵过程中因卵巢反应不良，卵泡数目在 2 个以下，可以但不是必须终止治疗。③空卵泡现象，即在超声下可见卵泡生长，但取卵时取不到卵子。④在取卵时，由于卵巢反应欠佳，卵泡数目太少，或者卵巢位置不当而取不到卵子。⑤在穿刺取卵时，患者会有不同程度的疼痛感。手术中还可能有发生内出血，盆腔脏器（膀胱、肠管）损伤，以及术后合并感染的危险。⑥在 IVF 中，由于精卵结合障碍或其他一些原因，使卵子不能受精，或受精后不能分裂，从而得不到可移植的胚胎。⑦超促排卵过程中，可发生卵巢过度刺激综合征，出现腹胀、胸腔积液、腹腔积液等，系由于应用促排卵药物引起的并发症，多数较轻，少数较严重，会带来一定危险，也可能影响受孕。⑧就总的妊娠成功率而言也是有限的。目前国内外最理想的妊娠成功率仍在 50%左右，大部分生殖中心的妊娠成功率只能在 30%左右。有时并非在实施一个周期的治疗后就能获得成功，可能会需要多个周期的施治才可获得妊娠，这也需要在施术前向患者及其家属讲明。

（8）在治疗前一周期的黄体期探查宫腔并模拟移植，酌情对卵巢非赘生性囊肿进行穿刺。

（朱淑惠）

第四节　超促排卵

Section 4

　　世界上第一例试管婴儿是在自然周期下获得一个卵子进行体外授精与胚胎移植的。澳大利亚 Monash 大学的人类生殖学家首先应用药物刺激超排卵，获得较多的卵子以提高 IVF-ET 的成功率。以后很快得到了全世界同行的共识和推广，使控制性超排卵(controlled ovarian hyperstimulation,COH)技术成为 IVF-ET 的前提。

　　当 IVF 技术刚开始应用时,医生用 HMG 进行促排卵治疗,以便在 IVF 中可以多取到几个卵子。同时,他们遇到了一些影响怀孕和潜在影响卵泡发育的问题。随后,由于使用快速免疫生化分析方法测定 LH 值,医生就可以对自然周期进行监测, 也就有可能取到单个卵子进行 IVF,但这种方法有很大的缺陷,包括患者需住院观察,8h 测一次血以发现 LH 峰;对无规律周期监测时间延长而致失败;由于骨盆病理原因使得卵巢位置异常而导致腹腔镜下取卵困难,以及需在晚上或其他非工作时间取卵。因此, 如果 IVF 技术在临床上应用,则有必要对患者进行 COH 治疗。

　　临床上第一次用促排卵周期获得成功的报道是单独应用 CC 促进卵泡发育,HCG5 000 IU 促排卵,33 ～ 35h 后取卵,没有进行黄体支持。紧跟其后其他一些国家特别是美国,相继报道了单独应用 HMG 促进卵泡发育,HCG10 000 IU 促排卵及常规孕激素 20 ～ 50 mg/d 黄体支持获得成功的病例, 该法可维持妊娠 3 个月以上。世界范围内开展了许多 IVF 的临床工作。一个最常用的方案是联合 CC 和 HMG,一般是 CC50mg,每日两次,在月经周期 2 ～ 6d 或 5 ～ 9d 应用,HMG75 IU 在 CC 开始应用后 1d 或 2d 开始应用。由于反应差或反应不佳和 LH 峰提前出现引起的周期取消率为 20%。临床上逐渐认可 HMG/HCG 治疗方案以及必要的黄体期支持。

　　减少 CC 的使用、增加 GnRHa 的应用可以明显改善 IVF 的治疗效果。在各种治疗方案中,联合应用 FSH/HMG 及垂体降调节可获得理想的治疗效果。GnRHa 长方案, 包括在前一周期的黄体中期开始应用 GnRHa 进行垂体降调节,进入周期后 3 ～ 5d 降调节完成。达到降调节标准是 FSH 与 LH 均 < 5 IU/L,E_2 < 146 pmol/L。然后在继续使用 GnRHa 降调节的情况下,开始用 FSH 促排卵。FSH 的起始剂量根据不同人群稍有差别,在应用 3 ～ 4d 后根据卵泡生长情况再做适当的调整,以保持雌激素增长的速度在 50%左右。用这种方法,内源性 LH 峰很少出现。超声监测和血 E_2 测定可以用来监测卵泡发育。如果 E_2 水平在 6 000 pmol/L 以上则有卵巢过度刺激的危险。

　　GnRHa 的使用对年龄大、PCO、高雄激素、基础 LH 值高或有排卵前 LH 峰的患者效果较好。这些患者往往采用短方案促排卵。短方案是在周期开始时应用 GnRHa。GnRHa 可以诱发垂体释放大量的促性腺激素。超短方案中尽管排卵前 LH 峰出现率增加,但该法的治疗效果仍是十分有价值的。但是有些既往反应差的患者对该方法的反应仍不好, 由于对药物的反应差而导致的周期取消率是 10%。研究表明,联合应用重组生长激素可以改善上述情况,或至少可以减少 HMG 的剂量。但是该方法目前还没有常规应用于临床。

一、卵巢储备能力的预测

　　自从广泛应用 IVF 治疗不孕症以来,在对一些有正常月经周期的患者进行促排卵的时候,常会发生卵泡闭锁及卵子质量下降的问题, 这被认为是卵巢储备低下的表现。该病的发病年龄差异极大,最终到达卵巢功能衰竭的时间也长短不一。而且,这些患者的生殖内分泌轴也没有明显的功能障碍的迹象。因此,如果不进行一些特殊的检查,无法预知其生育储备能力。最近几年,有许多研究致力于对有正常排卵的妇女进行卵巢储备力的评价,以期寻找到一条能够预测她们生育能力的途径。

（一）年龄因素

人类的生育能力随着年龄的增长而逐渐下降,尤其是在 36 岁之后,卵泡的数目急剧下降。随着卵泡数目的减少,卵母细胞核的异常,包括纺锤体异常和非整倍体异常也同时增多。而且,其黄素化颗粒细胞经培养后产生的激素水平也急剧下降,颗粒细胞的增殖率亦下降,凋亡率同时升高。这些都表明,随着年龄的增加,卵巢的储备能力会急剧下降。但是单纯用年龄因素进行卵巢储备力的评价具有很大的局限性,因为有的妇女从近 30 岁时即已开始不能生育,而有的妇女到 50 余岁时仍能怀孕。所以需要结合其他指标进行更确切的评价。

（二）窦卵泡计数

在窦卵泡期前,卵泡的生长发育不依赖于促性腺激素的刺激。有研究发现,窦卵泡的数目随年龄增长而下降,这取决于处于静止期的剩余原始卵泡池的大小。Tomas 依据窦卵泡数的多少将患者分为三个组:< 5 个卵泡;5 ～ 15 个卵泡;> 15 个卵泡,分别称为静止卵巢、正常卵巢和多囊卵巢。依据此标准,作者可以预测患者的卵巢对促性腺激素的反应。Chang 在研究中观察了 149 个周期,在周期第 1 ～ 2 天用高频阴道探头(7MHz)观察卵泡,记录直径为 2 ～ 12mm 的卵泡数目。他发现,随着年龄的增长和基础 FSH 水平的升高,窦卵泡的数目也在减少。这可能是因为窦卵泡为抑制素的主要来源,窦卵泡减少使抑制素下降,从而使 FSH 上升,反映了卵巢的储备力下降。

（三）基础抑制素水平

抑制素是一种异二聚体糖蛋白,由α和β亚单位组成。β亚单位又有两种不同的分子形式:βA 和βB,与α亚单位一起分别组成抑制素-A 和抑制素-B。最近发展起来的二位点 ELISA 技术可以区分这两种抑制素。抑制素-A 主要在黄体中期产生,抑制素-B 的峰值则主要出现于早卵泡期。

抑制素主要由卵巢颗粒细胞产生,调节 FSH 的分泌,在卵泡发育过程中起到重要的旁分泌调节作用。最近发现血液中抑制素-B 的浓度在早卵泡期随 FSH 水平的升高而下降,这提示抑制素-B 有可能能够直接反映卵巢的储备能力。Seifer 研究了 178 个 ART 周期,将 45 pg/ml 作为界限。结果发现,虽然两组的年龄及基础 FSH 和 E_2 水平相当,但是基础抑制素-B 水平< 45 pg/ml 组对促排卵的反应差,妊娠率(pregnance rate,PR)仅为 7%,周期取消率和流产率均明显高于抑制素-B≥45 pg/ml 组,且后者的 PR 为 26%。而且他还发现,在基础 FSH 水平升高前抑制素-B 水平就已经开始下降了。因此,可以认为抑制素-B 比基础 FSH 和 E_2 水平更能直接且灵敏地反应卵巢的储备力。同样有几位作者通过对应用 GnRHa、FSH 或 CC 等刺激后的抑制素-B 水平的研究发现,抑制素-B 与卵巢反应高度相关。因此,抑制素-B 已成为监测卵巢储备的又一重要指标。

（四）基础 FSH 水平

已有许多研究证实,妇女在周期第 3 天其血清 FSH 水平随年龄的增长而升高。多项研究证实,基础 FSH 水平升高与卵巢的储备力降低有关,从而使 PR 下降。Martin 通过对 1 868 个周期的研究发现,基础 FSH≤20 IU/L 时,IVF 的 PR 为 16.5%;如果 FSH 一次测定≥20 IU/L,则 PR 降为 6.5%;多次测定或总是≥20 IU/L 者,PR 为 0。这就强有力的证实了第 3 天 FSH 水平升高与妊娠预后不良之间的密切关系。

Chae 对 118 个 ICSI 周期进行了研究,发现基础 FSH 水平> 8.5U/L 的患者其卵巢反应及周期妊娠率均< 8.5 U/L 者。Develioglu 则发现 IVF 周期中用 GnRHa 降调节后,周期第 3 天 FSH 水平较高者取卵数会大大降低。这些都说明,基础 FSH 水平能够预测卵巢的储备能力及最终

的妊娠结局。但是也有反对意见。Bancsi 在对 435 个 IVF 周期进行了回顾性研究后认为,基础 FSH 水平对于预测 IVF 周期中的继续妊娠率意义不大,只有在较高的水平,如 15 IU/L 时,才显示出一定的意义。而高于此水平的患者 < 5%。因此,他认为对于能不能依靠基础 FSH 水平来预测卵巢储备力和妊娠率还有待研究。

（五）基础 E_2 水平

在对卵巢储备力的评价中,将月经周期第 3 天的 E_2 水平与年龄和基础 FSH 水平结合起来,能够更好的评价卵巢的储备能力。在 Buyalos 的研究中,FSH 水平正常的 38 ～ 42 岁的妇女中有 10.3%基础 E_2 水平高于正常,她们当中没有一个能够妊娠;而同一年龄组的妇女,如果基础 FSH 和 E_2 正常,经过 4 个周期的治疗,累积妊娠率可达 44%;但 > 43 岁者,无论内分泌情况怎样都无法妊娠。Smotrich 在确定了 FSH 水平对卵巢储备力的评价作用之后,证实当月经周期第 3 天 E_2 > 293 pmol/L 时,无论年龄与 FSH 水平如何,就已经能够确定其生育能力的低下;在进行促排卵的过程中,就会因为卵巢反应低或无反应而使周期取消率上升,临床妊娠率下降;当 $E_2 \geqslant 366$ pmol/L(100 pg/ml)时,卵巢的反应会更差。而且即使 FSH < 15 IU/L,也没有一例妊娠。Phelps(1998)的研究也得出了同样的结论。因此,E_2 水平对于预计 IVF 周期的反应和结局具有更有价值的补充意义。有几个因素介导了月经周期由晚黄体期向下一个周期的转化。正常情况下,黄体退化会导致抑制素(inhibin)水平下降,从而使 FSH 水平在晚黄体期和早卵泡期时增高。同时,GnRH 脉冲式分泌的频率增加,选择性使 FSH 的分泌增加。FSH 的升高又增加了卵泡的募集。在卵巢储备力低下的妇女,晚黄体—早卵泡期抑制素产生减少,使基础 FSH 水平升高。FSH 正常而 E_2 升高者是介于卵巢功能衰竭和正常者之间的中间阶段。这些妇女抑制素产生减少,使 FSH 逐渐升高。在一定程度内,FSH 可刺激卵巢基质和颗粒细胞产生相对较多的 E_2,E_2 负反馈作用于垂体又使 FSH 的分泌降低,出现 FSH 正常而 E_2 升高的情况。随着年龄的增长到达绝经期后,就会表现出高 FSH 和低 E_2 的状况。

（六）FSH：LH 比值

自然绝经后,随着卵巢功能的降低,FSH 和 LH 均上升,而且血清中 FSH 水平比 LH 早升高几年的时间。因此,卵巢储备力低下首先应当表现为 FSH：LH 比值升高。Mukherjee(1996)将 FSH：LH > 3.6 作为一个评价卵巢储备力降低的指标,研究了 74 例 ART 周期,发现其特异性为 95%,敏感性为 85%。因此,FSH：LH 比值不失为一个评价卵巢功能的良好指标。

（七）早卵泡期卵巢基质血流

在早卵泡期用经阴彩色超声多普勒观察卵巢基质血流也可以预测卵巢对促排卵的反应情况。Zaidi 的研究证实,在基础状态下,卵巢基质血管收缩期血流速率峰值与随后的卵泡反应情况有密切关系。但是,卵巢基质 PI 与卵巢反应情况的关系不大。可能是卵巢基质收缩期血流速率峰值升高的妇女其卵巢内灌注增加。因此,对于同等剂量的促性腺激素来说,就会有较多的激素被运送给颗粒—泡膜细胞复合体,导致更多的卵泡发育,从而反映了较好的卵巢功能。因此,促排卵前卵巢基质血流情况可以作为反应卵巢储备能力的指标之一。当然,这还需要进行大量的前瞻性研究以确定一个适宜的正常值范围。

（八）氯米芬（CC）刺激试验

基础 FSH 水平测定对于预测卵巢的储备力具有重要意义。但 FSH 的周期间差异很大,限制了其应用。联合应用基础 FSH 测定和 CC 刺激试验,可以更准确地评价卵巢的功能。最初应用 CC 刺激试验进行卵巢储备功能测定的是 Navot。这个简单的试验包括在月经周期第 3 天测定血清 FSH 水平,然后在第 5 ～ 9 天每天口服 CC100mg,再于第 10 天重新测定 FSH。如果此时 FSH 水平升高（ > 26 IU/L）,则认为该妇女的卵巢储备力低下。随后又有许多研究报道了 CC 刺激试验在卵巢储备力评价中的重要作用。CC 具有抗雌激素作用,因此在 CC 阻断的情况下,唯一能够抑制 FSH 的途径是卵巢抑制素的抑制效应。卵巢储备低下时,颗粒细胞产生抑制素减少,使刺激后 FSH 升高,而且抑制素与血清 FSH 的变化息息相关。这是 CC 刺激试验核心的生理学机制。

(九)GnRHa 刺激试验、FSH 刺激试验和 HMG 刺激试验

1991 年 Norfolk 的科学家们提出用一种称为 GnRHa 刺激试验(GAST)的方法进行卵巢储备的评价。他们进行了 228 个用 GnRHa 短方案的 IVF 周期研究。于周期第 2～4 天每天皮下注射 1mg leuprolide(一种 GnRHa 制剂),并于每天注射前测定血清 E_2、P、LH 和 FSH。结果发现 E_2 水平的变化与 IVF 的成功率有密切关系。E_2 升高≤55 pmol/L(15 pg/ml)时,预示结果不良,表明卵巢储备功能低下。

GnRHa 刺激试验的原理是基于 GnRHa 的能够刺激垂体产生促性腺激素的作用。因此,GAST 是对卵巢储备的功能性检测,是预测卵巢对刺激反应性的敏感指标。FSH 刺激试验和 HMG 刺激试验原理同 GAST。如果 E_2 在 FSH 刺激过程中不能升高到一定水平,也预示了卵巢功能低下,并且与 IVF 治疗的结果也密切相关。其准确性高于基础 FSH、E_2 和抑制素水平。

(十)提前黄素化与卵巢低储备力的关系

在促排卵时如果不用 GnRHa 进行降调节,有时会提前出现一个自发 LH 峰,使晚卵泡期 P 升高,这种现象也与卵巢储备力降低有关。由于 LH 峰提前出现,卵子过早恢复成熟分裂,从而使卵子质量、回收率、受精率均下降,也影响到胚胎的质量,并使妊娠率下降,流产率升高。Johnny 通过对两组基础 FSH 正常,但 E_2 水平不同的患者(储备力低下组与正常组)进行比较,认为提前黄素化的出现比第 3 天 FSH 水平能够更早地反映出卵巢的储备能力。

总之,上述方法在评价卵巢储备能力方面各有千秋,应当结合起来综合考虑。所有＞30 岁的妇女均应进行卵巢功能的评价,因为卵巢在此时就已经开始衰退了。实际上,在进行生育力检查的过程中,就应当及早进行这种评价。年轻的妇女如果患有原因不明性不孕,也应当进行这方面的检查,大约会有 50% 的妇女检查异常。应该注意的是,当一名妇女月经规律,自觉没有卵巢功能衰竭的迹象时,仅依据几项实验室检查就确定其无法再妊娠,于患者是很难接受的;同时, 这些检查也不具备绝对的敏感性和特异性。应当告知那些检查结果异常的患者其生育的希望极为渺茫,可以考虑其他的选择,如卵子赠送或领养。这些患者进行卵子赠送治疗的成功率很高,因为通常她们的生殖系统的其他器官功能是正常的。但是她们也不是绝对没有生育的希望,偶尔也有得以妊娠者。应当根据具体情况,包括年龄、检查结果、社会和经济情况等,由患者与医生共同商议做出选择。

二、超促排卵过程的监测

COH 的目的是在一个药物刺激周期获得更多的成熟卵子,这样才会获得更多的妊娠机会。因此, 必须进行 COH 过程的监测。监测的目的包括:评价促性腺激素的用量是否合适、防止 OHSS 和适时注射 HCG。

在 ART 周期中,监测卵泡是否成熟主要有 3 种方法,即雌激素测定、超声监测卵泡直径和子宫内膜厚度、超声监测与雌激素测定联合应用。

(一)超声监测

通过超声监测卵泡直径和子宫内膜厚度。该方法最大的优点就是无创性,可以提供准确的有关卵泡大小和数目的信息。对于子宫内膜厚度的测定也可以看出其对促性腺激素(Gn)的反应性。超声是 ART 周期中监测卵巢反应的极简单、可靠性又极佳的方法。

Wikland 总结了他们 4 826 个 ART 周期中单纯用超声监测卵泡的结果,得到 26% 的活产率,

中度 OHSS 的发生率为 2.8%。他们认为,对于没有 OHSS 危险和预先知道卵巢反应低下的患者,可以单纯用超声进行促排卵过程的监测。但是单纯用超声监测也有其缺点,即对于反应不良的患者,无法在促排卵早期根据患者情况增加 Gn 的用量,只有用药到一定阶段,发现卵泡生长过缓或没有生长时才能加量。这种早期增加 Gn 用量对于最终的结局又有什么有利影响还没有定论。

我们通常是在几个关键时刻进行卵泡的超声监测:①确定促排卵方案前,进行基础窦卵泡计数,根据情况选择 GnRHa 长方案或短方案;②用 GnRHa 之前,必须确定双侧卵巢中没有直径超过 8mm 的卵泡;③用 Gn 之前,必须确定双侧卵巢中没有直径超过 8mm 的卵泡;④用 Gn4～5d 后,观察卵巢的反应情况。此后再根据患者卵巢的反应情况确定下一次超声监测的时间。

(二)雌激素测定

在早期进行的 ART 周期中,单纯用雌激素测定来进行促排卵监测。有些人认为雌激素达到一定数值是决定注射 HCG 的时机,而另一些人认为,雌激素水平上升达一定时间才是注射 HCG 的时机。目前,绝大多数 IVF 中心都已经联合应用雌激素测定和超声监测的方法,或单纯用后者进行促排卵监测。

(三)超声监测与雌激素测定联合应用

联合应用两种监测方法主要用于以下情况:①有 OHSS 危险的患者;②对于那些用超声监测难以确定是否应当继续用 Gn,还是需要 coasting(即不用 Gn,使卵泡在原有 Gn 的基础上继续生长,但暂时不注射 HCG 诱发排卵)的患者;③对于在超声监测时发现卵泡生长的速度比预计的缓慢,但无法决定是否需要增加 Gn 的患者;④早期应用雌激素测定,可以发现 Gn 的起始用量是否足够。

(朱淑惠)

第五节 取 卵

Section 5

早期是通过开腹手术进行取卵的,后来又应用腹腔镜下取卵。世界上第一例试管婴儿就是在腹腔镜下取卵获得的。但是二者均需麻醉,且取卵率较低,如果盆腔有粘连,卵巢不易暴露的情况下会造成取卵失败。目前,各个国家都采用阴道超声引导下取卵,其优点是简便,不需要麻醉,创伤小,无论盆腔是否有粘连均可以操作,取卵率高达90%以上,术后即可下床活动,并且可多次、反复操作,增加患者的累积妊娠率。阴道超声设备大都带有穿刺装置。成功的取卵技术主要取决于以下三个方面:①在卵泡成熟阶段选择恰当的时间注射 HCG,注射 HCG 或出现 LH 峰后选择恰当的时间取卵。②用于取卵的技术和仪器设备。③取卵时卵巢位置如何,取卵针是否容易到达卵巢位置。

(一)腹腔镜下取卵

腹腔镜需全麻和气管插管,既往盆腔炎性疾病造成的盆腔粘连会阻碍手术人员的穿刺针到达卵巢。通过气腹、缩短卵巢韧带等方法使得上述情况得到改善。

最初是用单腔针和双腔穿刺针进行穿刺,很快双腔针就因其优越性而被广泛使用。这种针带有一个喷射状喷头的连续冲洗系统,它能明显的改善取卵率,约90%的成熟卵泡中的卵子能被取出。腹腔镜下取卵过程还包括腹腔镜直视下刺破卵泡将卵泡内容物吸入试管中,立即将试管送入实验室,由胚胎学家在立体显微镜下捡卵。卵泡用特定的冲洗液冲两次,然后再穿刺下一个卵泡。

(二)超声引导下取卵

第一个超声引导下取卵是由 Scandinavia 报道的,用的是经皮经膀胱的方法。之后不久开始有经阴道方法的报道,并且很快被广泛应用。超声引导下经阴道穿刺取卵技术包括以下几方面。

(1)术前 1d 外阴部备皮、阴道冲洗。

(2)小剂量麻醉。术前 30min 肌内注射哌替啶 50mg,对一些疼痛较敏感的患者可采用异丙酚等静脉麻醉。

(3)沙袋置于腹部,固定卵巢,防止在取卵中穿刺针碰到卵巢时,卵巢滑开。

(4)使用带有强回声针头的锐利穿刺针取卵,这种针有时还需一个有效的冲洗卵泡的装置。但是有人对于冲洗卵泡是否有助于提高取卵率做过研究,发现一般情况下,不冲洗卵泡的取卵方法同样可以获得较高的取卵率,并不比冲洗卵泡的取卵率低,况且冲洗卵泡耗时较长。因此很多中心在取卵时已经不用冲洗卵泡的方法。

(5)取卵室和实验室最好是在一起或相连,取出的卵泡液马上传递给实验室人员进行卵子的收集。

(6)穿刺的负压是根据吸管长度和吸管的直径来决定的[如 35cm 长、17G 粗的吸管需要 15kPa(113mmHg)的压力]。

(7)需要高分辨力的超声,如带有 5.0MHz 阴道探头和穿刺针导向器的数字化超声得到了广泛和有效应用。

(8)虽然理想的阴道探头应当是裸露的,但通常还是会用到无毒阴茎套和塑料套。在操作之前用盐水冲洗阴道,阴道内避免使用消毒液,因此在开始治疗周期之前需排除阴道炎症。阴道探头可在戊二醛中消毒,但必须用无菌生理盐水彻底冲洗干净,探头上少量的戊二醛或者气味都可导致高度胚胎毒性。使用以上系统,卵泡穿刺取卵率在 88%。

(三)操作步骤

(1)0.2%碘伏消毒外阴,窥阴器暴露宫颈,用含庆大霉素的生理盐水(16 万 U/500ml)将阴道、宫颈分泌物擦净,铺无菌单。

(2)手术者要用生理盐水将手套上的滑石粉冲洗干净。由于卵子对光线及温度敏感,因此消毒后将灯光关闭,术前用恒温试管架预热。穿刺针进入前,在 B 超下确认双卵巢位置及大小,卵泡数目及大小,并了解子宫内膜的情况,注意周围大血管分布。

(3)安置好穿刺架,并将试管放置在恒温装置内,自阴道后穹隆或侧穹隆(避开 3 点、9 点)进针,在超声监视下沿穿刺线由近至远依次穿刺所有卵泡,抽吸负压为 15kPa。超声显示屏上可显示针导及针尖的强回声影,卵泡在卵巢内为圆形或椭圆形无回声影,转动探头使卵泡在导线上。将针迅速刺入卵泡中心,同时开始负压吸引,随着卵泡液抽出,卵泡迅速缩小消失。如果是成熟卵,吸出的卵泡液先是淡黄色,最后部分为血性,此时将穿刺针捻动以便获得卵子;一个卵泡穿刺完毕,如果导线上还有其他卵泡,可以依次进行穿刺;如果没有卵泡,将针退到卵巢下方,不需取出穿刺针,转动探头使另一个卵泡出现在穿刺导线上,依次进行,将 1.0cm 以上的卵泡逐一穿净;抽出的卵泡液要迅速送入实验室内,送检人员手拿试管的下半部分,以免污染如患者的卵较少,可应用培养液冲洗穿刺针及试管。

(4)一侧穿刺完毕后,换至对侧穿刺。

(5)穿刺毕,退出阴道探头。安放窥器,检查阴道穹隆是否有活动性出血。多数仅表现为针眼处少量渗血,用下纱布压迫片刻抽出即可。

(6)穿刺后患者休息 1～2h,复查 B 超一次,观察有无内出血等情况。

(7)一般情况下不需常规应用抗生素。

(四)注意事项

(1)穿刺时必须小心谨慎,认清卵巢的界限。如卵巢位置偏于子宫上方,要尽量避开子宫内膜,否则放弃。

（2）穿刺时避开卵巢内、外的血管,特别要注意不能误伤髂内功、静脉。在转动超声探头时血管的形状有所改变。横断面呈圆形似卵泡,但在纵切面时呈长条形状。而卵泡无论怎样转动探头都不会改变,故可以鉴别;肠管有时贴近卵巢,易被误认为卵泡。但仔细观察肠管有蠕动,还是可以鉴别的。

（3）巧克力囊肿可随卵泡的发育而长大,被误认为卵泡,应在取卵的最后穿刺。如在取卵过程中误穿巧克力囊肿,应立即更换穿刺针及试管。

（4）对于输卵管积水,取卵时不进行穿刺以避免感染。

（5）术中若发现盆腔内出血明显,或误穿大血管,应立即停止操作,并注意患者血压、脉搏,给予止血药物(如巴曲酶)及相应处理。

（6）如取卵数超过 15 个,酌情给予白蛋白预防 OHSS。

（7）术中偶有患者出现迷走神经兴奋的表现,如晕厥、出汗、恶心、呕吐、脉搏减慢、血压下降,应马上停止手术,让患者平卧,肌内注射阿托品 0.5mg,必要时输液。

（朱淑惠）

第六节　胚胎移植

Section 6

（一）移植时间

一般在取卵后 48 ～ 72h,胚胎在 4 ～ 8 细胞期胚胎阶段也可在原核期或囊胚期进行移植。

（二）操作步骤

（1）试移植。在治疗周期的前一周期进行,了解宫颈的大小及光滑程度、子宫位置、宫颈及宫体的角度、宫腔的深度等。

（2）术前准备。患者排空膀胱后,取膀胱截石位,用含庆大霉素的生理盐水消毒外阴及阴道,铺洞巾。

（3）放置窥器,用含庆大霉素的生理盐水将宫颈、穹隆部位擦拭干净,吸净宫颈管内的黏液。尽量不用宫颈钳夹持宫颈,有作者认为牵拉宫颈可引起子宫的收缩,影响受孕率。但多数学者认为用或不用宫颈钳不影响受孕率。根据试移植的结果,向宫腔置入移植外套管,实验室人员用内管抽取胚胎。促排卵后,由于双侧卵巢增大,有些患者的子宫位置会发生改变,移植时应注意。如移植困难,可造成创伤性出血,胚胎在有出血的环境中,不利于着床。但胚胎的着床主要取决于其发育潜能和子宫内膜的容受性。

（4）取出外套管内芯,置入移植内管距宫底 0.5 ～ 1.0cm 处。

（5）缓慢注入胚胎,停留约 30s。

（6）缓慢取出移植管,送入实验室以确认无剩余胚胎,术毕。

（7）根据患者子宫位置采取仰卧位、俯卧位或臀高位,静卧 3 ～ 4h。

（于源源）

第七节　黄体支持

Section 7

（一）黄体支持的理由

很多学者认为 IVF-ET 治疗周期均应采用黄体支持,理由为:①COH 方案所产生的卵泡期高 E_2 水平将有可能导致黄体期缩短。②在取卵时卵泡抽吸使部分颗粒细胞层丢失,也可能影响黄体功能。③当采用 GnRHa 与 FSH/HMG 联合方案超排卵时，由于垂体受到抑制，在短期内 Gn 分泌未能恢复，移植后需黄体支持。

（二）用　　法

（1）于取卵第 1、4、7 天分别注射 HCG2 000 IU，但因其半衰期长，影响妊娠试验结果。注射 8d 以后才能测尿，或于胚胎移植后第 14、16 天观察血清 HCG 水平来判断是否妊娠。

（2）如取卵＞15 个，为防止 OHSS，从胚胎移植日需用黄体酮 40 mg/d，也可采用黄体酮阴道栓剂早晚各一次，每次 200mg。

（3）HCG 与黄体酮联合应用，即取卵第 1、4、7 天用 HCG2 000 IU，第 8 天用黄体酮 40mg，每日一次。

（王杰琼）

第八节　妊娠确立及随访
Section 8

移植后 14 ～ 16d 查尿 HCG 和 β-HCG，确定是否妊娠，3 周后如果 B 超下看见妊娠囊为临床妊娠，否则为生化妊娠。在进行 B 超检查时，还应当注意胎囊的数目及有无宫外孕。胚胎暴露在 B 超下的时间应尽量短，以避免超声波对胚胎有不利影响。对于妊娠者，还要加强后续的临床追踪及产前保健，预防流产及妊娠合并证。

（王杰琼）

第九节　体外授精实验室部分
Section 9

一、体外授精的基本实验室条件

IVF 实验室必须是一个稳定、没有毒性、没有病原体的环境，并且具备适合卵子受精和胚胎发育的条件。有许多因素影响着配子和胚胎，例如温度、pH 值、湿度及其他在分子水平可能对细胞产生影响的因素。这些因素的微小变化都可能影响到实验室的结果。因此，良好的实验室控制是保证有良好的胚胎培养结果的基础。

（一）实验室的建立

1. 实验室内空气质量

Cohen 已经研究过室内空气质量与胚胎发育的关系。培养箱内的气体直接来自于培养室的空气及气体瓶供给的 CO_2，都有可能存在有机物及无机物的污染。虽然许多 IVF 中心的净化工作区采用了高效过滤器，但是许多低分子质量的污染物仍然能够逃过高效过滤器这一屏障进入到实验室内。最常见的污染物有挥发性有机物（volatile organic compounds，VOC，显微镜、显示器、家具都有可能产生）、无机小分子（如 N_2O，SO_2，CO 等）、地板胶和油漆等装修用的材料的挥发物（这些物质对于 IVF 实验室的危害是极大的，可能导致胚胎停止发育）、杀虫剂、地板蜡中的重金属离子等，都会降低胚胎的发育潜能。培养箱中各种有机和无机的污染物都处在一种动态变化中。培养液有时会吸收其中的某些物质，矿物油也是这些污染物的吸收体之一。从培养箱中吸取一部分气体进行检验，可能会发现还不如未经净化的空气质量好，因为许多有毒污染物长期沉积下来，导致了污染物的聚积。由此看来，在目前的空气过滤技术水平上完全避免污染物的侵犯是达不到的,就要求在安置实验室时一定注意周围环境的影响,不要把实验室放在医院里空气污染较重的地方;装修完毕要试运行一段时间后再开始正常工作,争取将影响降到最低。净化台实验室的培养区应当严格按照最高标准的无菌操作,所有的地面、墙面、台面部应当易于清洁,条件较好的IVF中心的培养间多采用净化装置,操作间多达到千级净化,而操作台则需达到百级净化;为了保证大环境的无毒,无尘和相对无菌,需要对每一个实验室工作人员进行严格训练,除了技术能力的培养,还包括无菌意识的培养,这是很重要的。

2.实验室内设计

实验室内的设计要能够方便操作,操作台的高度、显微镜目镜的高度、工作椅的高度都要适宜,充分有效地利用空间,尽量减少分心和劳累;培养箱、离心机和冰箱的放置要方便操作,尤其是在要求培养液不能在体外操作时间过长的情况下,更要求能够满足方便的原则,以减少培养液在空气中暴露的时间。

最基本的IVF实验室仪器有体视显微镜、例置显微镜、操作系统、CO_2培养箱、离心机、冰箱、恒温板或恒温操作台等在购买这些贵重仪器时,除了仪器本身是否具备良好稳定的质量外,还要有良好的售后服务保证要建守常规的清洁、保养和维修手册,并记录在案。

(二)质量控制程序

实际上,受精、卵裂及胚胎发育情况是实验室质量最直接的反映。因此,每天必须对所进行的工作内容进行详细的记录,包括患者姓名、不孕原因、促排卵方案、取卵数目、精液的分析、精子的制备、受精时间、受精情况、卵裂情况及胚胎移植和冷冻的情况;还要记录所用培养液和矿物油的批号,有时候会有参考价值;还要记录任何一种新采用的方法、材料或试剂。虽然有一些实验室用鼠胚培养作为实验室质量控制的标准,但是将鼠胚培养用于推断临床IVF结果的合理性已经受到质疑。

目前可以采用的实验室质量控制方法主要有以下几种。

1.精子存活试验

这是常规进行的质量控制试验,用已经制备好的质量良好的精子液进行试验。将精子液分为4份,其中2份加被试验的培养液,另2份加对照培养液(目前正在使用的已经证明质量良好的培养液),并记录精子的密度、活率和活力。将试验组和对照组各1份精子液放入37℃ 5%CO_2的培养箱中培养,另外各1份在室温下培养。24h和48h以后,分别记录各份精子液中精子的活率和活力。试验组和对照组应当有相似的结果,如结果有问题,应重复该试验。

2.鼠胚培养系统

选用出生后3～4周的F1杂交雌性小鼠作为研究对象,用10 IU孕马血清超促排卵,48h后注射10 IU HCG。此后17h收集卵子用于体外授精和胚胎培养。若受精率>75%,且2细胞鼠胚囊胚形成率>80%,则证明该培养系统是合格的。

3.多原核胚胎的培养

在第1天发现多精受精的卵子可用于新的培养液的质量控制。多原核胚在被试液体中持续培养,每天观察其发育情况直至第6天,可作为质量控制的补充方法。

4.多余胚胎的培养

可将移植后多余的质量良好的胚胎继续进行培养,每天进行胚胎评分和记录。如果能够发育成质量良好的囊胚,说明实验室条件完全正常,适合胚胎的发育。而且,此时可以将囊胚进行冷冻保存,这也是对实验室质量控制的良好补充。

(三)培养系统

1.培 养 液

在进行任何细胞培养之前,首先要清楚该细胞类型的生理,了解其营养需求,才能选择合适的培养液进行培养，从而得到较理想的结果。人类胚胎在着床前阶段将经历一系列复杂的生理变化。因此，随着胚胎发育阶段的不同，相应的培养液成分也应有所不同。另外，在体内的发育过程中卵子也经历了从输卵管到子宫的不同的环境条件。胚胎发育是动态变化的过程。原核期胚胎同卵子一样适合低氧的环境，并且利用丙酮酸作为其能量来源。到早期胚胎阶段才开始利用葡萄糖，而且这也只是一种假说。随着分裂的进行，细胞数目增多，对于能量的要求也增加，并需要进行蛋白质合成代射。此时，对于葡萄糖的利用也增加。发育至囊胚阶段时，对于氧的需求量增加，能够利用包括葡萄糖在内的多种能量物质。人类生殖道内环境的变化也反映了胚胎发育不同阶段对营养物质的不同需求。在输卵管内，丙酮酸（0.32mmol/L）和乳酸（10.5mmol/L）的含量较高，而葡萄糖（0.5mmol/L）的含量则较低。相反，子宫液中丙酮酸（0.1mmol/L）和乳酸（5.87mmol/L）的含量较低，而葡萄糖（3.15mmol/L）的含量则较高。因此就要求在不同的胚胎发育阶段用不同成分的培养液进行培养，才能得到良好的结果。

已经有许多科学家致力于研究各种序贯培养液，使之更加适合于卵子受精、卵裂及胚胎发育。每批培养液出厂前，都应当经过严格的测试，包括所有原料的来源都应当严格控制。尤其是配制培养液所用的水十分重要，必须没有内毒素、离子浓度很低，保证没有有机分子和微生物。培养液成品必须测试其渗透压[应当在（28±2）mOsm/kg]和pH（7.35～7.45），在使用前应进行精子存活试验或鼠胚毒性试验。

目前，在市场上有许多商品化的已经过严格检验的高质量受精及胚胎序贯培养液可供选择，这就省去了在实验室中自己配制培养液进行复杂的质量控制等程序。国内市场上有vitrolife（IVFscience）CⅡ和CⅢ系列、Irvine系列、Quinne's Advantage系列及Medeuh系列等多种品牌可供选择。在选择培养液时，要考虑到培养液的培养效果、批次间的稳定性、能否在保质期内按时供货、公司的技术力量等。目前，各IVF中心采用的培养液多为序贯培养液，即在不同的步骤根据不同的培养要求采用不同的培养液，以达到更好的培养效果。大部分的商品化培养液都包括用于取卵和卵子、精子洗涤的含HEPES的液体；用于卵子受精的受精液；用于受精卵至8细胞期胚胎培养的早期胚胎培养液；用于8细胞期以后胚胎至囊胚培养的囊胚培养液。除了含HEPES的液体能够在没有CO$_2$的环境中保持pH的稳定外，其余液体需要CO$_2$维持其正常的pH。但是，HEPES会影响细胞膜离子通道的活性，可能具有胚胎毒性，因此不能用于过夜培养。在受精及过夜培养前，注意将卵子在没有HEPES的培养液中进行洗涤。还有的培养液系统单独将精子洗涤液分离出来。但是仍然有IVF中心采用单一培养液，如Earle's液进行各种操作。

2.培养液中几种主要营养物质的作用

（1）葡萄糖：有许多研究关于葡萄糖在胚胎培养中的作用，大都认为葡萄糖对胚胎培养是不利的。如果培养液中葡萄糖浓度超过1m moL/L，并且含有磷酸盐，缺乏氨基酸时，胚胎发育就会停止或滞后。很显然，葡萄糖的这种不利作用只有同时存在磷酸盐时才会表现出来。但是，这种不利的作用可以被氨基酸、EDTA和维生素所逆转。这说明只用单一成分的培养液对于胚胎培养是不利的，需要各种营养成分的相互协调。葡萄糖只是对于分裂早期的胚胎有潜在的不利影响，在进行囊胚培养时则需要一定量的葡萄糖来提供能量来源。如果在囊胚培养液中去除了葡萄糖，则囊胚的形成率会下降。但是另一方面，卵子和胚胎上都有特异的葡萄糖转运载体，在输卵管和子宫液中都含有葡萄糖，加入葡萄糖的目的不仅是因为葡萄糖是能量的来源，而且因为它对于脂质/膜结构及核酸的生物合成是必需的。因此，当胚胎的基因组激活后，生物合成水平升高，葡萄糖的重要性就显现出来了。另外，在着床时，囊胚周围的环境是相对缺氧的。在囊胚侵入子宫的过程中，葡萄糖代谢成为唯一的能量来源。这时葡萄糖来源于胚胎自身的糖原储备。如果在培养中，由于培养液中缺乏葡萄糖而使胚胎过早地将储备糖原消耗掉，那么着床时能量来源就会缺乏，使胚胎的着床能力下降。总之，在早期胚胎的培养中，葡萄糖对胚胎具有潜在毒性，解决办法或者是从培养液中去除葡萄糖，或者是去除磷酸盐，或者是在培养液中添加氨基酸和 EDTA。但是从培养 8 细胞期以后的胚胎开始,就要求培养液中含有一定量的葡萄糖。

（2）氨基酸:人类胚胎可以在缺乏氨基酸的环境下生长,但是培养结果会受到影响。培养液中应当含有一定量的氨基酸,理由如下:①输卵管和子宫中含有相当含量的氨基酸。②卵子和胚胎都存在特异的氨基酸转运系统。③卵子和胚胎都有氨基酸的储备。这些都说明在着床前和着床阶段,氨基酸在胚胎发育中都具有一定的生理作用。研究表明,在培养液中加入氨基酸可以提高囊胚形成率。即使是短时间将原核期胚胎放入缺乏氨基酸的环境也会对今后的发育造成不良影响。在这短短的时间里,胚胎就将自身的氨基酸储备消耗殆尽,需要更长时间才能重新恢复其氨基酸储备。因此,从取卵开始就应当注意要始终将卵子及胚胎放置在含有氨基酸的环境中。到 8 细胞期阶段,非必需氨基酸和谷氨酸能够促进胚胎分裂。但是到囊胚形成前阶段,非必需氨基酸和谷氨酸的作用就变成促进囊胚形成和孵化,而必需氨基酸的作用是促进胚胎分裂和内细胞团的形成。另外,氨基酸对于移植入子宫的胚胎也十分重要。在针对鼠胚的研究中,在含有非必需氨基酸的环境中将胚胎培养至 8 细胞期,再转入含有所有 20 种氨基酸的培养液中培养至囊胚,可以得到与体内形成的囊胚同样的着床率。

（3）螯合剂-EDTA:20 多年前,Ambruzak 首次报道 EDTA 对胚胎培养的重要性。随后有人证实,培养液中含有 $10\mu mol/L$、$150\mu mol/L$ 的 EDTA 可以帮助鼠胚度过 2 细胞期阻滞进入囊胚阶段。因此,目前许多培养液中部含有 EDTA 成分;但是 EDTA 的有利作用仅限于分裂期胚胎,对于囊胚前期胚胎,EDTA 只会影响内细胞闭的形成,升降低胚胎的着床串-EDTA 的作用是抑制细胞中的激酶,如 3-磷酸激酶,从而防止糖代谢的激活,对于分裂期胚胎是有利的。但是囊胚前期胚胎要利用糖代谢作为它的主要能钬来源,所以在含有 EDTA 的环境中培养会抑制内细胞团的形成。因此,此时的培养液就应当把 EDTA 去除出去的。

3.培养微环境

现在多采用一次性应用培养器皿,包括试管、四孔培养皿和各种组织培养皿等;无论用何种方法及何种器皿,必须能够严格保证培养液的稳定,包括温度、pH 和渗透压。卵子对于温度的变化极其敏感,即使温度轻微的降低,也会造成卵子纺锤体结构的破坏,有些时候是不可逆的,从而影响到染色体的完整性;已经有研究证实,由体外培养得到的胚胎的染色体异常率较高,也是造成 IVF 后自然流产率较高的原因。

4.矿 物 油

用平衡过的矿物油进行覆盖对于维持培养微环境的稳定有很多好处。矿物油作为一种物理屏障将培养液与空气隔绝,防止液体蒸发,延缓生气的流通,从而减缓 pH、温度和渗透压的改变;还可以防止空气中的病原体侵犯培养液。

二、取卵和胚胎培养

（一）取卵前的准备

取卵前一天,确保 CO_2 培养箱处于 37℃ 5%CO_2 和饱和湿度的环境,并配制取卵日所需工作液,包括以下几种。

1.取 卵 液

多采用含 HEPES 缓冲的各种培养液,如含 HEPES 的人类输卵管液(human tuba1 fluid,HTF),即 modified HTV(MHTF)等,加 10%血清代用品(SSS)或人血白蛋白(HSA)4mg/ml 后封口,放入 37℃环境中预热。

2.受 精 液

多采用 HTF 或其他如 fertilization medium 等受精液,同样加入 10%母血清或 SSS 或 HSA,

旋松瓶口,放入5% CO_2 37℃环境中过夜平衡。

3.矿物油

根据用最分装好矿物油,也要放入 CO_2 培养箱中过夜平衡。

（二）取　卵

（1）术前准备。打开操作台恒温板及显微镜上的恒温板,使之升温至37℃;将取卵试管和用来寻找卵子的平皿进行预热;准备3根巴斯德(Pasteur)吸管,过火使其头端主圆滑;准备2根1ml空针用来拨卵;将所有准备好的器材上均清楚标注患者的姓名和日期。

（2）将手术室中取到的卵泡液(FF)在保温条件下迅速倒入无菌培养皿中,用肉眼及体视显微镜观察,尽快将卵子移入37℃已经过夜平衡的取卵液。有卵子的部分为透明的黏团,平铺在培养皿底上,可以清晰地看到黏液团中央有针尖大小的内色圆点,即为卵—冠—丘复合体(OCCC)。如有疑问,可在体视显微镜下加以确认。

（3）拔除 OCCC 附带的血液及组织块,冲洗干净后加以镜检和评分,确认其成熟度。移入受精液中,置5% CO_2 培养箱中培养。

（三）精子洗涤

将无菌条件下用手淫法取到的患者丈夫的精液置于37℃下液化30min,开始洗涤精液,根据精液常规检查结果的不同,有多种方法可供选择。

1.二次上游法

比较简便易行,适用于精液常规检查正常的标本,洗涤后得到的精子液纯净,精子成活率及 a 级精子数均较高。

2.Pereoll 梯度离心法

广泛应用于体外精液的处理,尤其对于精子活力不足或精子畸形率较高的标本,比上游法具有更多的优势。具体方法如下:

（1）在 14ml 试管中先加入 2ml 80%Percoll 液,然后在其上方小心加入 40%Percoll 液,形成两层 Pelcoil 密度梯度分离件,将2ul液化精液加入分离件上层,每层交界处均可见清晰的分界向。

（2）300 × g,离心,20min,将精液层和 40%Percoll 液层吸上,80%Pereoll 液与 4ml 洗精液混匀备用。

（3）300 × g,离心,10min,将上清液吸去,将沉淀用适量洗净液混匀备用。

3.微量 Percoll 梯度离心法

经过该法处理后,精子回收率更高,尤其适用于精子密度小、活动率低,正常形态精子数少的患者。方法如下:

（1）精液与洗精液按 1 ： 2 比倒混匀,200 × g,离心,10min。

（2）去上清液,沉淀用 0.3ml 洗精液混悬。加入到 Percoll 梯度层的上方,Percoll 梯度由管底向上分别为95%、70%和50%。

（3）300 × g,离心,30 ～ 45min,去上清液。沉淀用 1ml 洗精液洗 2 次,最后沉淀用适量洗精液混悬备用。

（四）授　精

取洗涤后的精子液,按 100 000 个/ml 正常精子的浓度进行授精;如果精子的各项指标欠仕,可以考虑适当提高授精精子的浓度。授精的方式有两种:

1.微　滴

卵子在体外预培养 3 ～ 4h 后进行授精:事先做好液滴并平衡,每 1 个卵子放入 1 个液滴,液滴中含有 100 000 个/ml 的活动精子。

2.四孔皿

按 100 000 个/ml 直线前向运动精子的浓度进行授精,受精液上封矿物油,置 37℃5%CO$_2$ 环境中过夜培养。整个过程注意避光、保温和保持工作液的 pH 值。

(五)准备次日工作液

在当日工作结束前准备第二天的工作液,包括以下两种。

1.胚胎培养液

如 P-1medium,cleavagemedium 等,均加 10%母血清或 SSS 或 HSA,置 CO$_2$ 培养箱中过夜平衡。

2.矿物油

(六)取卵第二天(第 2 天)

(1)于授精后 16 ~ 18h,取出前一天受精的卵子,吹打或用针拨去卵周围的冠丘细胞,置倒置显微镜下观察卵子的受精情况;如果卵细胞质中出现双原核结构,则为正常受精;如出现多个原核,为多精受精;如无原核出现,则为未受精卵;记录受精情况。

(2)将正常的受精卵移入胚胎培养液中,置 5%CO$_2$37℃过夜培养。

(3)同样,于当日工作结束前,配置第三天需要用的胚胎培养液或胚胎移植液,均加 10%母血清或 SSS 或 HSA 过夜平衡。在矿物油覆盖下,用液滴成群进行胚胎培养是目前较常用的培养方式;已经有一些研究结果认为,群体培养减少培养液体积,对于胚胎发育有利。由此说明培养中的胚胎可以分泌一些因子,影响自身及其周围的其他胚胎。因为要在液滴中(20 ~ 50μl)培养,所以上面要覆盖矿物油或石蜡油。

(七)胚胎评分系统与选择性单胚或双胚移植

由于受胚胎的着床率限制,尽管在一定范围内适当增加移植胚胎数可以使妊娠率有所提高,但同时带来的问题是多胎妊娠率的增加。以往的胚胎移植是在第 2 天进行,现多继续培养,使胚胎继续发育,可以对胚胎质量进行更进一步的挑选,达到提高胚胎着床率的目的。同时对特定人群,把胚胎移植数降低到 1 个或 2 个。无论移植何时期的胚胎,选择的主要依据还是胚胎的形态学特征。这就对胚胎的形态学评分提出了较严格的挑战。无论采用哪种方法进行胚胎评分,前提条件都是要无创伤性,而且耗时不能太长。

Edwards 提出一套胚胎评分方法,主要依据胚胎发育的速度及形态,得到很好的应用。随后又有许多研究得出同样的结论,并分别总结了自己的评分方法。之后,有些学者致力于研究某些生化指标对胚胎发育评价的作用。Conaghan 提出丙酮酸利用率与胚胎发育潜能呈正相关。但 Jones 却提出葡萄糖代谢率并不能作为囊胚发育潜能的标识。这些生化指标当然会对进一步的胚胎评估提供资料,但是却需要更多的检测手段,花费也更大,没有推广价值,仍然需要用耗时少又比较简便的方法进行胚胎评分和选择移植。在选择胚胎移植时有 3 个最主要的指标,即原核期胚胎的形态学观察及评分、卵裂情况和囊胚形成情况。

1.原核期胚胎评分

现在有许多研究报道,对原核期受精卵形态的评价对于预测胚胎的发育能力具有重要意义。原核期受精卵的评分系统包括原核大小、核仁数目及分布和细胞质的形态。另外还要考虑到第一次分裂的情况。Scott 和 Testarik 分别报道了简单的原核期卵的评分方法,都对受精卵的进一步发育能力有预示作用,并能进一步预示胚胎的着床率。评分方法包括以下几种。

(1)原核:根据原核可以清楚地判断卵子是否受精。在受精后 16 ~ 18h 观察,2 个原核应当同时出现,并且相互靠近。如果在受精后 18h 2 个原核不能同时出现,则认为可能是微管系统出现异常,可能会影响到将来胚胎的发育。这些胚胎通常不会发育至囊胚。

2 个原核应当大小相同,如果大小差别较大,有 87%可能存在染色体异常。类似的,如果原核太小,通常也是不正常的,胚胎会出现发育不良和停止发育。原核的位置也十分重要。在受精过程中,微管将雌原核拉向雄原核。雄原核位于受精卵的中央。因此,双原核应当位于受精卵的中间部分或者稍偏向有第一极体的那半部分。只有以上方面都正常的胚胎才会进行下一步的评分。

(2)核仁:用 Hoffman 或 Nomaski 相差镜头可以清楚地看到原核中核仁的数目及分布。根据核仁的数目、大小和分布可以将胚胎分为 Z-1、Z-2、Z-3 和 Z-4。每个原核最好含有 3 ~ 7 个核仁;具有很多极小核仁的受精卵往往发育较慢,只有 10%~ 15%会发育至囊胚。如果两个原核含有的核仁数目不一样,也预示胚胎发育能力欠佳;如果 2 个原核含有的核仁的数目和大小不同,说明雌雄原核的发育不同步,从而导致胚胎发育欠佳。

(3)极体:已有报道证明,第一极体的形态与卵子的质量及将来胚胎的发育关系密切,当卵子的第一极体表现为圆形、没有碎片、细胞膜光滑时,就会得到较高的受精率,所形成胚胎的质量也较好,如果卵子的极体形态异常,说明卵子的细胞质或染色体可能存在异常;极体异常包括有大小异常和细胞膜不完整,关于在受精后 16 ~ 18h 观察第一极体和第二极体对于预测胚胎发育有何意义目前还不清楚。

总之,原核胚胎评分有以下意义:①可以作为选择移植胚胎的最初的判断标准,第 3 天或第 5 天的胚胎形态是进一步选择移植胚胎的标准,二者具有高度统一性。②用于选择可以冷冻保存的胚胎。③可以帮助决定某些患者的胚胎能否继续培养至囊胚阶段,还是在第 3 天移植。

2.分裂期胚胎的评分

主要还是根据胚胎的形态学进行评分:Gerris 和 VanRoyen 提出了严格的评分方法,而且只选择移植半个胚胎:这个质量最好的胚胎应当具备以下特征:第 2 天有 4 ~ 5 个卵裂球,第 3 天有至少 7 个卵裂球,卵裂球没有多核,碎片< 20%;在 26 个单胚移植周期,着床率是 42.3%,继续妊娠率为 38.5%。在 27 个双胚移植的周期中,着床率是 48.1%,继续妊娠率为 44%。但是要注意观察胚胎的时间。在第 2 天早晨观察到 4 细胞期胚胎与下午观察到的 4 细胞期胚胎有差别。一般是固定时间观察,如在受精后 16 ~ 18h 观察受精卵,40h 左右观察胚胎情况。如果在受精后 25h 观察发现 2 细胞期胚胎,那么该胚胎的着床率和妊娠率较高。

3.囊胚期胚胎的评分

随着序贯培养液的应用,囊胚的形成率也有了很大的提高。Gardner 提供的囊胚评分标准是基于囊胚的扩张与内细胞团和滋养层细胞的同步性等方面的指标来制定的。依据他们的标准挑选高质量的 2 个囊胚(即扩张囊胚、内细胞团紧密、滋养层细胞连接紧密)进行移植,可以获得的临床妊娠率和着床率分别是 86.7%和 69.9%。如果囊胚的质量达不到上述标准,则临床妊娠率和着床率会下降,分别是 43.8%和 28.1%。囊胚形成的时间也十分重要。Shoukir 移植分别在第 5 天和第 7 天冷冻的囊胚时,发现妊娠率分别是 38.9%和 6.2%,而冷冻时囊胚的质量并没有差别。这些结果表明,即使是质量同样良好的囊胚,囊胚的形成时间也更为重要。因此,在第 5 天形成的囊胚才是最好的。

4.选择单个或双胚移植

综合评价上述评分标准,可以选择 1 个或 2 个胚胎移植,从而减少 3 胎及以上的多胎妊娠,同时保证较高的妊娠率。

(1)受精后 18 ~ 19h 观察原核形态、大小、数目和极体位置。

(2)受精后 25 ~ 26h 核膜融解,已经开始有 2 细胞期胚胎出现。

(3)受精后 42 ~ 44h 卵裂球数目≥4,碎片< 20%,没有多核的卵裂球。

(4)受精后 66 ~ 68h 卵裂球数目≥8,碎片< 20%,没有多核的卵裂球。

(5)受精后 106 ~ 108h 囊胚腔已经扩张;存在内细胞团,细胞数目较多,且较紧密;滋养层细胞数目较多,并且相连。

在每一步中都有良好表现的胚胎就是应当选择移植的胚胎。

(于源源)

Chapter 21

辅助生殖技术的结局及其并发症

第一节　辅助生殖技术的成功率

Section 1

辅助生殖技术(ART)是在早期各种体内人工授精和全球首例试管婴儿(ⅡVF)诞生的基础上逐步发展起来，并出生了首例 ICSI 婴儿，在此基础上又衍生出了许多新技术，人们研究各种助孕技术的同时也在探讨其成功率，那么影响辅助生殖技术成功率的因素有哪些？各种助孕技术的成功率是多少？本节将围绕这两个问题展开叙述。

一、影响辅助生殖技术成功率的因素

影响辅助生殖技术成功率的因素很多，包括患者的年龄、不孕病因、促排卵方案、内膜容受性及配子、胚胎质量等。现就患者、医护因素等方面进行阐述。

(一)患者方面

1.年　　龄

妇女的生育能力随年龄的增长而逐年下降。目前引起生育能力下降的原因仍有争议，Haman 首先提出"氧自由基—线粒体损伤学说"。该学说认为过氧化反应对核 DNA 和细胞膜造成的破坏是引起细胞功能随年龄而下降的主要原因，但人们倾向于认为年龄对生育的影响可能与几个方面有关：①排卵功能减退。②自然流产率增加。③遗传异常影响受精。④妊娠的维持、子宫内膜功能下降等。在整个妇女生育期中，年龄因素起着重要作用。最近有学者发现，与年龄有关的生育下降始于 20 岁后期，而不是人们原来所认为的始于 30 岁中期。年龄在36 岁以上者生育力明显下降，40 岁以上者尤甚，同时流产率显著增加。流行病学调查分析发现，妇女年龄在 40 岁时，总的生育力下降 50%，自然流产率增加 2 ～ 3 倍。目前认为，年龄的负性影响主要表现在卵巢：随着年龄增长，原始卵泡的数目逐渐减少；卵巢体积、卵泡数和卵巢间质血管也随之下降，同时高龄妇女(特别是 40 岁以上)的卵子可能发生凋亡改变，因而生育能力骤然下降。患者年龄与卵巢反应不良有关。年龄是预测女性 IVF 成功率的最好指标。研究发现随着年龄的增长，获卵数减少，大约每增加 2.3 岁减少 1 个。而且随着年龄的增长，卵裂数也减少。目前，已提出几种假设来试图解释卵泡数下降的原因：大量原始卵泡和非整倍体卵泡病变，甚至在减数分裂前就发生，这是通过一种未知的内部机制和 40 岁时循环中 FSH 升高所致，当然推测卵子质量的改变可能是其主要原因。由于卵子处于第一次减数分裂静止期可长达 45 年，卵子及其周围的过氧化物对卵子线粒体 DNA、蛋白质和脂类的破坏能降低细胞内三磷酸腺苷(ATP)含量和谷胱甘肽/双硫基谷胱甘肽(GSH/GSSH)的比例，并使细胞内钙离子浓度

升高从而影响卵子和随后形成的胚胎活性,造成非整倍体卵子的增多以及卵细胞凋亡,所以高龄妇女妊娠率较年轻妇女明显降低。由此可见,随年龄增长而出现的卵子质量的改变可能是引起生育能力下降的主要因素。另有研究认为,高龄妇女胚胎着床率低可能与卵子 ATP 含量有关,但尚需进一步证实。

年龄不仅对卵巢有影响,对子宫也有影响。随年龄的增加,子宫内膜在形态上和功能上发生一系列的改变,如在形态上出现胶原含量增加,基质细胞组织中 DNA 含量以及内膜细胞中雌激素(E)受体减少;而在功能上,尽管有排卵,子宫血流量和可产生蜕膜的容积也减少。Meldrum 认为种植率可能取决于孕激素作用下子宫内膜的分泌期改变,孕激素的用量和疗程可改变子宫内膜的容受性,当然已证明接受供卵的妇女其妊娠率低与年龄对内膜容受性的影响有关。

2.内 分 泌

已有几项研究表明,月经第 3 天的基础 FSH 水平能反应卵巢对刺激的反应能力并间接反应患者的生育潜力,如果基础 FSH 水平较低,那么其妊娠率比 FSH 高者要高。Toner 等人的研究表明,在预测 IVF 成功率上,月经第 3 天的 FSH 水平比年龄更好。但也有研究认为基础内分泌 FSH 水平和年龄能预测卵巢储备及获卵数,其中年龄是预测女性 IVF 成功率的最好指标。相反,有的研究表明 FSH、LH 和 IVF 结局之间并无相关性,这可能与他们选择研究的患者中 95% 的年龄界于 28 ~ 35,其基础内分泌 FSH 和 LH 均正常有关。而且促性腺激素的释放是脉冲性的,因此单一测定可能不能作为反应标准。已有文献报道,基础 LH 水平与不良的妊娠结局有关。也有研究表明基础 E_2 水平高者其周期取消率高而妊娠率低,而且与 FSH 无关。Evers 等发现基础 FSH 正常者其较高水平的雌激素预示 IVF 反应不良。早期高水平的雌激素可能见于早绝经妇女,由此可预示其 IVF 成功率较低。然而对于高雌激素的年轻患者来说,并不能说其预后不良,因此对于年龄在 35 岁以上者,雌激素才能作为种植和妊娠不良的预后标志。

雄激素对生殖潜能有不良影响。在 IVF-ET 治疗中,卵泡的生长总是被高浓度的雄激素阻碍。已有研究表明具有高浓度雄激素者 IVF-ET 后能妊娠的希望较低,而且在高雄激素血症妇女中取消率和卵巢过度刺激综合征发生率较高。Check 等人发现,卵泡期有较高浓度的雄激素和硫酸脱氢表雄酮者,其睾酮升高速度在非妊娠妇女中比妊娠妇女中快,因此作者推荐在这些妇女使用 GnRH 激动时间要长。促卵泡生长药物,如 HMG,可能会使中期雄激素水平升高,这可能是 IVF 失败的原因之一。有报道在使用促性腺激素作为卵巢刺激剂时血中雄激素水平是增高的,原因之一可能是由于 FSH 和 LH 分泌失调而使肾上腺和(或)卵巢分泌雄激素增加,另一原因可能是肥胖者周期性的雄激素转化。Gerhard 等人发现高雄激素血症者无论是自然周期还是促排卵治疗其妊娠率明显低于正常雄激素者。也有证据表明,复发流产者其早期卵泡期 PRL 和雄激素水平明显升高。Laufer 等发现输卵管因素性不孕者在进行 IVF 监测时 PRL 水平明显升高,这表明在所有进行助孕技术前监测 PRL 很有用。也有研究表明,血清中 PRL 水平的增高对生育和胚胎发育无不良影响。他们甚至提出低 PRL 血症对 IVF 结局可能有不良影响,因为 PRL 在卵泡成熟中发挥有益作用。甲状腺功能失调对生育有广泛的影响,如可影响性腺发育、月经失调和不孕。甲状腺功能低下及甲亢均可影响生殖潜能。原发性甲状腺功能低下与 TRH 产生增加有关,而 TRH 刺激 TSH 和 PRL 的分泌。甲亢与产生过多的性激素结合球蛋白和雄激素有关。尽管我们发现妊娠妇女比未妊娠妇女 TSH 水平明显增高,但这些差异不可能反应外周甲状腺功能的失调,因为血清正常 TSH 几乎可以排除甲亢或甲低。

3.体 重

研究发现体重对 IVF 的结果有负性影响,而且肥胖与不孕有关。Lewis 回顾性地分析了 368 例经历 IVF 或 GIFT 的患者,同时将 5 例体重指数相当的设为对照,结果发现体重与促排卵结果之间无关,但在 BMI 最高组中获卵数较少,在 BMI 最低组中 E_2 和妊娠率有较高的趋势。

Crosignani 等报道了 111 例 IVF 结果,他们发现随着 BMI 的增高,促排卵第 4 天卵泡数较少,而且最终获卵数也较少,平均用药安瓿数相似。然而他们并未报告取消率、E_2 水平或妊娠率。Wass 等发现,220 例进行 IVF 的妇女中,IVF 结果与腰臀比之间呈负相关,但与总的体重或 BMI 无关,但在超重组中其妊娠率有较低的趋势。但 Lashen 等回顾性分析了 333 例进行 IVF 的妇女,结果发现体重对 IVF 结局无不良影响。有一项研究发现进行 IVF 的 398 名妇女中超重者促排时需要较多的促性腺激素,而获卵数却很少,但与 BMI 组相比妊娠率和流产率间无差异。另一研究回顾性分析 3 586 例 IVF 妇女时发现,BMI 增加时 IVF 成功率直线下降。Halme 等报道体重与促排卵时用药剂量和时间之间呈正相关。我们也发现促排卵药的需要量和时间随着体重的增加而增加。我们发现就相同的治疗方案而言,超重组的妊娠率是下降的,这表明存在卵和(或)胚胎质量或可能子宫内环境异常可能是 IVF 结局不良的原因。我们发现体重越重则结局越差,这方面的潜在原因正在探讨之中。评价超重组与正常组之间卵与胚胎质量的前瞻性研究对阐明体重增加对 IVF 结局的负性影响可能有帮助。研究高雄激素水平或胰岛素抵抗对 IVF 的影响对进一步明确过多体脂对 IVF 的影响机制也有帮助。在明确这些机制后,劝说患者在进行 IVF 前先控制体重才有说服力。这不仅对患者总的健康有益,而且有可能增加 IVF 的成功率。

4. 不孕时间

随着不孕年限的增加自然妊娠的可能性在下降。不孕年限对不孕治疗的影响,尤其是 IVF,尚不清楚。但研究发现即便纠正年龄的影响后,不孕时间越长治疗成功率越低。

5. 不孕原因

研究表明,助孕技术的成功率与造成不孕不育的原因有关。Sharma 及其同事研究发现,因输卵管因素行体外授精时其受精率和卵裂率最高,而因男性因素行体外授精时受精率及卵裂率最低。子宫内膜异位症占生育期妇女的 2%～50%,手术是一种治疗方法,但没有足够的证据表明手术能明显改善生育,而且卵巢内异位灶的剥除可能会使卵巢储备下降,对促排卵反应不敏感。因此对于不孕患者而言,非手术治疗可能是一种更好的治疗选择。研究发现,有子宫内膜异位症的不孕患者 IVF 后妊娠成功率几乎为其他不孕原因行 IVF 的一半。内异症不仅对内膜的容受性有影响,而且对卵和胚胎的发育有影响。英国伦敦皇家医院的 Ovrang Djahanbakhch 博士通过最新研究显示,子宫内膜异位症可引发机体改变,使精子卵子相遇结构的有效性降低,进而影响胚胎形成的第一步——卵子与精子相遇。该研究首次发现子宫内膜异位症本身影响生育力的客观证据。

子宫肌瘤的发生率占育龄妇女的 20%～25%,子宫肌瘤对助孕技术的影响与子宫肌瘤的数目、位置及与对内膜有无影响等有关。如宫颈肌瘤可影响精子进入宫腔;黏膜下肌瘤易使子宫内膜感染不利于孕卵着床;巨型多发性子宫肌瘤使宫腔变形,特别是输卵管间质部被肌瘤挤压不通畅,妨碍精子通过,均影响受孕。此外,有些学者认为,子宫肌瘤引起的子宫肌壁、子宫内膜静脉充血及扩张,导致子宫内环境改变而不利于孕卵着床或使胚胎发育供血不足而致流产。Yarali 等对因男性因素行 ICSI 的患有肌壁间或浆膜下子宫肌瘤的 108 名妇女(肌瘤未影响内膜)与无肌瘤的 324 名对照者的研究表明,促排卵天数、MII 期卵获得数、受精率和卵裂率、优质胚胎数的移植数、种植率和临床妊娠率均相似,而这些妇女的肌瘤大小界于 0.5～10cm,数目为 1～8 个,这表明肌壁间和浆膜下肌瘤对种植率和临床妊娠率无影响。腹腔镜治疗育龄期妇女子宫肌瘤预后良好,无严重并发症发生,121 人进行二探术时只有 2 人发现存在粘连,术后 105 例获得妊娠,91 例分娩,未出现子宫破裂或瘢痕裂开。

输卵管积水即便是行 IVF,其成功率也较低,原因可能与积液向宫腔内渗漏有关。输卵管切除能克服积水对种植和胚胎发育的不良影响。斯堪的纳维亚的研究表明,对存在超声下可见的输卵管积水患者行输卵管切除术有益,行输卵管切除术后临床妊娠率分娩率明显提高,有统计学意义,因此对有较大的输卵管积水而无自然妊娠可能者建议其行输卵管切除术,这样有助于提高 IVF 的成功率。Chien 发现 IVF 促排卵周期宫腔有积液时其妊娠率低。

(二)医护因素

IVF-ET 妊娠率近年来明显提高,如何提高妊娠率是许多研究的主题。然而,对于"医生因素"在 IVF-ET 结局的影响报道较少。有研究表明同一治疗方案由不同的医生治疗时其妊娠率变化很大。妊娠率和种植率的明显提高,与包括提高医生监测在内的多种因素的改善有关。如普遍使用 Wallace 移植管、胚胎选择和胚胎移植于第三天进行等。研究表明,操作轻柔、推注胚胎缓慢和退出移植管前能将移植管在合适的位置保持几分钟的医生其成功率较高。刺激周期的质量明显与患者的选择有关。即使是最有经验的医生也不能使对刺激反应不良的妇女获取高质量的刺激结果。因此,一些医生成功率低可能与选择的患者不好和(或)接收并治疗"较难的"患者有关。为了解为何不同的医生其妊娠率不同,我们分析了一些因素如使用促排卵药物的数量、刺激时间、取消率、冻胚率和受精失败率,然而医生中这些因素间无统计学差异,而且在胚胎移植数目上也无差异,那么推测"经验因素"可能是上述医生成功率高的原因。然而研究表明最现实的解释可能是:IVF-ET 不仅是一门科学,还是一门艺术。

胚胎移植可分为容易、较难和困难三类。如果移植费时、移植管遇到阻力,则认为移植是困难的。如果需要探针或行宫颈管扩张,或移植管上存在血迹,那么需要更换移植管。习惯上,人们很少注意到胚胎移植技术的重要性。人们常常认为 IVF 成功因素中胚胎移植技术是微不足道的。临床医生总是不愿改变他们的胚胎移植习惯或方法。自从 20 年前 Ed-wards 等首次描述胚胎移植以来,人类胚胎移植的关键特征依然保留。然而,胚胎不能种植的许多原因可能源于胚胎移植技术。子宫收缩、胚胎逼出、移植管头部的黏液和血迹、移植管细菌污染以及潴留胚胎等都是影响胚胎移植成功率的因素。Meldrum 等是首次提出精确的胚胎移植技术是 IVF 成功的必要条件的研究者之一。随后大部分回顾性研究已试图澄清胚胎移植成功与失败的技术参数。

Englert 等报道,移植好的妊娠率为 33.3%,而移植"不好"的其妊娠率为 10.5%。同样,Mansour 等研究表明移植困难者妊娠率和着床率很低(分别为 4% 和 1%),而移植容易者其妊娠率和着床率较高(分别为 20.4% 和 6.7%)。移植容易或较难的妊娠率要比移植困难的妊娠率高约 1.7 倍。其他人也报道了移植容易与妊娠之间呈正相关。相反,Tur-Kaspa 和 Nabi 则发现移植难易与成功率间无关。可直接用对子宫内膜损伤的程度来评价是否有创伤性移植,其本身可以影响移植结果。Kovacs 调查了 42 个临床医生来评价影响胚胎成功移植的因素后认为,移植管上无血迹、避免使用探针以及不要接触宫底是最重要的。已有研究表明,临床医生的移植困难程度是所有影响因素中最重要的。

移植时有胚胎残留对 IVF-ET 结果的影响存在争议。Goudas 和 Nabi 等发现,将残留的胚胎再次移植回宫腔后在妊娠率上并无显著差异。相反,Visser 等则发现当出现胚胎残留时妊娠率将很低。Poindexter 等发现,行常规胚胎移植后 46 人中有 4 例患者(8.7%)其胚胎残留在宫颈或窥器上。除了移植后在显微镜下检查移植管上是否有残留的胚胎外,尚无其他办法来确定胚胎已成功地放入宫腔中。既然宫颈和窥器不容易或不进行常规检查,那么许多"丢失"的胚胎也就不易发现。虹吸作用或退出移植管时形成的负压能将胚胎拖到宫颈处。当移植管退出时胚胎可能黏附于移植管的外壁然后黏于宫颈黏液上。众所周知,移植时子宫收缩会影响动物的胚胎种植,但人类中这一因素的影响只是在最近才着手研究。Fanchin 等研究超声图像来量化子宫肌收缩频率为每分钟 4.3 次,若子宫收缩频率增加则妊娠率和种植率下降。胚胎移植日的黄体酮水平而不是 HCG 日的黄体酮水平与子宫收缩频率相关。随着黄体酮水平的上升子宫收缩频率下降。在另一研究中发现，在试移植时采用探针触及宫颈时可增加子宫收缩的发生，子宫峡部的收缩随黄体期而减少，这可能是第 5 天囊胚移植成功率高的原因。

Meldrum 等报道，减少空气柱和总的移植容量后妊娠率和种植率会增加。移植液中蛋白浓度似乎对结果并无影响，Khan 等比较了 75%、8% 和 2.25% 蛋白浓度对结果的影响无差异。而且，增加移植液黏度并不改善移植结果。然而，在鼠模型中将移植液中的蛋白质改用氨基葡糖、多聚糖、透明质酸，可明显提高妊娠结局。也有研究表明，胚胎移植时移植液的多少对妊娠和种植率有显著的影响，移植液多时其妊娠率高。

移植管尖端放置位置对妊娠率也有影响。Waterstone 等报道了两位医生进行胚胎移植的结果。其中一位医生先将移植管放至宫底部然后退出 5mm 后注入胚胎。第二位医生将移植管放至距宫颈外口 5cm 的地方然后注入胚胎，而不将移植管接触宫底部。第一位医生的妊娠率为 24%（137 个患者中 33 例妊娠），而第二位医生的妊娠率为 46%（98 例患者中有 45 例妊娠），第一位临床医生改用第二位医生的技术后获得了相同的妊娠率。而且，Yovich 和 Nazari 报道如果移植管接触到宫底或胚胎移植距宫底 < 5mm 时会导致宫外孕发生增加。

胚胎移植的最终目的是将胚胎移植至对宫底损伤最小而种植可能最大的位置处，因此于胚胎移植前探宫腔至关重要。Mansour 等评价了 335 例患者，按治疗周期前是否进行探宫腔分为两组，结果在没有探宫腔组中有 29.8% 在胚胎移植时遇到困难，而在探宫腔组中却未遇到有胚胎移植困难的。

胚胎移植管可以两种方式插入子宫：通过"临床摸索"的盲插或超声引导下的插入。盲插可使 17.4% 的患者经历不经意的移植管尖部接触宫底。超声引导下进行移植有许多好处。它可使放置软的移植管较容易、避免接触宫底、对于宫颈管较长者可确保移植管位于宫腔、可以使移植管沿着内膜腔轮廓进入宫腔以避免引起内膜损伤或将移植管尖端刺入内膜以及引起内膜出血。其他益处还包括可以评价卵巢和腹腔内液体情况从而可以安排是否进行胚胎移植，以避免发生卵巢过度刺激综合征。此外，进行经腹超声引导需要充盈膀胱，这对于改变宫颈子宫间的角度也是有益的，还可以提高妊娠率。超声引导下移植胚胎最先由 Strickler 等描述。研究发现超声引导下胚胎移植不仅简单而且可以避免移植管变形。Hurley 等使用经阴道超声引导，他们报道这可以提高妊娠率，与单胚移植相比有统计学意义。Prapas 等比较了 61 例超声引导下的胚胎移植和 71 例盲移植结果发现超声下胚胎移植有较高的妊娠率（36.1% 和 22.6%）。Couoleu 等研究结果也与上者相似。同样，超声引导下的胚胎移植其种植率也较高。较多的研究结果表明胚胎总是种植于所放置的地方，这也肯定了要仔细移植的重要性。对于移植困难者可将滞留的胚胎继续培养，再次进行非创性移植，从而使胚胎和宫颈不引起应激，通过这种方法有成功妊娠的报道。另有大量报道是关于显微操作技术对 ICSI 成功的影响，如精子注射入卵胞质前必须完全制动；精子真正注入卵胞质并且不被逐出才能成功，如果精子被留在卵周间隙，那就相当于单精透明带下授精，受精率极低；显微操作对卵子的损伤问题，如显微注射针针尖过长易在操作时划卵膜，针尖太钝会由于操作时对卵子的过分挤压使其受损，注射针内径过粗易引起液体超负荷注入胞质，用来固定卵子的显微固定针前端一定要平整，否则注射过程中卵子易滚动，使操作失误，还使卵受力不匀，易损伤卵子。在注射精子时随精子进入胞质内液体量过多，引起卵细胞溶解。卵子在培养箱外暴露时间越短越好，显微操作过程最好不超过5min。技术熟练是 ICSI 成功的前提，目前 ICSI 受精率及卵裂率的提高根本上是由于技术的提高。最近研究表明，ICSI 后胚胎发育期对胚胎移植后的结局有显著影响：移植 2 细胞胚胎的ICSI 周期，妊娠率为 9.3%；而移植胚胎中至少有一个 > 2 细胞期时，妊娠率为 35.8%。研究认为 ICSI 对一些胚胎造成某种损伤，使细胞发育受到影响，阻碍着床。一般认为极体附近是卵子染色体所在位置，因此显微注射时注射针斜面要背向极体方面以免损伤染色体。当然由于 ICSI

应用于人类仅仅只有 10 年时间,许多问题,如生育方面的问题,尚需进一步随访。

二、辅助生殖技术的成功率

随着 LouiseBrown 的诞生及首例 ICSI 婴儿的出生,许多男性或女性不孕夫妇可以实现为人父母的愿望。不孕治疗的最终目的是让大量不孕夫妇有机会实现拥有孩子的梦想并亲身体验拥有孩子的幸福。最近 25 年来不孕治疗方案取得了长足进展。但不同的生殖中心和实验室实施不同的助孕技术,其成功率不同、妊娠结局也有差异。总的来说,移植 3 个胚胎时妊娠率为 30%～ 40%。20 ～ 24 岁女性妊娠率最高(35%),而 40 岁以上者则降低至 10%。在常规 IVF 中,Croucher 报道 20 ～ 25 岁年龄组的妊娠率有 48%,而 41 岁及以上年龄组的妊娠率仅为8%。在用供者精子行人工授精时,31 岁以上妇女的妊娠率每年下降 12%。目前关于引起生育能力下降的原因仍有争议,多数文献主要围绕在卵子质量和子宫容受性两方面。其他因素,如获卵率、胚胎移植数目和胚胎质量等也可能对妊娠率的下降有一定影响。

ICSI 与囊胚移植的妊娠随指征不同而不同,囊胚移植的种植率高。双胎和三胎占妊娠中的 50%,四胎和五胎者流产率可高达 50%,胎儿非整倍体发生率高,尤其是双胎或以上多胎妊娠者常发生早产。减胎术可将多胎减为单胎。美国总结结果表明,在实施的 88077 周期助孕治疗者中,IVF63639 周期(包括显微操作),每获卵分娩率为 29.4%;GIFT838 周期,每获卵分娩率为 27.9%;合子输卵管内移植 945 周期,每获卵分娩率为 29.8%;6509 新鲜供卵周期,每移植分娩率为 41.8%;12005 冷冻胚胎移植,每移植分娩率为 23.6%;代孕 821 周期,每移植分娩率为33.6%。而且 398 周期是采用多种治疗方式,18 周期用于研究,416 周期是供胚。所有治疗周期中有 21 904 例分娩,出生 30 967 个新生儿。据报道 2009 年助孕技术比 2008 年人数明显增加(增加 7.5%)。研究表明 2009 年的成功率比 2008 年提高 1.2%。每移植妊娠率与胚胎移植数有关,当移植一个胚胎时每移植妊娠率为 9%,当移植 2 个胚胎时妊娠率为 20%,当移植 3 个胚胎时妊娠率为 35%,当移植 4 个胚胎时妊娠率为 40%,5 个胚胎时妊娠率为 41%。当移植 2 个胚胎时双胎发生率增加到 21%,移植 3 个胚胎时为 23%,移植 4 个胚胎时为 21%,移植 5 个胚胎时双胎妊娠率为 22%。移植 3 个胚胎时三胎妊娠率为 8%,移植 4 个胚胎为 9%,移植 5 个胚胎为2%。理论上认为限定胚胎移植数为 2,将剩余的胚胎冷冻以便以后进行移植,这样的累计妊娠率可达 77%。双胎率会 < 20%,而且不会发生三胎或多胎妊娠。Robert 资料表明,当移植 < 3个胚时,妊娠率为 13%,移植 4 个胚,妊娠率 25%,移植 5 ～ 6 个胚,妊娠率不再增加。2009 年,欧洲助孕技术的结果是在 22 个国家 538 个临床进行了 258460 周期,其中 IVF125370 周期,ICSI95221 周期,冻胚移植 34 002,共卵 3 867 个周期。不同国家之间存在巨大差异,IVF 临床每获卵妊娠率和每胚胎移植妊娠率分别为 24.2%和 27.7%。ICSI 相关率分别为 26.1 和 27.9%,与2008 年相比,增加幅度由 2.2%上升到 5.2%。单胎、双胎、三胎和四胎分娩率分别为 73.7%,24.0%、2.2%和 0.1%。多胎分娩率为 26.3%。IVF 和 ICSI 后三胎分娩率波动于 0.3%～ 7.0%。IUI 的成功率随着年龄的增加而下降,40 ～ 42 岁妇女 IUI 的活婴出生率为每次授精 9.8%。

(刘卉)

第二节　卵巢过度刺激综合征

Section 2

卵巢过度刺激综合征(OHSS)是促排卵的最严重并发症,几乎都是医源性并发症,主要与使用外源性促性腺激素有关,偶见于使用氯米芬促排卵者,罕见于自然周期妊娠者,系外源性或内源性促性腺激素所致的综合征。一方面是卵巢过度刺激产生大量的甾体激素,另一方面是卵巢显著增大、血管通透性增加、富含蛋白质的体液漏入血管间隙,出现血液浓缩、"第三间隙"水肿,重者造成体液在体腔积聚,出现腹腔积液、胸腔积液及心包积液,少尿,电解质紊乱,危及生命的高凝状态,血栓形成,ARDS 及多器官功能衰竭。

一、发病率

由于分类标准不同,文献报道 OHSS 发病率的差异较大,而且不同促排卵方案及助孕措施 OHSS 的发生率亦无可比性。应用 IVF-ET 技术以前,使用促性腺激素后轻度 OHSS 的发生率在 8.4%～23%,中度在 0.005%～7%,而重度为 0.008%～10%;采用氯米芬促排卵,轻度 OHSS 发生率为 13.5%,中、重度罕见。采用 IVF-ET 技术以后,中度 OHSS 的发生率为 3%～6%,重度为 0.1%～2%,而轻度 OHSS 占 IVF-ET 周期的 20%～33%,而且随着 IVF-ET 技术的广泛应用,重度 OHSS 的发生率有随之增加的趋势。

二、病理生理及发病机制

OHSS 的病理生理变化包括两个方面:①两侧卵巢囊性增大,表现为间质显著水肿、散在众多的出血性卵泡和卵泡膜—黄体囊肿及皮质坏死和新生血管化改变;②体液急剧转移,造成腹腔积液、胸腔积液及血液浓缩,这是最主要的病理生理改变,多数学者认为其原因是毛细血管通透性增加,造成血管内液体向第三间隙转移。OHSS 中毛细血管通透性增加的具体机制不明,有关因素包括卵巢肾素—血管紧张素系统、组胺、前列腺素及某些细胞因子等。近年,细胞因子及其他血管活性物质在 OHSS 病因学研究及 OHSS 预测和治疗方面的作用越来越受到重视。

(一)循环系统病理生理变化

1.毛细血管通透性增高

毛细血管通透性增高是 OHSS 过程中血管内液体渗透到血管外即第三间隙,导致体腔积液的关键。造成毛细血管通透性增加的机制不清,但有证据提示,卵巢的血管紧张素系统或各种炎症介质如细胞因子、组胺、前列腺素等可能参与了其发病过程。

2.微循环功能失常

毛细血管完整性和小动脉的微血管调节功能失调。正常情况下,流经毛细血管的血压受小动脉的正常调节,任何干扰小动脉保护机制的因素,均可导致毛细血管损伤和毛细血管通透性增加,导致毛细血管内富含蛋白的液体漏出。Balasch 等认为严重 OHSS 过程中循环功能的失常并非继发于循环的血液容积的减少,而是广泛的外周小动脉扩张的结果,造成动脉血管充盈不足、动脉低血压,代偿性的心率和心输出量增加。但值得注意的是,他们的病例中无 1 例存在严重 OHSS 最常见的表现——血液浓缩。动物和人体试验均证实,由于雌激素的增加,OHSS 患者的血管张力降低导致血管扩张,可能是通过直接调节动静脉反射,而产生对雌激素剂量依赖性的血管扩张作用。

3.细胞比容与血浆容积的血液动力学关系

红细胞比容的增高意味着血浆体积的下降,很明显,当红细胞容量保持不变时,红细胞比容在数值上的变化不可能与血浆容积的改变一致,血浆容积的变化总是比细胞比容的变化大,因此,当细胞比容从 45%上升到 47%,仅 2 个百分点的变化,而血浆容积实际上却下降了 8%(后者是前者的 4 倍)。在 OHSS 治疗中必须注意此特点,当细胞比容达到 45%后,其任何水平的增高都不能快速反映血浆容积的耗竭程度,因而不能反映患者病情的严重程度。同样,细胞比容很少的降低可能表明血浆容积显著的增加。

(二)腹腔积液的形成

卵巢未受刺激时,正常腹腔液体体积与卵巢周期性变化直接相关。Rizk 发现在正常有排卵的妇女,腹腔液体量在卵泡发育早期逐渐减少,至排卵时开始增加,排卵后腹腔液体量突然增加,而且持续存在于整个黄体期,直至月经来潮时消失,因此腹腔液体量与输卵管和子宫的变化无关,因而认为应来源于卵巢或腹膜。Yarali 等将兔卵巢与腹腔隔离后进行研究,发现即使所有动物双侧卵巢均在腹膜外,仍可能发生腹腔积液,因此直接推翻了卵巢是腹腔积液直接来源的观点,推测是一种可以增加腹膜、网膜甚至胸膜微毛细血管渗透性的物质导致了腹腔积液的形成。

(三)毛细血管通透性的调节因子

1.卵巢肾素—血管紧张素系统(RAS)

近年来大量的证据显示,人卵巢组织内存在一个内源性的 RAS,对性激素生成、卵细胞成熟、排卵及黄体形成等卵巢生物学行为起重要的调节作用。人卵泡膜细胞可以合成肾素原(prorenin,PR)和活性肾素(activeren,R),血肾素原水平随月经周期而波动,肾素活性曲线与孕激素相似,在卵泡期较低,黄体期增高,黄体中期有一高峰,其变化并不依赖于肾脏。HMG 和 HCG 可以诱导卵泡液中 R 的活性,刺激卵巢 PR 的产生,促排卵后妇女卵泡液中不仅含有 PR 和 R,而且还有血管紧张素转换酶、血管紧张素 I、血管紧张素 II 及血管紧张素原。Gn 刺激卵巢后,在黄体期和早孕期,RAS 激活,增高的 E_2、P 起协同作用;E_2 可增强肝脏合成 AT,E_2 的舒血管和 P 对肾钠小管分泌的促进作用均可激活外源 RAS。卵巢内 AT-II 可能通过促进类固醇和细胞色素 P450 侧链裂解酶化合来促进类固醇生物合成的其他限速步骤,致甾体激素水平升高,故 RAS 与甾体激素间有相互促进作用。在 OHSS 患者,由于黄体分泌高水平的 E_2、P,导致 OHSS 恶化。LH 和 H 也可激活 RAS,促进 AT-II 转化为 AT-II。HMG 促排卵周期中血浆肾素活性在黄体中期出现一个高峰,在未妊娠周期的晚黄体期降至正常,而在妊娠周期则持续在高活性水平,血浆肾素活性程度与 OHSS 的严重程度直接相关,血浆肾素活性与黄体酮或 E_2 水平显著相关,在 OHSS 周期血浆醛固酮水平亦升高,尤其是发生 OHSS 的妊娠者。

血管紧张素 II 具有调整血管壁通透性的作用,并影响与卵巢肾素活性有关的卵巢甾体激素的生成。AT-II 能促进大量血管新生,从而使大小血管通透性增加,并刺激前列腺素释放。在动物实验中发现,AT-II 可激活 NADPH 依赖性氧化酶,产生氧自由基,造成内皮细胞损伤,使血管通透性增加。研究发现,中黄体期重度 OHSS 组的 RA 和 AT-II 水平显著高于对照组,卵泡液中 OHSS 组的二者水平亦显著高于对照,重度 OHSS 患者腹腔积液中 AT-II 浓度明显高于血浆中的浓度,与其他原因腹腔积液患者相比明显升高,差异有极显著性,OHSS 患者经治疗后二者血浆水平明显下降。以上研究说明,肾素—血管紧张素系统确实参与 OHSS 的发病过程,且卵泡液中的 RA 和 AT-II 水平有预测 OHSS 的价值。OHSS 患者的血浆 RA 和 AT-II 水平在中黄体期才出现增高(此时正是 OHSS 的发病时间),推测可能有某种机制影响了卵巢内的"屏障"作用,促使卵巢内生成的 RA 和 AT-II 向血液中过多释放,引起血中 AT-II 急剧增高,最终导致血管通透性增加,体液渗透至第三腔隙从而引起 OHSS 特有的各种征象。AT-II 活性的增加不伴有血压的升高,可能与血管对 A-II 的敏感性下降或对动脉压力敏感性下降有关,而微血管通透增加和血管舒张为其主要表现。

增大的卵巢由众多的卵泡和黄体囊肿组成,必然形成大量的新生血管。排卵时血管分布和毛细血管通透性的增加是卵泡反应性血管生成的重要环节。OHSS 患者卵泡液中血管生成物质、肾素原、血浆肾素样活性物质、血管紧张素样物质的免疫反应、血管紧张素转换酶升高,提示在 OHSS 的病因中，卵巢肾素—血管紧张素系统可能是通过新生血管的形成和增加毛细血管通透性而起作用。无黄体或有黄体卵巢组织的卵泡液均含可以刺激新生血管形成的因子，肾素—血管紧张素系统促进动脉收缩、动脉通透性、前列腺素和醛固酮的合成等的作用及其血管生成的特性可以解释 OHSS 的某些表现，如腹腔积液、血液浓缩、动脉收缩及大量的血管生成，因此认为 OHSS 毛细血管通透性的增加是卵巢肾素—血管紧张素系统功能和前列腺素合成增加所致。而且阻断 ACE 可以减少 40% 的兔模型 OHSS 的发生，表明在 OHSS 过程中，血管紧张素 Ⅱ 可能在体液增加、第三间隙液体积聚和血管内液体不足等方面起作用。ACE 抑制剂是否对人安全且有效，未见报道。然而卵巢肾素—血管紧张素系统在 OHSS 中是因还是果，尚无定论，其发病中的真正、全部作用仍不被广泛认可。

2.血管内皮生长因子（vascular endothelial growth factor，VEGF）

VEGF 又称血管渗透因子（VPF），是一种强烈的内皮细胞分裂原和血管生长因子，能介导多种内皮及非内皮效应：包括促进有丝分裂和趋化作用，在体外促进内皮细胞生长，在体内诱导血管的发生；提高血管的通透性，使体液和蛋白渗出血管等作用。它有三种特异性受体：Flt-1、KDR 和 Flt-4，主要分布在血管内皮细胞表面。它在内皮细胞间紧密连接结构（Tight junction，TJ）、TJ 蛋白（包括 ZO-1、ZO-2 和闭和素）、肌动蛋白、钙黏蛋白—链蛋白复合体中起主要作用，可以调节经内皮细胞的物质交换。

VEGF 可以破坏肌动蛋白细胞骨架，导致血管内皮细胞间隙增加，并引起内皮细胞连接处的钙黏蛋白和闭合素的结构破坏。VEGF 是公认的 OHSS 的整体调节因子。研究发现体外黄素化颗粒细胞中有 VEGF 信使 RNA（mRNA）的表达，因而认为 VEGF 是卵巢来源的调节因子。暴露于含有 VEGF 的卵泡液中的内皮细胞渗透性增加，而且其效应具有剂量依赖性，即内皮细胞的渗透性与取卵时卵巢的卵泡数量呈直接的线性相关。VEGF 增加内皮细胞渗透性的作用部分受 NO 的调节，NO 抑制剂可以逆转其升高的渗透性。这些发现也进一步提示作为卵泡液中的特殊因子，VEGF 诱导体内内皮细胞的渗透性，结果是血管内液漏入第三组织腔隙和体腔。人颗粒细胞来源的 VEGFmRNA 的表达与 HCG 呈时间、剂量依赖关系。由于 HCG 在 COH 中用于激发排卵，OHSS 发生在给予 HCG 后可预计的时间阶段之内，在 COH 中 HCG 是通过 VEGF 调节机制而诱发 OHSS 的关键环节。VEGF 不但与 OHSS 的发生有关，而且还与其严重程度有关。

既然 VEGF 是导致 OHSS 的主要因子之一，那为什么取卵数很多、血清 VEGF 很高的患者仍有部分没有发生 OHSS？是不是有其他因素作用于 VEGF 降低了 VEGF 的生物活性呢？最近有研究认为：血清 VEGF 在体内以两种形式存在：游离 VEGF 与结合 VEGF。VEGF 结合蛋白与游离 VEGF 结合后，VEGF 失去生物活性。在 IVF 周期促卵泡发育较多的人总 VEGF 增高，但只有那些体内 VEGF 结合蛋白水平低即游离 VEGF 水平高的患者才发展为 OHSS。体内结合 VEGF 与游离 VEGF 之间的关系，或者说总 VEGF 与 VEGF 结合蛋白水平，是决定一个人是否患 OHSS 的重要因素。此学说正在进一步的研究中。

许多研究表明，抑制 VEGF 的产生对治疗 OHSS 有一定作用。因为 HCG 是引起 VEGF 上调发生 OHSS 的原因，主张使用 GnRHa 代替 HCG 促排卵，使 VEGF 下调，可在一定程度上预防或者避免 OHSS 的发生。已证实，变异的 VEGF 受体 Flt 与 VEGF 结合后可抑制 VEGF 的生物活性。特异性 VEGF 受体 Flt 与 VEGF 结合后可对抗 98% 的卵泡液所致的血管通透性的改变。对 VEGF 结合蛋白及特异性 VEGF 抗体的进一步研究对预防及治疗 OHSS 有极其重要的意义。

3.白细胞介素家族（interleukins）

大量文献发现 IL-2、4、6、8、10、13 以及肿瘤坏死因子-α（TNF-α）等因子均可能参与了 OHSS 的发病过程。大多数研究认为，IL-2 参与了 OHSS 的发病过程，体外实验证实颗粒细胞能产生

IL-2,并且是 HCG 依赖性的,但有研究发现 OHSS 患者卵泡液及血浆中 IL-2 无改变,推测可能与 IL-2 的半衰期短(3～22min)有关,而 IL-2 发挥作用需 30min 到 3h 不等。卵泡液的 IL-2 是由激活的 T 细胞产生的,它能趋化炎性细胞,介导炎症反应,同时激活血管内皮细胞,参与炎症过程。临床应用 IL-2 进行治疗时严重的不良反应是全身水肿、循环血量明显减少、胸腹腔积液、肺间质水肿等。IL-6 除了具有上述类似作用外,还可诱导产生急性期蛋白,如纤维蛋白原、C-反应蛋白等,发生急性炎症反应,导致外周血白细胞升高,血管通透性增加及血浆中一些物质成分的变化。IL-6 在排卵和颗粒细胞血管形成中发挥作用,在卵巢颗粒细胞生长过程中,有新的血管生成和增生时,IL-6RNA 表达增强,而且卵泡液中的 IL-6 高于血液中,提示 IL-6 来自于颗粒细胞微环境中的旁分泌和自分泌。有研究表明 IL-6 与 LH 或 HCG 的浓度有关,并且 IL-6 的动力学改变与 OHSS 的临床过程有关。有研究发现,OHSS 患者卵泡液的 IL-6 水平明显高于高危 OHSS 者及低反应者,取卵日卵泡液中 IL-6 的浓度可以预测早发型 OHSS。OHSS 患者的腹腔积液和血清 IL-6 浓度均显著高于对照组,腹腔积液 TNF-a 和 IL-8 也升高,而 NO 浓度却显著下降,因此炎性因子可能通过 NO 系统介导毛细血管通透性增加和增生。IL-6 的半衰期也较短,却能够测到其升高,可能与颗粒黄体细胞恒定不断地产生 IL-6 有关。

4.细胞黏附分子(cell adhesion molecules,CAMs)

细胞黏附分子是介导细胞间或细胞与基质相互接触和结合的一类糖蛋白。E-selectin 为白细胞黏附分子,ICAM-1 为细胞间黏附分子。Abramov 研究两者与 OHSS 患者的关系中发现,重度 OHSS 患者的血清和腹腔积液中 ICAM-1 水平明显增加,E-selectin 水平明显下降,并且随临床症状和实验室指标的好转 ICAM-1 逐步下降,E-selectin 逐步升高,呈明显的正相关和负相关。作者认为,两者均参与 OHSS 的发病过程,ICAM-1 可能介导炎性反应使毛细血管通透性增加,而 E-selectin 则抑制这种反应。

5.一氧化氮(NO)

近年来,NO 在 OHSS 中的作用逐渐受到重视。有研究发现,OHSS 患者的卵泡液和血浆中 NO 的水平较对照组显著升高,随 OHSS 病情好转,NO 水平下降。认为大量的 NO 导致持续性地血管扩张及低血压;并且 NO 可发生细胞毒效应,引起血管内皮损伤,甚至血栓形成,NO 还可使巨噬细胞等发挥促炎性作用,从而使毛细血管通透性增加,液体漏出于血管外形成腹腔积液等。

6.Von Willebrand 因子(VWF)

VWF 是大分子黏性血浆糖蛋白,由血管内皮细胞受损或受一定活性物质刺激后分泌和释放,被认为是内皮细胞与血小板和血管壁相互作用后内皮细胞被激活的标志物。VWF 是凝血因子Ⅷ的载体蛋白,对因子Ⅷ起稳定作用,又可促进血小板黏附和聚集,从而使血栓形成风险增加。VEGF 可诱导 VWF 的产生和释放,有人提议作为 OHSS 的内皮标记。研究发现在超促排卵刺激周期中,血清 VWF 水平逐渐升高,停药后逐渐下降,但在 OHSS 患者继续升高。在对中重度 OHSS 组与对照组研究发现,OHSS 患者血管内皮细胞过量分泌,自取卵日至移植日逐渐增加,在移植日 OHSS 症状出现前即出现明显升高,移植日的值与 OHSS 程度呈正相关,提示血清 VWF 可以作为 OHSS 发病的预测指标。但此方面的文献不多,尚需进一步的研究。

7.前列腺素

HCG 可活化花生四烯酸转换成前列腺素所需的环氧酶,与体内高雌激素共同作用促进前列腺素分泌,前列腺素可能是毛细血管通透性的调节因子,使毛细血管通透性增加,应用前列腺素合成酶抑制剂有阻止体液转移的作用。

(四)凝血系统功能异常

重度 OHSS 患者多表现凝血功能亢进和血小板活化现象,血小板聚集和活化可释放前列腺素、组胺和5-羟色胺等炎性介质,导致血管扩张、通透性增加、血液浓缩,以致血栓形成,曾有OHSS合并急性心肌梗死的报道。Balasch研究发现,重度OHSS患者血浆血栓素及纤维素水平均显著高于对照组($P < 0.01$),用流式细胞技术分析外周血单核细胞组织因子的表达情况发现,OHSS患者组织因子阳性单核细胞比率亦较对照组显著升高。作者认为血单核细胞可能表达大量组织因子,激活体内凝血系统级联反应。Dulitzky最近研究发现,重度OHSS患者血栓形成标志物阳性率为85%(对照组为26.8%),主要表现为抗凝血酶水平升高、S蛋白水平下降、出现抗磷脂抗体或甲基四氢叶酸酯677T抗体纯合子。高雌激素通过影响凝血和纤维因子而诱发高凝状态。以上均说明OHSS患者凝血功能亢进、血栓形成倾向明显,对这些患者针对性应用肝素是适宜的。血液浓缩性的白细胞增多(白细胞计数为22 000个/mm)和纤溶系统的激活是OHSS患者即将发生血栓形成的预兆。注射HCG后几天即可出现凝血过程和纤溶系统的激活。因此,OHSS血栓形成可能是高雌激素血症、血液浓缩及注射HCG的结果,而不是OHSS病理生理的内在表现。

三、临床表现及分类

(一)主要临床表现

腹部胀大感、恶心、呕吐、腹泻,进一步发展为嗜睡、畏食,呼吸困难及尿量减少提示有腹腔积液,是病情加重的先兆。体征是体重快速增加、少尿或无尿、血液浓缩、白细胞增加、血容量不足、电解质紊乱(典型表现为低钠高钾血症)、腹腔积液、胸腔积液及心包积液、呼吸窘迫综合征(ARDS)、伴有血栓形成倾向的高凝及多脏器功能衰竭。极个别有因OHSS死亡的病例报道。

(二)分　类

Rabau等首先将OHSS分为轻度、中度和重度,此后Schenker和Weinstein在其基础上根据症状和体征的严重程度及实验室检查又将其分为六个级别,Golan等又结合超声测量卵巢大小进行分类。目前,国际上多采用其分类方法或在其基础上进行修改。而Rizk等提议只分两类,即中度OHSS和重度OHSS,将轻度OHSS剔除,理由是轻度OHSS无任何并发症,无须特殊处理。Navot还将重度OHSS分为一般重度OHSS和极重度OHSS,尚无统一的OHSS分类标准,因此文献报道的OHSS发生率差异较大。

1.Golan分类

(1)轻度:体重增加,口渴,腹部不适,超声显示卵巢增大,直径5～10cm,盆腔少量积液。

(2)中度:出现恶心、呕吐,腹部膨胀、疼痛及呼吸困难等更有诊断意义的症状,超声显示卵巢直径10～12cm,盆腔有中等量腹腔积液。

(3)重度:出现第三间隙过量积液的所有症状,如腹腔积液、胸腔积液等,卵巢直径>12cm。严重病例出现ARDS、肝—肾衰竭及栓塞现象。

2.Rizk分类

Rizk等认为此分类法的优点是分类与治疗及预后相对应。中度者仅需门诊观察,重度A级仅需门诊经阴道穿刺放腹腔积液及定期随访,而B级患者需住院放腹腔积液及纠正血液浓缩和电解质紊乱,C级则需要治疗相应的并发症。

(1)中度OHSS:不适、疼痛、恶心、腹胀、无腹腔积液的临床表现,但超声可见腹腔积液及卵巢增大,血液学和生物学指标正常。

(2)重度OHSS

A级:①呼吸困难、少尿、恶心、呕吐、腹泻、腹痛。②腹腔积液的临床表现加腹部显著胀大或胸腔积液。③超声显示卵巢增大及显著腹腔积液。④生化指标正常。

B 级：①所有 A 级症状。②巨大量的腹腔积液，卵巢显著增大，严重呼吸困难及显著少尿。③生化指标改变包括血细胞比容增加、血清肌酐升高及肝功能损害。

C 级：出现 OHSS 的并发症如呼吸窘迫综合征、肾衰竭或静脉血栓形成。

四、OHSS 的高危因素及预测、预防

(一)OHSS 的高危因素

1.患者自身因素

(1)年龄、身材：年轻(＜35 岁)患者拥有大量卵泡可被募集，而且卵泡表面促性腺激素受体的密度较高，因而易对促性腺激素(Gn)产生良好反应。有人认为，身材瘦小及体重指数低是 OHSS 的危险因素，但有人对此持保留态度。晚发型 OHSS 患者比早发型者明显年轻。

(2)敏感体质：由于 OHSS 卵巢的病理生理改变与卵巢对某些免疫调节细胞因子所参与的卵巢炎性反应极相似，因此推测其与患者的免疫易感性有关。回顾性研究发现，18 例重度 OHSS 患者，敏感体质占 50%，而对照组仅占 21%。有研究发现，组胺阻滞可能可以减少 OHSS 的发生，但有待于大样本研究。

(3)不孕病因：①PCOS 及 PCOS 样改变：PCOS 是 OHSS 的主要因素，尤其是严重 OHSS 中，PCOS 患者所占比例较大。Aboulghar 等报道，18 名严重 OHSS 患者中 15 名为 PCOS。Rizk 等(2001)发现 21 名严重 OHSS 患者有 13 名经超声和内分泌标准诊断为 PCOS。早发型 OHSS 多是 P-COS 患者。超声显示卵巢小卵泡(＜10mm)数多，呈典型的"项圈征"及间质增多，血 LH/FSH＞1.8(或＞2)，血 LH 占优势可破坏雄激素向雌激素的转化，而易发生 OHSS；同理，排卵正常的患者，基础 FSH 低，也可发展为 OHSS。PCOS 样改变是指某些方面与 PCOS 变化相似(如 PCOS 样卵巢超声)，但不具备 PCOS 的全部特征。高雄激素血症者是 OHSS 单一的危险因素。Smitz 等发现 10 名 OHSS 患者中有 8 名表现出高雄激素血症。因此，有人主张用小剂量皮质醇阻止雄激素分泌而预防 OHSS。②低促性腺激素性闭经：由于此类患者雌激素水平低，往往需用大量促性腺激素。关键在于区分是原发还是继发性低促性腺激素闭经，后者卵泡发育期短、发育卵泡数多、多胎妊娠发生率高，易发生 OHSS。③有报道基础 PRL 高者易发生 OHSS。④前次过程中因对 Gn 过度反应或发生 OHSS 而取消者。⑤自发性 OHSS：自然周期发生 OHSS 的报道极少，在全世界仅 10 余例报道，均在妊娠 10 周发病，其中共 17 例重度 OHSS。有报道 Down 综合征合并甲状腺功能减退者发生 OHSS 的病例。Zalel 等报道 1 例 PCOS 患者在自然周期发生 OHSS，该患者在自然妊娠后再次发生 OHSS。DiCarlo 等报道 1 例与其血清高肾素—血管紧张素—醛固酮系统有关的复发性、家族性自发 OHSS，患者与其唯一的姐姐在各自的两次自然妊娠中均发生 OHSS。国内张松英等(2002)报道 2 例自然妊娠并发 OHSS。自然妊娠并发 OHSS 较控制下超排卵周期发病晚，病情严重。此外，文献提及的病例中，除 7 例未提到，其余 11 例均有明确 PCOS 病史，可见在自然周期中，PCOS 仍是 OHSS 主要高危因素，并具有复发性和家族性。

自然妊娠周期并发 OHSS 虽然罕见，多为重度 OHSS，病情严重，甚至危及生命健康，因此及早诊断、治疗是很重要的。在自然妊娠周期中，出现卵巢瘤样病变增大，应鉴别所属类型，勿误诊为卵巢恶性肿瘤。其发病机制尚未完全阐明，治疗仍处于对症治疗阶段。

2.促排卵方案

(1)GnRHa：最初曾期望使用 GnRHa/HMG 方案会降低 OHSS 的发生率，但实际并非如此，随着 GnRHa 的使用，LH 峰的阻断进一步加强了 Gn 对卵巢的刺激，也可能是 GnRHa 直接刺激颗粒或卵泡细胞，使同步发育的卵泡数增加，获卵数目增加，因此 GnRHa 降调节增加并加重

OHSS 的发生。大量使用 GnRHa 进行垂体降调节后用大量促性腺激素促排卵，OHSS 的发生率增加，尤其是重度 OHSS，其发生率达 14%。Golan 等报道联合 GnRHa 和 HMG 超促排卵 OHSS 发生率高达 8.4%，Fivant 报道联合 GnRHa 和不用 GnRHa 严重 OHSS 的发生率分别为 4.6% 和 0.6%。

（2）促性腺激素（Gn）：单用 Gn，OHSS 的发生率为 2%。通常情形如下：①HMG：OHSS 在 HMG/HCG 周期的发生率是 0.008%～23%，而在 GnRHa，HMG/HCG 周期的发生率是 0.6%～14%。Rabau 等认为 OHSS 的发生和 Gn 剂量有关，动物研究中发现 OHSS 的发生与 HMG 剂量直接相关，但是未发现人类 OHSS 的发生和 HMG 的剂量有明显关系。然而 Rizk 等曾报道，重度 OHSS 发生率最低组的患者，均是 2 支 HMG（75 IU/支）启动，而其他患者多是以 3 支启动。各种联合方案（HMG/HCG，HMG/CC/HCG，HMG/地塞米松/HCG，HMG/溴隐亭/HCG）的发生无差别。②FSH：RaJ 等曾报道无排卵的 PCOS 患者使用 FSH 比 HMG 安全，妊娠率较高而 OHSS 发生率较低，他们认为 PCO 患者内源性的 LH 足够用于卵泡生长，因而不必使用外源性 LH。然而 Check 等发现 18 名妇女 38 个 FSH 周期中 OHSS 的发生率是 23.7%，严重 OHSS 发生率是 5.3%，提示 FSH 不比 HMG 更安全。有报道高纯 FSH 促排卵 OHSS 的发生率是 5%，其中中度 4%，重度 1%。使用重组 FSH 并不会降低 OHSS 的危险性，OHSS 的发生率与相同的小剂量高纯 FSH 方案相似。FSH 可能诱导 LH 受体的产生，从而加强 LH 的作用，在启动时应用可能会诱发大量的卵泡生长。③氯米芬（CC）：CC 促排卵轻度 OHSS 的发生率是 13.5%，中度 OHSS 较少见，很少发生重度 OHSS。South 等报道 1 例 PCO 的患者在连续给予 CC100mg14d 后出现卵巢增大、腹腔积液和胸腔积液；Scommegna 报道 1 例 CC 治疗后妊娠合并 OHSS 的患者。④HCG 诱发排卵及支持黄体：HCG 在 OHSS 的发生发展中起关键作用，不用 HCG 者很少发生 OHSS。排卵前给予 HCG 促卵泡成熟是严重的早发型 OHSS 的诱因，而妊娠所致内源性 HCG 的产生可加重本已逐渐减轻的上述过程，并诱发晚发型 OHSS。Imoedemhe 等发现使用 GnRHa 而不用 HCG 诱发排卵者，即使妊娠，也无 OHSS 出现，排卵前使用 HCG 可能在诱发 OHSS 中起重要作用。使用 HCG 支持黄体，OHSS 的发生率升高。Herman 等在前瞻性随机研究中，比较 GnRHa 和 HMG 促排卵的 IVF 周期中用 HCG 和安慰剂支持黄体后的妊娠率和 OHSS 发生率，HCG 组 18 例，5 例发生 OHSS，9 例妊娠，安慰剂组 18 例，仅 3 例妊娠，无 OHSS。早黄体期反复注射 HCG 在 OHSS 的发病机制中可能比妊娠后内源性的 HCG 更有意义。

3. 妊　　娠

妊娠导致内源性 HCG 的分泌，增强排卵前应用 HCG 的作用及内源性 HCG 自身的作用，可加重及诱发 OHSS。Haning 等报道妊娠者 OHSS 的发生率比未妊娠者高 4 倍。妊娠者 OHSS 持续时间延长且症状重，其平均住院时间较非妊娠者长。晚发型 OHSS 均出现在已妊娠者，且多胎妊娠发生率显著增加，但很少有异位妊娠发生 OHSS 的报道。

（二）OHSS 的预测

目前，尚无明确的预测 OHSS 的指标。

1. 内分泌指标

Haning 等比较了 70 个促排卵周期血浆 17-雌二醇、24h 尿雌三醇及超声预测超促排卵程度的意义，其中血浆 E_2 水平是最好的预测指标。血浆 E_2 浓度＜3 660 pmol/L（1 000 pg/ml）时无 OHSS 发生，达到 14 640 pmol/L（4 000 pg/ml 真）时，所有妊娠者均发生 OHSS。认为血清雌激素过高＞14 640 pmol/L（4 000 pg/ml），OHSS 发生的可能增加。但亦有报道 E_2 浓度＞3 660 pmol/L（1 000 pg/ml）者，亦有发生 OHSS 的病例，血浆 E_2 浓度峰值＜5 490 pmol/L（1 500 pg/ml）者亦可发生严重 OHSS。另一方面，许多高雌激素的患者并不发展为 OHSS。因此 E_2 预测 OHSS 的特定值及其预测价值仍存在争议。

2.超声监测

（1）卵泡数：TAL 等发现平均未成熟卵泡的数目与 OHSS 的发生成正相关。比利时的多中心研究发现，超声下 PCO 的诊断（项链征）使 OHSS 的预测率提高到 79%。Blankstein 等研究发现成熟卵泡数目减少和极小卵泡数目的增加，增加严重 OHSS 的发生。

（2）基础卵巢大小：Danninger 等研究了卵巢刺激前基础卵巢体积在预测 OHSS 中的意义，发现基础卵巢体积与和 OHSS 的发生显著相关，认为基础卵巢体积可作为 OHSS 的预测指标。

（3）卵巢血流：Moohan 等采用经腹彩色 Doppler 检测促排卵过程中卵巢内血流预测 OHSS，认为卵巢内血管阻力有助于预测 OHSS。多数学者认为联合应用血清 E_2 和超声诊断是最好的预测 OHSS 的发生的指标。

3.获卵数

获卵数超过 15 个时，发生 OHSS 的可能性增加，获卵数超过 35 个时，发生重度 OHSS 的可能性增加。结合 HCG 日，浓度对预测早发型 OHSS 有一定意义。

4.VEGF

多数研究者认为，卵泡液 VEGF 水平对 OHSS 有预测价值，但血清 VEGF 是否可以预测 OHSS 的发生尚有争议。山东省立医院生殖医学中心选取行常规长方案 IVF 或 ICSI 治疗的不孕妇女 33 例，分为 OHSS 组和对照组，对照组又分高反应组（获卵数≥20 个）和中低反应组（获卵数≤15 个），对各患者 IVF 周期中降调后、HCG 日、OPU 日（取卵日）、ET 日（移植日）及移植后 7d 和 14d（相当于中、晚黄体期）5 个时点的血清检测 VEGF 水平，发现在 5 个时点中，中低反应组的血 VEGF 水平均低于另两组，差异显著（$P < 0.05$）。OHSS 组与高反应组相比，血清 VEGF 在降调后、HCG 日及 ET 日均无显著性差异；但在中黄体期（85.48ng/ml ± 8.50ng/ml 对 66.55ng/ml ± 9.57 ng/ml，P=0.001）和晚黄体期（96.72 ng/ml ± 9.89 ng/ml 对 60.04 ng/ml ± 4.92ng/ml，$P < 0.001$）显著升高，差异显著。OHSS 组在 OPU 日及 ET 日较降调后的 VEGF 增加值显著高于另两组。各组卵泡液 VEGF 水平均明显高于同期血清 VEGF 水平（443.51ng/ml ± 100.69ng/ml 对 56.19ng/ml ± 9.57ng/ml，约为 7.9 倍），OHSS 组卵泡液 VEGF 水平明显高于另两组。患者的卵泡液及 OPU 日血清 VEGF 水平与大、中卵泡数目和基础 LH 值和 HCG 日的 E_2 水平呈明显正相关，而与基础 FSH、T 及 HCG 日、ET 日的血 P 值、年龄、Gn 用量无明显相关性。结论是 VEGF 是参与 OHSS 发病的重要作用因子，卵巢是 VEGF 的产生来源，卵泡液 VEGF 水平可以预测 VEGF 的发生，血清 VEGF 无预测价值，但 IVF 周期中血清 VEGF 的增加幅度对 OHSS 的发生有重要参考价值。有研究发现，血清 VEGF 浓度变化与 OHSS 的临床发病和其症状的复发性有一致性，重度 OHSS 患者腹腔积液中 VEGF 浓度的下降先于临床症状的改善，故有人提出连续测血或腹腔积液中 VEGF 水平可以了解 OHSS 的病情变化。

（三）OHSS 的预防

1.对高危因素者的预防

在 COH 前，充分认识 OHSS 的高危因素，如：年龄 < 30 岁，PCO 或 PCOS 及敏感体质者，尤其注意重度 PCOS 的患者。对有高危因素者促排卵过程中，尤其是采用 GnRHa 降调节时，Gn 应从最低剂量开始，并根据 E_2 反应和卵泡的募集情况逐步递增，亦有认为递减方案亦有效。促排卵过程中应严密监测血清 E_2 水平及发育卵泡数目，出现 OHSS 倾向及早期 OHSS 表现时，采取相应措施。

2.促排卵前的卵巢"打孔"或 HCG 前选择性卵泡穿刺

促排卵前在腹腔镜下卵巢"电灼"打孔，无重度 OHSS 及取消周期，但不能预防中度 OHSS。OHSS 高危患者在促排卵前行腹腔镜下卵巢"电灼"或激光打孔（单侧或双侧卵巢），可以减少或减轻 OHSS 的发生。但卵巢"打孔"术系侵袭性操作，效果短暂，可造成盆腔粘连，个别患者有卵巢萎缩的报道。

山东省立医院生殖医学中心自采用未成熟卵穿刺治疗重度 PCOS 发现，行阴道 B 超下未成熟卵穿刺治疗 PCOS 患者，在其随后的促排卵周期（无论是否用 GnRHa 降调节），OHSS 的发生减少，程度减轻，无重度 OHSS 发生。

有报道在注射 HCG 前可以提前选择性穿刺抽吸卵泡，以减少成熟卵泡的数目，但作者发现这对预防重度 OHSS 无显著意义，可能是由于该方法不能明显减少以后会黄素化的颗粒细胞数量有关。

有报道对有 OHSS 危险的患者，在注射 HCG 后 10 ～ 12h 先抽吸一侧卵巢的卵泡，34 ～ 36h 后再于另一侧卵巢取卵，可以预防 OHSS，而不必取消该周期，而且可在该周期行胚胎移植，获得一定的妊娠率。

3.控制外源性 HCG

（1）"coasting"方案：COH 中出现 OHSS 早期表现：不适、大量卵泡募集（每侧发育卵泡数超过 10 个）、血清 E_2 急剧升高或一次 $E_2 > 18\,300$ pmol/L（5 000 pg/ml）[文献报道 10 980 ～ 21 960 pmol/L（3 000 ～ 6 000 pg/ml）]，优势卵泡直径 16 ～ 18mm，时，可以采用"coasting"方案，即停用 Gn，继续用 GnRHa，延迟给予 HCG，至血清 $E_2 < 18\,300$ pmol/L（5 000pg/ml）[有人认为 < 10 980 pmol/L（3 000 pg/ml）]，注射 HCG。Ribinovic 等是最先报道采用该方法成功阻止了 HMG 促排卵周期中严重 OHSS 的发生；Sher 等对 17 例在 GnRHa/HMG/HCG 周期中血清 E_2 浓度超过 21 960pmol/L（6 000pg/ml）的患者，停用 HMG，持续给予 GnRHa，在 coasting 的最初时期血清 E_2 浓度持续快速升高，持续一段时间后，即在停止 HMG 后 96 ～ 168h 开始下降，直至血清 E_2 浓度下降到 10 980 pmol/L（3 000 pg/ml）（coasting 持续 4 ～ 9d），给予 HCG10 000 IU 诱导排卵，17 例患者均出现了 2 或 3 级 OHSS 的症状，其中 6 例妊娠，但未发生重度 OHSS。文献报道"coasting"持续时间为 1 ～ 11d，但妊娠率随"coasting"持续时间的延长而降低，Ulug 等对 207 例不同"coasting"持续时间（1d、2d、3d、4d）对妊娠的影响进行分析，发现"coasting"超过 3d 者，着床率及妊娠率显著下降，认为若"coasting"超过 3d，宜将胚胎冷冻保存。Egbase 等认为当卵泡发育至一定大小后，在一定时间内有继续发育的潜能，提出"early coasting"方案，对 102 例有 OHSS 倾向的 PCOS 患者双侧卵泡数超过 10 个，血清 $E_2 > 5\,490$ pmol/L（1 500pg/ml），但 < 10 980 pmol/L（3 000 pg/ml），当优势卵泡直径达 15mm 时，均"coasting"3d，血清 E_2 水平在"coasting"第 1 天为（1 943.7 ± 693.4）pg/ml，第 2 天上升至（2 526.4 ± 1 063.2）pg/ml，第 3 天下降至（2 169.2 ± 975.8）pg/ml，此时给予 HCG10 000 IU。获卵率、受精率和卵裂率分别为 65.5%、73.9% 和 87.7%，临床妊娠率为 45.1%，无发生严重 OHSS 者，4 例发生与妊娠有关的晚发型 OHSS（中度）。

（2）减少 HCG 量：减少 HCG 诱发排卵的剂量可以减少或减轻 OHSS 的发生，但是 Ab-dalla 等发现用 2 000 IUHCG 诱发排卵，获卵率（77.3%）显著低于 5 000 IU 者（95.5%）及 10 000 IU 者（98.1%），因此该方法的应用受到限制。有人仍主张在 COH 过程中，出现 1 级 OHSS，尤其是已经采取"coasting"等措施后，应给予较低剂量的 HCG（5 000 IU）促卵泡成熟。

（3）取消 HCG 或取消周期：由于 HCG 在诱发及加重 OHSS 中起关键作用，在 COH 过程中若出现 2 级 OHSS，应停用 HCG，直接取卵，并以黄体酮支持黄体，或取消该周期。不同中心对有严重 OHSS 倾向的患者取消 HCG 及取消周期的标准不一，Schenker 等的标准是血清 E_2 浓度超过 2 928 pmol/L（800 pg/ml）；而 Blankstein 等定的标准在 6 222 pmol/L（1 700 pg/ml）；Haning 等认为 14 640 pmol/L（4 000 pg/ml）是上限；Foman 等认为血清 E_2 浓度超过 7 320pmol/L（2 000 pg/ml），直径 > 12mm 的卵泡 > 15 个时应该取消 HCG，持续应用 GnRHa 进一步降调节后，给予小剂量 HMG。实际上，由于血清 E_2 浓度并不是 OHSS 发生的唯一决定因素，因此，是否取消 HCG，应考虑多方面的因素，包括前一周期 0HSS 的发生、血清 E_2 水平[≥9 150 pmol/L（2 500 pg/ml），或更高]及 E_2 升高的速度、发育的卵泡数目(≥20 个,尤其是小卵泡和中等大小卵泡的个数)。取消 HCG 后,直接取卵不易取到卵子,而且取出的卵应做体外成熟培养,因此虽然降低了 OHSS 的发生率,但同时周期取消率亦增加。

(4)应用 GnRHa 诱发排卵:LH 的作用时间短,可以促进卵泡成熟,而且对卵泡及黄体无长期刺激作用,因此无诱发 OHSS 的作用。GnRHa 最初的 Flare-up 作用可以诱导排卵前短时间的内源性 LH 峰,而促进卵泡成熟、诱导排卵。Gonen 和 Itskovitz 等(2000)对 OHSS 高危患者,采用 buserelin 喷鼻(间隔 8h 3 次给药,每次 200μg),诱导排卵,妊娠率 22%,且无 OHSS 发生。Imoedemhe 等对 38 例 FSH 促排卵周期的 OHSS 高危患者[其血清 E_2 浓度 > 14 640 pmol/L(4 000 pg/ml)],在预定的 HCG 日使用 GnRHa(buserelin 100μg,间隔 8h 1 次,共两次)诱发排卵,11 例妊娠,无 OHSS 发生,用 buserelin 后 1h 血清 LH 和 FSH 显著升高,保持此高水平 48h 后回到基础水平。其他作者亦有类似报道。但 GnRHa 诱发排卵的局限性是不能应用于已经用 GnRHa 降调节的促排卵周期,而且有报道可造成黄体功能缺陷及黄体期缩短。然而,Imoedemhe 等在体外研究中发现,相同条件下,LH 诱导的颗粒细胞甾体激素(E_2 和 P)的分泌优于使用 HCG 者,提示 LH 促卵泡成熟优于 HCG,认为造成黄体功能缺陷及黄体期缩短的原因是 GnRHa 用量过大。对 IVF 周期有 OHSS 危险的患者分别采用 buserelin 5μg,10μg,20μg 诱发排卵的研究发现,LH 的峰值与其呈剂量依赖关系,但三组的受精卵数、临床妊娠率相似,未移植胚胎者未用黄体酮支持,但黄体期无缩短,三组均无 OHSS 发生,因此主张低剂量 GnRHa 代替 HCG 诱发排卵,预防 OHSS。

(5)采用黄体酮支持黄体:黄体期使用黄体酮增加 OHSS 的发生率,因此有 OHSS 风险者(如获卵数超过 15 个),应采用黄体酮支持黄体。

4.预防性应用白蛋白

取卵时,患者有 OHSS 临床表现或促排卵过程中已出现 OHSS 的症状体征,或患者前次有 OHSS 病史,可预防性应用白蛋白。方法是 50g 白蛋白加入 200ml 液体静脉滴注 4h 以上,最好在取卵前 1h 开始。其机制主要是白蛋白提高了血管内胶体渗透压,减少血管内大量液体外渗,保持血液容积,防止血容量减少,腹腔积液及维持血容量。此外,白蛋白可能与某些血管活性因子结合而降低其效应。白蛋白的半衰期是 10 ~ 15d,无论胚胎移植与否,OHSS 多在注射 HCG 后 3 ~ 10d 发病,在取卵时及时给予或随后给予白蛋白,可以结合或使这些因子失活,并作用于黄体囊肿释放的隐性血管活性因子及一些因 OHSS 而合成的因子。但对其实际的预防效果,仍有争议,尤其是已妊娠者,也可能是与 OHSS 的诊断标准不统一有关。不管怎样,白蛋白提高胶体渗透压的作用无需质疑,但其并不影响循环中 HCG 对卵巢持续、长期的刺激所导致的血管活性因子的持续增加,因此静脉滴注白蛋白虽然不能阻止 OHSS 的发生,但如果应用得当,可以减轻 OHSS 的程度。

5.冷冻胚胎

胚胎移植前发生 OHSS 者,宜将所有胚胎冷冻保存,待以后移植。Shaker 等对为预防 OHSS 而将所有胚胎冷冻和预防性应用白蛋白同时行新鲜胚胎移植各 13 例,进行前瞻性随机研究,结果两组 OHSS 的发生和程度无显著差别,而且冷冻组妊娠率高(人工周期冻融胚胎移植)。Zofnat 等对 OHSS 高风险(长方案 COH 过程中血清 E_2 ≥10 000 pmol/L,阴道超声显示中等大小即 13 ~ 15cm 的卵泡数≥20 个,前次促排卵周期在相同 E_2 浓度下发生重度 OHSS)的患者 73 例,为预防 OHSS 而将所有胚胎冷冻保存,仅发生轻度及重度 OHSS 各 1 例,在以后的自然周期或雌、孕激素准备内膜后行冻融胚胎移植,第一个移植周期的妊娠率为 34.3%,累计妊娠率为 43.2%;而对照组(同期、年龄相似、移植胚胎数相同)73 例行新鲜胚胎,第一个移植周期的妊娠率为 20.0%,累计妊娠率为 22.2%,无 OHSS 发生(该组 PCOS 患者仅占 8.5%,而研究组中 PCOS

占 37.8%,且对照组卵泡数及血清 E_2 水平均显著低于研究组),两组累计妊娠率有显著性差异。故将所有胚胎冷冻保存可以降低有 OHSS 倾向者重度 OHSS 的发生率,而且妊娠率较高。然而,D'Angelo 等的结果提示,为预防 OHSS 而将所有胚胎冷冻,与预防性用白蛋白或进行新鲜胚胎移植周期相比,在 OHSS 的发生及 OHSS 的程度、临床妊娠率等方面,并无显著差异,认为尚无足够证据支持常规冷冻胚胎或预防性白蛋白可以预防 OHSS,这可能与外源性 HCG 的后放作用有关,即给 HCG 后其作用持续存在。与预防性应用白蛋白的作用相似,冷冻胚胎对 OHSS 的内在发病机制无影响,因此与其说是预防 OHSS 的发生,还不如是减轻 OHSS 的程度。

6.糖皮质激素

有报道皮质激素无预防 OHSS 的作用,可能是采用泼尼松龙或氢化可的松的缘故,二者的抗炎作用弱于泼尼松龙。Lainas 等对 91 例长方案促排卵行 IVF/ICSI-ET 过程中的 OHSS 倾向患者,在促排卵的第 6 天开始使用甲泼尼松龙 16 mg/d,直至胚胎移植后 13d,并在取卵日及胚胎移植日各追加 1g,显著降低了 OHSS 的发生率(10%,对照组为 43.9%),治疗组获卵数及获胚数均优于对照组,治疗组继续妊娠率略高(60%,对照组 51.2%),但无显著差异,其具体作用机制尚不清,可能与糖皮质激素阻止血管内皮生长因子的表达、改善微循环、抗炎及阻止血管通透性的增加有关。

7.大剂量黄体酮

黄体酮预防 OHSS 的机制可能是:①通过下调血管内皮雌激素受体,而产生抗雌激素效应。②直接抑制卵巢分泌激素,如肾素原。③拮抗醛固酮的作用。用法:OHSS 高危患者[$E_2 >$ 8 974 pmol/L(2 452 pg/ml),卵泡数 > 20 个],自取卵后每日肌内注射黄体酮 200mg,共 14d。与预防性应用白蛋白相比,其预防效果更好,妊娠率更高。

8.预防 OHSS 的新药及其潜在作用

(1)促性腺激素释放激素拮抗剂(GnRHant):即使用 LH 代替 HCG 促卵泡成熟,使用 GnRHa 降调节仍然增加 OHSS 的发生。近来已开发了不同的 GnRHant 制剂,而且已经用于临床。可以代替 GnRHa 在 ART 中的去垂体作用,而且可以阻止内源性 LH 峰,防止卵泡提早黄素化,也可以允许使用 GnRHa 诱导内源性 LH 峰代替 HCG 促卵泡成熟而预防 OHSS。Ludwig 等前瞻性、随机比较常规长方案和多次剂量 GnRHant 方案(cetrorelix,自促排卵的第 5 或 6 天开始,每日 0.25mg)的 IVF 促排卵周期 OHSS 的发生率,结果 cetrorelix 组 II° 和 III° 。WHO 标准的发生率均低于常规长方案组,而且两组妊娠率无显著差别。

(2)基因重组 LH:在 GnRHa 降调节周期使用单剂量的基因重组 LH,可以预防 OHSS,该药目前尚未在临床应用。

(3)静脉内免疫球蛋白(IVIG):IVIG 具有抗细胞因子的特性,并可阻止各种细胞因子的分泌,因此基于细胞因子在 OHSS 发病机制中的作用,设想 IVIG 可以通过阻断免疫反应,改善免疫动态平衡,而预防 OHSS 发生。动物实验中已证实 IVIG 具有预防 OHSS 的作用,并且还观察到 IVIG 可以降低体重及显著减少腹腔积液形成,并且不影响卵巢形态和血液中性激素水平。

五、OHSS 的治疗

(一)轻、中度患者

休息,多饮水,高蛋白饮食,门诊观察病情变化。

1.1 级 OHSS

安慰患者,告诉患者避免剧烈运动或用力。可用对乙酰氨基酚(镇痛药物)减轻盆腔不适感。观察恶化的症状。

2.2 级、3 级 OHSS

查体、测血清电解质及细胞压积,腹部超声评估腹腔积液情况。确定留院或门诊观察。嘱患者尽量减少活动,每日至少饮液体 1 000ml,记录 24h 液体入量及尿量。随访每日出入量、体重变化及症状变化。症状加重或体重迅速增加(21b/d),必须再查体,血液化验及腹部超声,以决定是否住院。

3.住院治疗的指征

(1)病史或症状:①恶心或腹痛影响饮食。②注射 HCG48h 内出现呕吐或腹泻。

(2)体征:①相对于患者基础血压,血压降低或有低血压的临床征象和症状。②肺部任何位置的呼吸音降低(提示 OHSS4 级)。③腹部膨胀、张力大或有腹腔积液的任何征象。④"腹膜刺激"征(如反跳痛、肋角触痛、足跟反射痛),提示 OHSS4 级。

(3)血液化验(阳性发现可能提示 OHSS5 级):①细胞比容＞48%。②血钠＜135mmol/L。③血钾＞5.0mmol/L。④血肌酐＞106μmol/L。

(4)腹部超声发现:患者仰卧时肠襻间液体积聚。肠襻间液体积聚明显,而且肠襻"漂浮"时,即使患者能耐受症状,仍应入院治疗。

(二)重度患者

OHSS2、3 级应根据医生对病情的评估决定是否入院治疗,4、5 级必须入院治疗。

1.观察指标

(1)记录出入量,每 4h 一次。

(2)每日查体,测体重、腹围。

(3)每日查白细胞记数及血细胞比容、电解质(开始应查肝功,必要时复查。)

(4)入院时查体,确定以后是否抗凝治疗。

(5)入院最初每 4 ～ 8h 测一次红细胞比容。

(6)若出现肺部症状,应进行胸透(腹部应予防护)及进行动脉氧监测。

(7)必要时超声测定评估腹腔积液情况,以决定是否穿刺。

2.液体管理

(1)补液:①补充生理盐水:重度 OHSS 患者口服摄入量减少、第三间隙液体潴留及呕吐或腹泻,开始是低血容量,因此应静脉给生理盐水 1L,持续时间在 1h 以上。因为 OHSS 患者有低钠血症倾向,不主张给林格液。根据尿量和细胞压积的变化调整液体。尿量增加,细胞比容恢复正常,给液体 1h 后至少有 50ml 尿,静脉滴注液体维持,尤其是将 5%的葡萄糖加入生理盐水中静脉滴注,125 ～ 150ml/h,每 4h 监测一次出入量。静脉给液体后 4h 应测一次细胞比容,以确认低血容量是否纠正。毫无疑问,由于患者血管通透性高,静脉滴注液体纠正血容量可能加重腹腔积液。只要严密监测肺部情况,中等量的腹腔积液也比严重的低血压要容易接受,因为后者会很快产生严重并发症。②补充白蛋白:静脉滴注生理盐水 1 000ml,1h 后,尿量增加不明显,细胞比容仍提示血容量不足,应停止静脉滴注晶体溶液,换以低容量、高渗液体治疗,给 25%的白蛋白溶液 200ml 静脉滴注,50ml/h,持续 4h 以上。每 4h 测一次细胞比容,重复静脉滴注白蛋白,直至细胞比容恢复至 36%～ 38%。此时给予相对低剂量的高渗液体有助于提高血管内渗透压,将第三间隙的液体拉回血管内。静脉滴注白蛋白必须缓慢,因为快速滴入可能会过快逆转血液浓缩而发展为血液稀释,在肾滤过功能恢复以前,造成游离的水又漏回第三间隙(如肺水肿)。扩容剂用于提高血管内液体渗透压,使第三间隙的液体回到血管内,包括甘露醇、右旋糖酐和新鲜冷冻血浆。右旋糖酐与 ARDS 有关,而且在治疗 OHSS 中,甘露醇和新鲜冷冻血浆并不优于白蛋白。

（2）利尿：血球比容＜38%时,可以静脉给予呋塞米10～20mg,以评价肾脏的反应。使用利尿剂前必须增加血液白蛋白浓度,复查细胞比容,在血容量恢复正常前呋塞米过量有增加血栓形成、导致低血压的危险。

（3）纠正酸碱平衡紊乱及电解质不平衡：根据血生化结果适当补充5%碳酸氢钠及电解质。

（4）液体维持：继续静脉给予晶体液体、白蛋白及呋塞米,利尿剂一般4～6h给1次。同时监测细胞比容,达到并保持血容量正常。一般经过上述治疗几天后,患者血容量可恢复正常,自然排尿。此时患者食欲增加,表明OHSS开始自然恢复。第三间隙的液体自然回到血管内,血液浓缩开始逆转,很快出现自然性多尿,此时应控制液体入量,控制晶体液体的静脉滴注速度在最低水平（50ml/h）,或完全停用静脉给液体。嘱患者口服液体,但应控制每日液体总摄入量为1 000ml,以免此阶段液体摄入过多,造成血液稀释,使血管内液体又漏入腹腔及第三间隙。

3.预防血栓形成

重度OHSS患者入院后立即给予肝素5 000U,皮下注射,每日两次,直至出院。由于多数患者很少活动,住院期间均穿保持股静脉压力的长袜,否则应鼓励患者活动,避免久坐。长期卧床者,应间断解开长袜的压迫,直至患者可以下床。此法不但可维持正常血容量,还可有效预防血栓形成。应警惕急性血栓形成的征象和症状,并且对血栓形成有充分的诊断,治疗性抗凝和监护措施。

4.腹腔积液的管理

（1）穿刺放腹腔积液的指征：住院的重度OHSS患者多有程度不同的腹腔积液,经过上述治疗多可纠正或逆转腹腔积液的形成,最坏的情况是少量额外的液体进入已经存在的腹腔积液中,一旦血容量恢复正常和病情开始好转,腹腔积液即向血管内转移,然后出现自然的,有时是大量的多尿。因此,一般不需穿刺放腹腔积液。但以下情况应考虑放腹腔积液：①腹部膨胀、张力大,导致患者严重不适或疼痛。②肺部功能受损,持续呼吸困难,脉氧浓度低及胸腔积液。③肾脏功能受损,对补液及其他处理无反应,持续少尿,肌酐浓度升高,肌酐清除率下降。④重度OHSS患者在血容量恢复正常后,少尿及肾功能损害仍在加重,可能是由于大量腹腔积液造成腹腔内压力过大,影响肾静脉回流及下腔静脉血液回流,造成回心血量减少及低血容量,此时尽快放腹腔积液可以减轻症状,产生自然多尿。

（2）放腹腔积液的方法：①患者取半卧位,一般采用超声引导下经阴道穿刺放腹腔积液。可以在麻醉师协助下进行,静脉给予镇静药,并监测心肺功能及血液动力学。②如果卵巢明显增大,应同时经阴道穿刺卵巢液囊,方法同穿刺取卵术。③只要不影响血液动力学指标,一般不限制穿刺放液量,重者可放3L或更多,但亦有主张抽吸腹腔积液少量分次进行,每次抽液量≤2 000ml,并及时补充丢失的蛋白。④严重的腹腔积液往往会诱发胸腔积液,而且常是右侧单侧胸腔积液,可能是腹腔积液通过右侧动脉裂隙的胸导管穿过横膈而进入胸腔所致。穿刺腹腔积液后多可阻止腹腔积液流向胸腔,而且胸腔积液可以自然吸收。曾有1例严重OHSS的患者,经阴道穿刺放腹腔积液后48h,右侧严重胸腔积液几乎完全吸收。反之,有1例重度OHSS患者放置胸导管后,不但纠正了双侧胸腔积液,而且显著加快了腹腔积液的吸收,而无须腹腔穿刺。

此外,穿刺放腹腔积液及卵巢液囊,尤其穿刺抽吸卵泡液是一种有效可行的方法,可降低卵巢张力避免破裂,同时抽出的卵泡液中含大量雌激素,可缓解病情,还可以减少体内E_2水平减轻病情,但应注意合并妊娠时易因激素水平骤降而致流产。

Abuzeid等报道,对26例严重OHSS患者,采用超声引导下,经腹部皮肤穿刺放置螺旋样导管持续放腹腔积液,导管留置时间为12.9d±4.3d（7～24d）,腹腔积液放出量为11.2±4.3L（3.35～18.5L）,13例留院观察,13例戴导管回家,门诊观察。放置导管24～48h后患者症状明显改善,认为该方法治疗严重 OHSS 安全、有效,可用于代替多次的经腹部或经阴道穿刺放腹腔积液,而且患者的接受性好,无并发症发生。

(三)OHSS 治疗过程中的注意事项

(1)OHSS 患者宜避免妇科检查,以免引起卵巢破裂出血。选择药物及进行 X 线检查前,应注意妊娠的可能,必须做 X 线检查时,要注意腹部及盆腔的防护。

(2)OHSS 患者妊娠需采取的措施妊娠会加重 OHSS,即使有短暂的改善,因此病情严重,估计治疗效果差者,本周期不行胚胎移植,可将胚胎冻存。已妊娠者,若治疗效果差,可征得患者及其家属同意后,行人工流产。

(3)OHSS 患者麻醉中需注意的问题在 OHSS 的治疗过程中,有可能需行腹腔镜手术以检查和治疗卵巢囊肿出血、卵巢扭转及异位妊娠,较多的可能是腹腔穿刺需要静脉麻醉。OHSS 一些潜在的特征应引起麻醉师的注意:①严重腹腔积液对肺功能的影响:严重腹腔积液,尤其是患者处于垂头仰卧位,会减少肺功能残余气量,肺的渗出液又加重患者低氧,因此应给予高浓度氧气吸入。②血流动力学的改变:若患者发病急剧,血管内容积常减少,使用利尿剂者更甚。相反,手术时症状有可能减轻,患者血容量正常甚至血液稀释,因此由于患者体液平衡的不稳定,术前应准确评估血液动力学状况,术前应行胸部 X 线检查。③对于低血容量的处理:对于低血容量的患者,氯胺酮是一种理想的麻醉诱导剂,可以最大限度减少低血压的发生。当然,如果严密监测体液平衡及术中液体的流向,任何麻醉诱导剂均可选用。④慎重选择麻醉方式:可能是尿毒症的缘故,OHSS 患者多有恶心或呕吐,而且多数患者有不同程度的腹腔积液,这些都是气管插管全麻的相对指征。患者的病情及手术预计的时间是选择麻醉方式更重要的依据。

(四)OHSS 的其他治疗

(1)前列素合成酶抑制剂和抗组胺药物。前列腺素合成酶抑制剂和抗组胺药的临床效果均有争议。可防止水分渗出,减少腹腔积液产生,常用吲哚美辛,25mg,每日三次,确定妊娠后应停药。

(2)糖皮质激素。以往认为有阻止液体向腹、胸渗透的作用,可用泼尼松龙 5mg,每日三次。但近来已证实在 OHSS 预防中无效。

(3)血管紧张素转换酶抑制剂或血管紧张素拮抗剂。效果及用法尚无定论,而且在孕期一般限制应用作用于肾血管紧张素系统的药物。

(4)自身腹腔积液回吸收。

六、OHSS 的并发症及其处理

(一)血管并发症

血栓形成是促排卵及重症 OHSS 极其严重的并发症,虽"罕有发生",但往往遗留严重后遗症,甚至危及生命,Mozes 报道了 1 例 HMG 治疗后发生颈内动脉血栓形成致死的病例以来,已越来越引起重视。

1.OHSS 血栓形成的机制

OHSS 血栓形成的机制仍不明。Aune 等认为是由于 IVF 周期的卵巢刺激诱导了血液高凝状态,患者纤维蛋白原明显增高、AT Ⅲ 浓度显著降低,凝血时间延长,表明凝血机制和溶栓机制的失衡导致了凝血能力的增强。促排卵过程中雌激素的过度产生可能起重要作用,因为单独使用 HMG 能够诱导血小板计数、纤维蛋白原、Ⅴ 因子和 vWF 升高。Kodama 研究了 OHSS 时血清止血标记物,发现血清凝血酶—抗凝血酶Ⅲ和血清抗纤维蛋白溶酶复合物的水平在 HCG

后几天内开始上升，在黄体中期显著升高。在 OHSS 妊娠的患者中，这些标记物的升高在 OHSS 发病后将持续 3 周。OHSS 时其他止血标记物也有一些特征性改变，例如：抗凝血酶Ⅲ的降低、激肽释放酶原的降低、活性部分血栓形成时间的缩短，认为在 OHSS 患者中存在着偶然性和必然性发生的血浆激肽系统的激活，并伴随着凝血能力的增加。白细胞增多显著和高水平的纤溶系统活性有可能是 OHSS 患者即将出现血栓栓塞的信号。

已证实，血液浓缩与 OHSS 的严重程度明显相关。伴随血液浓缩出现的血黏度增高和凝血因子增多或许是促使静脉血栓形成的主要因素。但值得注意的是，某些患者可能存在微小的凝血障碍，即使是在中度、无血液浓缩的 OHSS 患者，也有发展至血管内血栓形成的倾向。

2.发生部位

OHSS 的发生部位以颈静脉居多，Fournet 报道了首例伴随重症 OHSS 出现的自发性颈内静脉血栓形成。Highett 报道 1 例曾接受过预防性小剂量肝素治重症 OHSS、年轻、低危险度的妇女发生颈内静脉血栓形成。Horstkam 报道了 1 例因为抵抗活化的蛋白 C 引起的颈内静脉血栓形成，OHSS 和抗 APC 的同时存在增加了发生血栓形成的危险。Moutos 报道了 1 例预防性输注白蛋白后仍发展为 OHSS 的患者发生双侧颈内静脉血栓形成的病例。Belaen 报道 1 例应用促性腺激素卵巢过激后发生的颈内静脉血栓形成的病例，该患者的高危因素的检查为阴性，应用低分子肝素治疗成功，双胎得以继续妊娠。Tavmergen 报道 1 例 25 岁的原发不孕患者，行 IVF-ET 后发生严重 OHSS 并发腹腔积液，在妊娠后，其颈部疼痛和呼吸困难，颈血管多普勒超声示双侧颈静脉血栓形成，尽管给予低分子肝素治疗，但几天后肺栓塞形成。Schanzer 报道 1 例 IVF-ET 后妊娠早期出现颈内静脉血栓形成，可能与 OHSS 有关。Lamon 等报道 1 例 33 岁采用 GnRHa 促排卵方案行 IVF-ET 妊娠后，出现严重 OHSS，妊娠 9 周出现麻木感，CT 扫描诊断为右侧颈内静脉、锁骨下静脉及上腔静脉的 1 个游离支末端栓塞，用低分子肝素治疗后顺利分娩，症状消失。因此，促排卵后出现身体感觉异常、肢体及颈部剧烈疼痛者，应该迅速进行双重扫描以评估颈内静脉是否有血栓形成。

目前，OHSS 最严重的并发症是脑血管并发症。Moze 等曾报道 HMG 和 HCG 促排卵后 2 例严重血栓形成，1 例死亡（颈动脉栓塞），另 1 例接受肢体切除手术。Aboulghar 等报道 2 例没有表现血液浓缩的中度 OHSS 病例，尿量正常，红细胞容积也在正常范围，发生严重深部脑血管血栓症导致轻度偏瘫，给予抗凝治疗最后康复，因此脑血管意外也可发生于中度 OHSS。Tang 报道 1 例 IVF-ET 后重度 OHSS 患者皮层静脉血栓形成，在 MRI 上表现为出血性损伤，在经过了出血治疗之后，重新研究 MRI，才诊断为皮层静脉血栓形成。实际上本患者出现了 OHSS 的并发症即血栓形成，尽管最初的 MRI 引起误诊，但血栓形成是 OHSS 最常见的颅内损伤原因，在诊断时应注意。Risk 等报道 GIFT 后发生严重 OHSS，从而引起偏瘫的病例，但治疗后逐渐恢复，并妊娠、经阴道分娩一健康女婴。

此外，亦有上肢及上腔静脉栓塞及下肢栓塞，甚至心肌梗死的报道。Loret 报道 2 例应用重组 FSH（果纳芬）合并轻度 OHSS，出现锁骨下深静脉血栓形成。Stewart 报道了 2 例上肢血栓形成的病例。Mancini 报道 1 例 41 岁的妇女做多次 IVF-ET，使用高纯度 FSH（750 IU/d，共 12d）及 HCG（5 000 IU），致 OHSS 后血液凝集状态紊乱造成腋静脉栓塞，清除血栓后再次复发，最终导致切除患侧前臂。因此，在应用促性腺激素超排卵时出现上肢肿胀，应及时检查和治疗。

3.治疗及预防

静脉输液纠正血液浓缩以阻止血黏度变化或许是预防血液瘀滞和血栓形成的关键因素，同时应采用治疗性抗凝积极治疗。可疑及已经发生栓塞的病例往往需要相应科室的协同诊断和治疗。

Stewart 等分析了全球关于 OHSS 并发动、静脉血栓症的文献，认为其发病机制尚不明，建议对存在高危因素的患者采取预防措施,可给予预防性肝素治疗,并持续整个孕期。易感患者包括:严重血液浓缩的患者,有血管血栓形成史的患者,以及具有罕见的高凝状态的患者,如抗凝血酶Ⅲ缺乏和蛋白 S 和蛋白 C 缺乏。

此外,更应警惕在 ART 促排卵治疗可能导致血液高凝状态,虽无 OHSS 表现,但有发生血管栓塞的危险。Arya 等报道 5 例 IVF-ET 妊娠妇女出现末端静脉血栓形成,在妊娠 7～10 周时出现颈部疼痛肿胀,3 例按 OHSS 治疗,2 例证实有遗传性血液高凝状态,4 例在发病前已接受预防性的抗凝治疗。Brechmann 报道 IVF-ET 后上肢和颈部多处深静脉血栓形成右侧肺动脉栓塞继发肺炎(上腔静脉血栓形成)。Akdemir 等报道 1 例 26 岁,不孕 6 年,多次行促排卵治疗,在最后一次促排行 IVF-ET 后 30d 出现心肌梗死,而且对患者进行全面检查后,认为梗死与促排卵有关。因此,在开始 IVF-ET 治疗前,应该仔细排除血栓栓塞的危险因素,筛选高危患者。但目前尚无预防血栓形成的有效方法。

(二)肝功能的损伤

严重 OHSS 可能造成肝功能损害,一般认为持续长达 2 个月的肝功异常是严重 OHSS 的并发症,但是尽管肝功能异常,肝活检仅有超微结构的形态学改变。

(三)呼吸系统并发症

严重 OHSS 中常见继发于严重腹腔积液的呼吸困难,腹腔积液吸收(消失)后多缓解,曾报道 1 例严重 OHSS 患者发生 ARDS。亦有促排卵后 OHSS 仅表现为胸腔积液的报道,应给予高浓度的氧气摄入,必要时行辅助呼吸。胸腔积液明显者,应行胸腔穿刺,应连续动脉血气监测,可疑肺肺栓塞时,应行通气灌注扫描。

(四)肾脏系统并发症

严重 OHSS 引起的肾脏系统并发症主要是肾前性肾衰,系体液向腹腔渗漏造成低血容量所致。有报道用前列腺素合成酶抑制剂吲哚美辛治疗效果良好。补液、其他药物治疗及穿刺无效,需要静滴"肾脏剂量"的多巴胺或可能需要透析,严重 OHSS 少尿者,静脉给予多巴胺 0.18mg/(kg·h)可以扩张肾血管,增加肾血流量,而不影响血压及心率。应行中心静脉插管测量中心静脉压(CVP)、肺毛细血管楔压(PCWP),以指导补液。

(五)胃肠道并发症

在辅助生育技术中广泛应用促排卵药物治疗过程中,必须清楚意识到胃肠道症状可能是 OHSS 的早期表现,有报道 1 例发生脑血管意外的患者可能与此早期 OHSS 症状被忽略有关。

(六)附件扭转

促排卵后附件扭转虽较少见,作为严重并发症,应引起重视。卵巢囊肿是主要原因,因此,OHSS 患者附件扭转的发生率较高。早期发现者应尽量争取保守治疗,尤其是已妊娠者。发病时间长、估计卵巢已坏死或出血者,需行开腹手术或腹腔镜手术。

七、OHSS 的转归和预后

OHSS 是一种自限性疾病,如果给予及时、恰当的处理,一般在 10～14d 自然恢复。临床症状的缓解与卵成熟后血清残留的外源性 HCG 水平的减少相一致。因此,妊娠所致内源性 HCG 的增加会加重 OHSS,并延长其持续时间,一旦妊娠,症状将会持续 2～3 个月,或诱发晚发型 OHSS。经过早期诊断,及时、主动和谨慎的液体管理、预防血栓、治疗腹腔积液,多数患者不会出现严重后遗症。但有时仍有不可预测的严重并发症发生。尽管经过积极的处理,仍有发生肾衰、肝功能损害、血栓形成及 ARDS 者。

研究表明,可能由于 PCOS 的缘故,OHSS 者虽获卵数高,但卵的质量、成熟度及受精率显著低于未发生 OHSS 者,但并不影响移植胚胎的数量和质量,亦不影响妊娠率。回顾性分析发现 IVF-ET 周期发生重度 OHSS 者,妊娠率、多胎妊娠率、流产率、早产率、低出生体重率、妊高征发生率、妊娠期糖尿病发生率、胎盘早剥发生率均较以往报道的 ART 后妊娠者高。

(张宁)

第三节　多胎妊娠减胎术
Section 3

多胎妊娠(multiple pregnancy)是指一次妊娠同时有两个或两个以上胎儿。人类自然妊娠多胎妊娠的发生率约为 $1 : 89^{n-1}$,(n 代表一次妊娠中的胎儿数)。20 世纪中末期促排卵药物的应用,尤其是人类辅助生育技术的发展,使许多不孕、不育夫妇得以生育,但多胎妊娠的发生率亦随之增加。应用氯米芬(CC)促排卵后,多胎妊娠的发生率为 6%~ 8%,应用 Gn 后,为 11%~ 53%,而体外授精—胚胎移植(1VF-ET)后,为 24%~ 30%。与自然妊娠相比,IVF-ET 后双胎的发生率增加了 20 倍,而三胎及三胎以上妊娠的发生率增加了 400 倍,而且 3/4 的三胎及三胎以上的妊娠是当代治疗不孕症(如采用 IVF-ET 及超促排卵)所致。

多胎妊娠使孕产妇的并发症及流产率、围产儿病率和死亡率均增加,双胎妊娠的流产率是 10%,三胎为 18%,四胎为 25%,五胎 50%。与单胎妊娠相比,双胎新生儿的死亡率增加 6 倍,而三胎妊娠者增加 20 倍。常见的母、儿并发症有先兆子痫、产前贫血、羊水过多、尿路感染、剖宫产率增加、流产、早产、产后出血、胎儿宫内发育迟缓、新生儿呼吸窘迫综合征、颅内出血等。多胎妊娠也增加了家庭和社会的经济负担,尤其是在存活的新生儿有严重缺陷时。

多胎妊娠减胎术(muhifetal pregnancy reduction,MFPR)最初是用于减灭双胎妊娠中患遗传病的一个胎儿。Aberg 等首次报道通过心脏穿刺放血,使双胎中一个产前诊断为 Hurler 综合征的胎儿死亡,在 33 周分娩一个正常胎儿。Beck 等报道一例 22 孕周双胎妊娠,行子宫切开取出其中一个唐氏综合征胎儿,保留另一个胎儿继续妊娠至足月分娩。20 世纪 80 年代中期,欧洲 Dumze 和 Qury 及美国 Berkowitz 和 Evans 等率先将选择性减胎术应用于三胎及三胎以上的多胎妊娠(high order muhifetal pregnancy),为了达到减少保留的胎儿数目,降低多胎妊娠的并发症和合并证,改善围生期结局的目的,即使胎儿发育正常,也要进行选择性减胎术。20 世纪 80 年代,约 75%的多胎妊娠进行了选择性减胎术,此后应用越来越广泛。多胎妊娠减胎术后显著提高围产儿结局,尤其是对 IVF-ET 后的多胎妊娠进行减胎术后,可以延长孕龄,改善新生儿预后。

一、多胎妊娠减胎方法

MFPR 按减胎时的妊娠期别分为早期妊娠减胎术、中期妊娠减胎术和晚期妊娠减胎术三种;按减胎的途径分为经阴道、宫颈和经腹两类,均需在 B 超引导下进行。早期的扩张宫颈吸出靠近宫颈的妊娠囊的方法因其流产率高已基本废用。目前,经阴道途径减胎术主要用于早期妊娠,而中、晚期妊娠减胎则经腹进行;减胎方法可简单分为物理方法和化学方法,早期妊娠减胎术采用物理方法和化学方法均可,但现倾向于采用物理方法,中、晚期则以化学方法为主。物理方法是指在超声引导下,穿刺拟减灭的胚胎(胎儿),抽吸胚胎同时抽吸和(或)不抽吸羊水,使该胚胎(胎儿)消失或死亡,不注射药物,故宜在早期进行;中、晚期妊娠时穿刺、热凝胎儿心脏使其缺血而死亡,亦属物理方法;早期文献报道的气栓法、心脏放血法等现已基本不用。化学方法则是指穿刺后向胎儿心脏或心脏附近注入药物,使其死亡;中、晚期妊娠者还可穿刺脐带注入药物。常用药物为 10%～ 15%氯化钾溶液。早期文献曾有报道用甲醛及葡萄糖酸钙者，现已基本不用。有文献报道，在早期妊娠减胎时向胚胎心脏或心脏附近注入生理盐水，应归入物理方法。

（一）多胎妊娠早期选择性减胎术

指妊娠 12 周内的多胎妊娠减胎术，以经阴道途径为主，多在妊娠 8 ～ 10 周进行，亦有在妊娠 5 ～ 7 周进行者，11 周后则多经腹进行。

1.多胎妊娠早期选择性减胎术适应证

（1）三胎及三胎以上的早期多胎妊娠，妊娠时间在 6 ～ 12 周。

（2）双胎妊娠，合并子宫畸形（如单角子宫、双子宫、纵隔子宫等）及子宫发育不良等估计不能承受双胎妊娠者。

（3）双胎妊娠，孕妇患有内科合并证，为了减少其负担或防止严重并发症的发生。

（4）双胎妊娠早期产前诊断确定一个胚胎异常者。

（5）患者及其家属坚决要求保留单胎妊娠者。

2.多胎妊娠早期选择性减胎术禁忌证

（1）无绝对禁忌证。

（2）已有阴道流血的先兆流产者，应慎行减胎术。

（3）患有泌尿生殖系统急性感染或性传播疾病。

3.多胎妊娠早期选择性减胎术操作步骤

（1）经阴道早期妊娠减胎术：①术前准备：术前 1d 或术前 4h 预防性使用抗生素（青霉素或头孢噻肟钠）及保胎药物（黄体酮或 HCG），亦有不主张预防性使用抗生素者。查血常规、凝血功能及阴道清洁度和细菌学检查，向患者及其家属介绍减胎的必要性、可行性、减胎过程及减胎术中和术后可能发生的情况，签署知情同意书。②设备、器械及用品：配有穿刺架的阴道超声探头及相应的B超；直径 16G ～ 22G，长 35cm，超声显影阴道穿刺针；10%～ 15%氯化钾溶液 10ml，生理盐水 10ml、10ml 及 20ml 注射器；10%碘伏液及含抗生素的无菌盐水棉球。③镇静、麻醉：可用镇静药物，或采用静脉麻醉（10%propofol）或局部麻醉；亦有不采用镇静、麻醉措施者。④体位：患者排空膀胱后取膀胱截石位。⑤消毒：10%碘伏（providoneiodine）消毒外阴、阴道后，用含抗生素的无菌生理盐水彻底冲洗、擦干，尽量避免碘伏残留。动作应轻柔，避免刺激子宫颈，注意阴道穹隆的消毒。⑥手术步骤：先以阴道超声确认妊娠囊数目、胚胎（胎儿数目）及胎心，选择拟减灭的胎儿及保留的胎儿。一般保留两个胎儿，减灭最靠近探头的 1 个或 2 个胎儿。调整超声探头，使拟减灭胎儿的胎心位于超声引导线上，沿引导线进针，经过阴道穹隆、子宫壁，至胎儿心脏或心脏附近，进一步的处理有以下几种方法：A.单纯穿刺法：仅穿刺胚胎心脏、反复穿刺直至心搏停止，不注射药物，不抽吸胚胎组织及羊水。Iberieo 等（2000）对 149 例 7.8 ± 0.8 周的多胎妊娠采用该法减胎，134 例减至双胎，15 例减至单胎，流产率为 7.3%。绒毛膜羊膜炎的发生率为 1.3%，术后暂时出血发生率 11.4%，保留的双胎中 1 胎自然消失的发生率为 3.0%。B.抽吸法：穿刺针进入胚胎体内，用 20ml 注射器反复抽吸，直至吸出全部或大部分胚胎组织，不吸出羊水，多数情况下，胎儿回声完全消失，妊娠囊大小不变或略小，确认胎儿被吸出或虽未完全吸出，但无胎心搏动时退针。适于 6 ～ 8 孕周，一旦确认胎心搏动即可进行，此时胚胎为三个胚层的软组织，通过反复抽吸，将其全部或大部分吸出并不困难，而且减胎后妊娠囊几乎无改变，只剩下一个没有胚胎、充满羊水的一个空囊。C.注射药物法：适合于任何孕周；经穿刺针向胎儿心脏或心脏附近注入 10%氯化钾溶液 1 ～ 2ml，使胎心搏动停止，确认被减灭胎儿的胎心消失后，观察 3 ～ 5min，再次确认后迅速退出穿刺针，亦可仅注射生理盐水 1 ～ 2ml 而达到使胎心搏动停止的目的，尚需减灭另一个胎儿，可同法处理；若系 4 胎以上妊娠。可再减灭 1 ～ 2 个胚胎。一次减灭的胚胎一般不超过 2 个,保留 1 ～ 2 个胚胎。减胎完毕,用窥阴器暴露阴道窹隆。检查穿刺点有无活动性出血,有出血者,可以纱布或干棉球压迫止血。⑦减胎术后管理:A.术后住院观察,适当卧床休息。严密观察有无腹痛及阴道分泌物情况;保持外阴清洁,每日用 0.2%碘伏擦洗外阴。B.鼓励孕妇多进富含维生素、蛋白质、纤维素的易消化饮食,保持大便通畅。C.预防性应用抗生素 3 ～ 5d,一般用青霉素 800 万 IU 或头孢噻肟钠 4.0g 加入 5%葡萄糖液 500ml 中静脉输注,每日 1 次。如术后阴道有少量流血或血性分泌物,则应适当延长抗生素用药时间。D.黄体酮的应用:黄体酮 40mg 肌内注射,每日 2 次,持续应用 2 ～ 3 周;E.术后 24h 及 7d,分别复查 B 超,以确认减灭成功,否则,需行第二次减胎术;F.出院后注意保持外阴清洁,每日用温开水清洗外阴禁止性生活,以免引起流产、早产。G.为预防晚期流产及早产,在孕 16 周复查 B 超时,注意观察子宫颈发育情况及有无内口松弛,必要时行宫颈内口环扎术。

(2)经腹多胎妊娠早期减胎术:经腹多胎妊娠早期减胎术适于 11 ～ 12 孕周的多胎妊娠减胎术。

(二)中、晚期多胎妊娠选择性减胎术

妊娠 12 周后的多胎妊娠选择性减胎术,用于多胎妊娠中 1 个或多个胎儿异常者,因为这些胎儿异常经过产前诊断确诊后,往往已到中期妊娠。晚期妊娠选择性减胎报道较少均采用经腹途径。方法包括胎儿心脏或胸腔穿刺注药、脐带穿刺注药、胎儿心脏热凝和脐带结扎等。

(1)胎儿心脏或胸腔穿刺注药:方法同经腹多胎妊娠早期减胎术,但随孕周增加,注射 KCl 的量要大,而且操作相对较困难。

(2)脐带穿刺注药:超声引导下,将 20G 穿刺针刺入胎盘根部的脐静脉,回抽有胎儿血证实穿刺成功,注入液体时,脐静脉内可见湍流(朝向胎儿方向),先注入 2ml Diazemuls 使胎儿镇静,以减少胎儿因终末期脑缺氧而发生的躁动,然后缓慢注入;15%KCl 1 ～ 2ml,直至胎儿心脏收缩停止,观察 2min 确认无心跳后,退出穿刺针。由于有心脏复跳的可能,应再观察 20min 后,再次确认,以免减胎失败,可用于中、晚期选择性减胎术。Bhide 等的研究发现,脐带穿刺注药比心脏穿刺注药所需 KCl 量少,其原因可能是心脏内注射的 KCl 大部分很快被泵出心室,只有少量进入冠状动脉,而且从心脏泵出的 KCl 很快被胎儿胎盘单位的细胞吸收,回到胎儿心脏的药物相对减少;而脐静脉注入 KCl 时,恒定剂量的药物直接进入胎儿心脏及心肌,所以所需药量小,但操作时间较长,而且穿刺针有移位的危险。他们对 73 例心内注射和 21 例脐静脉注射减胎进行比较,平均减胎孕周为 22.7 周(17 ～ 34.9 周),两组减胎的孕周无显著差异,前者平均 22.8 周(18.0 ～ 34.9 周),后者平均 22.1 周(17.0 ～ 33.4 周);KCl 的用量与减胎时的孕龄无关;心内注射者 15% KCl 的用量平均为 10ml(4 ～ 20ml),而脐静脉注射为 5ml(3 ～ 8ml),两组有显著差异。

(3)其他减胎方法:对于单羊膜囊双胎甚至联体双胎及三胎和三胎以上的多胎妊娠伴单羊膜囊双胎者,为了减少或避免减灭一个胎儿对另一个胎儿的不良影响,有报道采用超声引导下胎儿心脏热凝(单极电凝)、单极电凝胎儿胸腹部血管、脐带结扎法、双极电凝脐带,甚至胎儿镜激光脐带闭锁等方法进行选择性减胎获得成功。

二、多胎妊娠减胎术的必要性

对于多胎妊娠中有一个或多个胎儿严重异常者,或多胎妊娠严重危及孕妇健康或生命而减胎可以降低其风险者,行选择性减胎术无伦理上的争议。但对于无上述情况的多胎妊娠的选择性减胎,有人认为属于流产是犯罪,反对减胎,而进行减胎的医生认为,选择性减胎术并未终止妊娠,减胎后妊娠仍继续,故不属流产的范畴。对于 4 胎及其以上的多胎进行减胎几乎无

异议，因为减胎后可以显著提高其孕龄及围产儿存活率。资料表明5胎及其以上的多胎妊娠减胎后的围产儿存活率为75.2%。4胎妊娠减胎后的围产儿存活率为88.7%，显著高于相同胎儿数的；多胎妊娠未减胎者（5胎妊娠40%、4胎者78%）；三胎妊娠行减胎术后，其妊娠丢失率显著低于未减胎者（前者8.7%，后者20.7%），三胎减胎为双胎后围产儿存活率为83.6%。Haning等报道在孕8周时B超检查每增加一个活胎数目，孕龄就缩短3.6周，尤其是IVF-ET后，孕妇血清松弛素水平较自然妊娠者高，加重宫颈组织的软化，孕龄缩短更明显，低体重儿、小于孕龄儿及与早产有关的围产儿病率均显著增加，而此时每减1个胎儿（无论是治疗性减胎还是自然减胎），则可延长孕龄近3周，而且三胎妊娠仅有14%发生自然减胎现象。

三、多胎妊娠减胎术的预后

Fasouliotis等分析了有关减胎的文献，共1 453例，1 167例经腹胎心内注射KCl，260例经阴道胎心内注射KCl或宫颈抽吸妊娠囊；总的妊娠丢失率为12.3%。33.3%发生在减胎后4周内，66.7%发生在减胎4周后、24孕周或24孕周内；胎儿存活率为87.7%，28周前分娩者占5%，9.6%在29～32周分娩，减为三胎者，分娩孕周平均为33周，减为二胎者平均35.8周，减为单胎者平均36.9周。四胎及以上的多胎妊娠患者是MFPR的最大受益者，不管是存活率还是平均孕龄均明显提高，四胎妊娠行MFPR后生存率是88.7%，五胎及五胎以上者为75.2%，显著高于那些未接受MFPR的多胎妊娠者（四胎78%，五胎40%）。研究表明，三胎减为二胎利大于弊，而且减胎后的双胎妊娠与三胎妊娠相比各方面都有改善。Lipitz报道：三胎妊娠总的丢失率为20.7%，而减为双胎之后丢失率为8.7%，减为双胎后未成熟、低体重儿、妊娠期并发症，新生儿病率和病死的发病率均有明显降低，三胎减为二胎之后的存活率是93.6%，与原来就是双胎的存活率无明显差异。减胎时的胚胎个数和减胎后的胚胎个数越多，最终分娩的时间越早。

妊娠丢失的主要原因是胎膜早破、早期宫缩、绒毛膜羊膜炎及出血。减胎后产科并发症如早破膜、先兆子痫、胎儿发育迟缓等的发生率与自然妊娠的双胎相比，无显著差别。但Silver等对多胎妊娠选择性减胎术后的双胎妊娠与自然受孕和助孕技术后受孕的双胎妊娠的围产儿预后进行了病例对照研究，其采用的是经腹注射KCl方法减胎，减胎时间在11孕周以后（以足够的时间期待胎儿的自然消失）发现，减胎组与其余两组相比，早产、胎儿发育迟缓、两个胎儿发育不一致的危险均较对照组高，研究中还发现减胎组胎盘重量显著小于其他两组，因此认为减胎后持续存在的残留胎儿组织限制了保留的胎儿胎盘发育面积，进而影响胎盘的大小，限制了胎儿的发育，而且残存的胎儿组织可能诱发亚临床炎症，成为造成早产的病灶。三胎或更多胎妊娠的妇女，尤其是不孕症治疗后的妇女，其自然流产率非常高，因此减胎到较小的妊娠胎数实际上降低了这些患者妊娠丢失的危险。但MFPR后高流产率与MFPR手术有无关系值得怀疑。不管怎样，MFPR毕竟是一种创伤性操作，可能会对妊娠丢失产生内在性影响，大量数据表明MFPR后的妊娠丢失率与操作者的经验有关。但是不可能知道哪些流产是MFPR造成的，哪些流产是因为自身的原因造成的。减胎后产科并发症的发病率，如胎膜早破、先兆子痫、IUGR和其他一些母体和产科并发症与自然妊娠相比无明显不同。但先兆子痫的发生率是1%，远低于多胎的先兆子痫发生率。

四、多胎妊娠减胎的时机

文献报道减胎可早至5周妊娠，晚达妊娠33周。毫无疑问，减胎越早，操作越容易，对孕妇的刺激越小,残留的坏死组织越少,因而越安全;减胎时孕龄越大,减胎后流产的危险越大,而且分娩的孕龄越小。由于存在"vanishing twin syndrome"的自然现象(即"双胎消失综合征",是指妊娠早期,多胎妊娠中的1个胎儿消失的现象,其发生率大约占多胎妊娠的1/4,单卵单绒毛膜胎盘中更常见,但在早期妊娠以后,多胎中1个胎儿死亡的报道极少,是0.5%~6.8%),许多学者认为最好在妊娠8周后减胎。但Itskovitz-Eldor和Mansour等主张尽早减胎,在6~8孕周行经阴道抽吸法减胎术因为保留两个妊娠囊,即便是一个消失,还有单胎妊娠存在,而且在妊娠早期行减胎术,还避免了中、晚期妊娠减胎可能会增加孕妇血管内促凝物质的释放,及孕妇"等待减胎"过程中的心理负担。Massad等报道了15例极早期抽吸经阴抽吸(very early transvaginal aspiration,VETEA)减胎,在5~7孕周时,用17G的穿刺针,抽吸最靠近探头的妊娠囊,平均孕周为6周,4例术后少许阴道流血,1例在孕12周时流产(减胎后6.5周),流产率为6.6%。

但亦有报道认为,中期妊娠减胎并不增加上述危险,而且可以在减胎前做更细致的超声扫描,判断胎儿有无异常,以达到选择性减灭异常胎儿,减少染色体异常或结构异常的胎儿出生的目的,做到真正的选择性减胎。Liptiz等对11~12孕周和13~14孕周的三胎减胎术进行了比较,均采用经腹途径,经腹壁向胎儿胸腔内注入KCl进行减灭1个胎儿。不预防性使用抗生素,但出现宫缩并伴有宫颈变化者,给予宫缩抑制剂治疗。A组无1例被减灭的胎儿位于子宫内口上方;B组在胎儿医学超声专家进行经腹和经阴道超声详细扫描胎儿有无异常24~72h后,如果有胎儿可疑异常,或有染色体或结构异常的危险,则选择性减灭该胎儿,无可疑的异常胎儿时,则避免减灭位置较低的胎儿,有9例胎儿因超声发现颈部透明度增加(与宫内发育迟缓和结构异常有关)而被减灭。A组2例(4.3%)未满23周即流产,1例因保留的两个胎儿诊断为左心发育不全而于20周终止妊娠,1例26周早产分娩2个严重神经发育缺陷婴儿,1例37周时1个胎儿胎死宫内,1例产后6个月1个婴儿死于Wilson病。B组有两例自然流产,1例因28周时先兆子痫及胎盘早剥急症剖宫产发生1个新生儿死亡,1例36周时因胎儿窘迫急症剖宫产发现1个新生儿患严重神经发育异常,1例有轻度发育异常(初步诊断为肌张力异常,PCR和培养证实系宫内感染巨细胞病毒所致)。24孕周后两组分娩的孕龄及出生体重无差异,两组产科并发症的发生无显著差异。13~14周进行减胎术与11~12周相比,并不增加流产率,但可以对胎儿进行更细致的超声扫描,以发现胎儿结构异常,如异常核型及胎儿死亡的危险,而且还可以确定胎儿性别,对减少性连锁疾病胎儿的出生具有临床意义。但是13~14孕周诊断胎儿异常要求极高的胎儿超声扫描经验,由于经阴道超声只能评估较下方的胎儿,因此,必须经腹、经阴联合检查。此外,13~14周减胎还可以减少早期妊娠减胎后出现"双胎消失"现象。EliGeva等比较了38例19.7孕周±3.3(14~27)孕周(经腹)和70例(11.7±0.7)孕周(经阴)多胎妊娠减胎术的产科结局,结论与上述相似。Antsaklis对66例双羊膜囊双胎(26例为助孕技术后,余为自然受孕),通过羊膜腔穿刺(34例)、绒毛活检(25例)等产前诊断确定1个胎儿异常者,行选择性减胎术。18例(A组)行早期经腹注射KCL减胎,48例(B组)在妊娠中期进行(方法相同,多数在妊娠21周以前,2例在23周,1例在24周),两组流产率(A组5.6%,B组8.3%)及分娩时的平均孕龄(A组36.7周,B组35.1周)均无显著差别,两组围产儿病率亦无显著差别。Shalev等报道了23例双胎伴1个胎儿发育异常(中孕期已确诊),在晚期妊娠选择性减胎术,减胎时间在28~33周,方法为胎儿心脏内注射15%KCl 1~5ml,但在减胎前3周开始用促肺成熟药物(每周用倍他米松12mg),减胎前及减胎后12h用宫缩抑制剂(吲哚美辛),减胎时对形态异常的胎儿经过超声再次确认后进行选择性减灭;而对于患遗传病的胎儿,通过羊膜分隔、胎盘位置及脐带穿刺再次确认异常胎儿,其中有3例再次脐带穿刺后进行核型分析确认。23例均在减胎4周后分娩(4~11周),所有的异常胎儿在分娩后均被证实,所有新生儿出生体重均＞2 000g、预后均好。认为将选择性减胎从中孕期延迟至晚孕早期,可以减少中期妊娠减胎的并发症,降低胎儿病率和死亡率。

五、早期妊娠减胎方法对结局的影响

(一)早期妊娠经腹、经阴减胎的比较

经腹部的 MFPR 通常在 10～13 孕周进行。因为 10 孕周以前经腹部操作起来更困难一些,此时胚胎的体积太小,子宫还位于盆腔内,从母亲的腹部到达胚胎的距离较远,许多选择在10～13 周进行 MFPR,是为了等待"胚胎自然消失"。Evans 较了 846 例经腹部和 238 例经阴道、子宫颈的 MFPR,经腹部组开始和减胎后的个数均较多,操作时的孕龄也较大,在 24 周之前,两组的妊娠丢失率无明显不同(经腹 12.5%,经阴道经子宫颈 13.1%)。有经验的医生经腹部 MFPR 的妊娠丢失率是 8%～9%,不管采用何种方法妊娠丢失率都是同样的。

Evans 等对 1000 多例经腹、经阴道和经宫颈的多胎减胎术比较分析,发现两种方法围生期病率和病死率无显著差别,24 周时胎儿的妊娠丢失率是 16%,在妊娠开始和减胎后保留的胎数越多妊娠丢失率越高。在 8～12 周期间行减胎术,两种方法的结果无明显不同,但经腹部 MFPR 后的流产时间似乎比经阴道 MFPR 后早些。各种多胎妊娠中,经腹部 MFPR 的妇女中有 5.2%、经阴道/子宫颈 MFPR 的妇女中有 5.8%在≤28 周时分娩,另有约 10%在 29～32 周分娩。因此很难说哪种方法更好,最好的选择就是医生对该方法掌握的熟练程度,即围生医生和遗传医生会采用经腹 MFPR,而从事 IVF 的生殖医生则会选择经阴道 MFPR 的方法。研究表明,随着经验和超声检查技术水平的升高,妊娠丢失率和早产率将会随之降低,每个中心的数据都表明:减胎术者经验越丰富,流产率越低。刺针进入的次数和残留胚胎组织的量可能比保留胚胎的个数对结局的影响更重要。当保留单个胚胎时,最容易做到防止早产和未成熟胎儿,而且只需要很小的花费,但同时显著增加了妊娠丢失率。

(二)抽吸法与注射药物法

抽吸法减少了对保留的胚胎可能有毒害作用的坏死组织的残留(这些坏死组织的吸收可能诱发分娩),而且不向子宫内注射 KCl 或其他毒性物质,避免了这些药物对保留胚胎的毒害,从而减少流产率,并延长保留胎儿的孕龄。而注射 KCl 减胎时,胚胎有时会被针尖推开,KCl 即可弥散入羊膜囊,而扩散入临近的妊娠囊,已经有报道了 KCl 对保留胚胎的毒性作用,而且在妊娠早期(6～8 周)行抽吸法减胎,妊娠囊小、操作简单、容易、操作时间短,减少了感染、子宫收缩及出血的危险。Itskovitz-Eldor 报道,采用该方法减胎后流产率显著低于其他方法,Mansour 等对 45 例多胎妊娠采用该法减胎,流产率 8.8%,保留的双胎分娩的孕龄为 36.9 ± 2.45 周(32～39周)。但抽吸法不适合孕周较大者(＞ 周者),此时不易抽吸出胚胎。Fasouliotis 认为,有经验的医生行胚胎心内注射 KCl 减胎的成功率接近 100%,极个别减胎失败是由于穿刺部位不准确,未确定胎心停止搏动所致。

六、减胎术中应保留的胎儿数目

由于围生医学的进步,多胎妊娠围产儿预后也有不断提高,减胎术到底应保留几个胎儿仍有争议。一般认为将多胎妊娠减胎为双胎比较合适,一方面可以明显提高母儿预后,另一方面有可以降低减胎后妊娠丢失及胎儿"自然消失"的风险(尤其是早期妊娠减胎术后)。对于是否将双胎或三胎以上妊娠减灭为单胎仍有争议,因为双胎妊娠与单胎妊娠相比,其母、儿并发症

均增加,但多数作者认为,鉴于妊娠丢失及胎儿"自然消失"造成的风险,还是保留双胎为宜,除非有只能保留单胎的医学指征,如:单角子宫、三胎中的两胎为单羊膜囊双胎、前次单胎妊娠在30周及30周以前早产,对保留为单胎的减胎术,在减胎前最好进行遗传学诊断,以保留健康胎儿。

七、"选择性"减胎术

未进行产前诊断的所谓多胎妊娠选择性减胎术(selective muhifetal pregnancy reduction)主要是根据操作的难易及减少对保留胎儿的影响来"选择",即选择最易穿刺的胎儿。因此,经阴减胎一般选择靠近宫颈的胎儿,而经腹减胎应避免减灭靠近宫颈内口者。如果胎囊大小相差悬殊,应尽量减灭最小者。若存在单羊膜囊双胎,要么两个胎儿一起减灭,要么两个胎儿均保留。但对于胚胎或胎儿的发育而言并不是真正意义的"选择",尤其是在早期妊娠减胎术中。

真正意义的选择性减胎术,是在进行产前诊断后,对异常胎儿进行有目的的减胎,保留正常胎儿。对有高危因素及低危因素者(孕妇年龄＞35岁,有遗传病家族史或分娩遗传病胎儿的风险),减胎前应行产前遗传学诊断,在妊娠9周前后行绒毛活检,进行短期培养、PCR分析或活组织酶分析,可以几天内诊断某些染色体异常及遗传缺陷,然后有目的地减灭异常的胎儿,技术的关键在于如何标记异常胎儿。随着超声设备及技术的进步,早期发现胎儿异常已是现实,因此,减胎前应由有经验的胎儿超声专家进行细致的超声检查,以诊断异常胎儿,提高减胎的"选择性"。尤其是对拟保留1个胎儿的减胎术,可靠的产前诊断更有价值。

八、多胎妊娠中单羊膜囊双胎的减胎问题

此外,助孕技术后的单羊膜囊双胎发生的频率是自然受孕的7～8倍,可能与促排卵、囊胚移植及辅助孵化技术有关。但多胎妊娠并有单羊膜囊双胎的发生率则以自然受孕的多胎为高。ART后5%～10%的多胎妊娠具有单羊膜囊双胎,三胎中的单羊膜囊双胎围产儿预后极差,早期流产、双胎输血综合征、双胎血管灌注以及胎儿相继死亡等使其围产儿病率和死亡率均较高。妊娠8～10周B超诊断单羊膜囊双胎的准确性很高,一旦明确诊断,行有目的选择性减胎术则可改善围产儿预后。

九、减胎前出血对减胎术的影响

大约25%的多胎妊娠在一般的减胎时间(10～13孕周)时就已经开始阴道流血,即出现先兆流产征象,对减胎的影响如何呢? Shalev等对42例9～10周有阴道流血的三胎妊娠的减胎进行了研究,分别在阴道流血停止后7～10d(妊娠9～13周)、少许阴道流血时(14～15周)减胎,大量阴道流血者,减胎推迟至晚孕早期(30.0±1.31周)。减胎方法均为经腹胎儿心内注射KCl,结果:14～15周减胎者与10～13周者相比,流产率高、分娩时孕龄小、出生的双胎平均体重低,而且,在13～14周出现轻度阴道流血者,减胎后的流产率已接近40%,中、重度子宫出血者5例中4例未减胎自然流产,减胎的1例28周早产,2个新生儿均死亡,认为三胎妊娠在早孕期出现阴道流血者,减胎后流产率显著升高,减胎后的围产儿病率和死亡率与早孕期阴道流血量及持续时间直接相关。

十、减胎术后阴道流水及感染

感染是减胎后流产的主要原因，穿刺妊娠囊可能将细菌带入宫腔而导致绒毛膜羊膜炎，穿刺后羊水流出可能是细菌进入宫腔的门户，减胎后绒毛膜羊膜炎及感染性流产的发生率是3%～7%。研究表明CRP(C反应蛋白)是减胎术后诊断绒毛膜羊膜炎的良好指标，其升高出现在感染数小时内，在孕妇发热、子宫敏感及WBC升高以前，因此可作为减胎后感染的随访指标。三胎妊娠减胎术后胎膜早破的发生率是4%～13%，四胎减胎术后是11%～19%，五胎减胎术后是29%。减胎后出现阴道流水虽然对保留的胎儿不利，但并非致命的危险，排除感染后仍可以继续妊娠。Liptiz等观察了60例三胎、31例四胎妊娠，10～12孕周经腹注射KCI减胎，减胎术后早期胎膜早破(指减胎后14d内发生的胎膜破裂，出现阴道流水及pH试纸阳性，B超胎囊内羊水减少)分别为13.3%，19.3%，而共4例24周内的流产均非阴道流水者，早期阴道流水并不影响早产率和新生儿存活率。因此，一旦患者减胎后出现胎膜早破或子宫收缩，应入院休息，并检测CRP等感染指标，如果排除感染，可以继续妊娠，不必使用抗生素，但一旦出现感染征象，宜终止妊娠。

十一、多胎妊娠的预防

由于多胎妊娠多是医源性，尤其是三胎及三胎以上的多胎妊娠，因此应重在预防。必须慎重应用促排卵药物，严禁以多胎为目的的促排卵治疗；促排卵多个卵泡同步发育时可选择性穿刺部分大卵泡，以减少排卵个数；体外助孕技术中严格控制移植胚胎数(控制在3枚以下)，单胚移植技术尤其值得提倡。

(张宁)

第四节　辅助生殖技术后的异位妊娠

Section 4

凡孕卵在子宫腔以外的任何部位着床者，统称为异位妊娠，习称为宫外孕。根据着床部位不同，有输卵管妊娠、卵巢妊娠、腹腔妊娠、宫颈妊娠及子宫残角妊娠等。异位妊娠中，以输卵管妊娠最多见，约占90%以上。

人们对异位妊娠的认识历史悠久。首次在一名女性死因的尸体解剖中发现了未破裂的异位妊娠。一篇关于有20年不孕史的妓女发生子宫外妊娠的报道将不孕和异位妊娠联系起来。从19世纪中叶开始，病理学家们认识到盆腔炎症可能是异位妊娠的原因。无菌术、麻醉和抗生素(输血)的联合应用挽救了许多异位妊娠妇女的生命。但是对于异位妊娠的诊断依然困难，导致手术干预也相对较晚。即使在20世纪前半叶，美国的异位妊娠妇女死亡率仍为200/10 000～400/10 000。最近20年，异位妊娠的诊治取得了巨大的进步，采用及时行输卵管切除并同时输血的方法，显著地提高了异位妊娠的生存率。治疗目标也已从单纯挽救生命上升到保留生育力的高度。

一、发　生　率

异位妊娠的发生率很难统计，原因是异位妊娠的病情多样化，诊断比较复杂，而且统计学上尚未有统一标准。但近年来异位妊娠的发生率均有显著增加。美国疾病控制中心（CDC）开始首次报告异位妊娠发生率。有 17 800 例异位妊娠，其后，这个数字已经上升到了 108 800 例，异位妊娠率也从 4.5‰ 上升到 19.7‰。与此同时，异位妊娠死亡率则从 35.5‰ 下降到 4.5‰，下降幅度达 90%。助孕技术后的异位妊娠发生率一般 < 5%。我国焦泽旭等报道，IVF-ET 后异位妊娠的发生率为 3.9%，其中宫内妊娠合并异位妊娠的发生率为 1%。异位妊娠发生率上升的可能原因：诊断水平进步使检出率提高；性传播疾病的蔓延以及助孕技术的普及也是原因之一。

二、病　　因

Strandell 等人认为，IVF-ET 后发生异位妊娠与输卵管因素引起的不孕、腹腔内手术、异位妊娠和感染史有关，其中输卵管因素是 IVF-ET 后发生异位妊娠的主要原因。

（一）输卵管因素

输卵管炎最常见的病原体是沙眼衣原体及淋菌。沙眼衣原体引起的输卵管炎多为亚临床型，症状不明显。Chow 等人的研究认为沙眼衣原体为异位妊娠的高危因素。Hillis 等 11 000 例衣原体感染患者进行了回顾性分析，结果发现有 2 次衣原体感染的患者发生异位妊娠的危险性增加了 2.1 倍，3 次以上的感染危险性增加了 4.5 倍。Skibested 等研究认为，有结节性峡部输卵管炎的妇女发生异位妊娠的概率要比无结节性峡部输卵管炎的妇女高 2 倍多，说明结节性峡部输卵管炎与异位妊娠的发生有关。那么何为结节性峡部输卵管炎呢？它是指输卵管峡部的肌层肥厚，其中由很多输卵管上皮构成的腺体与大量或中等量的子宫内膜样；回质构成，多数为对称，外观如结节，剖面似憩室。炎症所致输卵管妊娠，主要是输卵管黏膜受破坏及输卵管粘连，形成腺样结构或盲袋，受精卵陷入而致异位妊娠。

（二）显微妇科手术

近年来应用显微手术分离输卵管周围的粘连，暴露伞部等，增加了不少不孕者的妊娠机会，同时也增加了输卵管妊娠的机会。郑怀美认为，显微手术后异位妊娠的发生率高达 18%～27%。还有 Annika 等报道认为有过一侧输卵管切除史者，其对侧输卵管发生异位妊娠的可能性要明显大于无手术史者或有双侧输卵管切除史者。

（三）促排卵、体外受精—胚胎移植

近年来，时有报道因诱发排卵而又发生异位妊娠，可能的解释是刺激排卵者有较高的雌激素水平，影响输卵管平滑肌的收缩及纤毛活动。另外，Oelsner 等认为刺激排卵与异位妊娠无关，而与患者可能潜在的输卵管病变有关。故在筛选病例进行促排卵治疗前要严格注意输卵管情况。也有人认为刺激排卵使成熟水平不同的卵子排出，输卵管内运行的卵子数增加，可致异位妊娠。

第 1 例体外授精者结果是异位妊娠。IVF-ET 后发生异位妊娠的原因认为是当受精卵输入宫腔，受激惹的子宫发生收缩，宫腔液及受精卵同时被推移进入输卵管，而输卵管无力将受精卵逼回子宫腔。另外体外授精中的高雌激素水平，也限制了纤毛的活动。Rizk 和 Verhulst 报道胚胎在宫腔内移植的深度及移植时培养液的多少也与异位妊娠有关。目前，多胚移植与异位妊娠的关系也已引起人们的注意。

我们生殖中心自开展 IVF-ET 至今共发生异位妊娠 17 例，其中输卵管妊娠 15 例，1 例为宫颈妊娠，1 例为宫内外同时妊娠。不孕原因中有输卵管病变者 12 例，因此，可认为 IVF 后异位妊娠与原有输卵管病理情况有关。1 例为宫内宫外同时妊娠，停经 50d 时 B 超显示宫腔内 2 个孕囊，均见胎芽胎心，停经 64d 时出现腹痛，经 B 超检查疑宫外孕，即行手术治疗，术中及术后病理证实为异位妊娠。术后保胎治疗，维持妊娠至足月行剖宫产分娩两个女婴，Apgar 评分 8～10

分。总之，当妊娠是某种特定助孕技术的结果时，尤其应想到是否为异位妊娠，仅靠先进的检查方法是不够的，重要的是医生必须从思想上高度重视。

（四）胚胎因素

当受精卵发育不良时其滋养叶细胞相应欠缺，而且与着床部位、早晚有一定关系。如果胚胎异常，则不能产生正常的内环境，故易着床于异常部位。

（五）其他因素

如输卵管先天异常、子宫内膜异位症、生殖道畸形等等。

三、病　　理

（一）输卵管妊娠病理

1.输卵管妊娠大体标本

多数可见到输卵管肿大，成为不规则圆柱形，表面呈暗红色或不着色，有的因出血坏死使结构模糊不清，管腔破裂者可见到破口，但输卵管内常找不到绒毛或滋养细胞，而在血块中常可找到。

2.镜下所见

输卵管黏膜上皮间的间质细胞蜕膜化能力有限，遇有活跃的滋养叶细胞穿入就像植入胎盘或穿透性胎盘一样，可以植入肌层或穿透之。输卵管的中等大小血管也和宫内妊娠着床附近的血管类似，血管内膜增殖并有泡沫细胞沉积，管壁多有水肿及炎症细胞浸润。输卵管妊娠的胎盘病理与宫内妊娠相同，滋养细胞的排列外围为合体滋养细胞，内层为细胞滋养细胞。胚胎的病理检查多数已自溶，见不到胚胎，少数存在胚体，但有畸形。

3.子宫的变化

与正常妊娠相同，肌层可稍增厚水肿，内膜同样受HCG及性激素的影响而肥厚，但蜕膜下的海绵层及血管系统发育差，当输卵管滋养层活动减退时，蜕膜失去支持发生退行性变，零散地随血液排出，有时整块呈管型排出，肉眼观类似胎盘，但无绒毛。输卵管妊娠时子宫内膜还可呈另外一种类型，即A-S反应：内膜腺细胞增大，排列成团，突出于腺腔，呈泡沫状，细胞质含空泡，细胞核深染，有分裂象，形状不规则，失去极性，呈高度分泌相。应注意此现象并非仅见于异位妊娠，早期宫内妊娠流产、葡萄胎后也可见到。但有A-S反应时，应高度怀疑有异位妊娠的可能。

4.输卵管妊娠的变化及结局

（1）输卵管妊娠流产：输卵管妊娠流产多见于输卵管壶腹部妊娠。一般发生于妊娠8～12周。受精卵种植于黏膜皱襞内。当妊娠产物发育生长并伴有出血时，向管腔内凸出，输卵管被动扩张，血液压力改变或输卵管收缩可将妊娠产物与输卵管壁剥离而由伞部排出。如果胚胎全部完整剥离落入管腔并经输卵管逆蠕动排至腹腔，则出血少，形成输卵管妊娠完全流产；如剥离不完全，妊娠产物部分排出，部分尚附于管腔，则为输卵管不完全流产，出血多，常有血腹症。输卵管妊娠流产的结局有：①手术或药物干涉而解决问题。②胚胎已死亡，常可自行消溶吸收而愈。③妊娠物附着于盆腹腔脏器，取得血供而成继发性腹腔妊娠。

（2）输卵管妊娠破裂：输卵管妊娠破裂多见于峡部妊娠，发病多在妊娠6周内。受精卵种植于黏膜皱襞间。因峡部肌层相对较厚，管腔狭窄，绒毛浸润的程度较深，附着牢固，绒毛侵犯通过肌层直达浆膜，最后输卵管破裂，妊娠物由破口排入腹腔，常引起较多出血，并形成血腹症。如果破口正好在两层系膜间，则形成阔韧带内妊娠。输卵管间质部妊娠很少，但结局几乎为输卵管妊娠破裂。因该部肌层厚，血液供应丰富，孕卵着床于此，长者常可维持妊娠至4个月才发生破裂。一旦破裂,立即有大量流血,造成急性血腹症,若抢救不及时,可能致命。

（3）继发性腹腔妊娠:输卵管妊娠不论是流产或破裂,如妊娠物排入腹腔继续生存而成为腹腔妊娠。大多数腹腔妊娠到4～5个月时胚胎死亡,能存活到足月者少见。以后周围组织包裹形成包块,或产生肠梗阻等症状而被发现。如无特殊症状,亦不就医,以后形成木乃伊或钙质沉着而形成石胎等。

（4）陈旧性异位妊娠:指输卵管妊娠流产或破裂后,胚胎死亡,内出血停止,妊娠物与凝血块沉积于盆腔内,因病程较长,凝血块机化变硬,形成一个与周围组织粘连的包块。

（5）持续性异位妊娠:持续性异位妊娠发生于保守性输卵管手术后。由于滋养细胞的生长已深入肌层或散布区域较大,在腹腔镜或剖腹保守手术时未完全取净病变组织,遗留有存活的滋养细胞,其主要表现为术后下腹疼痛,有不规则阴道出血,偶见腹腔内继续出血,血β-HCG仍高。一般在保守性手术后8～12d,血清β-HCG应下降至正常范围。如果术后12d,血β-HCG的下降仅为术前值的10%以内,则可以诊断为持续性异位妊娠。处理方法包括期待疗法、药物疗法及再次输卵管切开乃至全输卵管切除的手术治疗。

（二）其他重要异位妊娠

1.宫颈妊娠

宫颈妊娠指受精卵着床于子宫颈组织内口以下的子宫颈黏膜。Rubin提出如下条件作为诊断依据:①胎盘着床处必须有子宫颈腺体。②胎盘附着处必须在子宫颈内口以下或子宫颈膀胱反折腹膜以下。③子宫内无胚胎成分。④胎盘必须紧密附着子宫颈管。

2.卵巢妊娠

卵巢妊娠在临床上又如输卵管妊娠,术前多已破裂。检查卵巢如血肿样,镜下标准为:①输卵管是完整的,与卵巢相分开。②胚囊占据正常卵巢的部位。③胚囊是经子宫卵巢韧带与子宫相连接。④与胚囊相连有卵巢组织。有时会因异位妊娠保守性手术或卵巢妊娠已广泛累及卵巢,致诊断困难。

3.宫内宫外同时妊娠

宫内宫外同时妊娠罕见。Reece等调查发现66例,其中大部分是宫内妊娠与输卵管妊娠同时存在,只有4例是与卵巢妊娠同时存在,常在异位妊娠内出血剖腹探查中发现。我们生殖中心遇到的一例宫内宫外同时妊娠已如前述。可见对发现有宫腔内妊娠时也要想到是否同时存在宫外孕。

四、诊　　断

异位妊娠的临床表现千变万化。轻者仅为阴道点滴出血,严重者可因腹腔内出血而致失血性休克。所谓典型的三联征即月经延迟、不规则阴道流血和腹痛,很少遇到。据此,临床很难确定哪些是异位妊娠常见临床症状和体征,故有典型的异位妊娠症状并不典型之说。比较而言,不孕妇女罹患异位妊娠高危性增加,但症状多不明显。

（一）症　　状

异位妊娠的临床表现与受精卵着床部位、有无流产或破裂以及出血量多少与久暂等有关,About E报道异位妊娠最常见的表现有:腹痛（96%）,阴道流血（83%）。

1.停　　经

停经长短不定。一般为6～8周,间质部妊娠则停经时间长,为3～5个月。约20%病例无明显停经史,此时应再仔细询问所谓的末次月经量的多少、时间长短以及与以前月经有何不同,往往会发现两者不完全相同,实际上真正的末次月经应该是前一次月经。

2.腹　　痛

输卵管妊娠而未发生流产或破裂前,由于胚胎在输卵管内逐渐增大,输卵管膨胀而常表现为一侧下腹部隐痛或酸胀感。当输卵管妊娠流产或破裂时,患者会突然感觉到一侧下腹部撕裂样痛,常伴有恶心、呕吐。若血液局限于病变区时表现为下腹部痛,当血液积聚于直肠子宫陷凹时会出现肛门坠胀感。随着血液由下腹部流向全腹,疼痛也可由下腹部向全腹部扩散,但患者的痛阈不同,有的虽然内出血很多而腹痛不明显。

3.不规则阴道流血

胎儿死亡后常有不规则阴道流血,典型的出血量少、淋漓不尽,少数人有似月经量的出血,并伴有腹痛。流血可有蜕膜管型或蜕膜碎片排出,如整片蜕膜组织排出,提示无宫内妊娠,则异位妊娠的可能性大。阴道流血系子宫蜕膜剥离所致。阴道流血一般常在病灶除去之后才能停止。

4.晕厥与休克

由于腹腔内急性出血及剧烈腹痛,轻者出现晕厥,重者出现休克。患者脸色苍白、脉速,严重时脉搏微弱、血压不稳定,并有腹膜刺激症状。临床常用休克指数来粗略估计失血程度。休克指数:脉率/收缩压,0.5 表示血容量正常,1 表示失血 20%～30%,＞1 表示失血 30%～50%。如果收缩压＜10.64kPa(80mmHg)、脉压＜2.66kPa(20mmHg),即有休克的症状如皮肤湿冷、尿量减少及神志障碍等。

5.腹部包块

少数患者可自行扪及下腹一侧有肿块,即血凝块将输卵管及妊娠物包围所致。

(二)体　　征

早期输卵管妊娠,一般无明显体征,随着病情发展可出现下列体征。

1.一般体征

如大量出血,患者可出现面色苍白,脉搏细速,血压下降等休克表现;多数异位妊娠者不发热,只有腹腔内血液吸收时才出现低热,如果温度超过 38℃则应考虑到合并感染情况。

2.腹部检查

当内出血不多时,仅病侧下腹部有压痛及反跳痛;如内出血多时查体可见腹部膨隆,触诊整个腹部压痛及反跳痛,腹肌紧张,叩诊有移动性浊音;如果局部血肿形成包块时,常于下腹部可触及固定的包块,但界限不清。当瘀血块机化时在子宫旁或后壁可触及质硬而固定的包块,边界较清,常与子宫粘在一起,触痛略减轻。

3.盆腔检查

输卵管妊娠未破裂或流产时,检查可见宫颈着色、轻度水肿、变软。当有内出血时则宫颈举痛明显,检查子宫有漂浮于液体中的感觉,子宫小于相应妊娠月份。输卵管间质部妊娠时,子宫大小与停经月份基本符合,但子宫轮廓不对称,有一侧角部突出,局部有明显压痛。

(三)常用的辅助诊断方法

输卵管妊娠在破裂或流产前,诊断比较困难,尤其 IVF-ET 后 1 个月查尿妊娠试验阳性而宫腔内未发现妊娠囊时应高度怀疑异位妊娠。此时应收入院进行辅助检查以进一步确诊。常用的辅助诊断方法有以下几种。

1.HCG 的测定

HCG 是一种糖蛋白,由 α 与 β 两个亚单位组成,是由滋养叶细胞产生的。现代 HCG 分析是测定血清 β-HCG 亚单位水平。β-HCG 在妊娠第 8～10 周达到最高水平:50 000～100 000 IU/L。当月经逾期未至时,母体循环中 β-HCG 浓度大约为 100 IU/L。在正常妊娠前 6 周,母体血中 β-HCG 浓度的变化遵循公认的模式:增长速率呈非线性,随着孕龄增加 β-HCG 浓度随之增高。然而,在排卵后 2～4 周,即诊断异位妊娠最重要的时期,HCG 和孕龄之间呈线性关系,即每 2d 倍增一次,直到β-HCG 滴度 > 10 000。有研究认为,正常宫内妊娠在最初 3 周β-HCG 倍增时间为 1.7d(48h 上升 60%),在 4～10 周为 3d 左右增加一倍。而异位妊娠和自然流产时β-HCG 的倍增时间要长,而且增加幅度也较小。实际上,对于疑诊异位妊娠但未怀孕的患者血β-HCG 分析阴性率可达 100%。当临床表现令人迷惑不解时,应及时行腹腔镜检查以明确诊断。

2.超声检查

经阴道超声检查与经腹超声检查两种途径,近年来有关两种检查优缺点比较的文章较多,而且不少学者认为经阴道超声检查优点多、准确性高。无论采取何种方式检查,均应注意以下几方面。

(1)排除宫内妊娠:近年来先进的超声诊断常可在末次月经后 5～6 周时明确判断出妊娠囊。若在子宫内有清晰的妊娠囊且其中有胚胎回声并有胎心,则可确定为宫内早期妊娠;若妊娠囊中无胚胎回声,仅应考虑"可能为宫内妊娠";超声波下无宫内妊娠囊,只有血清β-HCG 浓度增高,应考虑为异位妊娠。

(2)异位妊娠的宫外超声表现:以子宫旁出现包块与子宫直肠陷凹出现积液为特征。但不同部位的异位妊娠有各自的特征,现分述如下:①输卵管妊娠的特征:由于滋养叶组织的破坏,可有不同程度的出血或血块,在输卵管内有不同的回声;妊娠囊多为圆形或卵圆形,可见妊娠囊与输卵管、子宫相连接,如妊娠能维持 7～8 周,则可在妊娠囊内见到胎芽及胎心搏动;如果妊娠囊界限清晰,位于子宫外 8cm 以上,则可怀疑为腹腔妊娠。②卵巢妊娠的特征:卵巢妊娠时比较好鉴别的原因是由于卵巢组织中有大量不同阶段的卵泡,超声下可见到妊娠囊周围壁厚且有疏松的卵巢组织,子宫增大,有明显的宫腔波。③腹腔妊娠:腹腔妊娠较罕见。孕早期应明确妊娠囊、胚芽、胎心跳动偏离子宫、输卵管、卵巢,如果这些标志不明显则诊断难度大。④输卵管间质部妊娠:胚胎种植于子宫角部即输卵管间质部的肌层中,胎囊可突出于子宫黏膜,在子宫肌层表现为突出隆起,若妊娠超过 5～6 周,可在超声下显示出胚胎回声。

总之,RottemS 等提出经阴道超声检查诊断异位妊娠时要注意以下情况:①输卵管有无妊娠囊。②扩张的输卵管内有无异常回声。③盆腔内有无液性暗区。④卵巢上有无可疑回声。

3.腹腔镜检查

该检查有助于提高异位妊娠的诊断准确性,尤其适用于输卵管妊娠未破裂或流产的早期患者,并适用于与不明原因急腹症鉴别。惠等对 204 例异位妊娠患者施行了腹腔镜手术,平均手术时间 50min,平均术后住院日 3.6 天,认为腹腔镜技术是异位妊娠早期诊治的最佳选择。临床上一时难以确诊者,应尽早做腹腔镜探查,不仅能明确诊断而且可以及时手术,避免异位妊娠破裂发生大出血。在腹腔镜下可清楚见到盆腔内环境、子宫及输卵管卵巢。若腹腔内大量出血或伴有休克者,由于腹腔内出血多,影响观察及操作,而且在休克情况下做腹腔镜手术易导致不良后果,因此应禁做腹腔镜检查。腹腔镜检查对异位妊娠极有价值而且直观,如异位妊娠灶在 2～3cm 内还可在腹腔镜下施行各种手术或直视下局部注射药物。

4.阴道后穹隆穿刺

阴道后穹隆穿刺是一种简单可靠的诊断方法,适用于疑有腹腔内出血的患者。无内出血、内出血少、血肿位置较高或直肠子宫陷凹有粘连时,可能抽不出血液,因此穿刺阴性不能否定异位妊娠的存在。有研究认为,输卵管富有α淀粉酶,其活性随输卵管妊娠破裂而升高,若淀粉酶值升高,提示出血可能来自输卵管,阴性试验则无价值,因此如抽出的血液作淀粉酶测定,可减少误诊。

5.诊断性刮宫

现在很少依靠诊断性刮宫协助诊断。诊刮的目的:①排除宫内妊娠;②刮出物送病理检查。

刮出物有胚胎组织或未见胚胎但有绒毛组织时可诊断宫内妊娠，但不能排除宫内宫外同时妊娠的可能；仅见蜕膜未见绒毛有助于诊断异位妊娠，但由于异位妊娠时子宫内膜的变化多种多样。因此，子宫内膜病理检查对异位妊娠的诊断价值不大。

五、鉴别诊断

（一）流 产

流产的种类很多，出血情况和腹痛程度均有不同表现。首先要肯定是否已妊娠，胎囊是否在宫腔内。尿妊娠试验、β-HCG可肯定是否怀孕，停经4周左右可通过超声检查而定位。但要注意有无复合妊娠，警惕助孕技术后有宫内宫外同时妊娠情况。目前超声检查的广泛应用，发现盆腔异位妊娠的机会增大。在人工流产中，术前必须做妇科检查、超声检查，万万不可粗心大意。

（二）急性输卵管炎

常有急腹痛、血象高、腹肌紧张、下腹压痛、宫颈举痛。但急性输卵管炎无停经史，无早孕反应，妊娠试验阴性，一般无阴道流血，后穹隆穿刺常无血液而有脓性液体，可以明确诊断。出血性输卵管炎可有少量腹腔出血，但β-HCG阴性。

（三）黄体破裂

异位妊娠中内出血误诊以黄体破裂为最多。黄体破裂时，同样具有内出血的症状及体征，如压痛、反跳痛、腹肌紧张、移动性浊音等，在宫旁可触及包块，有宫颈举痛，后穹隆穿刺亦为阳性。但是黄体破裂者多无停经史，腹痛多发生在月经之前，妊娠试验阴性。张惠娇报道卵巢黄体破裂是妇科常见急腹症，其误诊率高，应注意询问；病史及全面体检，并做必要的辅助检查以提高诊断率。对已确诊卵巢黄体破裂者，处理应根据病情轻重而定，病情轻者采取保守治疗、动态观察，内出血多者则立即剖腹探查止血。

（四）子宫肌瘤合并妊娠

未破裂的间质部妊娠应与合并有子宫肌瘤的宫内妊娠鉴别，两者都要有停经和早孕症状，妊娠试验阳性，子宫轮廓不对称，可做超声检查而鉴别。

六、治 疗

有手术治疗和非手术治疗两种方法，如何选择要根据病变情况决定。原则上以手术治疗为主，其次为非手术治疗。

（一）手术治疗

手术有根治性手术和保守性手术两种。所谓根治性手术即是切除患侧输卵管，而保守性手术则是去除病变但保留患侧输卵管手术。根据手术方式不同又分为开腹手术和腹腔镜下手术两种。手术治疗安全有效，一般可进行剖腹手术。如果出血不多，手术简单，可在腹腔下手术，但需视设备条件、技术条件而定。出血多，患者处于紧急状态或疑间质部妊娠者，应剖腹进行手术。患者已处于休克状态时，不宜等待，应在处理休克的同时进行手术。

1.输卵管切除术

适用于内出血并发休克的急症患者。对这种患者应在积极纠正休克的同时，迅速手术，以免延误病情。对输卵管间质部妊娠，应争取在破裂前手术，以避免可能威胁生命的大出血，手术应行子宫角部楔形切除及患侧输卵管切除，对未有子女者要尽可能保留子宫。

2.保守性手术

适用于有生育要求的年轻妇女,尤其是对侧输卵管已切除或有明显病变者,根据受精卵着床部位及输卵管病变情况选择术式,若为伞部妊娠可行挤压将妊娠产物挤出;壶腹部妊娠行切开取出胚胎;峡部妊娠行病变切除及端端吻合。手术可采用显微外科技术以提高以后的妊娠率。保守性手术除开腹进行外,尚可经腹腔镜进行手术。

(二)非手术治疗

近年来随着诊断技术的提高,异位妊娠于早期确诊者明显增多,因此采用非手术疗法者也相应增加,如果病例选择适当非手术治疗则可为比较理想的治疗方案,不仅成功率高而且还可保留生育功能。

1.期待疗法

异位妊娠发生率升高的部分原因是由于早期诊断技术的进步,这使得以前可以自然吸收和临床难以诊断的异位妊娠的早期确诊成为可能。并非所有输卵管妊娠都能进展到出现临床症状,所以,对于在极早期确诊的异位妊娠,选择期待疗法是明智的。

期待疗法包括严密观察临床症状、测定β-HCG滴度和超声检查。大约1/4的异位妊娠妇女可以采用期待疗法,其中70%的患者可以避免手术且预后良好。β-HCG水平越高,期待疗法的成功率越低;若初始β-HCG滴度2 000 IU/L,期待疗法效果较好。

下列标准是期待疗法的合理指征:①β-HCG滴度下降。②明确为输卵管妊娠。③无明显出血。④无破裂征象。⑤异位包块的最大直径≤4cm。

由于各家对期待疗法选择标准不同所以成功率不同,在47%~100%。文献报告了14位学者对628例异位妊娠行期待疗法的结果,成功率平均为68%。

2.化学药物治疗

甲氨蝶呤(MTX)为叶酸拮抗剂,是治疗滋养叶疾病的常用药物。有关使用MTX治疗异位妊娠的文章很多,结论也相似,但其是否比手术更安全、不同大小、不同部位的异位妊娠如此处理后输卵管再通情况如何、日后再孕率、重复性异位妊娠率是否比其他保守性手术更好等诸多问题均有待于进一步实践后证实。

MTX治疗,一般适用于输卵管妊娠未破裂者,或肿块直径≤4cm,且腹腔内无游离血或很少,患者一般情况良好者。MTX的治疗方法有单次剂量法和多次剂量法两种。日本人首次使用甲氨蝶呤治疗异位妊娠。

(1)单次剂量治疗方案:Stovall和他的同事们制定了关于安全有效地使用单次剂量MTX治疗异位妊娠的指导性方案:单次MTX剂量为50mg/m2,肌内注射,治疗前后监测β-HCG的变化:治疗后第一周每周3次,然后每周1次,直到β-HCG浓度降至15 IU/L以下,同时监测血常规与肝功能。患者在接受MTX治疗的头三天,β-HCG仍在上升,至第7天开始下降,所有病例不需再次使用MTX,观察中无不良反应。邵温群报道MTX单次静脉注射治疗异位妊娠63例,将患者随机分成A、B两组。A组31例采用MTX100mg加生理盐水20mi静注,不用甲酰四氢叶酸(CF)解毒。B组32例应用同剂量MX后12~24h内用CF10~12mg解毒,结果两组中各有26例(89.66%,81.25%)获得成功。两组在成功率、患者年龄、孕龄、治疗前血β-HCG值和异位妊娠包块直径间的差异无显著性(P>0.05)。

(2)多次剂量治疗方案:第1、3、5、7天用MTX 1mg/kg,静脉注射;第2、4、6、8天四氢叶酸钙0.1mg/kg,肌内注射。Cobellis报道静脉注射治疗异位妊娠的成功率为91%。四氢叶酸钙是代谢药物,这就是所谓的抗代谢—代谢的治疗方案,目的是为了减少MTX的毒副作用。在β-HCG滴度转为阴性之后,超声图像上的团块影可能会持续存在。异位妊娠团块消失的时间不一,通常需要几个月。因此,异位妊娠团块的持续存在不能,解释为治疗失败。

（3）超声引导下局部注射MTX：有报道超声引导下局部注射MTX疗效较好，其结果可与腹腔镜下行输卵管切开术相媲美。

（4）腹腔镜下输卵管腔内注射MTX：Kojima E报道给9例未破裂输卵管妊娠者行腹腔镜下输卵管内注射MTX，注药后平均11d β-HCG即可转阴，疗效较好。Fernandez等报道MTX局部治疗有效率为88.2%。此外还有报道使用氯化钾、天花粉蛋白、达那唑、高渗葡糖液、米非司酮及前列腺素局部注射治疗异位妊娠的报道，且效果较好，但还需大量病例来进一步证明其疗效。

选择局部用药还是全身用药，各有利弊，一般认为全身用药反应大，局部用药时，局部药物浓度增加，但有人通过药代动力学证实局部用药与全身用药的最大血浆药物浓度近似。从目前资料来看，局部用药的成功率并不高于全身用药，而两者后来的宫内妊娠及重复异位妊娠的发生率近似，分别为57%、6%及59%、7.5%，而且局部用药必须在腹腔镜下或超声指引下，均需要有一定的技术和设备，故在用药物治疗中倾向于全身用药。

3.中医治疗

根据中医辨证论治，本病为瘀阻小腹、不通则痛的实证，因此以活血祛瘀，消征止血为治则。主方为丹参、赤芍、桃仁，辨证加减。中医治疗应严格掌握指征。

（张宁）

参考文献

[1]朱妙章,倪江,迟素敏.内分泌生殖生理学实验技术方法及其进展.西安:第四军医大学出版社,2010.03.

[2]牛建昭,薛晓鸥.中西医结合女性生殖内分泌学.北京:人民军医出版社,2008.

[3]Tommaso Falcone, William W. Hurd.临床生殖医学与手术.北京:北京大学医学出版社,2009.12.

[4]王瑞云.不孕不育中西医结合最新诊治.天津:天津科学技术出版社,2010.

[5]金志春.实用不孕不育诊疗与治疗技术.武汉:湖北科学技术出版社,2009.09.

[6]李媛.人类辅助生殖实验技术.北京:科学出版社,2008.

[7]史葆光.生殖与性科学基础.兰州:甘肃文化出版社,2010.07.

[8]郭睿.男性生殖基础与实室研究.北京:军事医学科学出版社,2009.06.

[9]李大金.生殖免疫学.上海:复旦大学出版社,2008.08.

[10]杨林芝.现代生殖医学进展.长春:吉林科学技术出版社,2007.

[11]王育水,姬生栋.遗传优生与生殖工程.郑州:河南科学技术出版社,2007.07.

[12]李国俊.生殖医学与护理.天津:天津科学技术出版社,2007.08.

[13]陈子江.人类生殖与辅助生殖.北京:科学出版社,2005.

[14]庄广伦.现代辅助生育技术.北京:人民卫生出版社,2005.05.

[15]邹忠香.现代妇产科学新进展.上海:第二军医大学出版社,2010.

[16]高云荷.妇产科学.北京:人民卫生出版社,2008.

[17]廖秦平,郑建华.妇产科学.北京:北京大学医学出版社,2010.

[18]赵霞.妇产科学.北京:人民卫生出版社,2009.

[19]万福英,邹忠香,崔爱香,等.临床实用妇产科学.上海:第二军医大学出版社,2010.

[20]王泽华.妇产科学.北京:人民卫生出版社,2009.

[21]申素芳,靳双玲.妇产科学.北京:人民军医出版社,2009.

[22]傅淑清.中医妇科学.北京:人民卫生出版社,2010.

[23]万福英,邹忠香,崔爱香,等.临床实用妇产科学.上海:第二军医大学出版社,2010.

[24]黄汉儒.妇科通治方.北京:中国医药科技出版社,2010.

[25]韩凤娟,桑希生.妇科临证医案.北京:人民军医出版社,2009.

[26]初永丽,郭玉华,李爱清,等.新编实用妇产科学.上海:第二军医大学出版社,2010.

[27]王霞灵,范红霞.中医妇科诊疗思维.北京:人民军医出版社,2010.

[28]余瀛鳌.妇科通治方.北京:中国医药科技出版社,2010.

[29]王云凯,王富春.中医妇科学.北京:中国中医药出版社,2009.

[30]罗颂平.中医妇科学.北京:高等教育出版社,2008.

[31]夏桂成.中医临床妇科学.北京:人民卫生出版社,2007.

[32]夏桂成.夏桂成实用中医妇科学.北京:中国中医药出版社,2009.

[33]罗颂平,孙卓君.中医妇科学.北京:科学出版社,2007.

[34]张玉珍.中医妇科学(新世纪第2版).北京:中国中医药出版社,2007.

[35]谈勇.中医妇科学.北京:人民卫生出版社,2007.

[36]杜惠芳.名医名家用药心得会讲(妇科卷).西安:陕西科学技术出版社,2007.

[37]刘敏如.中医妇科学(第2版).北京:人民卫生出版社,2007.

[38]姚美玉.中医妇科家诊.北京:人民军医出版社,2010.

[39]刘敏如,欧阳惠卿.实用中医妇科学.上海:上海科学技术出版社,2010.

[40]王建华,李香珍.中西医结合诊治女性不孕与男性不育.郑州:河南医科大学出版社,1997.

[41]张寄青.不育不孕症的中医诊治.青岛:青岛出版社,1995.

[42]李祥云,李俊箐.不孕与不育的中西医治疗.上海:上海中医药大学出版社,1998.

[43]毛俊同,陈涤平.不孕不育中西医结合诊治.北京:人民卫生出版社,2004.

[44]杨明会,窦永起.不孕不育症中医疗法.北京:金盾出版社,1999.